Indikatorische und operative
Fehler in der Chirurgie

# Indikatorische und operative Fehler in der Chirurgie

## Abdominalchirurgie – Gefäßchirurgie

Herausgegeben von

R. Häring

W DE G

Walter de Gruyter
Berlin · New York 1987

Prof. Dr. med. Rudolf Häring
Klinikum Steglitz der Freien Universität Berlin
Chirurgische Klinik und Poliklinik
Hindenburgdamm 30
D-1000 Berlin 45

Dieses Buch enthält 261 Abbildungen und zahlreiche Tabellen.

CIP-Kurztitelaufnahme der Deutschen Bibliothek

**Indikatorische und operative Fehler in der Chirurgie** : Abdominalchirurgie – Gefäßchirurgie / hrsg. von R. Häring. – Berlin ; New York : de Gruyter, 1987.
ISBN 3-11-010835-6
NE: Häring, Rudolf [Hrsg.]


Satz und Druck: Wagner GmbH, Nördlingen
Bindung: Lüderitz & Bauer GmbH, Berlin
Umschlagentwurf: Rudolf Hübler, Berlin.

*Herrn Prof. Dr. med. R. J. A. M. van Dongen*
*zum 65. Geburtstag*
*gewidmet*

# Vorwort

Im Jahre 1888 veröffentlichte Johann Nepomuk von Nußbaum, ehemals ordentlicher Professor für Chirurgie an der Universität zu München, eine kleine Broschüre mit dem Titel „Über Unglücke in der Chirurgie". Im Vorwort schreibt er: „Chirurgische Unglücke, verschuldete und unverschuldete, gibt es so viele, daß man kaum weiß, wo man das Aufzählen anfangen und enden soll. Leider ist die menschliche Eitelkeit schuld daran, daß fast nur glückliche Ereignisse veröffentlicht und alle Unglücke verschwiegen werden, obwohl ein Unglück viel mehr lernen läßt als 10 glückliche Fälle."

Aus diesen Gedanken ist das Thema des 10. Symposiums „Aktuelle Chirurgie" entstanden, das im November 1985 im Klinikum Steglitz der Freien Universität Berlin stattfand. Es gab kritische Stimmen zur Wahl dieses Themas. Meiner Meinung nach sind wir aber geradezu verpflichtet, auch Fehler zu diskutieren. Die Natur des Menschen schließt Unfehlbarkeit aus. Auch der Chirurg kann Fehler nicht absolut vermeiden. Unsere Aufgabe ist es, sie zu erkennen und in das künftige Handeln einzubeziehen, so daß sie und die aus ihnen folgenden Komplikationen verringert oder gar vermieden werden. Mit jeder Operation lastet eine große Verantwortung auf uns Chirurgen. Sie beginnt mit der richtigen und klar abgesteckten Indikation und kumuliert während des Eingriffes in der Beherrschung jeder schwierigen Situation, in der folgerichtigen Taktik, in der kunstvollen und mit Sorgfalt ausgeführten Technik und der richtigen Einschätzung des Risikos.

Die Vorträge dieses Symposiums sind in diesem Band zusammengefaßt. Von besonders erfahrenen Chirurgen werden in Übersichtsreferaten indikatorische und operative Fehler in der Abdominal- und Gefäßchirurgie diskutiert, ergänzt durch zusätzliche Mitteilungen zu den speziellen Themen. Die breite Palette von fundierten Referaten kann jedem Chirurgen Anregungen geben, die in seine tägliche Arbeit am Krankenbett und am Operationstisch zum Nutzen unserer Patienten eingehen.

Den Referenten, die dieses Symposium durch ihre interessanten und aufrichtigen Beiträge mitgestaltet haben, sei herzlich gedankt. Wiederum hat der Verlag Walter de Gruyter, Berlin, die Drucklegung dieses Bandes tatkräftig unterstützt, so daß die Herausgabe des Buches in kurzer Zeit erfolgen konnte. Dem Verlag und seinen Mitarbeitern, insbesondere Herrn Dr. A. Bedürftig und Herrn L. H. Stehr, gilt mein aufrichtiger Dank für die jederzeit gute Zusammenarbeit.

Berlin, im Frühjahr 1986 — Rudolf Häring

# Inhalt

# I Prinzipielle Aspekte

# Die besondere Verantwortung des Chirurgen

*R. Häring*

Das etwas ungewöhnliche Thema unseres 10. Symposiums legt es nahe, sich auch auf die »besondere Verantwortung« in der Chirurgie zu besinnen. Dabei waren für mich – abgesehen von der speziellen Thematik – zwei Gründe maßgebend: zum einen die Frage nach der Berechtigung und Notwendigkeit chirurgischer Symposien und zum anderen, ob es in der heutigen Situation gut und sinnvoll ist, quasi öffentlich über chirurgische Fehler und Mißerfolge zu diskutieren.

Zur ersten Frage meine ich, daß die Organisation und die Teilnahme an chirurgischen Symposien auch unter dem Aspekt von Verantwortungsgefühl und der Verpflichtung, sich in der Chirurgie auf dem laufenden zu halten oder Neues hinzuzulernen, gesehen werden muß. Es ist wohl kaum „Eitelkeit" – wie vielleicht manche vermuten – wenn medizinische Kongresse mit viel Aufwand organisiert werden und zudem meist sehr gut besucht sind, obwohl sie grundsätzlich an Wochenenden stattfinden. Welche andere Berufsgruppe tut dies? Drückt sich darin nicht auch das Verantwortungsbewußtsein der Ärzte aus?

Zum zweiten Punkt sei bemerkt, daß es in meinen Augen einfach eine Frage der Aufrichtigkeit ist, nicht nur über Erfolge, sondern auch über Fehler in der Chirurgie zu berichten. Wir alle lernen aus Fehlern, und welcher Chirurg kann von sich sagen, niemals schmerzliche Mißerfolge erlebt zu haben. Kein geringerer als Billroth hat seine negativen Erlebnisse ausführlich publiziert und seine Erfahrungen mit einer bis dahin unbekannten Wahrhaftigkeit der medizinischen Öffentlichkeit präsentiert.

Wenn wir im Brockhaus nachsehen, so ist „Verantwortung" definiert als „sittliche Entscheidung und Bereitschaft, für sein Wollen und Handeln und dessen Folgen einzustehen". Auf der Basis dieser Definition muß *Verantwortungsbewußtsein* einer der beherrschenden Grundzüge unseres ärztlichen Handelns sein. Während im Staatswesen, in der Öffentlichkeit, in der Bürokratie, ja sogar in der Rechtssprechung *„Mehrheitsentscheidungen" getroffen werden, die Verantwortung also auf viele Schultern gelegt ist, ist dies im ärztlichen Bereich meist nicht der Fall. Die Verantwortung für sein medizinisches Handeln ist für den Arzt nur selten* teilbar, er *ist auf sich allein gestellt.* Ärzte sind nicht nur – wie schon bei Molière zu lesen – verantwortlich für das, *was* sie tun, sondern auch für das, was sie *nicht* tun [11]!

Verantwortung ist eine ethische Dimension. Sie ist gültig für die Patient-Arzt-Beziehung ebenso wie in den sozialen und ökonomischen Verknüpfungen des ärztlichen Berufes. Die ärztliche Verantwortung beruht auf der im hippokratischen

Eid festgelegten Basis, sie wird aber beeinflußt durch die Strömungen des Zeitgeistes und von weltanschaulichen, politischen, kulturellen und soziologischen Auseinandersetzungen. Diese Einflüsse sind gerade in unserer Zeit deutlich zu spüren: die Verzerrung des Arztbildes in der Öffentlichkeit, die Aufklärungs-Hysterie unserer Rechtssprechung, das Anspruchsdenken unserer Gesellschaft, die Vorstellung, daß fast alles machbar sei – um nur einige Stichworte zu nennen. Andererseits nimmt der Bürger – so schreibt Rainer Flöhl [6] – weder die Verantwortung für die eigene Gesundheit noch die Verpflichtung gegenüber der Gesellschaft ernst. Ich werde im Laufe meiner Ausführungen auf den einen oder anderen Punkt noch zu sprechen kommen. Ohne Zweifel aber ist die „Verantwortungslast" für den Arzt unter derartigen Einflüssen wesentlich größer geworden.
Nach diesen allgemeinen Vorbemerkungen nun zu meinem engeren Thema: Die „*besondere* Verantwortung des Chirurgen". Hier stellt sich sogleich die Frage: Ist die Verantwortung des Chirurgen eine andere als die des ärztlichen Kollegen in den übrigen Fachdisziplinen? Ist die Verantwortung des Chirurgen größer, belastender? Im folgenden möchte ich den Versuch machen, die *spezifisch chirurgische Verantwortungslast* und – was mir wichtig dünkt – auch *Verantwortungsbereitschaft* zu ergründen und zu analysieren.

Die Problematik läßt sich nach verschiedenen Gesichtspunkten gliedern, wie sie sich z. B. logischerweise aus dem täglichen Ablauf unserer chirurgischen Arbeit ergeben: Die Verantwortung der Diagnosestellung in der Akut-Situation, bei der Operationsindikation, beim Aufklärungsgespräch und schließlich, ganz zentral, für den operativen Eingriff selbst. Aber es sind noch weitere wichtige Punkte hinzuzufügen, z. B. die Folgen einer Operation oder – wie Leriche [8] treffend sagt – die „postoperative Krankheit", die Frage der Verantwortung für unsere chirurgischen Elèven, die Verantwortung in der chirurgischen Forschung, insbesondere im Tierexperiment, und schließlich auch gegenüber der Öffentlichkeit, heute mehr denn je angesichts der steigenden Kosten des Gesundheitswesens.

Es gibt eine Fülle von Fragen, die aus meiner Sicht einer Diskussion Wert sind. Ich kann sie hier aus Gründen der Zeit nur teilweise und nur skizzenhaft beleuchten.

## Die Diagnosestellung

In der Chirurgie sind Notzustände häufiger als in anderen medizinischen Disziplinen! Der Chirurg muß daher auch häufiger als seine Kollegen die sofortige Verantwortung für das Schicksal eines ihm bis dahin unbekannten und gleichgültigen Menschen auf sich nehmen [8].

In einer solchen Notsituation ist er oft auf sich allein gestellt. Von seiner klaren Diagnose hängt das Schicksal des Patienten ab. Nehmen wir als Beispiel die Situation beim akuten Abdomen. Zugrunde liegt meist eine operativ zu behandelnde Erkrankung, und doch gibt es Fälle, in denen eine konservative Therapie genügt bzw. die Operation sogar kontraindiziert ist, z. B. beim Herzinfarkt mit in das Abdomen projiziertem Beschwerdebild. Diagnostische Irrtümer können schwerwiegende therapeutische Fehlhandlungen bewirken. Je früher und klarer die Diagnose gestellt wird, desto rascher steht der Entschluß zum richtigen Handeln, mit dem unter Umständen tödliche Gefahren für den Patienten abgewendet werden können. Die Dringlichkeit der Situation erfordert deshalb eine hohe Verantwortungsbereitschaft des Chirurgen, gepaart mit großer persönlicher Erfahrung und Gewissenhaftigkeit.

Lassen Sie mich an dieser Stelle noch einen anderen Aspekt aufgreifen, den Wachsmuth [11] treffend mit *„Zettel-Diagnostik“* betitelt hat, eine Entwicklung, die bei unbequemen Entscheidungen das Gewicht der Verantwortung auf mehrere Schultern verteilen soll. Schuld daran ist zum einen der dem „Zeitgeist“ entsprechende Trend zur Mehrheitsentscheidung und zum anderen aber auch die zunehmende Spezialisierung, bei der durch „Summieren und Abstrahieren“ der verschiedenen Meinungen die Diagnose gestellt werden soll. Zweifelsohne ist das Urteil des Spezialisten notwendig, und von alters her hat das ärztliche Konsilium seine Bedeutung. Letztlich aber kann nur von einem einzigen die Verantwortung für das therapeutische Procedere, insbesondere für eine Operation, getragen werden. Es tut gut, sich in diesem Zusammenhang einer Aphorisme des Heidelberger Internisten Ludolf von Krehl zu erinnern: „Es gibt keine Krankheiten, sondern nur kranke Menschen“ [11].

## Die Indikationsstellung

K. H. Bauer [1] hat in einer seiner „Akademischen Reden“ geschrieben: „Nirgends so wie bei Chirurgen ist so viel Verantwortung in einem einzigen Entschluß zusammengeballt wie bei der Anzeigenstellung zur Operation. Jede, auch die erfolgsicherste Operation hat ihr Risiko!“ Mit der operativen Indikation treffen wir Entscheidungen, die nicht nur von organisch-medizinischen, sondern auch von psychologischen Überlegungen beeinflußt werden. In ernsten, insbesondere akuten Situationen muß grundsätzlich rasch und zügig entschieden werden, vor allem wenn die Operation unmittelbar lebensrettend sein kann. Bei gutartigen Erkrankungen hat man Zeit abzuwägen und nur dann eine Operation zu beschließen, wenn sie wirklich notwendig und entsprechend vorbereitet ist.

Die Operation soll stets weniger riskant als ihre Unterlassung sein. Das *„Nihil nocere“* ist dabei oberstes Gebot! Nicht auf die Anzahl der gelungenen Operationen kommt es an, sondern auf die Anzahl der geheilten Menschen [10]. Die Zahl der jährlichen Operationen hat für manchen Chirurgen – man erlebt es immer wieder bei frisch erkorenen Chefärzten – eine geradezu magische Wirkung. „An seiner Indikationsstellung erkennt man die sittliche Höhe des Arztes und vornehmlich des Chirurgen“, schreibt K. H. Bauer [1], und er fährt fort: „Der Leiter einer Klinik mag dank seiner Stellung viele Vorrechte besitzen. Sein schönstes Vorrecht und seine vornehmlichste Pflicht ist, achtzugeben und zu wachen über Sauberkeit und Gewissenhaftigkeit in der Indikationsstellung!"

Lassen Sie mich hier noch einen weiteren Gesichtspunkt anführen. Es gibt die *abgestufte Verantwortung* in den verschiedenen Verantwortungsbereichen. Sie steigt stufenweise vom Assistenzarzt – Oberarzt bis hin zum Chefarzt. Sie nimmt zu, nicht nur mit dem fachspezifischen Können, sondern auch mit der wachsenden menschlich-moralischen Erfahrung und Reife. In der Chirurgie ist bei der Indikationsstellung und der Operation die *Hierarchie* eine Sache, an der man nicht vorbeikommt. Wenn dies auch in den Augen mancher Zeitgenossen eine antiquierte Auffassung sein mag, so erlebt man immer wieder, daß der junge Assistent die Sicherheit dieses doppelten Netzes sehr wohl kennt und auch zu schätzen weiß.

## Die Aufklärungspflicht

Ist der Entschluß zur Operation gefallen, so bedarf es zu ihrer Durchführung der Zustimmung des informierten Kranken. Eine große Verantwortung trägt der Chirurg im Aufklärungsgespräch mit dem Patienten. Sobald das Wort „Operation" ausgesprochen ist, überfallen Sorgen und Unsicherheit den Kranken, denn Sinn und Ziel der Operation sind ihm oft nicht ganz klar. Das ärztliche Gespräch mit dem Kranken – so Wachsmuth [11] – ist das *Kernstück* im Arzt-Patientenverhältnis, das die notwendige zwischenmenschliche Beziehung aufbaut. Hier kann der Chirurg seine Fähigkeit zu einfühlsamer Menschenführung unter Beweis stellen. Nach der heutigen Rechtsprechung ist er zur vollen Aufklärung des Patienten verpflichtet [4]. Durch die „Verrechtlichung" der Medizin – wie es der Hamburger Gynäkologe Bräutigam [3] formuliert – hat sich Mißtrauen *von Rechts wegen* in das Verhältnis zwischen Arzt und Patient eingeschlichen.

## Die Operation

Ich komme nun zur zentralen Handlung des Chirurgen, zur Operation! Hören wir hierzu K. H. Bauer [2]: „Mit der Operation, mit diesem Eingreifen in den Körper durch die schützende Bedeckung der Weichteile hindurch, durch dieses Eingreifen in das innere Getriebe des Organismus, durch die Herausnahme kranker, lebensgefährdender Teile, durch die Ausschaltung und Umschaltung von Funktionen und durch die Wiederherstellung und den Wiederersatz verlorengegangener Teile bekommt ärztliches Handeln im operativen Eingriff seine höchste Konzentration."

Der Patient hofft auf das chirurgische Können seines Operateurs und muß sich diesem vertrauensvoll ohne eine Möglichkeit der Steuerung ausliefern. Diese Bürde kann der Chirurg nur durch kritische Wertung des eigenen Könnens und

höchste Gewissenhaftigkeit tragen. Damit nimmt er eine gewisse Sonderstellung gegenüber anderen Ärzten ein. Der Internist beispielsweise behandelt seinen Kranken *indirekt* mit Medikamenten, Kuren und Apparaten. Einzig und allein der Operateur ist sozusagen handgreiflich *direkt* in die Heilbehandlung eingeschaltet. Aber auch das bedingt die Sonderstellung des Chirurgen, daß er mit *jeder* Operation besondere Gefahren für den Patienten heraufbeschwört. Vergessen wir es nie: In der Chirurgie gibt es immer einen *Tatort,* eine *Tatzeit* und einen *Täter!* Damit wird die Frage nach der persönlichen Schuld des Chirurgen beim Auftreten von Komplikationen oder bei einem Mißerfolg aktuell. Diese Tatsache bedeutet immer eine starke psychische Belastung für den Operateur, insbesondere wenn er große, risikoreiche Operationen vornehmen soll. Dabei ist es sicherlich so, daß nur ein Bruchteil der auftretenden Komplikationen durch ein *Fehlverhalten* des Operateurs bzw. durch schuldhaftes Versagen ausgelöst wird.
Das Risiko einer Operation bemißt sich nicht allein in der postoperativen Sterblichkeit, sondern auch – wie Leriche [8] in seinen Untersuchungen gezeigt hat – in der *„postoperativen Krankheit“,* in den Folgezuständen, die wir mit eingreifenden Operationen heraufbeschwören. Hier gilt es, Chancen und Risiken sachverständig abzuwägen. Kein Eingriff läßt sich ohne eine gewisse „Wagnisbereitschaft“ durchführen. Die *Einschränkung* der chirurgischen „Wagnisverantwortung“ – ein Begriff, den der Düsseldorfer Neurochirurg Kuhlendahl [7] geprägt hat – verleitet zu einer defensiven Chirurgie, einer Haltung, die heute angesichts der juristischen Überbetonung der Selbstbestimmung des Patienten und der dem Arzt angedrohten Sanktionen sogar verständlich wird [7]. Wie sollen unter solchen Prämissen neue Operationsverfahren entwickelt werden? Kann der Chirurg für etwas die Verantwortung übernehmen, das vom Alterprobten abweichen möchte und dessen Erfolg nicht exakt kalkuliert werden kann. In außergewöhnlichen Situationen wird auch der Patient ein gewisses Maß an Wagnis übernehmen müssen. Eine neuartige Operation – so überlegt Nissen [10] zu recht – müßte deshalb nicht nur den Namen des Operateurs, sondern auch den des Patienten tragen.

Es wären noch viele wichtige Aspekte der chirurgischen Verantwortung zu diskutieren. Einen Gesichtspunkt möchte ich noch kurz aufgreifen: die Verantwortung für unsere chirurgischen Schüler. Der junge Chirurg darf nicht nur allein im Handwerklichen ausgebildet werden. Chirurgie ist mehr als nur Operation. Sie umfaßt auch die klare Diagnosestellung, die saubere und verantwortungsbewußte Indikation, die Kenntnis der durch den Eingriff hervorgerufenen pathophysiologischen Veränderungen, die postoperative Therapie und – nicht zuletzt – Einfühlungsvermögen und Verantwortungsgefühl gegenüber dem Patienten. Unseren Schülern dies zu vermitteln, liegt im Aufgaben- und auch Verantwortungsbereich der Erfahrenen. Und hier möchte ich Theodor Billroth noch einmal zitieren: „Nicht die Übertragung einer konzentrierten Erfahrung und eines angehäuften Wissens zeugt neue Schüler, sondern dies geschieht weit mehr durch eine unbewußte Contagion.“

Chirurgie ist angefüllt mit Verantwortung. Kein geringerer als René Leriche [9] hat in seiner „Philosophie der Chirurgie" geschrieben: „Jeder Chirurg muß tief in seinem Inneren fühlen, welche Achtung wir alle dem menschlichen Wesen schulden – man könnte das die Anwesenheit des Menschen in der Chirurgie nennen."

## Literatur

[1] Bauer, K. H.: Über Fortschritte der modernen Chirurgie und andere Akademische Reden. Springer, Berlin-Heidelberg-New York 1954.

[2] Bauer, K. H.: Aphorismen und Zitate für Chirurgen. Springer, Berlin-Heidelberg-New York 1972.

[3] Bräutigam, H. H.: Medizin in der Defensive. „Die Zeit" Nr. 42, 12. Oktober 1984, S. 87.

[4] Carstensen, G.: Der chirurgische Behandlungsfehler. Langenbecks Arch. Chir. *352* (1980) 47.

[5] Fischer, G. (Hrsg.): Briefe von Theodor Billroth. Hahnsche Buchhandlung, Hannover und Leipzig 1906, 7. Auflage.

[6] Flöhl, R.: Gesundheit: Grundrecht oder Bürgerpflicht? Der Gesundheitsanspruch des Patienten und seine Grenzen. In: Medizin und Gesellschaft. Ethische Verantwortung und ärztliches Handeln (Hrsg. G. A. Martini), S. 157. Wissenschaftl. Verlagsgesellschaft mbH, Stuttgart 1982.

[7] Kuhlendahl, H.: Über ärztliche Verantwortung. Deutsches Ärzteblatt, Heft 20 (1981) 977.

[8] Leriche, R.: Philosophie der Chirurgie. Rascher, Zürich 1954.

[9] Leriche, R.: Am Ende meines Lebens. Huber, Bern-Stuttgart 1957.

[10] Nissen, R.: Fünfzig Jahre erlebter Chirurgie. Ausgewählte Vorträge und Schriften. Schattauer, Stuttgart-New York 1978.

[11] Wachsmuth, W.: Reden und Aufsätze – 1930–1984. Springer, Berlin-Heidelberg-New York-Tokyo 1985.

# Probleme der Patientenaufklärung aus chirurgischer Sicht

*K. Hempel*

Wenn es im Titel zum Referat heißt „Patientenaufklärung aus chirurgischer Sicht“, so sei zunächst mit allem Nachdruck betont, daß es im Grunde keine divergierenden Standpunkte gibt aus chirurgischer und juristischer Sicht. Schließlich muß man auch bedenken, daß der Patient im Rahmen seines Selbstbestimmungsrechtes hier die Zentralfigur ist und Aufklärung über den bevorstehenden chirurgischen Eingriff haben will. Patientenbefragungen führen nahezu übereinstimmend zu dem Ergebnis, daß eine gründliche Aufklärung vor ärztlichen Eingriffen gewünscht wird. Es sind also nicht nur die Juristen, die die sogenannte Eingriff- oder Selbstbestimmungsaufklärung fordern. Chirurgen und Juristen sind sich einig, daß der Heileingriff der Einwilligung des Patienten bedarf. Dies fordert der in Art. 2 Abs. 1 und 2 des Grundgesetzes gewährleistete Schutz des Selbstbestimmungsrechts und der Körperintegrität.

Das Schrifttum hinsichtlich der Patientenaufklärung ist nahezu unüberschaubar. Die Aktualität in den Medien hat in den letzten Jahren einen Stand erreicht, der der Förderung des Verständnisses und Vertrauensverhältnisses zwischen Arzt und Patient nicht immer förderlich war. Schließlich ist die Pflicht zur Patientenaufklärung vor einem operativen Eingriff ja nicht neu. Wer glaubt, daß unsere chirurgischen Väter und Großväter dieser Sorgen völlig enthoben waren, der irrt gründlich. Das vom Vertrauen des Patienten zu seinem Arzt geprägte ärztliche Gspräch hat es immer gegeben. Es ist seit dem klassischen Altertum bis in die heutige Zeit ein nicht zu unterschätzendes Therapeutikum.

Was ist Patientenaufklärung aus chirurgischer Sicht?

Aufklärung heißt letztlich selektieren. Die totale Aufklärung, die den Patienten in der Regel in Angst und Schrecken, ja in Verzweiflung versetzt, ist genauso abzulehnen wie den Patienten in Unwissenheit lassen über das, was mit ihm in Form eines therapeutischen Heileingriffes geschieht. Sie kennen alle die psychische Ausnahmesituation, in der sich fast jeder Krankenhauspatient befindet. Es haben Untersuchungen über die Effektivität der Aufklärung stattgefunden derart, daß erfahrene Chirurgen ein Patientenkollektiv über den bevorstehenden Eingriff aufgeklärt haben, am nächsten Tag dann andere Chirurgen die Patienten befragten, was denn nun mit ihnen geschehen solle. Nur 20% der von erfahrenen Chirurgen aufgeklärten Patienten wußten in etwa zu sagen, welche Art von Eingriff bei ihnen durchgeführt werden sollte. Dies bringt uns zu der Frage: Wer soll aufklären? Sicher klären zu oft relativ unerfahrene chirurgische Assistenten den Patienten über den bevorstehenden chirurgischen Eingriff auf, was zur Folge hat, daß der Patient häufig verängstigt und verunsichert wird. Ich habe dies an meiner eigenen Klinik mehrfach beobachtet und Sorge dafür getragen, daß wirklich kompetente Chirurgen die präoperative Patientenaufklärung durchführen.

Es erhebt sich nun sofort die Frage, *wie* soll aufgeklärt werden? Das heißt: nur mündlich? Mündlich mit Unterschrift unter einen relativ allgemein gehaltenen Text? Oder mündlich und zusätzlich noch durch eine Aufklärungsbroschüre, in der der Patient noch einmal alles Wissenswerte nachlesen kann und dann erst seine Unterschrift gibt?

Witte (Augsburg) hat sehr interessante Ergebnisse aus einer von ihm betreuten Dissertation mitgeteilt. Es geht hierbei um die präoperative Patientenaufklärung vor Rezidiv-Leistenhernienoperationen, einem anspruchsvollen Eingriff, der eine Menge von Komplikationen nach sich ziehen kann, nicht zuletzt ja auch die Hodenatrophie. Es handelt sich um das Resumé aus 223 chirurgischen Kliniken des Freistaates Bayern. Erstaunlich ist, daß immer noch ein nicht geringer Prozentsatz von Chirurgen nur mündlich aufklärt und dies auf Befragen hin auch kundtut. Soviel kann jedenfalls gesagt werden, daß im Rahmen der Strafrechtsschutzversicherung des Berufsverbandes der Deutschen Chirurgen bislang kein einziger Fall bekannt geworden ist, wo ermittelt wurde wegen unzureichender Patientenaufklärung, wenn ein Patientengespräch stattgefunden hat, dem Patienten eine Broschüre überreicht wurde, die er dann lesen konnte, und auch sein Einverständnis durch seine Unterschrift kundgetan hatte.

Aus einer Sammlung über die Rechtsprechung zur Verletzung der ärztlichen Aufklärungspflicht aus dem Jahre 1984 seien 3 praktische Beispiele erwähnt, die unsere tagtägliche chirurgische Arbeit betreffen. Viele Anfragen zeigen, daß das Interesse hinsichtlich der mit der ärztlichen Aufklärungspflicht verbundenen Rechtsfragen nach wie vor groß ist.

Im ersten Fall geht es um die Aufklärung über den zweifelhaften Wert einer Kniegelenksoperation. Es handelt sich hierbei um eine aufwendige Rekonstruktion von Kreuz- und medialen Seitenbändern sowie auch schweren Kniegelenkskapselläsionen. Der Kläger verlangte von dem beklagten Arzt Schmerzensgeld und Schadensersatz. Er warf ihm vor, er sei vor der Operation nicht über die Erfolgsmöglichkeiten aufgeklärt worden, sowie auch nicht über die Risiken der Operation. Es war bei ihm zu einer Verschlechterung des präoperativen Zustandes gekommen mit weitgehender Versteifung des Kniegelenkes. Das Gericht führte aus, daß die Spätergebnisse nach Operationen zu einem hohen Prozentsatz unbefriedigend seien. Es bestünde also ein deutliches Risiko des Mißlingens. Des weiteren bestünde auch die Gefahr einer frühzeitigen Arthrosebildung im Knie mit schweren Folgen für die Beweglichkeit. Alle diese Umstände hätte der beklagte Arzt mit dem Patienten erörtern müssen, weil dieser nur aufgrund ausreichender Information eine echte Entscheidung darüber treffen könne, ob er sich sofort operieren lassen wolle, ob er eine konservative Behandlung vorziehe oder ob er einen anderen Arzt seines Vertrauens noch konsultieren wolle. Eine entsprechende Belehrung habe der beklagte Arzt unterlassen.

## Zur Aufklärung über neue, in Entwicklung befindliche Methoden

Gewisse Grenzen gegen eine Überstrapazierung der Aufklärungspflicht hinsichtlich neuer, noch in Entwicklung befindlicher Behandlungsmethoden hat der BGH in einem Urteil vom 28. 2. 84 gezogen. Solange eine bewährte und mit vergleichsweise geringem Risiko behaftete Untersuchungsmethode zur Verfügung stehe, brauche der Arzt den Patienten nicht von sich aus über andere, neuartige Verfahren zu unterrichten, die erst nach einem längeren Zeitraum auch für seinen Fall zusätzlich oder alternativ in Betracht kommen könnten. Er dürfe davon ausgehen, daß der Patient, der zu ihm komme, jetzt untersucht und behandelt werden solle und kein theoretisches Interesse habe zu erfahren, ob die Medizin über kurz oder lang wohl über bessere Methoden werde verfügen können, die auch schon hier und da angewandt bzw. erprobt worden sind.

Solange das Krankenhaus und der behandelnde Arzt davon ausgehen dürften, daß der personelle und apparative Standard ausreicht, um den Patienten medizinisch zu versorgen, sei die Forderung nach einer Aufklärung über die neuesten Erkenntnisse der medizinischen Wissenschaft über solche Diagnose- und Behandlungsmöglichkeiten, die erst in wenigen Spezialkliniken erprobt und durchgeführt würden, überzogen und durch die Bedürfnisse des Patienten nicht gerechtfertigt. Sein Selbstbestimmungsrecht werde dadurch nicht angetastet. Anders sei es nur dann, wenn der Arzt wisse oder wissen müsse, daß der Patient wegen seines speziellen Leidens zweckmäßiger und besser in einer Spezialklinik untersucht und behandelt worden wäre.

Von aktueller Bedeutung ist noch das Rektoskopie-Urteil, eine Entscheidung des Bundesgerichtshofes vom 7. 2. 84. Letztlich geht es darum, daß der Patient über die Schmerzintensität des diagnostischen Eingriffs ohne Betäubung aufgeklärt werden muß. Der Bundesgerichtshof betont in den Entscheidungsgründen zunächst das Erfordernis, über die Schmerzhaftigkeit eines rektalen Eingriffs aufzuklären. Die Aufklärung über die Rektoskopie, so wird weiter ausgeführt, sei deswegen unvollständig, weil dem Kläger nicht deutlich geworden sei, daß dieser diagnostische Eingriff für ihn nicht nur physisch und psychisch unangenehm sein werde, sondern daß er dabei unter Umständen erhebliche Schmerzen haben werde. Das sei für einen Patienten, der noch keine Rektoskopie erlebt und von anderen darüber noch nichts gehört habe, keineswegs voraussehbar oder gar selbstverständlich. Für die Entscheidung des Patienten, ob er ärztliche Eingriffe so in seinem Körper vornehmen lassen soll, sei es neben anderem aber auch von Bedeutung, was er dabei über sich ergehen lasse und was er an Schmerzen, die über das bei ärztlichen Diagnosehandlungen zu Erwartende hinausgingen, erdulden müsse. Letztlich wies jedoch der BGH die Streitsache an die Vorinstanz zurück, weil die Frage nicht abschließend geklärt worden sei, ob die Vornahme der Rektoskopie deswegen rechtswidrig gewesen sei, weil die Einwilligung des Klägers mangels Aufklärung über das Risiko einer Darmperforation unwirksam gewesen sei. Dabei, so betont der BGH, seien sehr strenge Anforderungen an die Aufklärung über Gefahren eines Eingriffs zu stellen, der weder vital indiziert, noch überhaupt dringlich gewesen sei. Es komme hinzu, daß gerade die Möglichkeit einer Perforation der Darmwände dasjenige Risiko sei, das der Untersuchung des Darmes mittels eines Darmrohres bei der Rektoskopie eigentümlich ist. Ein solches Risiko sei auch dann aufklärungsbedürftig, wenn es sich nur sehr selten verwirklicht, z. B. in einer statistischen Komplikationsrate von 1:10000 oder 1:20000.

Als letztes Beispiel sei noch die Alternativaufklärung zwischen Billroth I und Vagotomie erwähnt. Es geht hierbei also um die Aufklärung der Methodenwahl. Zu diesem Thema stammt ein Urteil aus dem Jahr 1983 des Oberlandesgerichtes Hamm, das eine Pflicht des beklagten Arztes verneinte, vor Durchführung einer Magenoperation nach der Methode Billroth I über die alternative Methode einer Vagotomie, welcher Form auch immer, aufzuklären. Der Bundesgerichtshof hat inzwischen die Annahme der Revision dieses Urteils durch Beschluß vom 3. 7. 84 abgelehnt.

Eine solche Pflicht zur Alternativaufklärung habe sicher nicht bestanden, wenn beide Operationsmethoden in einer Art Gleichwertigkeit nebeneinander stünden und die Frage, ob nach der einen oder anderen Methode operiert werde, nur eine Frage der Routine und Ausbildung (Schule) sei. Es wird weiter ausgeführt: Dies könne anders sein, wenn die Vagotomie als weniger intensiver Eingriff angesehen werde, weil er mit der Nervenkappung nur bis zur Magenaußenwand gehe und den Magenkörper unversehrt lasse. Aber diese Betrachtung erscheine oberflächlich. Die Rezidivrate bei der bloßen Vagotomie sei nämlich bis zum 5fachen höher als bei der Resektion. Schon dieser Umstand gestatte es dem Arzt, die Resektion als die allein zu diskutierende Methode anzusehen, der gegenüber die Vagotomie keine Alternative darstelle. Im vorliegenden Falle sei noch ein Weiteres entscheidend: Es habe hier auch mit Veränderungen im Bereich des Magenausganges und des Zwölffingerdarms gerechnet werden müssen. Bei einem solchen Befund sei eine Vagotomie nicht mehr indiziert, weil die in Mitleidenschaft gezogene Verbindung zwischen Magen und Zwölffingerdarm habe neu hergestellt werden müssen.

Immer noch ist die präoperative Patientenaufklärung ein heißes Diskussionsthema. Nicht nur aus juristischer, auch aus chirurgischer Sicht konnte man erkennen, daß sich zwei Richtungen in der Patientenaufklärung geradezu bekämpften. Der Streitpunkt war die gedruckte Aufklärungsbroschüre. Man meinte, daß das Arzt-Patient-Gespräch zu kurz käme, mißverstehend sogar, daß eine solche Broschüre dieses Gespräch ersetzen solle. Zu fragen ist jedoch, ob nicht nach einem ausführlichen Gespräch eine kurze, informative Broschüre für den Patienten von Nutzen sein kann? Er kann in verständlicher Form noch einmal alles das nachlesen, was ihm erzählt wurde. Des weiteren bleibt ihm die Möglichkeit nachzufragen. Daß es den Patienten gibt, der in grenzenlosem Vertrauen zu seinem Arzt gar keine Aufklärung wünscht, soll hier nur am Rande erwähnt werden.

Kürzlich hat der BGH Grundsätze für die Anforderung an den Beweis für die Erfüllung der ärztlichen Aufklärungspflicht aufgestellt. Das Bundesgericht betont, daß das Aufklärungsgespräch von jedem bürokratischen Formalismus, was auch immer das sei, frei bleiben solle.

Zum Schluß sei noch ein ganz aktuelles Thema zum Problemkreis der Patientenaufklärung aus chirurgischer Sicht erwähnt: das ist die Aufklärung über das Risiko von Lagerungsschäden. Auch hier liegt ein Urteil des Bundesgerichtshofes vom 26. 2. 85 vor. Herr Weißauer, der Justitiar des Berufsverbandes der Deutschen Chirurgen, hat in den „Informationen" Nr. 9/85 einen Kommentar zu diesem Urteil geschrieben. Es handelt sich bei dem zu beurteilenden Fall um eine Operation wegen Bandscheibenschadens. Es wurde die sogenannte „Häschenstellung" des Patienten angestrebt. Hierbei kam es bei Kippung des Operationstisches zum beiderseitigen Druckschaden des Plexus brachialis.

Der Chirurg ist für die Lagerung des Patienten auf dem Operationstisch verantwortlich. Er muß sich also darum kümmern. Selbstverständlich kann er die Lagerung selbst dem geübten Pflegepersonal überlassen. Aber nochmals sei betont, er hat sich über die Zweckmäßigkeit der Lagerung zu vergewissern, und er ist gut beraten, wenn er hierüber eine Notiz im Operationsbericht macht.

Der Anästhesist ist insofern verantwortlich, wenn sich in seinem Bereich, also am Kopf oder an für Infusionen benötigten Armen Lagerungen ergeben, die gefahrenträchtig sind.

Der Bundesgerichtshof hat die Frage, wer über das Risiko des Lagerungsschadens aufzuklären hat, nicht entschieden. Er geht aber offenbar davon aus, daß es sich um die Aufgabe des Operateurs handele.

Es gibt einen Aufklärungs-Anamnese-Bogen des Berufsverbandes der Deutschen Anästhesisten für Erwachsene und Kinder, in denen Hinweise auf mögliche Lagerungsschäden enthalten sind. Damit sollte der Aufgabenabgrenzung zwischen Operateur und Anästhesist nicht vorgegriffen werden. Das Abkommen der beiden Berufsverbände soll neu überarbeitet werden, besonders im Hinblick auf die Verantwortlichkeit für die Lagerung des Patienten auf dem Operationstisch.

Es ist nicht so sehr die chirurgische oder die juristische Sicht, es ist das Selbstbestimmungsrecht des Patienten und der Schutz seiner Körperintegrität, die uns die Probleme der Patientenaufklärung mit den Juristen immer wieder diskutieren lassen müssen. Ein Memento im arbeitsreichen Tag des Chirurgen bzw. in den Reflektionen über den chirurgischen Tagesablauf am Abend, bei denen man immer wieder feststellt, daß man vieles hätte besser machen können und manches zu kurz gekommen ist.

# Das Arzt-Patienten-Verhältnis nach ärztlicher Risikoaufklärung

*R. Potthoff, R. Häring*

Die Bedeutung einer guten Vertrauensbeziehung zwischen Patient und Arzt im chirurgischen Bereich und im Genesungsverlauf wird jedem bewußt, der selbst einmal Patient in einer Klinik war und den Gesamteinbezug seiner Persönlichkeit als Kranker vermißt hat.

Es sind eine Reihe von Faktoren, die auf die Vertrauensbeziehung Patient – Arzt einwirken. Sie bestimmen den Auf- oder Abbau dieses Verhältnisses. Inwieweit jedoch die einzelnen Faktoren – sie sind psychosozialer, psychologischer und sozialökonomischer Natur, in der gesamten Situationsbewältigung des Patienten (prä- und postoperativ) zum Tragen kommen, ist bislang noch ein Gebiet mit offenen Fragen. Unumstritten ist, daß durch jede Information, die der Patient im Zusammenhang mit seiner Krankheit erhält, psychische und physische Reaktionen bei ihm ausgelöst werden, die auf das Patienten-Arzt-Verhältnis einwirken.

Nun haben wir in der beweiskräftigen Risikoaufklärung eine Forderung – das juristische Reglement, den Patienten allumfassend über die Risiken und Nutzen ärztlichen Handelns aufzuklären. Wie wirkt sich nun diese Information der Risikoaufklärung auf das Vertrauensverhältnis Patient – Arzt aus (Tab. 1)?

Tabelle 1 Grundauszählung der Beurteilung postop. Patienten zur Vertrauensbasis dem Arzt allgemein gegenüber nach Unterschreiben der Einverständniserklärung zum chirurgischen Eingriff

| Vertrauen nach Risikoaufklärung OP | n | % |
|---|---|---|
| Verschlechtert | 8 | 14,3 |
| Gebessert | 13 | 23,2 |
| Gleich geblieben | 34 | 60,7 |
| Kann nichts darüber sagen | 1 | 1,8 |
| Total | 56 | 100,0 |

Zunächst sind wir der Frage nachgegangen, inwieweit überhaupt eine allumfassende Aufklärung vor dem chirurgischen Eingriff seitens des Patienten gefordert wird. Im Rahmen der Einführung der neuen Aufklärungsbögen haben wir im Jahre 1984 im Klinikum Steglitz der Freien Universität Berlin in der Abteilung für Allgemein-, Gefäß- und Thoraxchirurgie eine Patientenbefragung durchgeführt (Tab. 2).

Tabelle 2 Grundauszählung der Beurteilung aller Patienten (prä- u. postoperativ) zur allgemeinen Aufklärung über den wahren Status der Krankheit vor dem chirurgischen Eingriff

| Aufklärung vor OP | n | % |
|---|---|---|
| Unbedingt notwendig | 88 | 77,8 |
| Ermessen des Arztes | 21 | 18,6 |
| Nicht notwendig | 2 | 1,8 |
| Nicht, da Belastung | 2 | 1,8 |
| Total | 113 | 100,0 |

Von 113 Patienten (53 präoperativ; 60 postoperativ) hielten 77,9% die allumfassende Aufklärung vor dem chirurgischen Eingriff für unbedingt notwendig; bei 18,6% soll es im Ermessen des Arztes liegen; 1,8% möchten auf keinen Fall aufgeklärt werden, da sie es als unnötige Belastung empfinden.

Die zweite Frage an den Patienten betrifft nun sein Vertrauensverhältnis zum Arzt nach dem aufklärenden Gespräch. Von 56 Patienten gaben 60,7% an, daß die Vertrauensbasis gleich geblieben sei. Sie hatten vorher schon ein gutes Verhältnis zum Arzt allgemein. Bei 23% hat sich die Vertrauensbasis sogar noch verbessert; 1,8% konnten nichts darüber sagen. Hingegen aber bei 14,3% hatte sich die Vertrauensbasis allgemein verschlechtert.

Der Grund ist, daß hier im Moment der Aufklärung zu wenig auf die individuelle Persönlichkeitsstruktur des Patienten eingegangen wurde. Der Patient ist enttäuscht, wenn der Arzt unter Zeitdruck an das Krankenbett tritt und von dem Patienten erwartet, daß dieser nach einer kurzen nüchternen Aufklärung schnell das Formular unterschreibt.

Motivationsebene des Arztes und Erwartungshaltung des Patienten gehen dabei weit auseinander. Die Motivation des Arztes ist dabei die, sich juristisch abzusichern, um damit einen ungestörten OP-Verlauf einleiten zu können (Tab. 3).

Für den Patienten dagegen bietet sich in diesem Augenblick die Möglichkeit den einzelnen Arzt anzusprechen, ihn festzuhalten. Seine Erwartungen an den Arzt sind:

- er möchte sich ihm mitteilen und äußert seine Ängste;

Tabelle 3

Motivation des Arztes aus der Verpflichtung heraus

↓

Absicherung

↙ ↘

Arbeitgeber jur. Reglement

sichert ungestörten OP-Verlauf

- erwartet Zuwendung im Gespräch;
- wünscht Information;
- erwartet Versicherung des Arztes zum guten OP-Verlauf.

Der Patient zeigt sich als stark informationssuchend oder hat eine informationsablehnende Haltung. Kann der Arzt darauf eingehen, so trägt dies zu einem Aufbau oder einer Stabilisation der Vertrauensbeziehung bei. Ein Patient, der seinem Arzt vertraut, ist eher bereit, mögliche Komplikationen mitzutragen.

# Qualitätssicherung in der Chirurgie durch prospektive Patientendokumentation

*R. Grundmann, F. Weber, H. Pichlmaier*

## Einleitung

Die vorliegende Untersuchung befaßt sich mit der regelmäßigen prospektiven Dokumentation postoperativer Komplikationen. Dabei wurde bisher hauptsächlich das Wundinfektionsrisiko chirurgischer Eingriffe bestimmt, so z. B. von Cruse und Foord [2, 3], Condon [1] und Olson [8].

Das Risiko eines Eingriffs wird aber – häufig entscheidend – durch ganz andere Faktoren definiert (wie Nahtinsuffizienz, Peritonitis, Sepsis und Kliniksletalität). So sollte in der vorliegenden Untersuchung geklärt werden, ob eine prospektive Qualitätskontrolle auch auf diese Faktoren einen Einfluß hat. Gleichzeitig war zu untersuchen, ob eine regelmäßige Dokumentation auch zur Qualitätsverbesserung beitragen könnte.

## Material und Methodik

Sämtliche Patienten (n = 4543), bei denen zwischen September 1982 und August 1985 ein allgemein- oder gefäßchirurigscher Planeingriff vorgenommen worden war, wurden prospektiv erfaßt. Notfalleingriffe – in der Allgemeinchirurgie vor allem der Ileus und das perforierte Hohlorgan, in der Gefäßchirurgie das perforierte Buchaortenaneurysma und akute Embolien und Thrombosen – wurden bei der Auswertung nicht berücksichtigt.

## Dokumentation

Täglich besucht eine studentische Hilfskraft sämtliche chirurgische Stationen. Dieser Untersucher läßt sich von den behandelnden Ärzten, aber auch von dem diensttuenden Personal die an diesem Tag aufgetretenen Komplikationen bzw. Wundinfekte mitteilen. Zusätzlich geht der Untersucher die Krankenblätter durch und notiert die hier gemachten Eintragungen über Temperaturen, Leukozytosen, Beginn einer Antibiotikatherapie und das Auftreten von Komplikationen. Er notiert auch die Vollständigkeit der Durchführung der perioperativen Antibiotikaprophylaxe sowie der orthograden Darmspülung.

## Definitionen

*Wundinfektion:* Wunden wurden als infiziert angesehen, wenn sie hochrot entzündet waren oder wenn sich aus ihnen Eiter entleerte (und sie dementsprechend gespreizt werden mußten).

*Pneumonie:* Von einer Pneumonie wurde gesprochen, wenn der entsprechende Auskultationsbefund vorlag, zusätzlich der röntgenologische Befund die Diagnose bestätigte und der Patient rektale Temperaturen von mehr als 38 °C aufwies.

## Einteilung der Eingriffe anhand des Wundinfektionsrisikos

### Allgemeinchirurgie (n = 3471)

Bei der Auswertung der Daten wurden die allgemeinchirurgischen Eingriffe aufgrund ihres Wundinfektionsrisikos in verschiedene Gruppen eingeteilt, wie dies ähnlich von Cruse und Foord [2, 3] vorgeschlagen wurde, wobei wir allerdings für die kleinen Eingriffe der Allgemeinchirurgie eine weitere Gruppe einführten [4].

*Gruppe A (n = 1326):* Hierzu zählten im wesentlichen Eingriffe an der Lunge, Schilddrüse, Hernien, Nierentransplantationen, Probelaparotomien, Vagotomien, Splenektomien und Bridenlösungen.

*Gruppe B (n = 905):* Die Gruppe umfaßte die kleine Analchirurgie, endoskopische Operationen und das Einlegen von Endotuben, Appendektomien (bei nichtperforierter Appendizitis) sowie die kleine Kinderchirurgie.

*Gruppe C (n = 716):* Alle Operationen mit Eröffnung des Gastrointestinaltraktes, vor allem Magen- und Darmresektionen.

*Gruppe D (n = 431):* Gallenwegs- und Gallenblasen-, sowie Pankreas- und Leberchirurgie.

### Gefäßchirurgie (n = 1405)

Für die gefäßchirurgischen Eingriffe haben wir eine eigene Klassifikation erarbeitet [6], da hierfür bisher keine Untersuchungen vorlagen. Diese Einteilung richtet sich zum einen danach, ob bei den Patienten bereits Nekrosen vorhanden waren, also ein AVL-Stadium IV vorlag, und berücksichtigt desweiteren, ob dem Patienten Fremdmaterial eingesetzt wurde.

*Gruppe 1 (n = 428):* Arterielle Rekonstruktion mit Einsetzen einer Prothese bei AVL Stadium II und III.

*Gruppe 2 (n = 579):* Arterielle Rekonstruktion (ohne Prothese) bei AVL Stadium II und III.

*Gruppe 3 (n = 95):* Arterielle Rekonstruktion mit Einsetzen einer Prothese bei AVL Stadium IV.

*Gruppe 4 (n = 63):* Arterielle Rekonstruktion (ohne Prothese) bei AVL Stadium IV.

# Ergebnisse

Die Ergebnisse sind in Tabelle 1 zusammengefaßt.

Tabelle 1 Postoperative Komplikationen bei 4543 allgemein- und gefäßchirurgischen Planeingriffen (1.9.82-31.8.85)

| | Gruppe | n | Wundinfektion | | Pneumonie | | Nahtinsuffizienz | | Nachblutung | | Revision | | Letalität | |
|---|---|---|---|---|---|---|---|---|---|---|---|---|---|---|
| | | | n | % | n | % | n | % | n | % | n | % | n | % |
| Allgemeinchirurgie | A saubere Eingriffe | 1326 | 39 | 2,9 | 23 | 1,7 | 5 | 0,4 | 14 | 1,1 | 42 | 3,2 | 13 | 1,0 |
| | B kleine Eingriffe | 905 | 31 | 3,4 | 7 | 0,8 | 1 | 0,1 | 3 | 0,3 | 17 | 1,9 | 6 | 0,7 |
| | C Eröffnung des Gastrointestinaltraktes | 716 | 59 | 8,2 | 30 | 4,2 | 23 | 3,2 | 13 | 1,8 | 47 | 6,6 | 31 | 4,3 |
| | D Leber, Gallenwege, Pankreas | 431 | 37 | 8,6 | 17 | 3,9 | 4 | 0,9 | 7 | 1,6 | 24 | 5,6 | 21 | 4,9 |
| Gefäßchirurgie | $G_1$ AVL II–III mit Prothese | 428 | 37 | 8,6 | 5 | 1,2 | 5 | 1,2 | 15 | 3,5 | 86 | 20,0 | 18 | 4,2 |
| | $G_2$ AVL II–III ohne Prothese | 579 | 21 | 3,6 | 4 | 0,7 | 4 | 0,7 | 14 | 2,4 | 58 | 10,0 | 12 | 2,1 |
| | $G_3$ AVL IV mit Prothese | 95 | 25 | 26,3 | 1 | 1,1 | 1 | 1,1 | 8 | 8,4 | 32 | 33,7 | 9 | 9,5 |
| | $G_4$ AVL IV ohne Prothese | 63 | 18 | 28,6 | 0 | – | 0 | – | 2 | 3,2 | 18 | 28,6 | 1 | 1,6 |

# Diskussion

In der vorliegenden Untersuchung wurden die allgemein- und gefäßchirurgischen Eingriffe in Operationsgruppen zusammengefaßt, um so für einen Vergleich verschiedener Zeiträume möglichst frühzeitig zu ausreichend großen End-Zahlen zu gelangen. Die Einteilung hatte für die gefäßchirurgischen Eingriffe sicher ihre Berechtigung; so nahm die Wundinfektionsrate signifikant zu, wenn die Eingriffe im Stadium IV vorgenommen wurden. Das gleiche galt für die Revisionsrate. Darüber hinaus zeigten die aseptischen Eingriffe bei Patienten mit AVL Stadium II/III eine deutlich erhöhte Wundinfektionsrate, wenn zusätzlich Kunststoffmaterial implantiert wurde (Tab. 1).

Ob die Gruppeneinteilung der allgemeinchirurgischen Eingriffe ebenfalls in der hier vorgenommenen Art notwendig gewesen wäre, darf heute bezweifelt werden. So fand sich zwar bei den sauberen Eingriffen der Gruppe A eine wesentlich geringere Wundinfektionsrate (2,9%) verglichen mit den Eingriffen mit Eröffnung des Magen-Darmtraktes (8,2%). Es fällt aber auf, daß sich die Gruppen A und B hinsichtlich der Wundinfektions- und auch der Revisionsrate und Letalität nur sehr gering unterschieden, das gleiche galt für die Gruppen C und D untereinander. Für die Zukunft bietet es sich deshalb an, lediglich zwischen zwei Gruppen von Planeingriffen zu unterscheiden, den sauberen und kontaminierten.

Eine solche Einteilung genügt zwar zum Vergleich verschiedener Zeiträume, vermag aber das Risiko des einzelnen Eingriffs nicht zu erfassen: so zeichneten sich z. B. in der Gruppe der sauberen Eingriffe die Schilddrüsenoperationen durch eine besonders niedrige Wundinfektions- (0,9%) und Revisionsrate (1,1%) aus, hingegen lag die Wundinfektionsrate (6,8%), vor allem aber die Revisionsrate (16,5), bei den Lungenresektionen deutlich höher. Die Nierentransplantation zeigte trotz der durchgeführten Immunsuppression ein vergleichsweise geringes Wundinfektionsrisiko (3,2%), was wir auf die gleichzeitig vorgenommene perioperative Antibiotikaprophylaxe zurückführten [5].

Auch die Wundinfektionsrate nach Kolonresektion konnte durch Einführung der perioperativen Antibiotikaprophylaxe gering gehalten werden. Überraschenderweise stellt im eigenen Krankengut mittlerweile die Magenresektion sogar den komplikationsträchtigeren Eingriff dar (Abb. 1). Wir erklären dies damit, daß gerade die Koloneingriffe von den im Rahmen dieser Studie kontrollierten Maßnahmen (wie perioperative Antibiotikaprophylaxe und orthograde Darmspülung) entscheidend profitierten. Wurden diese Maßnahmen konsequent durchgeführt, ließ sich das Komplikationsrisiko signifikant senken: Optimal vorbereitete Patienten – darunter verstanden wir Patienten, die sowohl komplett gespült wurden als auch die, die eine perioperative Antibiotikaprophylaxe erhielten – zeigten wesentlich geringere Komplikationsraten als die ungenügend vorbereiteten Patienten (Abb. 2). Dabei sei angemerkt, daß im Laufe der Untersuchung die Zahl der optimal vorbereiteten Patienten von 55% auf 73% anstieg.

Neben den eben genannten technischen Voraussetzungen beeinflußt aber nach

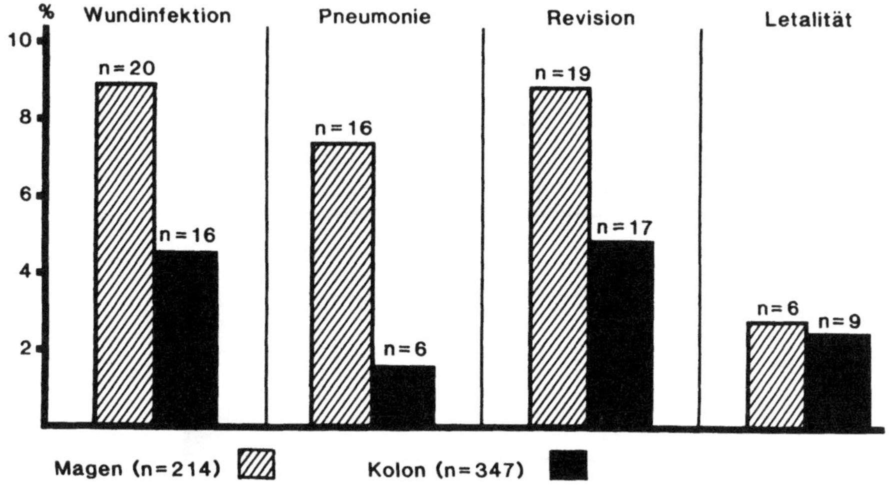


Abb. 1 Komplikationsraten nach Magen- und Kolonresektion.

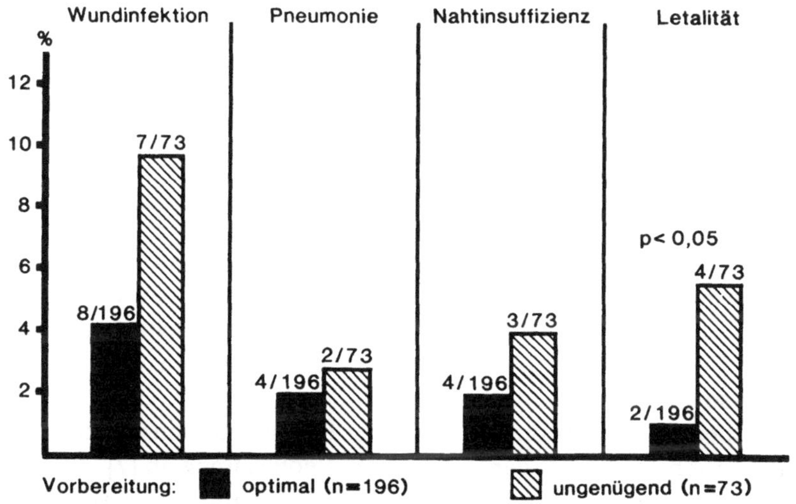


Abb. 2 Komplikationsraten nach Darmresektion in Abhängigkeit von der Vorbereitung: optimal vorbereitete Patienten erhielten eine komplette perioperative Antibiotikaprophylaxe *und* vollständige orthograde Darmspülung.

wie vor der Operateur die Komplikationsrate, wie eine Analyse der Komplikationen nach Magen- und Dickdarmresektion zeigt. Wir haben die Ergebnisse von vier Operateuren miteinander verglichen, wobei mit Operateur A, B und C jeweils *ein* Operateur gemeint ist, D umfaßt die übrigen Operateure des gleichen Zeitraums (Abb. 3). Es fanden sich signifikante Unterschiede zwischen den einzelnen Operateuren, dies galt für alle hier erfaßten Komplikationen, nicht nur für den Wundinfekt.

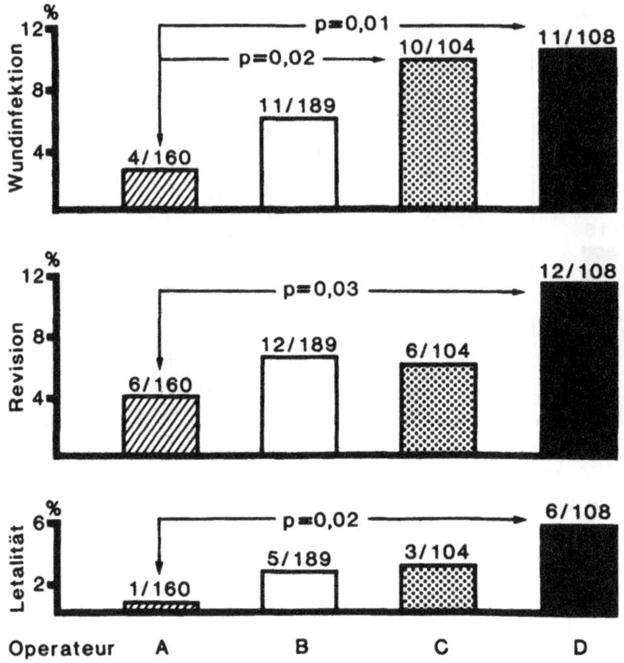


Abb. 3 Komplikationsraten nach Magen- und Dickdarmresektion bei vier verschiedenen Operateuren. Operateure A, B und C meint jeweils einen Operateur, D bezeichnet die übrigen Operateure des gleichen Zeitraumes.

Der Einfluß des Operateurs auf die Komplikationsraten war auch bei den Eingriffen nachweisbar, bei denen eine Gefäßprothese an die Aorta angeschlossen wurde (Abb. 4). Die Analyse erfolgte wiederum für vier verschiedene Operateure, wobei unter C mehrere Operateure zusammengefaßt wurden.

Bei einer so weitreichenden Aussage wie der über die Komplikationsrate des einzelnen Operateurs muß die Qualität der Dokumentation gesichert sein. Sie hängt ganz entscheidend von der Sorgfalt der Beobachtung ab [7]. Wir haben zur Qualitätskontrolle der Dokumentation sämtliche postoperative Komplikationen über ein Jahr doppelt dokumentiert. Dabei haben zwei verschiedene Untersucher – unabhängig voneinander – das gleiche Krankengut prospektiv erfaßt (Abb. 5): ein Vergleich der Untersuchungsergebnisse zeigt überraschend geringe Unterschiede hinsichtlich der Wundinfekte, Letalität sowie der Revisionsrate, die hier nicht aufgeführt wurde. Lediglich bei der Dokumentation der Pneumonien kamen die Untersucher zu verschiedenen Ergebnissen, die allerdings eine Differenz von 3% nicht überschritten. Wir führen die geringen Unterschiede in den Untersuchungsergebnissen vor allen Dingen darauf zurück, daß die Definition der Komplikationen vor Untersuchungsbeginn exakt und wiederholt erfolgte.

Abschließend sei noch zu der Frage Stellung genommen, ob eine prospektive Dokumentation auch zu einer Senkung der Komplikationsraten beitragen könne.

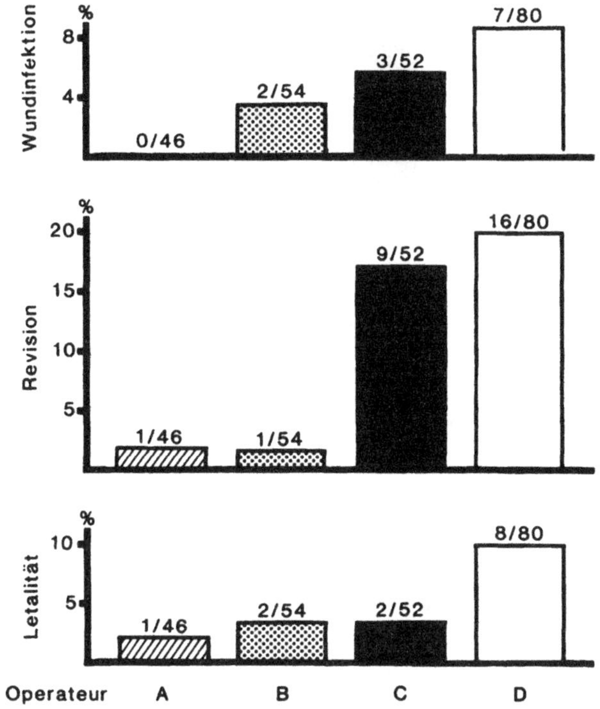


Abb. 4 Komplikationsraten verschiedener Operateure nach gefäßchirurgischen Eingriffen mit Prothesenanschluß im Aortenbereich: A, B und D meint jeweils einen Operateur, C die übrigen Operateure des gleichen Zeitraums.

Zu diesem Zweck haben wir die Komplikationsraten auf zwei verschiedenen Stationen über 3 Jahre dokumentiert, und dann die Ergebnisse der ersten und zweiten Untersuchungshälfte miteinander verglichen (Abb. 6). Es fand sich auf beiden Stationen ein deutlicher Rückgang der Wundinfekte, in geringem Ausmaß auch der Revisionsraten. Daraus läßt sich folgern, daß besonders die korrekte Handhabung der Antibiotikaprophylaxe (und die entsprechende Darmvorbereitung) helfen, die Infektionsraten zu senken, daß aber auch andere – teilweise entscheidende – Komplikationen reduziert werden können, wenn Informationen über das aktuelle Risiko eines Eingriffs vorliegen und so das Problem der Komplikationen an sich bewußt gemacht wird.

## Folgerungen

Eine prospektive Dokumentation aller postoperativen Komplikationen kann aus folgenden Gründen zur Qualitätssicherung beitragen:

1. Die Dokumentation informiert über die Komplikationen und damit das aktuelle Risiko des Eingriffs und trägt so zur Indikationsstellung bei.

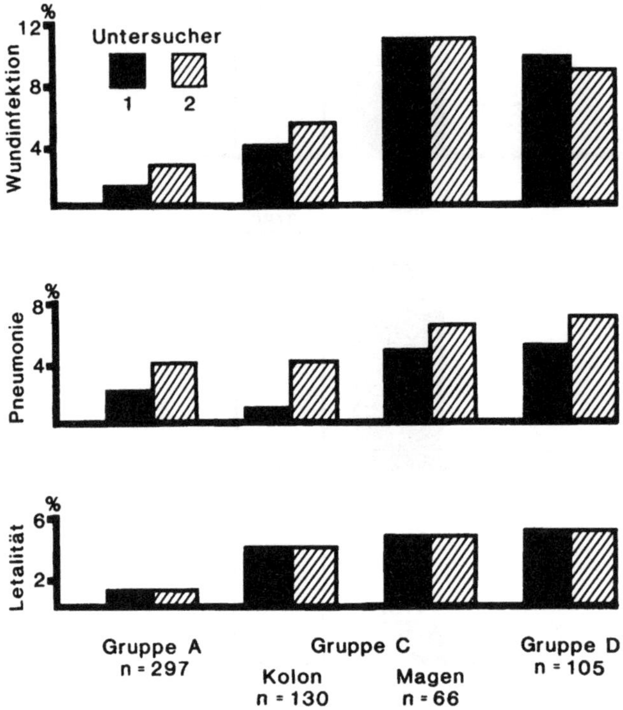


Abb. 5 Doppeldokumentation postoperativer Komplikationen nach allgemeinchirurgischen Eingriffen: die postoperativen Komplikationen des gleichen Zeitraums wurden von zwei voneinander unabhängigen Untersuchern prospektiv erfaßt (1. 7. 84–30. 6. 85).

2. Neue Methoden in der Operationsvorbereitung und -technik müssen zwar in randomisierten Studien erarbeitet werden, ihr Wert für den klinischen Routinebetrieb läßt sich jedoch nur durch fortlaufende Kontrolle des Krankengutes bestimmen.
3. Nur die kontinuierliche Dokumentation macht das Problem der Komplikationen bewußt und weist so jeden einzelnen Operateur auf die Notwendigkeit hin, sich immer wieder um eine Verbesserung der eigenen Ergebnisse zu bemühen.

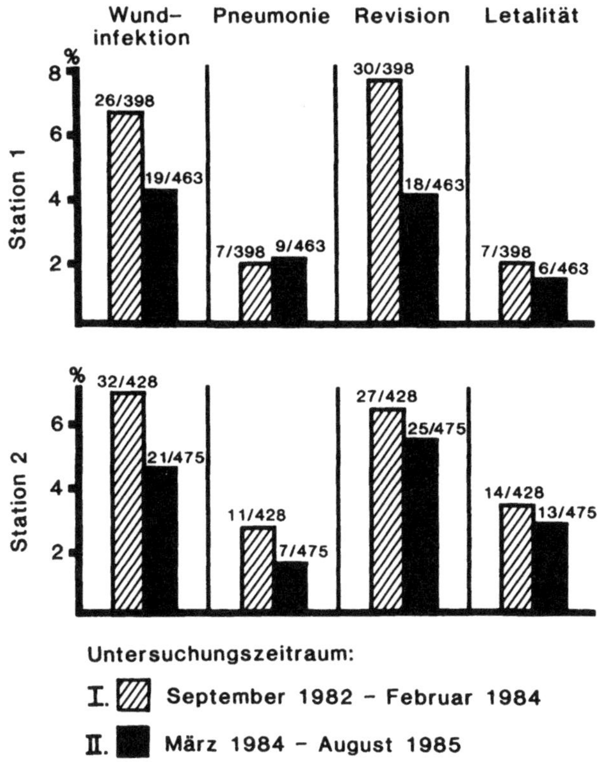


Abb. 6 Komplikationsraten zwei verschiedener Stationen: Auf beiden Stationen fand sich im zweiten Untersuchungszeitraum ein Rückgang der Komplikationsraten.

## Literatur


[1] Condon, Re., W. J. Schulte, M. A. Malangoni et al.: Effectiveness of a surgical wound surveillance program. Arch. Surg. **118** (1983) 303.

[2] Cruse, P. J. E., R. Foord: A five-year prospective study of 23649 surgical wounds. Arch. Surg. **107** (1973) 206.

[3] Cruse, P. J. E. R. Foord: The epidemiology of wound infection. A 10-year prospective study of 62939 wounds. Surg. Clin. North Am. **60** (1980) 27.

[4] Grundmann, R., B. Hofferek: Wundinfektions- und Komplikationsrate nach allgemeinchirurgischen Eingriffen. Eine prospektive Analyse. Chirurg **52** (1981) 570.

[5] Grundmann, R., R. Kraume: Perioperative Antibiotikaprophylaxe und Wundinfektionsrisiko bei Nierentransplantation. Fortschr. Med. **102** (1984) 1199.

[6] Grundmann, R. F. Weber, H. Pichlmaier: Erfahrungen mit einer zweijährigen Qualitätskontrolle nach allgemein- und gefäßchirurgischen Eingriffen bei 3193 Patienten. Chirurg **56** (1985) 573.

[7] Mulholland, S. G., J. Creed, L. A. Dierauf et al.: Analysis und significance of nosocomial infection rates. Ann. Surg. **180** (1974) 827.

[8] Olson, M., M. O'Connor, M. L. Schwartz: Surgical wound infections. A 5-year prospective study of 20193 wounds at the Minneapolis VA Medical Center. Ann. Surg. **199** (1984) 253.

# II Indikatorische und operative Fehler in der Abdominalchirurgie

# Indikatorische und operative Fehler in der Ösophaguschirurgie: Ösophaguskarzinom

*H. Pichlmaier, J. Müller*

Die Indikation zu einem operativen Eingriff beruht auf einem Nutzen-Kosten-Kalkül, das dargestellt werden kann als das Verhältnis von Lebenserwartung und Lebenswert ohne Operation zu Lebenserwartung einschließlich des operativen Risikos und Lebenswert mit Operation. Für das Ösophaguskarzinom ist die Situation nach Eiseman [3] recht schwierig, da die mittlere Lebenserwartung ohne Operation für alle Abschnitte der Speiseröhre mit durchschnittlich 4 Monaten angegeben und durch die Operation statistisch verdreifacht wird, wenn unter kurativem Aspekt operiert wurde (Abb. 1). Aber in Abhängigkeit von der Lokali-

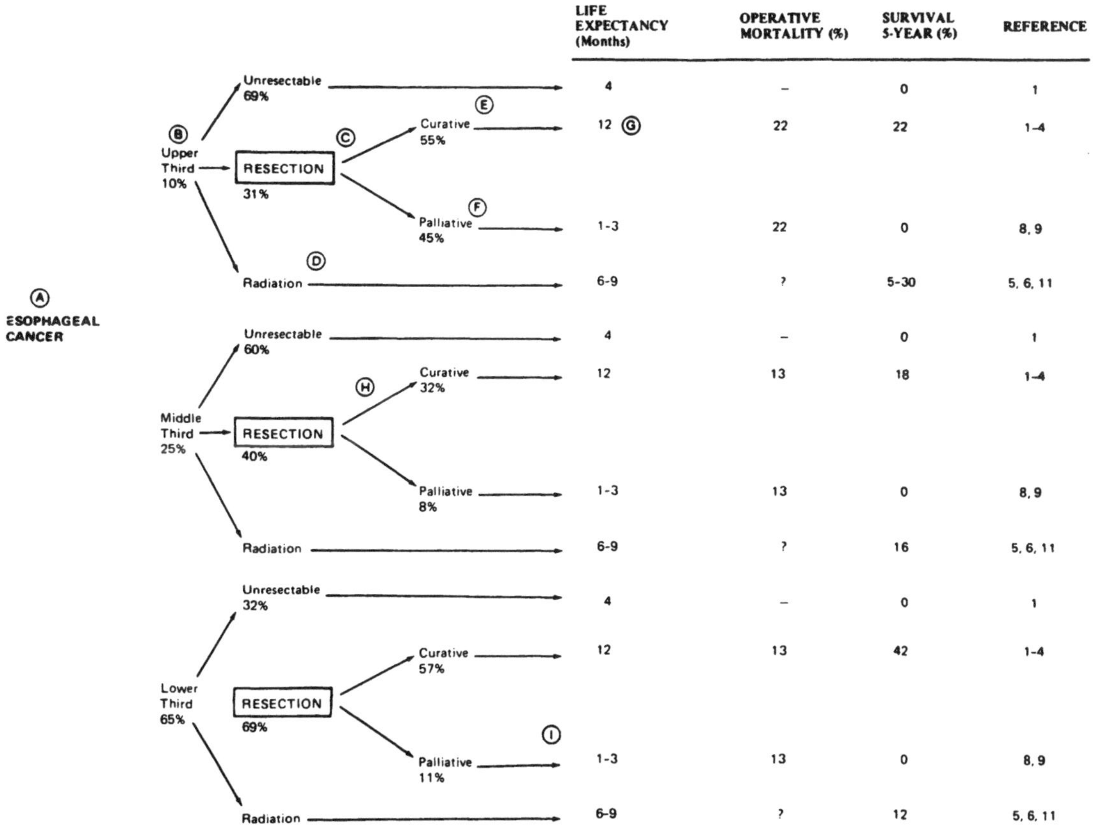


Abb. 1 Entscheidungsdiagramm für Ösophaguskarzinom (aus: B. Eiseman [3]).

sation ist die Resektionsquote nur 30 bis 70% und die palliativ Operierten erreichen die Lebenserwartung der Patienten mit unresezierbaren Tumoren nicht.

Das operative Risiko ist in unserer eigenen Statistik für das thorakale Ösophaguskarzinom in der letzten Gruppe von 72 Resektionen/Rekonstruktionen der letzten 3 Jahre aus einem Krankengut von 303 Patienten innerhalb von 10 Jahren von über 20 auf 11% gesunken.

Für die Indikation zur Operation ergeben sich folgende Fragen:

1. Wie können wir resektable Tumoren *präoperativ erkennen* und stadiengerecht ordnen?
2. Welches Verfahren ergibt die *geringste Operationsletalität?*
3. Wie kann das *Allgemeinrisiko* erfaßt werden?
4. Wie ist der *Lebenswert* nach der Operation?

*Zu 1.:* Die lokale Beurteilung der Tumorausbreitung basiert auf den Befunden der Endoskopie und der bildgebenden Verfahren. Während erstere die Malignität sichern kann, trägt sie zur Frage der Ausdehnung nur bedingt bei. Hierzu sind die bekannten radiologischen Operabilitätskriterien von Akiyama wesentlich besser geeignet. Die Computertomographie erhöht die Aussage. Wir haben die Angaben von Ruf [6] rechnerisch ausgewertet und folgende Testkriterien gewonnen (Tab. 1). Danach läßt sich aus den genannten Größen stadienabhängig in 83–98% eine richtige Vorhersage erreichen. Die Kernspintomographie könnte diese Ergebnisse noch weiter verbessern.

*Zu 2.:* Die Operationsletalität bei Resektion des Tumors ist für die Methode der

Tabelle 1 Statistische Auswertung der Daten von Ruf [6] zur Bedeutung von Radiographie, Azygographie und Endoskopie im Gegensatz zu den gleichen Parametern einschließlich Computertomographie in der präoperativen Stadieneinteilung des Ösophaguskarzinoms

| | Methoden: Radiographie, Azygographie, Endoskopie | | | | |
|---|---|---|---|---|---|
| | präop. Stadium (n) | postop. Stadium (n) | Sensitivität (%) | Spezifität (%) | Effektivität (%) |
| T1 | 3 | 3 | 33,3 | 97,2 | 94,6 |
| T2 | 62 | 20 | 90,0 | 18,5 | 37,8 |
| T3 | 9 | 51 | 17,6 | 100,0 | 43,2 |
| Gesamt | 74 | 74 | 37,6 | 68,9 | 58,6 |
| | Methoden: Radiographie, Azygographie, Computertomographie, Endoskopie | | | | |
| | präop. Stadium (n) | postop. Stadium (n) | Sensitivität (%) | Spezifität (%) | Effektivität (%) |
| T1 | 4 | 3 | 75,0 | 100,0 | 98,6 |
| T2 | 26 | 20 | 85,0 | 83,3 | 83,8 |
| T3 | 44 | 51 | 82,4 | 91,3 | 85,1 |
| Gesamt | 74 | 74 | 82,7 | 92,2 | 88,9 |

stumpfen Dissektion mit Magenhochzug im eigenen Krankengut 5% und damit geringer als die der transthorakalen Resektion mit 17%.

Für die primär palliative Behandlung kombiniert mit Bestrahlung benutzen wir seit Jahren die endoskopische Intubation mit einer Kliniksletalität von 12%. Allerdings handelt es sich hier um eine Selektion von Patienten mit weit fortgeschrittenem Leiden und die zugrunde gelegte 30-Tage-Letalität überdeckte bereits mehr als ein Drittel der mittleren Lebenserwartung dieser Patienten.

*Zu 3.:* In einer prospektiven Analyse von Faktoren, die eine Abschätzung des allgemeinen Risikos des Kranken mit Ösophaguskarzinom erlauben könnten, wie Alter, Tumorsitz, Tumorstadium, Lungenfunktion und Herz-Kreislaufindex nach Wassner [7], hat sich der von Brenner [2] entwickelte Ernährungsindex am besten bewährt (Abb. 2, Tab. 2 und 3).

*Zu 4.:* Eine Beurteilung des Lebenswertes ist bis heute kaum meßbar und bleibt subjektiv. Dennoch befindet sich der Kranke wesentlich besser, der schlucken kann und nicht verhungern muß. Ein weiterer und wesentlicher Gesichtspunkt ist auch das Leben außerhalb des Krankenhauses. Das eine spricht für die Durchführung von Maßnahmen, die das Schlucken schnell und möglichst gut wieder herstellen, das andere für solche mit möglichst geringer Hospitalisierung.

Aus dem Gesagten leiten wir folgendes für unsere Indikation zur Operation ab:

1. Kranke mit Ösophaguskarzinom *im Stadium I, evtl. auch II,* zusammen höchstens 14% in unserem Krankengut (Abb. 3), der allgemeinen Risikogruppe I

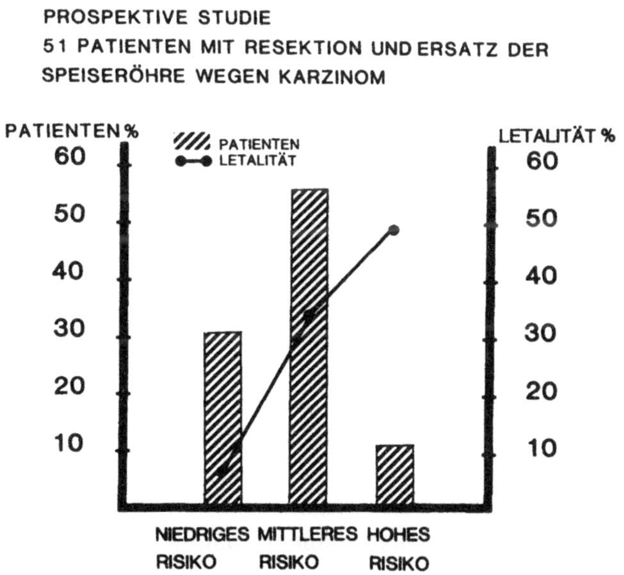


Abb. 2 Ernährungsindex nach Brenner [2]. Prospektive Anwendung des Index auf Patienten mit Speiseröhrenkarzinom. Eine deutliche Korrelation der Risiken ist gut erkennbar.

Tabelle 2 Wertung der verschiedenen Risikofaktoren von Patienten mit Speiseröhrenkarzinom, definiert nach dem postoperativen Sterberisiko. Bei weitem am zuverlässigsten in der Prognose ist dabei der Ernährungsindex nach Brenner [2]

| Risikofaktor | Prognostische Aussage eines positiven Tests in Prozent | Prognostische Aussage eines negativen Tests in Prozent |
|---|---|---|
| Alter > 70 Jahre | 22,2 | 6,3 |
| Karzinom im mittleren Drittel der Speiseröhre | 19,2 | 3,6 |
| Tumorstadium IV | 16,7 | 10,8 |
| EKG-Auswertung > 5 Punkte | 15,0 | 7,7 |
| Pulmonaler Risikoindex > + 0,67 | 29,4 | 3,6 |
| Ernährungsindex > − 2 | 50,0 | 8,9 |

Tabelle 3 Operationsrisiko. Vergleich des Vorhersagewertes zwischen Ernährungsindex und „klinischem Blick" (n = 246)

| | Sensitivität (%) | Spezifität (%) | Effektivität (%) | Prävalenz (%) |
|---|---|---|---|---|
| „Klinischer Blick" | | | | |
| – alle Operateure | 35,6 | 80,3 | 65,8 | 29,7 |
| – Operateur X | 50,0 | 88,5 | 81,2 | 18,0 |
| – Operateur Y | 70,2 | 12,1 | 31,1 | 32,8 |
| Ernährungsindex | 27,4 | 87,3 | 69,5 | 29,7 |

Die Aussagekraft des Ernährungsindex ist besser als der durchschnittliche Wert der klinischen Einschätzung von 7 Operateuren. Erfahrene Kliniker sind jedoch in der Lage, eine bessere Prognose zu stellen.

oder II werden radikal transthorakal durch Ösophagektomie und Lymphadenektomie behandelt.

2. Alle übrigen Kranken *mit resezierbarem Karzinom* der allgemeinen Risikogruppe I oder II werden durch stumpfe Speiseröhrendissektion und abdominozervikalen Magenhochzug therapiert.
3. Patienten der *allgemeinen Risikogruppe III* werden 10 Tage lang präoperativ hochkalorisch ernährt, mit dem Ziel sie in Risikogruppe II zu bringen. Gelingt dies, erfolgt die weitere Behandlung wie unter 1. oder 2.
4. Kranke mit *nicht resezierbaren Tumoren* werden bei bestehender Schluckstörung mit einem endoskopisch gelegten Tubus behandelt, häufig nach erfolgter Strahlentherapie.

Soviel zur Indikation und den zur Zeit bei uns hierfür gültigen Kriterien. Bei der Vielfalt der Variablen und der insgesamt unverändert schlechten Prognose ergibt

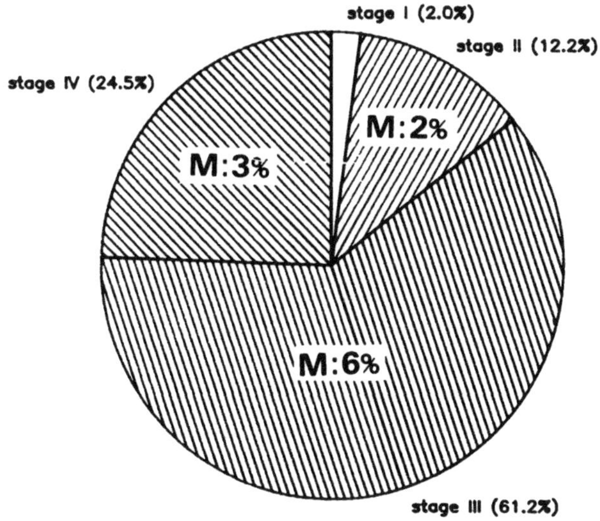


Abb. 3 Stadieneinteilung unseres Krankengutes der letzten drei Jahre. Die Letalität ist jeweils mit „M" angegeben und addiert zu einer Gesamtkliniksletalität von 11%.

sich über dieses Schema hinaus ein breites Band individueller Entscheidung und erst jenseits davon wird die Indikation generell problematisch. Ex post geglaubte Fehler ergeben sich möglicherweise aus dem Negativbild zu dem Gesagten.

Was die Operation an sich betrifft, möchten wir auf 4 Punkte eingehen:

1. Die Präparation des Ersatzorganes nach Entfernung der krebstragenden Speiseröhre ist durch die sorgfältige Darstellung der Gefäße charakterisiert. Sie folgt den Regeln, die aufgrund zahlreicher Untersuchungen der Durchblutung von Magen und Kolon festgelegt wurden. Diaphanoskopie und Lupenpräparation sind zu empfehlen. Kritischer als die arterielle Ischämie ist die venöse Abflußstörung. Vielleicht kann im gegebenen Einzelfall die venöse Anastomose des Scheitelgefäßes an die Vena jugularis, wie Ischigami [4] dies angegeben hat, den hämorrhagischen Interponatsinfarkt verhindern. Falsch ist es, bei sichtbarer Durchblutungsstörung auf eine spontane Besserung zu hoffen, vielmehr sollte man in dieser Situation auf das Interponat verzichten und gegebenenfalls auf die zweizeitige Operation übergehen.
2. Bei der abdominellen Präparation, besonders des Magens, kann die Milz verletzt werden. Es gibt Anhaltspunkte dafür, daß dieses Organ für den Krebskranken nach einer großen Operation von Nutzen sein könnte. So bemühen wir uns, die Milz zu erhalten und versuchen, akzidentelle Milzblutungen, wie sie leider nicht immer zu vermeiden sind, zu stillen. Fibrinkleber und Eiweißschwämmchen sind dabei hilfreich.
3. Beim eigentlichen Hochzug des Interponats sind die Gefäßarkaden typischer Weise in Gefahr. Die Technik des Hochzuges im Plastiksack, wie wir sie erstmals 1970 [5] empfohlen haben, beugt diesem Mißgeschick vor und wird zunehmend benutzt.

4. Schließlich ist die Frage der besten Anastomosierungstechnik bis heute ungeklärt. Da die zervikalen Nahtbrüche zwar häufiger, hinsichtlich der Lebensgefährdung für den Kranken aber weniger bedenklich sind, empfehlen wir die zervikale Anastomose wo immer dies möglich ist. Immer nähen wir diese Verbindung zweireihig mit monophilem resorbierbarem Faden der Stärke 4 × 0, während wir im Thorax neben dieser Technik auch maschinelle Verbindungen durchführen. Dann beträgt die Insuffizienzrate im eigenen Krankengut am Hals 20% und im Thorax 6%.

Diese vier Bereiche möchten wir als Hauptgefahrenzonen nennen, da hier die größten Schwierigkeiten zu erwarten sind und auch technische Fehler gemacht werden können. Derzeitiges Ziel unserer Bemühungen muß eine Klinikletalität deutlich unter 10% sein. Erst dann sollten wir überlegen, ob eine gesteigerte Radikalität unseren Patienten nützt. Wahrscheinlich wird dies, wie auch in anderen Bereichen, nur für die Träger früher Karzinome zutreffen. In unserem Krankengut sind dies 2%, und dann sind die Möglichkeiten der Chirurgie alleine erschöpft.

## Literatur

[1] Akiyama, H., T. Kogure, T. Itai: The esophageal axis and its relationship to the resectability of carcinoma of the esophagus. Ann. Surg. **176** (1972) 30.

[2] Brenner, U., J. M. Müller, H. W. Keller, et al.: Ein neuer Index zur praeoperativen Beurteilung der Mangelernährung als Risikofaktor in der Chirurgie. Infusionstherapie **10** (1983) 302.

[3] Eiseman, B.: Prognosis of Surgical Disease. W. B. Saunders Company, Philadelphia-London-Toronto 1980.

[4] Ishigami, K.: Ante-thoracic esophageal reconstruction by means of the pedunculated gastric tube with additional microvenous anastomosis and right thoracic sympathectomy. Vortrag: International Symposium on „Cancer of the Esophagus". Sendai/Japan, Oktober 1985.

[5] Pichlmaier, H., R. Erpenbeck: Ersatz der gesamten Speiseröhre. Münch. Med. Wschr. **112,** 13 (1970) 552.

[6] Ruf, G., G. G. Brobmann, G. Grosser, et al.: Wert der Computertomographie für die Beurteilung der lokalen Operabilität und die chirurgische Verfahrenswahl beim Ösophaguscarcinom. Langenbecks Arch. Chir. **365** (1985) 157.

[7] Wassner, U. J., J. Timm: Zur präoperativen Ermittlung der Wahrscheinlichkeit einer pulmokardialen Insuffizienz nach Lungenresektion. Chirurg. **47** (1976) 602.

# Fehldeutung histologischer Befunde am ösophagokardialen Übergang

*W. Söhnlein, H. V. Gärtner, H. Bockhorn, W. Neugebauer, K. Manncke*

## Einleitung

Histologisch gesicherte Plattenepithelkarzinome am Übergang von der Speiseröhre zum Magen werden vom Chirurgen im allgemeinen als tiefsitzende Ösophaguskarzinome interpretiert, Adenokarzinome in diesem Bereich als Kardiakarzinome eingestuft [1, 2, 6–8].

Wegen der sich daraus ergebenden operationstechnischen Konsequenzen ist eine Fehleinordnung, die sich aus der Fehlinterpretation oder der unkritischen Übernahme histologischer Befunde ergeben kann, möglicherweise verhängnisvoll [5, 12].

## Kasuistik

Seit Juli 1984 wurden in der Chirurgischen Universitätsklinik Tübingen vier Patienten mit Karzinomen im ösophagokardialen Übergang behandelt, die zunächst – teilweise durch auswärtige histologische Befunde – als Plattenepithelkarzinome eingestuft wurden, die zum Teil auch endoskopisch als distale Ösophaguskarzinome imponierten, die letztlich jedoch histologisch als Adeno- bzw. adenosquammöses Karzinom und damit als Kardiakarzinom klassifziert werden mußten.

### Patient 1

Die Abbildung 1 zeigt die Ösophaguspassage eines 50jährigen Patienten mit dringend malignomverdächtigen Kontrastmittelaussparungen im distalen Ösophagusdrittel. Die daraufhin auswärts durchgeführte Gastroskopie ergab im unteren Ösophagusdrittel eine malignomverdächtige Ulzeration. Die histologische Untersuchung der endoskopischen Probeexzision erbrachte ein wenig differenziertes, nicht verhornendes Plattenepithelkarzinom. Damit schien die Diagnose „distales Ösophaguskarzinom“ festzustehen. Intraoperativ kamen Zweifel auf, da der Tumor weiter in die Kardia hineinreichte als röntgenologisch und endoskopisch diagnostiziert. Die histologische Untersuchung des Operationspräparates ergab

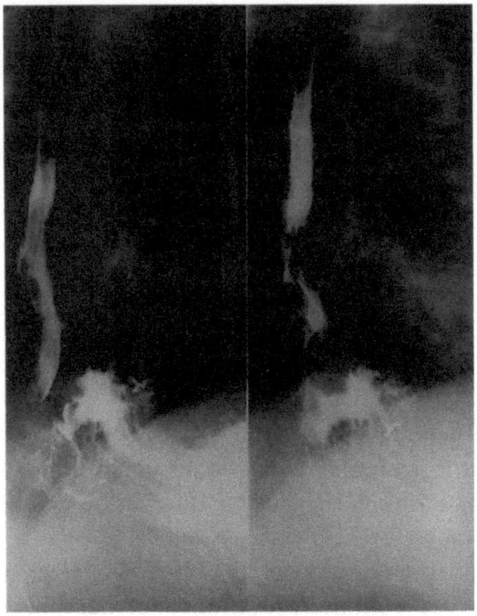

Abb. 1 Patient 1. Tumorverdächtige Kontrastmittelaussparungen im unteren Ösophagus bis in die Kardia reichend.

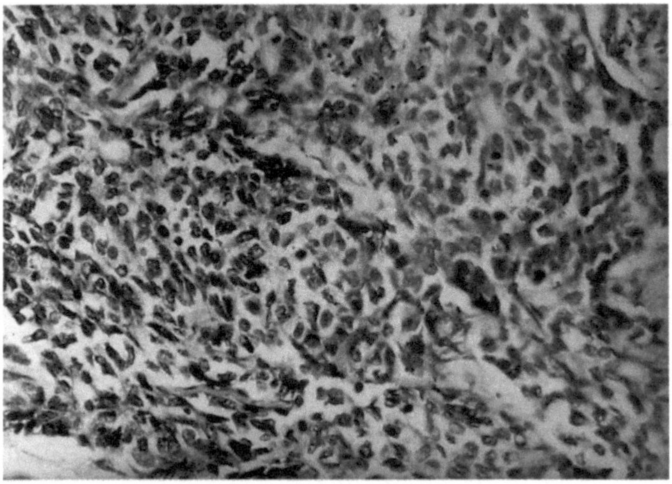

Abb. 2 Patient 1. Solide angeordnete Tumorzellen.

folgendes Bild: Die Abbildung 2 zeigt solide angeordnete Tumorzellen, die an ein entdifferenziertes Plattenepithelkarzinom erinnern. In weiteren Ausschnitten wurden jedoch drüsige Strukturen sichtbar. An anderen Stellen dominierten drüsige Strukturen (Abb. 3). Somit mußte der Tumor eindeutig als entdifferenziertes Adenokarzinom eingestuft werden.

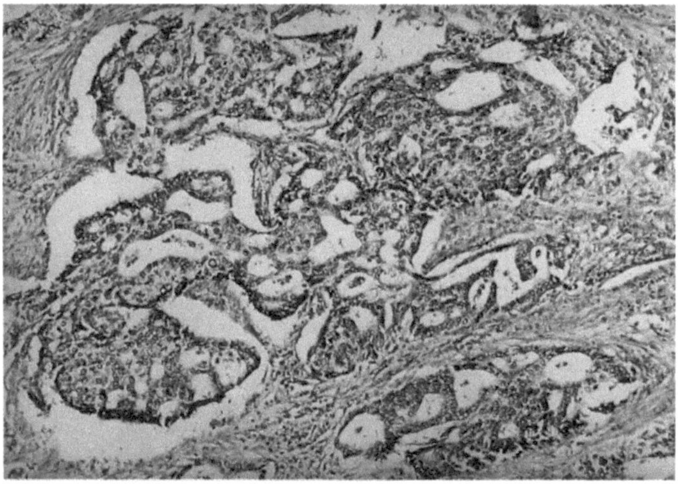

Abb. 3 Patient 1. Tumor mit dominierenden drüsigen Strukturen.

## Patient 2

Durch den oben geschilderten Fall hellhörig geworden, haben wir in Zusammenarbeit mit unseren Pathologen die Diagnostik intensiviert, als einige Monate später bei einem weiteren Patienten mit einem große Tumor im ösophagokardialen Übergang die Diagnose eines wenig differenzierten Plattenepithelkarzinoms gestellt worden war. Abbildung 4 zeigt das histologische Bild des Tumors mit soliden Formationen. Erst Spezialfärbungen – PAS-Reaktion und Alcian-Blau-Färbung – ließen die Schleimproduktion der Tumorzellen erkennen, so daß ein entdifferen-

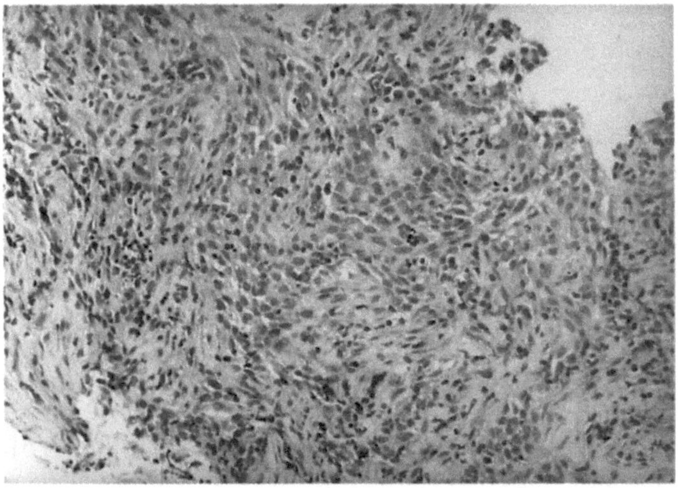

Abb. 4 Patient 2. Solide Tumorzellformationen.

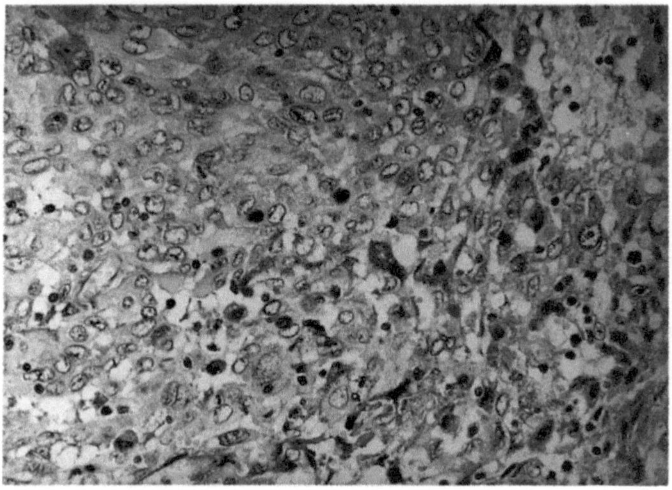

Abb. 5 Patient 2. PAS-Reaktion. Die schleimproduzierenden Zellen sind als schwarze Punkte (im Original rot) zu erkennen.

ziertes Adenokarzinom diagnostiziert werden mußte. Abbildung 5 zeigt eine PAS-Färbung. An den dunklen Punkten (im Original rot) sind die schleimproduzierenden Zellen zu erkennen.

## Patient 3

Die Abbildung 6 zeigt die Ösophaguspassage des dritten Patienten. Die Diagnose eines Ösophaguskarzinoms wurde endoskopisch bestätigt. Abbildung 7 zeigt das histologische Bild. Links sieht man solide wachsende Tumorzellen, rechts eindeutig drüsige Strukturen, so daß auch hier die endgültige Diagnose Kardiakarzinom lautet.

## Patient 4

Die Situation wird dadurch noch kompliziert, daß in seltenen Fällen adenosquammöse Karzinome, also Mischformen auftreten. Die Abbildungen 8 a–c zeigen einen solchen Karzinomtyp. Alle drei Schnitte sind aus demselben Tumor. Die ursprüngliche Histologie hatte ein wenig differenziertes Plattenepithelkarzinom ergeben.

# Diskussion

Den Pathologen ist die eben geschilderte Problematik wohlbekannt [3, 4]. Hinter dem Bild eines wenig differenzierten Plattenepithelkarzinoms, besonders wenn die Diagnose aus dem geringen Material weniger PEs gestellt wurde, kann sich ein

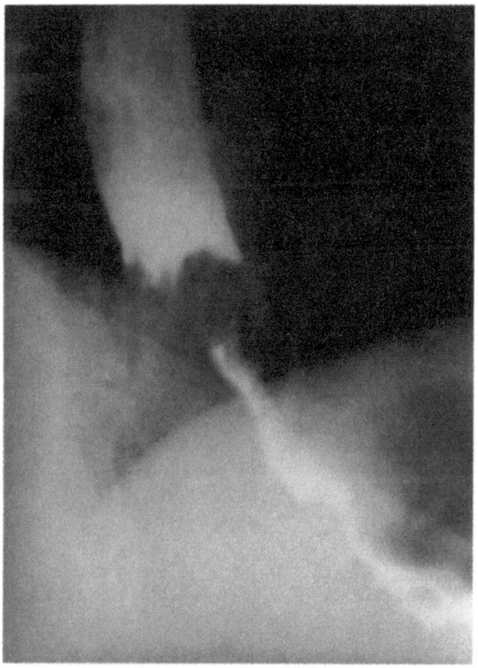

Abb. 6 Patient 3. Tumorwachstum im distalen Ösophagus.

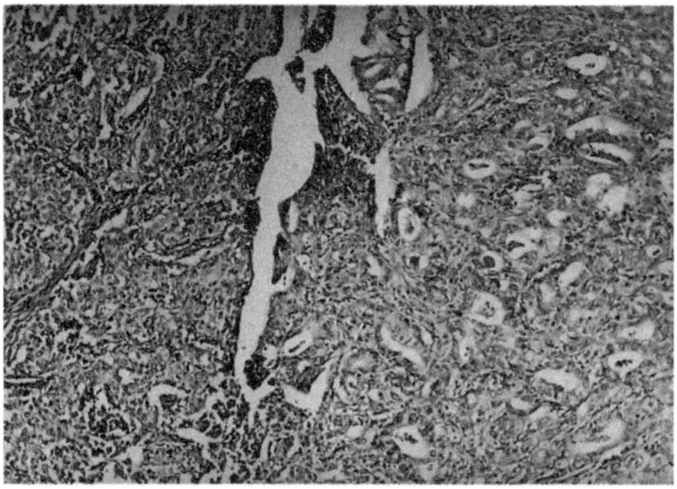

Abb. 7 Patient 3. Links im Bild solide wachsende Tumorzellen, rechts drüsige Strukturen.

wenig differenziertes Adeno-Ca oder ein adenosquammöses Karzinom verbergen [9, 11]. Diese Möglichkeit scheint unter uns Chirurgen noch zu wenig bekannt zu sein.

*Folgende Konsequenz ist zu ziehen:* Ergibt sich röntgenologisch, endoskopisch oder anhand des intraoperativen Befundes der geringste Zweifel am Vorliegen eines distalen Ösophaguskarzinoms, kann man sich nicht unkritisch auf das histolo-

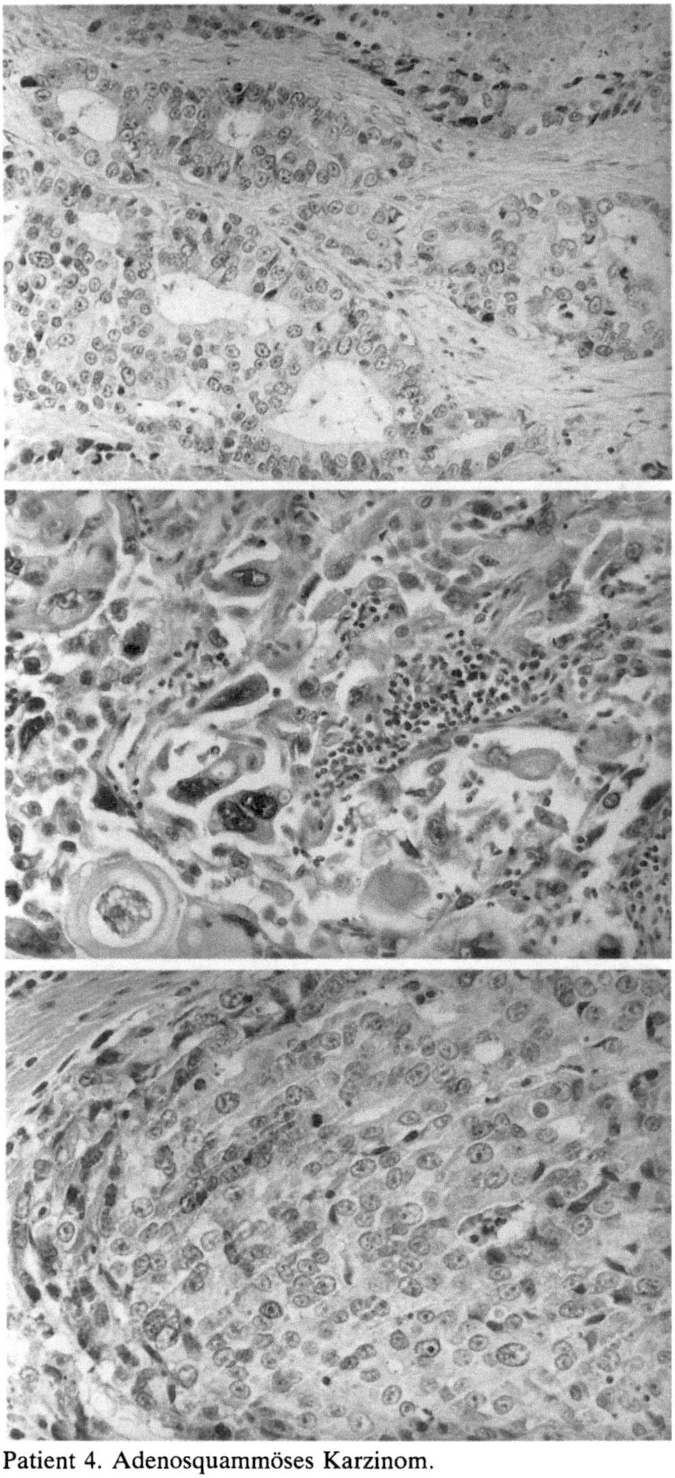

Abb. 8a–c Patient 4. Adenosquammöses Karzinom.

gische Untersuchungsergebnis verlassen, besonders wenn die histologische Diagnose „wenig differenziertes Plattenepithelkarzinom" oder „solides Karzinom, am ehesten einem Plattenepithelkarzinom entsprechend" lautet.

In diesen Fällen muß versucht werden, möglichst schon präoperativ durch die endoskopische Entnahme zahlreicher, zusätzlicher PEs zur richtigen Diagnose zu kommen. Gelingt dies nicht, muß durch die intraoperative Schnellschnittdiagnostik die Situation geklärt werden.

## Zusammenfassung

Wird bei einem Tumor im unteren Ösophagus die histologische Diagnose eines Plattenepithelkarzinoms gestellt, steht scheinbar ein distales Ösophaguskarzinom außer Zweifel.

Wegen der erheblichen operationstechnischen Konsequenzen darf die Möglichkeit nicht außer acht gelassen werden, daß sich hinter dem durch endoskopische PEs gewonnenen Bild eines wenig differenzierten Plattenepithelkarzinoms nicht selten ein wenig differenziertes Adeno-Ca oder ein adenosquammöses Karzinom verbergen kann.

### Literatur

[1] Altenähr, E.: Pathologische Anatomie, Ausbreitung und Metastasierung des Ösophaguskarzinoms. In: Chirurgie des Ösophaguskarzinoms (Hrsg. R. Häring), S. 17–28. Edition Medizin, Weinheim 1981.

[2] Borchard, F., M. Arning: Morphometric investigations of esophageal biopsies concerning normal and dysplastic epithelium and squamous carcinomas. Verh. Dtsch. Krebs Ges. **5** (1984) 375.

[3] Borchard, F., H. U. Sons: Pathologische Anatomie des Ösophaguskarzinoms. In: Die kurable Ösophagusstenose (Hrsg. K. Kremer, B. Ulrich), S. 70–81. Thieme Verlag, Stuttgart–New York 1984.

[4] Borchard, F.: Epidemiologie, Ätiologie und pathologische Anatomie des Ösophaguskarzinoms. In: Chirurgische Gastroenterologie mit interdisziplinären Gesprächen (Hrsg. H. Denck, K.-J. Paquet, C. E. Zöckler), **2** (1985) 7–15.

[5] Burkhardt, K., W. Peitsch: Therapie und Prognose der Kardiakarzinome. Chirurg **47** (1976) 615–621.

[6] Enterline, H., J. Thompson: Pathology of the esophagus. Springer, New York – Berlin – Heidelberg – Tokyo 1984.

[7] Freeny, P. S., W. M. Marks: Adenocarcinoma of the gastroesophageal junction: Barium and CT examination. AJR **138** (1982) 1077–1084.

[8] Gunnlaugsson, G. H., A. R. Wychulis, C. Roland, et al.: Analysis of the records of 1657 patients with carcinoma of the esophagus and cardia of the stomach. Surg. Gynecol. Obstet. **130** (1970) 997.

[9] Kuwano, H.: Glandular or mucus – secreting components in squamous cell carcinoma of the esophagus. Cancer **56** (3), (1985) 514–518.

[10] Monnier, P., M. Savary, R. Pasche, et al.: Intraepithelial carcinoma of the esophagus: endoscopic morphology. Endoscopy **13** (1981) 185–191.

[11] Oota, K., L. H. Sobin: Histological typing of gastric and esophageal tumors. International histological classification of tumors. No 18. World Health Organisation, Geneva 1977.
[12] Siewert, J. R.: Das Karzinom von Ösophagus und Kardia. In: Chirurgische Gastroenterologie, Bd. 1 (Hrsg. M. Allgöwer, F. Harder, L. F. Hollender, H.-J. Peiper), S. 381. Springer Verlag, Berlin – Heidelberg – New York 1981.

# Indikation zur Operation beim Ösophaguskarzinom in Abhängigkeit von präoperativen diagnostischen Maßnahmen und therapeutischem Ziel

*B. Husemann, F. Butawitsch*

## Einleitung

Die chirurgische Behandlung von Plattenepithelkarzinomen der Speiseröhre stellt auch heute noch trotz mancher Fortschritte einen komplikationsträchtigen Eingriff dar (Tab. 1). Auch wenn typische chirurgische Komplikationen wie eine Nahtinsuffizienz vor allem Dank moderner Nahtmaschinen vermindert werden konnten, so führen doch allgemeine Komplikationen bei den meist multimorbiden Patienten zum letalen Ausgang. Besonders problematisch ist eine postoperative Ateminsuffizienz. Andererseits ist nur in Ausnahmefällen eine kurative Resektion möglich (Tab. 2). Eine Verbesserung der Prognose des Spontanverlaufes (Tab. 3) ist nur selten erreichbar.

Tabelle 1 Komplikationen nach Oesophagusresektion wegen eines Plattenepithelkarzinoms der Speiseröhre (Chir. Univ.-Klinik Erlangen)

| Zeitraum | 1977–1981 | 1982–1984 |
|---|---|---|
| n | 53 | 57 |
| Nahtinsuffizienz | 20,8% | 8,8% |
| Ateminsuffizienz | 15,1% | 14,0% |
| Aspiration | 1,9% | 3,5% |
| Sonstige | 15,1% | 22,6% |

Tabelle 2 Pathologisches Stadium beim resezierten Plattenepithelkarzinom der Speiseröhre (Chr. Univ.-Klinik Erlangen)

| Pathologisches Stadium | Häufigkeit |
|---|---|
| I | 4/ 2,8% |
| II | 18/12,4% |
| III | 62/42,8% |
| IV | 60/41,4% |
| unbestimmt | 1/ 0,7% |

Tabelle 3 Stadienabhängige Prognose beim Plattenepithelkarzinom des Ösophagus (kumulierte Überlebensrate, Letalität eingeschlossen)

| Therapie | n | 5-Jahresüberlebensrate |
|---|---|---|
| alle diagnostizierten Patienten | 337 | 4,1 ± 2,8 |
| alle resezierten | 147 | 7,4 ± 5,4 |
| alle kurativ resezierten | 77 | 12,4 ± 9,3 |
| alle absolut kurativ resezierten | 33 | 17,1 ± 12,7 |

Kann dieser Situation eine operative Therapie nach empfohlen werden, vor allem wenn alternative Verfahren wie Bestrahlung, Chemotherapie oder Laserkoagulation eine beachtenswerte, wenn leider meist auch nur vorübergehende Verbesserung der Lebensqualität erzielen? Um die Indikation zur Tumorresektion besser bestimmen zu können, haben wir die Ergebnisse der präoperativen diagnostischen Maßnahmen bei Patienten mit einem Plattenepithelkarzinom der Speiseröhre mit dem intraoperativen Befund und mit dem postoperativen Ergebnis korreliert.

## Material und Methodik

In die Analyse gehen 171 Patienten ein, die vom 1. 1. 1972 bis 31. 12. 1974 wegen eines Plattenepithelkarzinoms der Speiseröhre behandelt wurden. Bei Stellung der Diagnose waren 79 Patienten in einem inoperablen Zustand. Bei 46% aller Kranken wurde eine Tumorresektion vorgenommen.

Ausgewertet werden die Befunde des Ösophagogramms, vor allem Tumorlänge, Grad der Stenosierung und Verschiebung in der Achse. Als Maß der Dilatation dient ein sogenannter Lumenquotient, bei dem die Relation zwischen dem im Ösophagogramm erkennbaren Durchmesser der Speiseröhre über – und dem unterhalb der Stenose in Beziehung gesetzt wird. Bei der Computertomographie des Mediastinums steht die Frage möglicher mediastinaler Metastasen und die Infiltration von Nachbarstrukturen im Mittelpunkt [1, 5, 7]. Auch soll geklärt werden, inwieweit das präoperative Staging der Tumoren durch den Einsatz dieses bildgebenden Verfahrens verbessert werden kann.

Die Ergebnisse der Diagnosik werden mit dem pathohistologischen Ergebnis des Resektionspräparates verglichen. Wegen der in manchen Gruppen nur begrenzten Anzahl an Patienten, werden vorwiegend R- und T-Klassifikation verwendet.

## Ergebnisse

Zeigt das Ösophagogramm eine freie Passage des Kontrastmittels, so ist die Chance für eine kurative Tumorresektion hoch (Tab. 4 u. 5). Bei mittelgradiger oder kompletter Stenosierung mit nur fadenförmigem Ösophaguslumen handelt es sich praktisch ausschließlich um pT3-Stadien.

Tabelle 4 Beziehung zwischen Stenosierung der Speiseröhre im Ösophagogramm und dem Tumorstadium

| | Tumorstadium | | | | |
|---|---|---|---|---|---|
| Stenose im Ösophagogramm | n $pT_1$ | $pT_2$ | $pT_{3a}$ | $pT_{3b}$ | |
| ohne | 3 | 67% | – | 33% | – |
| gering | 12 | 17% | 42% | 41% | – |
| mittelgradig | 9 | 11% | 22% | 67% | – |
| total | 32 | 0% | 25% | 56% | 19% |
| unbestimmt | 23 | | | | |

Tabelle 5 Kurative (R0) und palliative Resektion (R1/2) in Bezug zum Stenosierungsgrad der Speiseröhre

| Tumorstadium | Stenosengrad (Ösophagogramm) | | |
|---|---|---|---|
| | gering | mittel | komplett |
| $R_0$ | 87% | 66% | 54% |
| $R_{1/2}$ | 13% | 34% | 46% |
| n | 15/26% | 9/15% | 35/59% |

Bei der Beurteilung der Resektabilität wird dem Achsenknick nach Akiyama eine hohe Bedeutung zugesprochen. Auch wenn Patienten des eigenen Krankengutes ohne diese radiologisch nachweisbare Veränderung in 45% aller Fälle einen absolut kurativ resezierbaren Tumor hatten, so war bei 43% aller Patienten eine Tumorresektion nicht möglich. Aber auch mit Achsenknick war bei einem Drittel aller Patienten eine kurative Entfernung des Tumors möglich (Tab. 6). Besser korreliert die Achsenverschiebung mit dem Tumorstadium. Ist der Ösophagus in mehreren Ebenen des Ösophagogramms nicht in seiner Achse verschoben, so ist die Chance für einen T1- oder T2-Tumor ohne Lymphknotenmetastasen in fast 40% aller Fälle anzunehmen.

Bei Achsenverschiebung findet man in über 70% aller Fälle regionäre Lymphknotenmetastasen. Trotzdem bedeutet eine Achsenverschiebung allein nicht Inoperabilität, obwohl die Wahrscheinlichkeit für das Vorliegen eines pT1- oder pT2-Tumors ausgesprochen gering ist.

Tabelle 6 Achsenknick und Qualität der Resektion korrelieren nur in begrenztem Umfang

| Achsenknick | n | Kurabilität | | ohne Resektion |
|---|---|---|---|---|
| | | absolut kurativ | relativ kurativ | |
| ohne | 147 | 45% | 12% | 43% |
| ja | 19 | 32% | 32% | 36% |
| unbestimmt | 5 | | | |

Tabelle 7 Zwischen der Achsenverschiebung und dem Tumorstadium am Resektat besteht eine relativ gute Korrelation, wobei bei Achsenverschiebung vor allem die Tumoren des Stadiums pT3 A überwiegen.

| Röntgenbefund Achsenverschiebung | n | Tumorstadium $pT_1$ | $pT_2$ | $pT_{3a}$ | $pT_{3b}$ |
|---|---|---|---|---|---|
| ohne | 47 | 11% | 26% | 53% | 10% |
| mit | 18% | 0% | 22% | 61% | 17% |
| unbestimmt | 14 | | | | |

Tabelle 8 Patienten mit und ohne Achsenverschiebung zeigen keine signifikanten, höchstens trendmäßige Unterschiede im Hinblick auf die Häufigkeit von regionären oder tumorfernen Lymphknotenmetastasen

| Achsenverschiebung | $pN_0$ | $pN_1$ | $pN_2$ | $pN_x$ |
|---|---|---|---|---|
| ohne (n = 47) | 38% | 60% | – | 2% |
| mit (n = 18) | 22% | 72% | 6% | 0% |
| unbestimmt | n = 14 | | | |

Eine verläßlichere Aussage erlaubt die Synopse zweier Kriterien, der Stenosenlänge und dem Lungenquotienten. pT3-Tumoren lassen sich so eindeutig identifizieren (Tab. 9): Sie sind im Mittel länger als 5 cm, und die proximale Speiseröhre hat den doppelten Querschnitt wie aboral der Stenose. Die Ösophaguswand ist auf einen Durchmesser von 4 cm angewachsen.

Das thorakale CT kann diese Befunde bestätigen (Tab. 10). Der Chirurg wünscht sich aber zusätzliche Informationen gerade im Hinblick auf die Infiltration von Nachbarstrukturen. Werden Trachea, Aorta oder Vena pulmonalis deformiert, so sind die Tumoren in der Regel nur palliativ oder überhaupt nicht resezierbar. Die Aussage ist jedoch im Hinblick auf die Trachea durch Broncho-

Tabelle 9 Synopsis der im Ösephagogramm gefundenen Befunde mit dem Tumorstadium

| Tumorstadium | n | Länge der Stenose (cm) | Lumenquotient | Wanddicke in CT (cm) |
|---|---|---|---|---|
| $pT_1$ | 4 | 2,2 (0–3,0) | 1,0 | – |
| $pT_2$ | 14 | 4,4 (2,0–8,0) | 1,6 | – |
| $pT_{3a}$ | 34 | 6,2 (1,8–12,0) | 1,6 | 4,0 |
| $pT_{3b}$ | 7 | 5,1 (3,6–9,0) | 2,3 | 4,0 |
| unbestimmt | 20 | | | |

Tabelle 10 Beziehung zwischen dem im CT gefundenen Befunden an Trachea, Aorta und A. Pulmonalis zum Tumorstadium

| Stadium | n | Tumordurchmesser | Deformierung von Trachea/Bronchus | Aorta | A. Pulmonalis | V. Azygos |
|---|---|---|---|---|---|---|
| $R_0$ | 6 | 3,6 cm | 9% | 26% | 8% | 18% |
| $R_{1/2}$ | 7 | 4,0 cm | 36% | 11% | 8% | 9% |
| nicht resezierbar | 20 | 4,4 cm | 55% | 63% | 85% | 73% |

skopie besser zu sichern und im Hinblick auf die Aorteninfiltration fraglich, da meist nur die resezierbare Adventitia infiltriert ist. Die Suche nach Metastasen ist noch problematischer und gelingt nur in Ausnahmefällen.

Verläßlicher ist der Kontaktwinkel des Tumors mit der Aorta. Bei Tumoren des Stadiums pT1 und pT2 war eine Kontaktzone nie nachweisbar. Je breitwinkliger aber die Beziehung ist, um so seltener können die Tumoren kurativ entfernt werden (Tab. 11). Bei mehr als 45° Kontakt ist praktisch ausschließlich nur mehr eine Palliation möglich.

Tabelle 11 Die Beziehung zwischen dem Kontaktwinkel mit der Aorta und dem Tumorstadium zeigt eine hohe Korrelation, die im Hinblick auf Stadium pT1 und pT2 signifikant ist

| Kontaktwinkel mit Aorta | $pT_{3a}$ | $pT_{3b}$ | nicht reseziert |
|---|---|---|---|
| $\leqslant$ 45° | 50% | 0% | 50% |
| 46°–90° | 33% | 11% | 56% |
| $\geqslant$ 91° | 17% | 0% | 83% |

Die Synopse zeigt, daß kein diagnostisches Kriterium allein die Frage der Resektabilität klären kann. Die höchste Sensibilität haben die radiologischen Veränderungen im Ösophagogramm. Die Computertomographie kann die Aussage wenig verbessern, obwohl zweifelsfrei im Bereich des Aortenbogens ein gewisser Informationsgewinn vorliegt.

Für eine rationelle Diagnostik des Plattenepithelkarzinoms der Speiseröhre genügen zur Diagnosesicherung und zur Bestimmung des T-Stadiums Ösophagogramm, Bronchoskopie und Ösophagoskopie mit Biopsie. Die computertomographische Untersuchung des Mediastinums kann allenfalls zur Verbesserung der Definition des Lymphknotenbefalls (N-Stadium) herangezogen werden.

# Diskussion

Die bisher bekannten stadienabhängigen Fünfjahresüberlebensraten beim Plattenepithelkarzinom der Speiseröhre zeigen, daß Patienten des Stadiums II und III

Tabelle 12 Synopsis der diagnostischen Befunde mit der Resektabilität

| | $R_0$ | $R_1$ | $R_2$ | nicht resektabel |
|---|---|---|---|---|
| *Ösophagogramm* | | | | |
| ○— Stenose komplett, Länge ≥ 5,0 cm | 14% | 5% | 12% | 69% |
| ○— Stenose komplett, Länge ≥ 5,0 cm, Achsenverschiebung | 9% | – | 9% | 82% |
| *Computertomographie* | | | | |
| ○— Ösophagogramm, Tumordurchmesser ≥ 4,0 cm | 9% | – | 12% | 85% |

Tabelle 13 Beziehung zwischen klinischem und pathologischem Stadium (Chir. Univ.-Klinik Erlangen)

| pathologisches Stadium | | klninisches Stadium | | | |
|---|---|---|---|---|---|
| | | I | II | III | IV |
| | n | 2 | 22 | 14 | 10 |
| I | 1 | 50% | – | – | – |
| II | 7 | – | 27% | 7% | – |
| III | 22 | 50% | 50% | 64% | – |
| IV | 19 | – | 23% | 29% | 100% |

kaum je 5 Jahre überleben. Unter Berücksichtigung der hohen Komplikationsrate sollte man daher in diesen Fällen ein palliatives Vorgehen bevorzugen. Leider korrelieren jedoch klinisches und pathologisches Stadium nicht im gewünschten Umfang, vor allem nicht in der wichtigen Grenzzone zwischen Stadium II und III. Der Diagnostiker tendiert, das klinische Stadium günstiger zu beurteilen, als es dem pathologischen Stadium entspricht (Tab. 13). Eine Aufhellung dieser Grauzone ist daher unbedingt erforderlich, um die Indikation zur Operation auf sicheren Boden zu stellen.

Die Summe der aus dem Ösophagogramm ableitbaren therapeutisch wichtigen Faktoren erlaubt bereits eine hohe Sicherheit. Das präoperative Staging unter Zugrundelegung zusätzlicher computertomographischer Analysen des Mediastinums [1, 4, 5, 7] erscheint bislang jedoch problematisch, da kaum gut dokumentierte vergleichende Studien zwischen dem präoperativen und intraoperativen Tumorstadium vorliegen. Die Stagingkriterien der Computertomographie sind nicht am pathologischen Resektat validiert [1]. Möglicherweise können die neuerdings vorgeschlagenen höheren Schnittfolgen und die Analyse in mehreren Ebenen diese Lücke füllen [6].

Bislang kann der Operateur aus einem Ösophagogramm alle für ihn wichtigen Daten mit der notwendigen Sicherheit gewinnen. Ist ein Tumor über 5 cm lang und hat er zu einer kompletten Stenosierung des Ösophagus mit Verschiebung in seiner Achse geführt, so ist die Wahrscheinlichkeit einer Inoperabilität in 90% aller Fälle gegeben.

## Literatur

[1] Gramstätter, G.: Computertomographie und präoperatives Staging des Oesophaguscarcinoms. Z. Gastroenterologie **21** (1983) 683.
[2] Gullotta, U., St. Feuerbach, J. R. Siewert: Wertigkeit der Computertomographie beim Carcinom des Oesophagus. Verdauungskrankheiten, Jahrgang 3 (1985) 25.
[3] Lea, J. W.: The questionable role of computed tomography in preoperative staging of esophageal cancer. Ann. Thor. Surg. **38** (1984) 479.
[4] Mühling, Th., M. E. Kuklinski, Th. Hübsch, et al.: Computertomographie des Oesophaguscarcinoms. Fortsch. Röntgenstr. **143** (1985) 189.
[5] Picus, D., D. M. Balfe, R. E. Koehler, et al.: Computed Tomography in the Staging of Esophageal Carcinoma. Radiology **146** (1983) 433.
[6] Ruf, G., G. F. Brobmann, G. Grosser, et al.: Wert der Computertomographie für die Beurteilung der lokalen Operabilität und die chirurgische Verfahrenswahl beim Oesophaguscarcinom. Langenbecks Arch. Chir. **365** (1985) 157.
[7] Schnabel, K., H. J. Herrmann, C. Claussen: Die Computertomographie der thorakalen bösartigen Raumforderung unter besonderer Berücksichtigung strahlentherapeutischer Gesichtspunkte. Strahlentherapie **154** (1978) 309.

# Standardisiertes Vorgehen in der Chirurgie des Ösophaguskarzinoms zur Verminderung perioperativer Komplikationen

*B. Kessler, M. Blum, B. Lingemann, H. van Aken, B. Reers*

## Einleitung

Die besonderen Risiken und manchmal entmutigenden Ergebnisse in der Resektionsbehandlung des Speiseröhrenkrebses sind hinlänglich bekannt und brauchen daher hier nicht gesondert erörtert zu werden. Ohne nun ein Patentrezept für erfolgreiches chirurgisches Vorgehen anbieten zu wollen, so können wir doch im folgenden zeigen, daß es uns möglich war, durch konsequente Einhaltung eines weitgehend empirisch gewonnenen perioperativen Behandlungsschemas Fehler zu erkennen, sie zu vermeiden und dadurch die Komplikations- und Letalitätsrate drastisch zu senken.

## Eigenes Krankengut

Wir überblicken seit 1974 bis jetzt insgesamt 242 Patienten, die wir wegen eines Speiseröhren- bzw. Kardiakarzinoms einer resezierenden Behandlung unterzogen haben. Am häufigsten manifestierte sich die Erkrankung im 5. und 6. Lebensjahrzehnt, die Relation Männer zu Frauen lag bei 4,9:1 (Abb. 1).

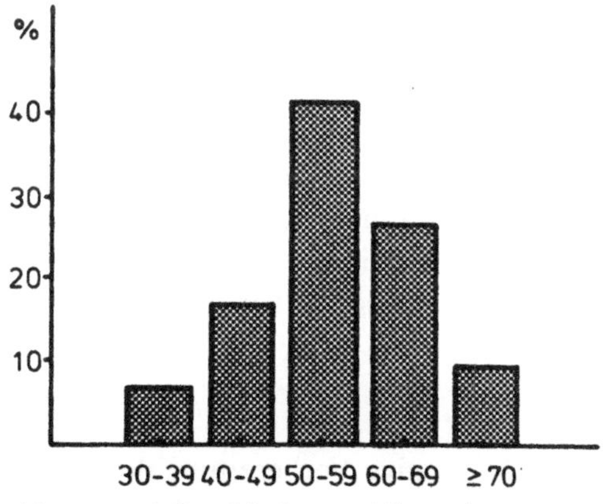


Abb. 1 Alters- und Geschlechtsverteilung der wegen eines Speiseröhrenkarzinoms operierten Patienten (n = 242).

Eine Übersicht über die Tumorlokalisationen zeigt, daß die sehr hoch gelegenen zahlenmäßig eine untergeordnete Rolle spielten. Hier geben wir, von wenigen Ausnahmen, wie z. B. jugendliches Alter, abgesehen, der konservativen Therapie den Vorzug. Die Kardiakarzinome haben wir in unsere Statistik dann miteinbezogen, und halten dies auch für gerechtfertigt, wenn sie den gesamten distalen Ösophagus miterfaßten, und das gleiche operationstaktische Vorgehen wie beim eigentlichen Speiseröhrenkrebs erforderlich werden ließen. Der Häufigkeitsgipfel verlagert sich dadurch vom mittleren in das distale Speiseröhrendrittel (Tab. 1). Der relativ hohe Anteil von Adenokarzinomen in unserem Krankengut wird durch diese Miteinbeziehung hinreichend erklärt. Die postoperative Tumorklassifikation zeigt, daß es sich in etwa zwei Drittel aller Fälle leider bereits um weit fortgeschrittene T3-Tumoren handelte, d. h., daß hier die Operation eigentlich nur mehr palliativen Charakter hatte (Tab. 2).

Tabelle 1 Häufigkeitsverteilung der Ösophaguskarzinome nach der Lokalisation (n = 242)

| | ohne Kardia | mit Kardia |
|---|---|---|
| Proximales Drittel | 4,4% | 3,1% |
| Mittleres Drittel | 68,9% | 43,8% |
| Distales Drittel | 26,7% | 53,1% |

Tabelle 2 Histologischer Typ und Stadieneinteilung der resezierten Tumoren (n = 242)

| Histologie | % | Tumorstadium | % |
|---|---|---|---|
| Plattenepithel-Ca | 48,7 | T 1 | 7,1 |
| Adeno-Ca | 39,3 | T 2 | 27,3 |
| Anaplast. Ca | 7,8 | T 3 | 65,6 |
| Sonstige | 4,2 | | |

## Perioperatives Vorgehen

Wie aus dem folgenden ersichtlich wird, haben wir unser Patientenkollektiv in verschiedene Zeitabschnitte aufgeteilt. Die eher schlechten Ergebnisse aus den Jahren 1974 bis 1979 veranlaßten uns, anhand einer kritischen Analyse und der gewonnenen Erfahrungen einheitliche, standardisierte Richtlinien für die prä-, intra- und postoperative Phase zu konzipieren und danach vorzugehen (Tab. 3).

## Präoperative Behandlung

Die intensive und ausreichend lange präoperative Vorbereitung der Patienten hat sich uns als enorm wichtig erwiesen. Neben Atemtherapie und krankengymnastischer Atemgymnastik ist die hyperkalorische Ernährung mit einer maximalen

Tabelle 3 Perioperatives Behandlungsschema seit 1980

| | |
|---|---|
| *1. Präoperativ:* | Atemtherapie<br>Krankengymnastik<br>Digitalisierung |
| Dauer<br>wenigstens<br>1 Woche | hyperkalorische Ernährung<br>– oral (wenn möglich)<br>– parenteral über ZKV<br>Bluttransfusionen bei Anämie |
| *2. Intraoperativ:* | seitengetrennte Intubation mit interm. Ein-Lungen-Beatmung<br>Pulmonalis-Katheter<br>einzeitiges Vorgehen<br>Zugang abdomino-rechts-thorakal<br>(ausnahmsweise links-thorakal)<br>intrathorakaler Magenhochzug<br>(Kolon- oder Jejunuminterponat)<br>Nahttechnik: maschinell<br>(einreihig-allschichtig)<br>Antibiotikaprophylaxe |
| *3. Postoperativ:* | rasche Extubation<br>Regurgations- und Aspirationsprophylaxe<br>ausgeglichene Flüssigkeitsbilanz |
| Dauer 3–4 Tage | Schmerzbekämpfung<br>Frühmobilisation durch Krankengymnasten<br>Atemgymnastik<br>CPAP-Atmung<br>Tracheo-Bronchial-Toilette<br>bei resp. Isuffizienz – frühzeitige Tracheotomie |

Kalorienzufuhr von über 45 kcal/kg/die mit hohem Proteinanteil und Vitaminen von besonderer Bedeutung. Wenn möglich, erfolgt letztere oral mit Flüssignahrung, bei vollständigem Passagestopp parenteral über einen zentral-venösen Katheter. Die so mögliche Umkehrung von Katabolismus und Gewichtsverlust in das Gegenteil scheint einen wichtigen Einfluß auf die Verminderung der postoperativen Letalität zu haben [5].

Atemtherapie und Atemgymnastik haben ihren Sinn weniger in einer objektivierbaren, raschen Verbesserung der Lungenfunktionsparameter, sondern in ihrem Trainingseffekt. Der Patient hat die Techniken bereits erlernt, deren Fortsetzung in der postoperativen Phase ganz wesentlich der Vermeidung pulmonaler Komplikationen dienen. Die präoperativ begonnene Antibiotikaprophylaxe, die die Anaerobier miteinschließen muß, erscheint uns zur Verminderung septischer Komplikationen unverzichtbar.

## Intraoperatives Vorgehen

Die Diskussion über den günstigsten Speiseröhrenersatz, die Möglichkeiten seiner Verlagerung und die der Zugangswege ist an unserer Klinik zugunsten des durch einen Zweihöhleneingriff intrathorakal hochgezogenen Magens entschieden worden [1, 6, 8]. Voraussetzung für die Transposition des Magens sind die von Kirschner bereits 1920 durchgeführten Untersuchungen zur arteriellen Versorgung dieses Organes [3].

Folgende Gründe sprechen nach unseren Erfahrungen für dieses Vorgehen:
- Geringere Operationsdauer,
- nur eine Anastomose,
- spannungsfreie Überbrückung auch großer Defekte,
- die Möglichkeit der lokal radikalen Tumorchirurgie,
- geringere Komplikations- und Letalitätsrate.

Eine Kolonersatzplastik kommt nur noch dann zur Anwendung, wenn der Magen aus Radikalitätsgründen oder durch vorausgegangene Operationen als Ersatz ausscheidet.

Zur Operation wird der Patient linksseitig so gelagert, daß alleine durch Schwenken des Operationstisches der Zugang zu Abdomen und rechtem Thorax möglich ist, das frühere Umlagern entfällt dadurch. Dies spart Zeit und ermöglicht nach Beendigung der thorakalen Phase eine abschließende Kontrolle des Bauchraumes.

Wir wählen den rechtsthorakalen Zugang wegen der besseren Übersicht und der Möglichkeit, auch sehr hoch anastomosieren zu können und beginnen immer mit dem abdominellen Akt. Nach Exploration des Abdomens auf Lymphknoten- bzw. Lebermetastasen wird der Magen längs der großen Kurvatur unter Erhalt der A. und V. gastroepiploica dextra skelettiert. Nach fundusnaher Ligatur der Vasa gastrica brevia – die Milz exstirpieren wir primär nicht – erfolgt die radikuläre Durchtrennung der A. gastrica sinistra unter Mitnahme eventueller hier vorhandener Lymphknoten und die Skelettierung längs der kleinen Kurvatur möglichst unter Erhalt der A. gastrica dextra. Durch Resektion der kleinen Kurvatur unter Mitnahme der Funduskuppel wird der Magen zum Interponat umgewandelt. Es schließen sich die Mobilisierung des Duodenums und eine Pyloro-Myotomie an.

Der rechtsthorakale Zugang erfolgt je nach Tumorlokalisation zwischen dem 4. bis 6. Interkostalraum. Nach Aushülsung und Resektion der karzinomtragenden Speiseröhre unter Berücksichtigung der Sicherheitsabstände zum Tumor erfolgt die Anastomosierung zwischen Ösophagusstumpf und hochgezogenem Magenschlauch maschinell mit dem EEA-Stapler. Gelingt dies aus technischen Gründen einmal nicht, wird von Hand in schichtadaptierender einreihiger allschichtiger Form genäht. Wegen der problematischen Durchblutungsverhältnisse verzichten wir bewußt auf eine zu weitreichende Mobilisierung des Ösophagusstumpfes.

Die seitengetrennte Intubation erlaubt während des thorakalen Aktes den völligen Kollaps der betroffenen Lungenseite und trägt dadurch zu einer nennenswerten Erleichterung und Verkürzung desselben bei.

## Postoperative Behandlung

Postoperativ streben wir die möglichst rasche Beendigung von Beatmung und Intubation an. Voraussetzungen hierfür sind der ausreichend wache und kooperative Patient, stabile Kreislaufverhältnisse, ausreichende Atemmechanik und arterielle Oxygenisation. Eine fixe Nachbeatmungszeit halten wir für falsch. Auf die nach der Extubation wichtigen Maßnahmen zur Vermeidung eines Lungenversagens soll hier nicht im einzelnen eingegangen werden, als besonders effektiv hat sich uns aber das regelmäßige endotracheale Absaugen erwiesen. Auf die Wichtigkeit der Techniken zur Verbesserung der Atemmechanik wurde bereits oben hingewiesen. Daneben setzen intra- und frühe postoperative Phase eine bei uns gewährleistete, gute Zusammenarbeit zwischen Chirurg und Anästhesist voraus, da außer den objektiv meßbaren Parametern auch der klinische Gesamteindruck und die eigene Erfahrung ein besonderes Gewicht erlangen.

Am 4. und 8. postoperativen Tage führen wir die Anastomosenkontrollen mit Gastrografin durch. Bei intakten Verhältnissen beginnen wir nach Entfernung der Magensonde am 4. postoperativen Tage mit der aufbauenden oralen Ernährung. Die Thoraxdrainage wird in Abhängigkeit von Förderung und Röntgenaufnahme der Lunge gewöhnlich am 6. postoperativen Tage entfernt. Bei komplikationslosem Verlauf verlassen unsere Patienten die Klinik 10 bis 12 Tage post operationem.

# Ergebnisse

Von 1974 bis 1979 kamen an unserer Klinik noch vier unterschiedliche Operationsverfahren zur Anwendung. Die antesternale Magenplastik wurde wegen der sehr schlechten Ergebnisse bald verlassen. Auch das Koloninterponat, anfänglich noch als primärer Ösophagusersatz favorisiert, trat aufgrund der gewonnenen Erfahrungen zugunsten des intrathorakal hochgezogenen Magens zunehmend in den Hintergrund (Tab. 4). Der ungemein positive Effekt unseres standardisierten Behand-

Tabelle 4 Eigene Operationsstatistik 1974–1979 (n = 59)

| | n | Letalität | |
|---|---|---|---|
| *Operatives Vorgehen:* | | | |
| antesternaler Magenhochzug | 4 | | |
| intrathorakaler Magenhochzug | 44 | | |
| intrathorakale Koloninterposition | 8 | | |
| intrathorakales Jejunuminterponat | 3 | | |
| *Postoperative Komplikationen:* | | | |
| pulmonal | 15 | 9 | 15,3% |
| Nahtinsuffizienz | 13 | 7 | 11,9% |
| Sonstige | 5 | 4 | 6,8% |
| gesamt | 33 | 20 | 33,9% |

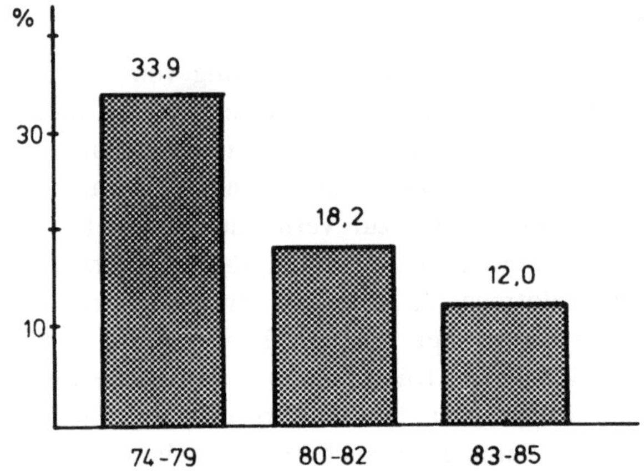


Abb. 2 Postoperative Letalität vor und nach Einführung unseres Behandlungsschemas.

Tabelle 5 Eigene Operationsstatistik 1980–1985 (n = 183)

| | n | Letalität | |
|---|---|---|---|
| *Operatives Vorgehen:* | | | |
| intrathorakaler Magenhochzug | 167 | | |
| intrathorakale Koloninterposition | 8 | | |
| intrathorakales Jejuninterponat | 8 | | |
| *Postoperative Komplikationen:* | | | |
| pulmonal | 25 | 10 | 5,5% |
| Nahtinsuffizienz | 20 | 9 | 4,9% |
| kardial | 6 | 5 | 2,7% |
| Sonstige | 7 | 2 | 1,1% |
| gesamt | 58 | 26 | 14,2% |

lungsregimes auf Komplikations- und Letalitätsrate wird aus Abbildung 2 und Tabelle 5 ersichtlich. Bei gleichzeitig stark angestiegener Operationsfrequenz und Resektionsquote konnten wir die Letalität von fast 34% auf mittlerweile etwa 10% senken. Durch die, auch im Vergleich mit anderen Autoren [4, 7] in den letzten Jahren günstigen Resultate fühlen wir uns berechtigt, die Indikation zur Operation, gerade auch im Hinblick auf Alter der Patienten und Ausdehnung der Tumoren sehr viel großzügiger zu stellen.

## Literatur

[1] Akiyama, H., H. Miyazomo, M. Tsurumaru: Use of the stomach as an esophageal substitute. Ann. Surg. **188** (1978) 606–611.

[2] Kessler, B., B. Lingemann, M. Arndt, et al.: Die rekonstruktive chirurgische Therapie des Ösophaguskarzinoms. Zbl. Chirurgie **109** (1984) 1044–1050.

[3] Kirschner, M.: Ein neues Verfahren der Ösophagusplastik. Langenbecks Arch. klin. Chirurgie **114** (1920) 606–663.
[4] McKeown, K. C.: Resection of midesophageal carcinoma with esophagogastric anastomosis. World J. Surg. **5** (1981) 517.
[5] Mullen, J. L., G. P. Buzby, D. C. Matthews et al.: Reduction of operative morbidity and mortality by combined preoperative and postoperative nutritional support. Ann. Surg. **192** (1980) 604–612.
[6] Pichlmaier, H., J. M. Müller, G. Winzer: (1978) Ösophagusersatz. Chirurg **49** (1978) 65–71.
[7] Skinner, D. B.: En bloc resection for neoplasms of the esophagus and cardia. J. Thorac. Cardiovasc. Surg. **85** (1983) 59.
[8] Ulrich, B., R. Kasperk, K. Grabitz, et al.: Die Ösophagusresektion ohne Thoracotomie beim Carcinom. Chirurg **56** (1985) 251–260.

# Gutartige Erkrankungen der Speiseröhre

*J. R. Siewert*

Nirgendwo sind indikatorische und operative Fehler so kausal miteinander verknüpft wie in der Chirurgie der gutartigen Erkrankungen der Speiseröhre. Dies liegt in erster Linie daran, daß die exakte Diagnostik insbesondere von Funktionsstörungen der Speiseröhre nach wie vor schwierig und an ein gut ausgerüstetes Labor gebunden ist. Die präoperative Identifikation von Funktionsstörungen ist aber entscheidende Voraussetzung für die richtige Verfahrenswahl und damit für das Gelingen der chirurgischen Therapie.

Sinn einer solchen Zusammenstellung kann es nicht sein, die Fehler anderer Kliniken aufzuzeigen. Vielmehr möchte ich mich darauf konzentrieren, die Konsequenzen darzustellen, die sich uns aus Nachoperationen bei postoperativen Problemen nach Eingriffen an der Speiseröhre in den letzten Jahren ergeben haben. Die eigene Erfahrung resultiert aus der diagnostischen Analyse und Therapie von insgesamt 114 Patienten mit postoperativen Syndromen, davon handelt es sich in 79 Fällen um Probleme nach Antirefluxeingriffen sowie in 35 Fällen um Probleme nach Divertikelabtragung, Myotomie und ähnlichen Eingriffen.

## Epiphrenische Ösophagusdivertikel

Die entscheidende Voraussetzung für die Vermeidung von Fehlergebnissen in der Therapie dieser Divertikel ist die exakte präoperative Funktionsanalyse der Speiseröhre. In unserer Erfahrung gibt es praktisch keine epiphrenische oder parahiatale Ösophagusdivertikel ohne zugrundeliegende Funktionsstörung der Speiseröhre. Auf diese Zusammenhänge ist auch schon von Debas [1] hingewiesen worden. Eine gesunde Speiseröhre entwickelt in aller Regel keine Divertikel. Pulsionsdivertikel sind vielmehr Ausdruck eines entstehenden Überdruckes im Bereich der tubulären Speiseröhre. Derartige Situationen entwickeln sich ausschließlich unmittelbar oral der Verschlußsegmente. Nur die Funktionsstörung eines dieser Verschlußsegmente läßt einen Überdruck im Bereich der angrenzenden tubulären Speiseröhre entstehen und führt damit zur Entwicklung eines Pulsionsdivertikels.

Nach unserer Erfahrung ist die häufigste Ursache epiphrenischer Divertikel die hypermotile Achalasie. Diese Situation kann zwar radiologisch vermutet, aber nur manometrisch bewiesen werden. Allerdings kann die manometrische Untersuchung der Speiseröhre in derartigen Fällen große Schwierigkeiten bereiten, weil alleine schon das Einführen der Meßsonden problematisch sein kann. Nicht selten bedarf es endoskopischer Hilfe. Die Interpretation der gewonnenen Druckkurven verlangt erhebliche Erfahrung des Untersuchers. In nahezu allen Fällen mit epiphrenischen Divertikeln, insbesondere bei den uns zugewiesenen Rezidiven nach Divertikulektomie, ist es gelungen, die Diagnose Achalasie oder hypermotile Achalasie, sehr selten auch einmal eines funktionellen Ösophagusspasmus zu beweisen. In allen von uns durchgeführten Reoperationen wurde eine Myotomie neben der Abtragung des Rezidivdivertikels ausgeführt. Im Falle des Vorliegens einer hypermotilen Achalasie oder eines diffusen Ösophagusspasmus wurde die Myotomie bis weit in den tubulären Ösophagus (8–10 cm) geführt. Als Zugang ist ausschließlich die linkslaterale Thorakotomie vertretbar, da nur von diesem Zugang aus die genannte gleichzeitige Behandlung der Funktionsstörung möglich ist. Alle von uns in der beschriebenen Weise reoperierten Patienten blieben ohne erneute Entwicklung eines Divertikelrezidivs.

## Achalasie

Auch hier ist die präoperative Sicherung der Diagnose außerordentlich wichtig. Sie erfordert in aller Regel sowohl die röntgenologische wie auch endoskopische und auch manometrische Untersuchung, selten einmal kann zum Ausschluß eines Kardiakarzinoms die Computertomographie weiterhelfen. In den terminalen Ösophagus einwachsende Funduskarzinome können eine der funktionellen Achalasie täuschend ähnliches Bild verstärken. Wir haben 4 Patienten operiert, bei denen zuvor eine pneumatische Dilatation durchgeführt worden war, die aber zu keinem befriedigenden Ergebnis geführt hatte. In allen 4 Fällen war das in den terminalen Ösophagus einwachsende Funduskarzinom übersehen worden.

Wesentlichste Komplikation der Myotomie ist die Entwicklung einer postoperativen Refluxkrankheit. Mit der Entwicklung eines Refluxes ist in etwa 30% der Fälle zu rechnen, in etwa 10% führt dieser Reflux zu Komplikationen, z. B. peptischen Stenosen. Der Wunsch des Chirurgen, die Myotomie deshalb mit einer Antirefluxoperation zu kombinieren, ist verständlich. Derartige kombinierte Operationen werden heute in den meisten Kliniken durchgeführt. In unserer Erfahrung ist die Kombination der Myotomie mit einer Fundoplicatio postoperativ häufig von Komplikationen gefolgt. Die achalatische Speiseröhre kann die relativ starke Antirefluxbarriere der Fundoplicatio nicht überwinden, die Dysphagie persistiert nicht selten. Wir haben 3 derartige Patienten reoperieren müssen. Derartige Reeingriffe sind von hoher technischer Schwierigkeit und für den Patienten riskant.

Wir sind deswegen dazu übergegangen, die Myotomie nur im Bereich der terminalen Speiseröhre auszuführen und diese nicht auf die anteriore Magenwand fortzusetzen. Allerdings wird die Myotomie nach aboral so weit geführt, daß sicher Magenschleimhaut erreicht ist. Diese Art der Myotomie erhält die sogenannte Willis-Schlinge des Mageneinganges, welche für die Verhütung eines Refluxes durch Neutralisation des auf die Kardia vom Magen aus wirkenden Öffnungsdrukkes wirkt. In diese Myotomie wird dann im Sinne von Thal ein Funduskissen eingenäht. Diese Operationsform ist effizient in der Refluxverhütung, sie deckt zudem die Schleimhaut und hält die Myotomie offen.

Von besonderer Problematik ist die diagnostische Analyse terminaler Ösophagusstenosen nach Myotomie. Hier gilt es zwischen einem Achalasierezidiv (unzureichende Myotomie) und einer terminalen peptischen Stenose als Folge einer myotomiebedingten sekundären Refluxkrankheit zu differenzieren. Auch hier müssen alle zur Verfügung stehenden diagnostischen Verfahren herangezogen werden, um die Situation zu klären, da die therapeutischen Konsequenzen deutlich unterschiedlich sind. Die terminale peptische Stenose bedarf der Bougierungsbehandlung und stellt keine Operationsindikation dar, während das Achalasierezidiv operiert werden sollte.

Wir haben während der letzten Jahre 3 Fälle mit sogenannter Wendel'scher Operation reoperieren müssen. Dabei handelt es sich um eine Ösophago-Gastrostomie zur Therapie der Achalasie. Diese Operation führt zu einem verheerenden Reflux mit schwersten Folgen. Bei einem Patienten haben wir die Entwicklung eines Endobrachyösophagus sowie eines Adenokarzinoms beobachtet.

Bei allen diesen Patienten mußte die Anastomosierungsplastik aufgelöst, der entstehende Defekt verschlossen und schließlich mit Magenwand gedeckt werden.

Abschließend sei noch auf einen Punkt hingewiesen: immer muß vor einer Reoperation die Diagnose „Achalasie“, die Anlaß zur Erstoperation gegeben hatte, noch einmal überprüft werden. Wir haben in unserem Krankengut 5 Fälle, bei denen die primär diagnostizierte Achalasie anläßlich der Reoperation nicht bestätigt werden konnte, d. h. die erste Operation war unter einer Fehlindikation ausgeführt worden.

## Refluxkrankheit

Ein wichtiger Gesichtspunkt bei der Vermeidung von Fehlergebnissen ist es, sekundäre Formen der Refluxkrankheit vor der operativen Therapie zu erkennen. An eine sekundäre Refluxkrankheit muß man in allen atypischen Situationen denken. So ist der Nachweis einer terminalen peptischen Stenose beweisend für das Vorliegen einer sekundären Refluxkrankheit. Aber auch atypische klinische Situationen, z. B. eine Diskrepanz zwischen klinischer Symptomatologie und objektiven Befunden, sollten an eine sekundäre Refluxkrankheit denken lassen. Dies gilt sowohl für die Kombination erhebliche klinische Symptomatologie mit fehlenden oder diskreten objektiven Refluxfolgen als auch für die umgekehrte Situation.

Die Analyse von 79 Patienten, die uns mit unterschiedlichen postoperativen Problemen nach Antirefluxchirurgie zugewiesen worden sind, zeigt, daß postoperative Syndrome am häufigsten nach Fundoplicatio beobachtet werden. Postoperative Folgekrankheiten nach Eingriffen, die die anatomische Rekonstruktion des

Tabelle 1 Postoperative Syndrome nach Eingriffen an der Cardia (gutartige Grundkrankheit)

| | |
|---|---|
| 1972–1985 n = 114<br>Chir. Klinik TU München/Göttingen | |
| n = 35 | nach „Kardia-eröffnenden" Eingriffen |
| – 9 | terminale Ösophagusstenosen nach Vagotomie |
| – 4 | Fundoplicatio-bedingte Passagestörungen nach Vagotomie |
| – 3 | Zustand nach Wendel-Operation (Ösophago-gastroplastik bei Achalasie) |
| – 19 | epiphrenische Divertikelrezidive |
| n = 79 | nach Antirefluxchirurgie (s. Tab. 2) |

ösophago-gastralen Überganges zum Gegenstand haben, sind relativ selten. Möglicherweise werden diese aber auch nur deswegen so selten beobachtet, weil dieser Eingriffstyp heute kaum noch ausgeführt wird.

## Postoperative Syndrome nach Fundoplicatio

57 Patienten (73%), die uns mit Problemen nach Antirefluxchirurgie zugewiesen wurden, hatten zuvor eine Fundoplicatio erhalten. Die dabei zur Beobachtung gekommenen Situationen sind sehr unterschiedlich. Man muß einräumen, daß sie praktisch in allen Fällen operationstechnisch bedingt sind. Wir haben die verschiedenen postoperativen Syndrome nach Fundoplicatio wiederholt beschrieben. Es soll deshalb hier nur noch auf einige neuere Gesichtspunkte eingegangen werden.

Tabelle 2 Diagnostik bei Mißerfolgen nach Antireflux-Operationen (eigenes Krankengut 1974–1985)

| | |
|---|---|
| 79 Patienten | (29 ♂ / 50 ♀) |
| | – 57 Patienten (73%) nach Fundoplicatio |
| | – 19 Patienten (25%) nach Pexieverfahren |
| | – 3 Patienten ( 4%) nach Silikon-Antireflux-Prothese |

Aufgrund der Analyse der von uns durchgeführten Reoperationen scheint das Teleskopphänomen, d. h. das Auskrempeln der Manschette nach Fundoplicatio, eher selten zu sein. Häufiger scheint die Fundusmanschette vielmehr bereits bei der Erstoperation nicht um den terminalen Ösophagus, sondern um den tubulär umgestalteten proximalen Magenfundus angelegt worden zu sein. Die Reoperation bei diesen Patienten gestaltet sich etwas einfacher, da der terminale Ösophagus meist noch unverbraucht und leichter zu präparieren ist.

Im Gegensatz zu früheren Publikationen auf diesem Gebiet sind wir heute eher geneigt, die epiphrenisch lokalisierte Fundusmanschette als pathologischen Befund anzusehen. Ohne Zweifel funktioniert die Fundoplicatio sowohl intraabdominell wie auch intrathorakal. Dennoch muß eine primär abdominell angelegte Fundoplicatio, die sich sekundär durch den Hiatus oesophageus nach mediastinal verschiebt, als paraösophageale Hernie angesehen werden. Genau wie die paraösophageale Hernie kann auch die nach epiphrenisch dislozierte Fundoplicatio zu Inkarzerationserscheinungen führen. Darüber hinaus kann sich im Bereich der Fundusmanschette eine Stauungsgastritis mit chronischer intestinaler Blutung entwickeln. Bei primär intraabdomineller Anlage der Fundoplicatio sollte deswegen doch überlegt werden, ob eine mäßiggradige Einengung des Hiatus oesophageus nicht doch sinnvoll ist, um derartige Dislokationen zu vermeiden.

Immer wieder muß darauf hingewiesen werden, daß die Fundoplicatio als solche zu einer unphysiologischen Situation führt. Eigene pH-metrische Untersuchungen haben gezeigt, daß die Fundoplicatio – genauso wie übrigens die Silikonprothese – zu einer kompletten Unterdrückung des gastro-ösophagealen Refluxes führt, d. h., daß auch der physiologische postprandiale Reflux verhindert wird. Diese Situation wird von Patienten unterschiedlich empfunden. Patienten mit schwerer Refluxkrankheit und massiven Symptomen empfinden diese Situation als eher günstig, Patienten mit geringerem Reflux leiden unter diesen sogenannten Postfundoplicatio-Syndrom mehr. Zur Vermeidung von Enttäuschungen ist die exakte präoperative Motilitätsanalyse der Speiseröhre wichtig. Patienten mit hypomotiler Ösophagusperistaltik oder Funktionsstörungen sind ungeeignete Kandidaten für eine Fundoplicatio.

Aus den Erfahrungen bei der Reoperation haben sich uns folgende operationstechnische Richtlinien für die Fundoplicatio ergeben:
- Immer ist der terminale Ösophagus übersichtlich freizulegen;
- der Fundus ist ausreichend zu mobilisieren, nur so kann eine lockere Fundusmanschette angelegt werden;
- die Fundusmanschette muß locker sein, sie darf nicht als mechanisches Ventil mißverstanden werden;
- die Fundusmanschette sollte nicht weiter als 3–4 cm sein;
- die Fundoplicatio sollte möglichst subphrenisch zu liegen kommen, gegebenenfalls muß zur Vermeidung einer epiphrenischen Dislokation der Hiatus eingeengt werden.

## Postoperative Syndrome nach Silikonprothese

In vielen Publikationen der letzten Jahre wird die Silikonprothese als eine Alternative zur Fundoplicatio angesehen. Im gleichen Umfang wie die Silikonprothese vermehrt in den letzten Jahren eingesetzt worden ist, mußten wir uns mit Reoperationen befassen. Folgende Komplikationen kamen zur Beobachtung:
- Epiphrenische Dislokation der Silikonprothese;
- transgastrische Perforation;
- Lösung der Silikonprothese und Dislokation in den Abdominalraum;

Tabelle 3 Reeingriffe bei Mißerfolgen nach Antireflux-Operationen (eigenes Krankengut 1974–1985)

| | |
|---|---|
| Reoperationen | 46 Patienten (58%) |
| | 30 von 57 (15,3%) nach Fundoplicatio |
| | 13 von 19 (68,5%) nach Pexieverfahren |
| | 3 von 3 (100%) nach Silikon-Antireflux-Prothesen |
| | 30 Reeingriffe nach Fundoplicatio |
| | 21 Refundoplikationen |
| | 4 Ösophago-Fundopexien |
| | 3 Kardiaresektionen |
| | 1 Silikon-Prothese |
| | 1 Roux-Y-Resektion |
| | 13 Reeingriffe nach Pexieverfahren |
| | 12 Fundoplikationen |
| | 1 Roux-Y-Anastomose |
| | 3 Reeingriffe nach Silikon-Antireflux-Prothese |
| | 1 Fundoplicatio |
| | 1 Prothesenentfernung |
| | 1 Kardiaresektion |

- ventilartiger Verschluß der terminalen Speiseröhre durch falsch fixierte Silikonprothesen;
- Einlage von Silikonprothesen bei falscher Indikation.

Wir haben inzwischen 4 Reoperationen ausgeführt, bei der jeweils die Silikonprothese entfernt werden mußte. Einmal kam eine transgastrische Perforation zur Beobachtung, einmal war die primäre Indikation zur Silikonprothese falsch (Patient mit narbig fixierter sogenannter ausgebrannter peptischer Stenose), einmal war es zu einer transhiatalen mediastinalen Dislokation gekommen und schließlich mußte eine Prothese entfernt werden, weil der Verschlußmechanismus auf der Aortenwand fixiert war und über diesem Hypomochlion die Prothese beim Schlukken durch Kippung zu einem ventilartigen Verschluß der terminalen Speiseröhre führte. Ohne Zweifel sind die Dislokationen seltener geworden, seitdem das Verschlußsystem der Prothese verbessert worden ist.

Aus diesen Erfahrungen haben sich uns für die Einlage der Silikonprothese wichtige Konsequenzen ergeben:

- Der terminale Oesophagus muß übersichtlich freigelegt werden, wobei das Ausmaß der Freilegung deutlich geringer sein kann als bei der Fundoplicatio;
- der Hiatus oesophageus muß in aller Regel eingeengt werden;
- eine Präparation am Magen ist nicht notwendig. Sie sollte sogar vermieden werden (Abrutschen der Prothese über dem Magenfundus kann so verhindert werden);
- es muß eine sichere „Verschnürung“ der Prothese erfolgen (neben der industriell angebrachten Verschnürung muß eine Seidenligatur, gegebenenfalls auch noch eine Clipsicherung erfolgen).

In Anbetracht dieser hier aufgeführten Komplikationen, die in ihrer Häufigkeit derzeit noch nicht exakt beziffert werden können, scheint die Silikonprothese keine wesentliche Verbesserung gegenüber der Fundoplicatio darzustellen.

## Schlußfolgerungen

Die hier dargestellte eigene Erfahrung mit Reoperationen nach operativen Eingriffen wegen gutartiger Speiseröhrenerkrankungen zeigen, daß indikatorische und operative Fehler in der Ösophaguschirurgie nur sehr selten schicksalhaft sind. In aller Regel resultieren sie aus unzureichender präoperativer Diagnostik und/oder mangelhafter Erfahrung des Operateurs in der Verfahrenswahl.

### Literatur

[1] Debas, H. T., W. S. Payne, A. J. Cameron, et al.: Physiopathology of lower esophageal diverticulum and its implications for treatment. Surg. Gynecol. Obstet. **157** (1980) 593–600.
[2] Feussner, H., H. F. Weiser, A. Becker, et al.: Adenocarcinoma and Endobrachyesophagus in Patients with surgically treated Achalasia. Gastroenterology (in press).
[3] Siewert, J. R., H. F. Weiser: Reinterventionen nach Antirefluxoperationen. Chirurg **55** (1984) 373–380.
[4] Siewert, J. R., A. L. Blum: Eingriffe im Bereich des Oesophagus bei gutartigen Erkrankungen. In: Postoperative Syndrome (Hrsg. J. R. Siewert, A. L. Blum). Springer-Verlag, Berlin – Heidelberg – New York 1980.
[5] Siewert, J. R., H. F. Weiser: Siliko-Prothese als Antirefluxoperation. Dtsch. Med. Wochenschr. **108** (1983) 1601–1603.
[6] Weiser, H. F., Y. Q. Wu, J. R. Siewert: Supercontinence following antireflux surgery – evaluation by pH-metry. Dig. Surg. **1** (1984) 185–189.

# Komplikationen nach Fundoplicatio – Spiegelbild indikatorischer und operativer Fehler

*G. Lepsien, H.-J. Peiper*

Die Fundoplicatio ist ein experimentell und klinisch bestens untersuchtes Verfahren zur chirurgischen Therapie der Refluxösophagitis [1, 2, 3, 5, 6, 7, 9, 10, 13]. Als etablierte Methode einer funktionsorientierten Chirurgie ist die Fundoplicatio mit ihrem Therapieerfolg im besonderen Maße abhängig von einer sorgfältigen Indikationsstellung und einer korrekten Technik. Da die Fundoplicatio als relativ eingreifendes Verfahren zur Behandlung einer im Prinzip gutartigen Erkrankung dient, muß um so mehr jeder indikatorische und operative Fehler vermieden werden. Die Zielvorstellung bei jedem chirurgischen Eingriff und besonders bei Eingriffen im Bereich der funktionsorientierten Chirurgie ist die Herstellung eines Balanceoptimums zwischen Beschwerden und Befund einerseits sowie Therapie und Therapiefolgen andererseits. Abbildung 1 stellt die Verknüpfung der einzelnen Faktoren schematisch dar. Bei der primären Diagnostik ist es von Bedeutung festzustellen, ob Beschwerden und Befund miteinander korrelieren. Sowohl im Bereich der Äußerung der Beschwerden als auch der Deutung der Beschwerden und auf dem Gebiet der Befunderhebung sowie Befunddeutung sind vielfache Fehlermöglichkeiten denkbar, die letztendlich zu einer falschen Indikationsstellung führen

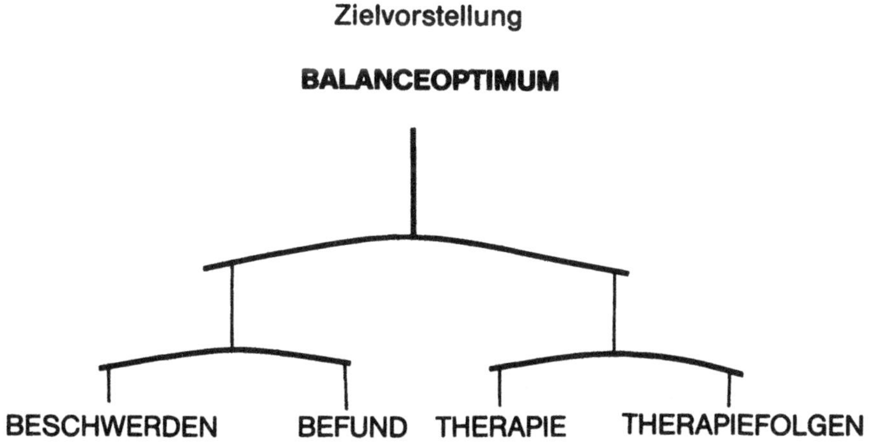


Abb. 1 Darstellung der Abhängigkeit des Balanceoptimums zur Erzielung eines guten Therapieergebnisses von den aufgeführten Faktoren.

können. Ähnliches gilt für die Therapie und die Therapiefolgen. Neben der Entscheidung für die richtige Therapie ist es unabdingbar, die gewählte Therapie zu beherrschen und sie in ein adäquates Verhältnis zu den möglicherweise zu erwartenden Therapiefolgen zu setzen. Immerhin stellt die Fundoplicatio einen Eingriff in die funktionelle Integrität des ösophagogastralen Überganges dar, was zu typischen sogenannten Postfundoplicatio-Syndromen führen kann. Bekannte postoperative Syndrome sind die passagere bzw. persistierende Dysphagie, die Superkontinenz, die Magenblähung und das Ulcus ventriculi [12].

Bei der Indikationsstellung sind folgende Fehler möglich:

1. Fehldeutung der Beschwerden bei
   - anderer Grundkrankheit (z. B. Gastroparese, antrale Dysfunktion, intestinale Pseudoobstruktion);
   - nicht erkannter Begleiterkrankung (z. B. Ulcus duodeni, Cholecystolithiasis).

In diesen Fällen persistieren die Beschwerden, wobei durch den Eingriff ein zusätzliches Risiko eines Postfundoplicatio-Syndroms bedingt wird.

2. Unerkannte Störungen der Speiseröhrenfunktion
   - hypo- oder amotiler Ösophagus
   - Sklerodermie
   - neurologische Systemerkrankung
   - Presbyösophagus
   - diffuser Spasmus

Bei diesen Patienten kommt es nach einer Fundoplicatio verstärkt zu einer Dysphagie mit leichter oder schwerer Behinderung der Boluspassage. Es ist daher wichtig bei Planung einer Fundoplicatio vorher eine Abklärung der Speiseröhrenfunktion (Röntgen, Manometrie, Szintigraphie) vorzunehmen.

Ein weiterer Fehler im Bereich der Indikationsstellung entsteht beim

3. unerkannten Barrett-Ösophagus, der sekretorisch aktiv ist.

Bei diesen Patienten kommt es zu einer Säureproduktion oberhalb der Fundoplicatio mit der Wirkung eines „persistierenden pathologischen Refluxes".

Die präoperative Diagnose eines sekretorisch aktiven Endobrachyösophagus macht erfahrungsgemäß große Schwierigkeiten. Jedoch sollten bei Vorliegen eines Endobrachyösophagus präoperativ immer ausreichend viele Biopsien aus dieser Schleimhaut entnommen werden, damit diese auf das Vorliegen von Belegzellen überprüft werden können.

Im technischen Bereich sind die Fehlermöglichkeiten vielfach (Abb. 2).

Hernie nicht reponiert

↓

Manschette zu tief angelegt

↓

persistierender pathologischer
gastroösophagealer Reflux,
Stase, Magenentleerungsstörung

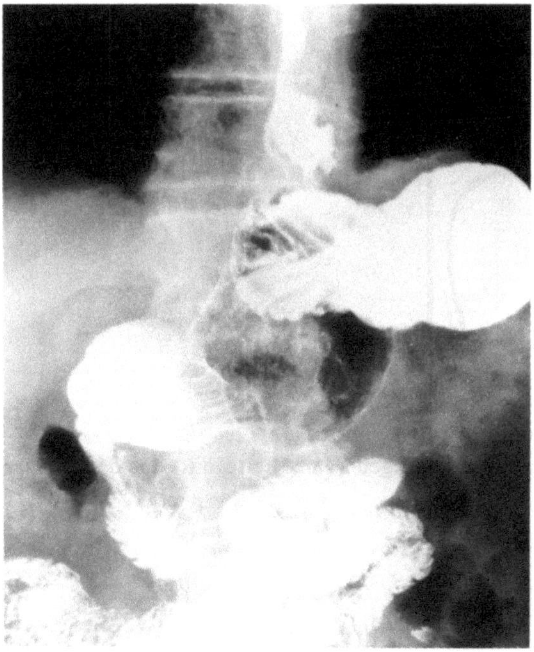

Abb. 2 Röntgendarstellung einer primär zu tief angelegten Fundoplicatio.

Diese Fehlermöglichkeit entsteht dann, wenn intraoperativ der Ösophagus nicht sicher identifiziert wird. Dieses ist leicht möglich, wenn eine große axiale Hiatushernie vorliegt. Auf jeden Fall muß die Präparation stets in der Weise vorgenommen werden, daß der Ösophagus sicher erkannt und die Manschette damit sicher plaziert werden kann.

Weitere Komplikationen technischer Ursache ergeben sich aus der Manschettenweite (Abb. 3).

| Manschette | |
|---|---|
| zu eng | zu locker |
| ↓ | ↓ |
| Dysphagie<br>Magenblähung | persist.<br>Reflux |

Dabei ist darauf hinzuweisen, daß die Manschette sehr viel leichter zu eng als zu locker wird. Zur Vermeidung derartiger Komplikationen sollte intraoperativ der Ösophagus immer mit einem Schlundrohr von mindestens 45 Charrière armiert werden.

Auch die Länge der Manschette kann zu postoperativen Komplikationen führen [3, 4]. Ist sie zu kurz (< 3 cm), so bleibt die Inkompetenz des gastroösophagealen Überganges mit den Folgen einer Refluxösophagitits bestehen. Wird die Manschette zu lang angelegt, so kann sich als mögliche Folge eine Superkontinenz mit Magenblähung einstellen.

Eine weitere Komplikation entsteht durch eine unbeabsichtigte trunkuläre

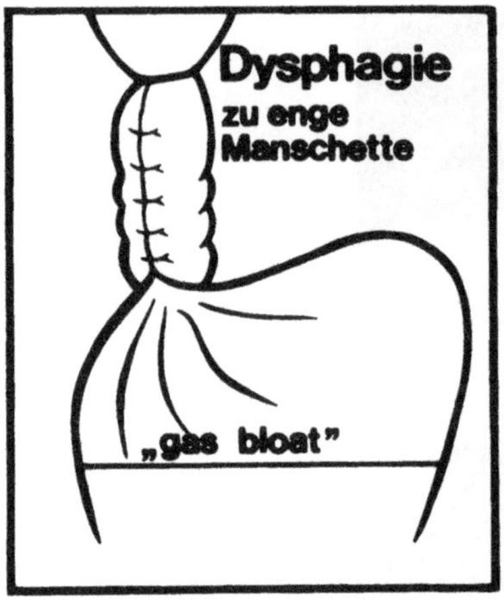


Abb. 3 Schematische Darstellung einer zu engen Manschette und der dadurch bewirkten Folgezustände.

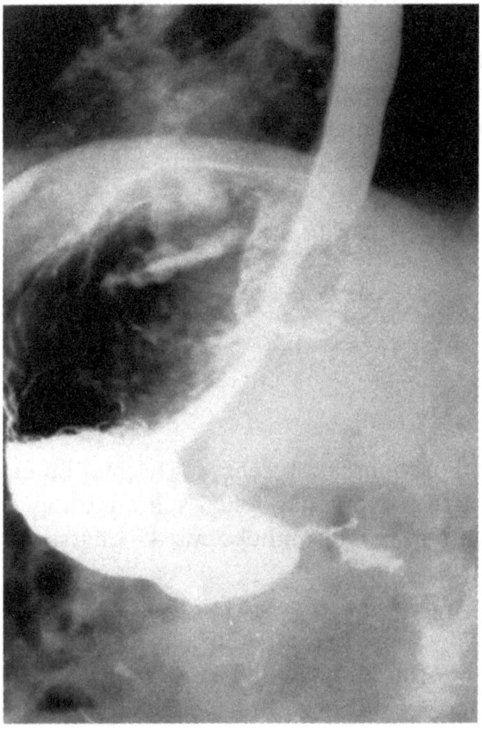

Abb. 4 Röntgenbefund einer Magendenervation nach unbeabsichtigter Vagotomie bei Fundoplicatio (seitl. Strahlengang).

Vagotomie mit den Folgen einer parasympatischen Denervation des Gastrointestinaltraktes (Abb. 4).

unbeabsichtigte trunkuläre Vagotomie

↓

Magendenervation

↓

Magenblähung

Magenentleerungsstörung

Diarrhoe

Meteorismus

Häufig von späteren Komplikationen begleitet sind die Ösophagus- und die Magenläsion. Der Zwang zur Deckung der entstandenen Lumenverletzung führt leicht zu einem Eingriff, der ohne Rücksicht auf die Grundprinzipien der Fundoplicatio durchgeführt werden muß. Die Folge ist dann eine zu enge oder falsch plazierte Manschette mit dem klinischen Folgesymptom der Dysphagie.

Ein besonderes Problem stellt das sogenannte Teleskopphänomen dar (Abb. 5). Dabei steigt der gastroösophageale Übergang samt proximalem Magen teleskopartig durch die Fundoplicatio nach oben. Die Folge ist eine Manschettenbildung in falscher Lokalisation [11].

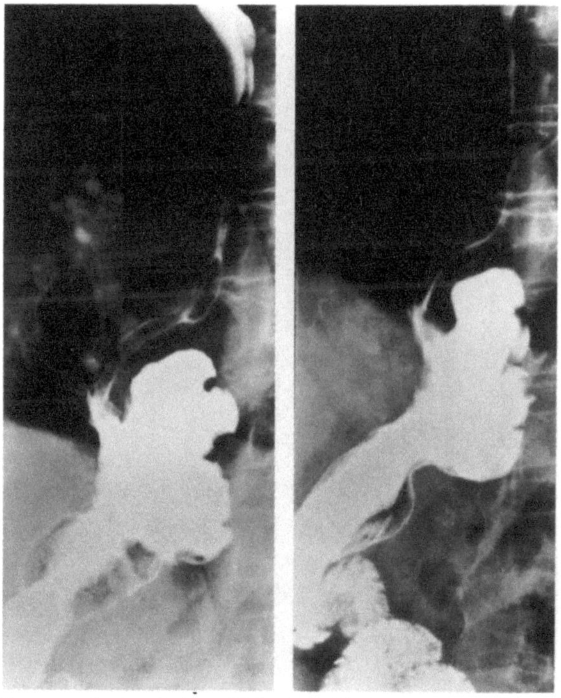

Abb. 5 Röntgenbefund eines Teleskop-Phänomens, welches 3 Monate postoperativ auftrat.

Teleskopphänomen
↓
fehlende oder mangelhafte
Manschettenfixation
↓
Reflux
Magenentleerungsstörung

Ursache des Teleskopphänomens ist eine fehlende oder mangelhafte Manschettenfixation. Bei regelrechter Fundoplicatiotechnik, bei der die Manschettenschenkel am Magen fixiert werden, ist diese Komplikation vermeidbar.

Eine andere, auf technische Ursachen zurückzuführende Komplikation ist die Manschettenlösung (Abb. 6). Sie kann eintreten, wenn falsches Nahtmaterial eingesetzt wird (resorbierbare Fäden), wenn die Nähte ausreißen oder wenn das Fundusgewebe bei Anlage der Manschette erheblich traumatisiert wurde. Die Folge einer Manschettenlösung ist der erneute gastroösophageale Reflux.

Die Analyse der postoperativen Phase und Langzeitverläufe unseres eigenen Krankengutes von 166 Patienten mit Fundoplicatio und 37 zugewiesenen Patienten mit Komplikationen nach diesem Eingriff zeigt deutlich, in welch hohem Ausmaß fehlerhafte Indikation und mangelhafte Technik mit den Komplikationen korrelieren. Im eigenen Krankengut kam es bei 3 Patienten zu einer zu engen Manschette,

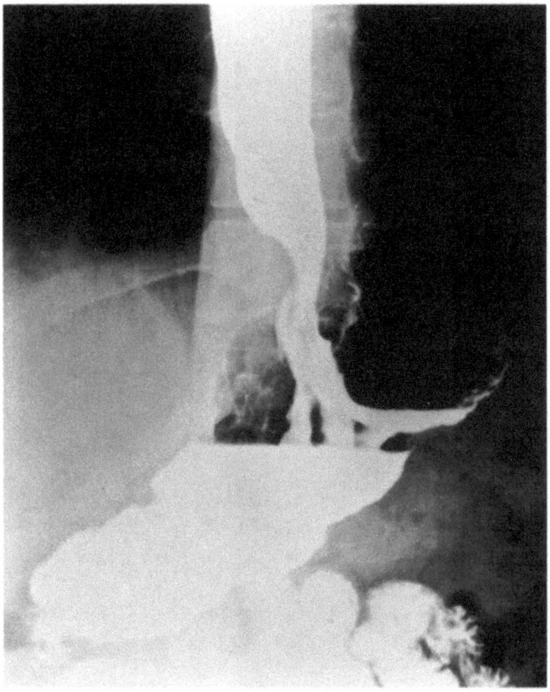

Abb. 6 Röntgenbefund bei gelöster Manschette.

bei 2 zu einer Manschettenlösung, bei 4 zu einem Teleskopphänomen und bei 4 Patienten zu einem Denervationssyndrom, was hauptsächlich auf intraoperative Fehler zurückzuführen ist. 2 Patienten entwickelten postoperativ ein Barrett-Ulkus in einem zuvor zwar diagnostizierten, aber nicht als sekretorisch aktiv erkannten Endobrachyösophagus.

Relativ schlechte Therapieergebnisse weisen die unserer Patienten auf, bei denen präoperativ eine vorhandene Funktionsstörung der Speiseröhre zwar diagnostiziert, jedoch bei der Indikationsstellung nicht ausreichend gewertet wurde. Bei diesen Patienten ist die postoperative Dysphagierate (30%) besonders hoch.

Die subtile Untersuchung der zugewiesenen Patienten mit Komplikationen nach Fundoplicatio erweitert das Spektrum der indikatorischen und technischen Fehler. Neben den im eigenen Krankengut beobachteten Komplikationsursachen fanden wir bei 2 Patienten eine antrale Dysfunktion [14], die vorher nicht erkannt worden war (Abb. 7). Muskelstreifen aus dem Antrum dieser Patienten nach Antrektomie ließen im Organbad erkennen, daß nicht etwa eine vagale Denervation, sondern eine pathologische myogene Funktion des Antrums die Ursache war. Bei 4 Patienten war – offenbar unter Fehldeutung der intraoperativen Situation – die Manschette zu tief angelegt worden. Die Folgen bestanden in einer Dysphagie und im persistierenden pathologischen Reflux. Bei einem der zugewiesenen Patienten war es bei der Erstoperation zu einer langstreckigen Läsion des distalen Ösophagus gekommmen, die übernäht und mit einer Fundoplicatio gedeckt wurde. Daraus resultierte eine fast komplette Stenose. Bei 4 Patienten war die Fundoplicatio

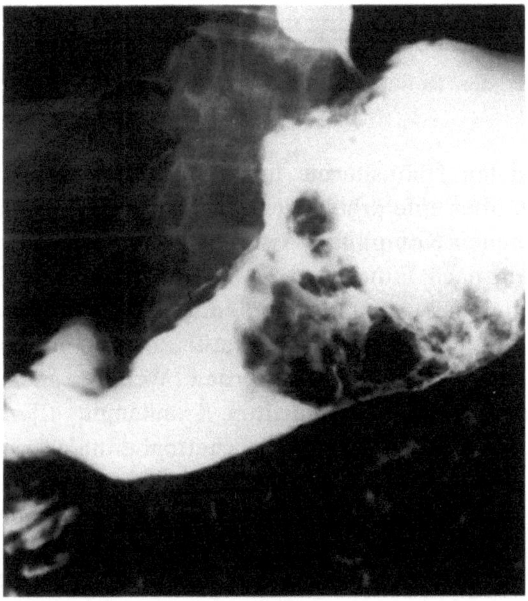

Abb. 7 Röntgenbefund einer Patientin mit antraler Dysfunktion und Fundoplicatio. Der „Bariumburger“ bleibt länger als 6 Stunden im Magen liegen.

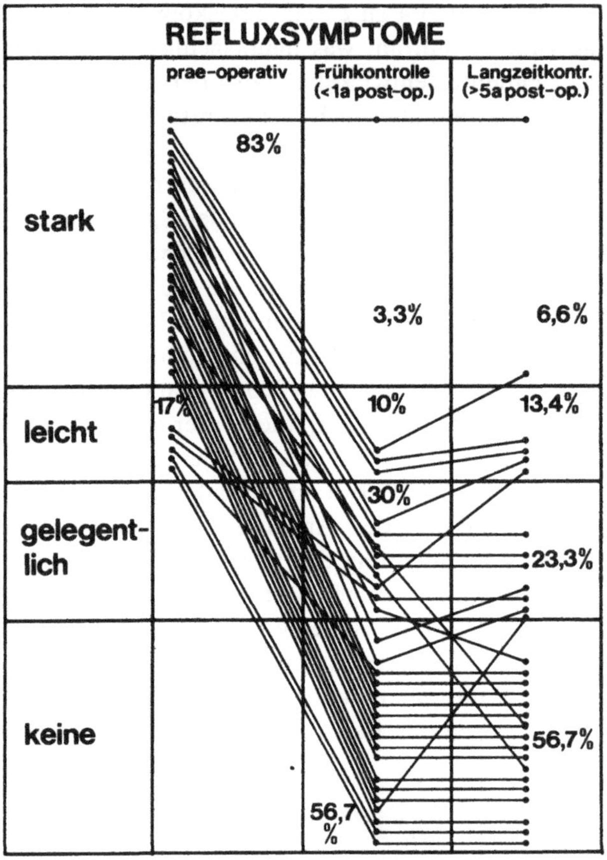


Abb. 8 Darstellung des Verlaufes der Refluxsymptome bei 30 Patienten aus unserem Krankengut.

primär allein wegen einer axialen Hiatushernie und offenbar zu eng angelegt worden. Die Patienten klagten über eine erheblich belästigende Dysphagie.

Das Spektrum der beschriebenen Komplikationen macht deutlich, in welchem hohen Grad der Therapieerfolg nach Fundoplicatio an Indikation und Technik gebunden ist. Dieses setzt voraus, daß sowohl die Indikationsstellung als auch die Technik sicher beherrscht werden. Mit einer Fundoplicatio kann die höhergradige Refluxösophagitis langzeitig erfolgreich therapiert werden. Wenn es auch nach 5 oder mehr Jahren in dem von uns nachuntersuchten Krankengut [2] zu einer geringgradigen Verschlechterung der objektiven Manschettenbefunde kommt, so tritt eine Änderung der subjektiven refluxtypischen Beschwerden nicht ein (Abb. 8). Bemerkenswert ist, daß bei den nachuntersuchten Patienten auch nach langen Zeiträumen eine Zunahme der Postfundoplicatio-Syndrome nicht entsteht. Die persistierende bzw. rezidivierende Ösophagitis ist bei den von uns nachuntersuchten Patienten allein mit Manschettenproblemen verknüpft. Es ist daher erforderlich, die Operationstechnik so anzulegen, daß derartige Probleme sicher verhütet werden können [4, 7, 8, 9, 13]. Eine kunstgerechte Beherrschung der Fundoplicatio-Technik ist um so mehr notwendig, als sich nach einer langen Ära konservativer Behandlung mit $H^2$-Antagonisten in den letzten Jahren zunehmend mehr Patienten für eine definitive Versorgung durch einen operativen Eingriff entscheiden.

## Literatur

[1] Brand, L. D., I. R. Eastwood, D. Martin, et al.: Esophageal symptoms, manometry and histology before and after antireflux surgery. Gastroenterology **76** (1979) 1393–1401.
[2] Becker, H. D., G. Lepsien, E. Früh, et al.: Langzeitergebnisse nach Fundoplicatio. In: Der oesophago-gastrale Übergang (Hrsg. B. Husemann, H. Groitl). Borek, Braunschweig 1985.
[3] DeMeester, T. R., L. F. Johnson: Evaluation of the Nissen antireflux procedure by esophageal manometry and twenty-four pH-monitoring. Am. J. Surg. **129** (1975) 94–100.
[4] Donahue, P. E., C. T. Bombeck: The modified Nissen-fundoplication – reflux prevention without gas bloat. Chir. Gastroent. **11** (1977) 15–27.
[5] Ellis, F. H., F. A. Eckard, S. P. Gibb: The effect of fundoplication on the lower esophageal sphincter. Surg. Gynec. Obstet. **143** (1976) 1–5.
[6] Higgs, R. H., D. O. Castell, R. L. Farrell: Evaluation of the effect of fundoplication on the incompetent sphincter. Surg. Gynec. Obstet. **141** (1975) 571–575.
[7] Larrain, A., A. Csendes, G. E. Pope: Surgical correction of reflux. Gastroenterology **69** (1975) 578–583.
[8] Lepsien, G., J. R. Siewert: Valvuloplastiken. In: Refluxtherapie (Hrsg. A. L. Blum, J. R. Siewert). Springer Verlag, Heidelberg 1981.
]9] Nissen, R., M. Rossetti, R. Siewert: Fundoplicatio und Gastropexie bei Refluxkrankheit und Hiatushernien. Thieme Verlag, Stuttgart 1981.
[10] Siewert, R., et al.: Experimentelle und klinische Ergebnisse der Fundoplicatio. Langenbecks Arch. Chir. **333** (1975) 5–21.
[11] Siewert, R., H. F. Weiser, G. Lepsien, et al.: Das Teleskop-Phänomen. Chirurg **48** (1977) 640–645.
[12] Siewert, J. R., A. L. Blum (Hrsg.): Postoperative Syndrome. Springer Verlag, Heidelberg 1980.
[13] Siewert, J. R., G. Lepsien: Chirurgische Behandlung der Refluxkrankheit. Helv. chir. Acta **47** (1980) 707–724.
[14] Stanghellini, V., J. R. Malagelada: Gastric manometric abnormalities in patients with dyspeptic symptoms after fundoplication. Gut **24** (1983) 790–797.

# Komplikationen nach Angelchik-Prothese – Folgen falscher Indikation und Technik

*G. Lepsien, A. Schafmayer, W. Peitsch, H. J. Peiper*

Die Angelchik-Prothese [1] stellt ein einfaches und mittlerweile durch eine kontrollierte Studie [3] belegtes, effektives Alternativverfahren in der chirurgischen Behandlung der Reflux-Ösophagitis dar. Wenn auch die Kosten der Prothese selbst relativ hoch sind, so verlockt doch die im Vergleich zu anderen Operationsmethoden rasch zu erlernende und scheinbar unkomplizierte Durchführung zum Einsatz dieses Verfahrens. Ermutigend sind die Ergebnisse, die sich aus einer älteren Sammelstatistik der Firma Heyer-Schulte (Tab. 1) ablesen lassen und 1983 in der deutschen Fachliteratur mitgeteilt wurden [6]. Nach Modifikation der Prothese scheint das nach dieser Zusammenstellung bei 55 Patienten beobachtete Probleme der Prothesenlösung gebannt zu sein.

Tabelle 1 Komplikationen nach Implantation von 9000 Silikon-Antireflux-Prothesen nach Angelchik in der Zeit vom 1.5.1973–1.7.1982

| | Patienten | |
|---|---|---|
| Komplikationen | n | % |
| passagere Dysphagien (max. 6 Wochen) | 2970 | 33,00 |
| persistierende Dysphagie | 13 | 0,14 |
| Refluxrezidiv | 90 | 1,00 |
| Prothesenlösung | 55 | 0,61 |
| Prothesendislokation (Sanduhrmagen) | 4 | 0,04 |
| Ösophagusstenose | 1 | 0,1 |
| Ösophagusperforation | 6 | 0,07 |
| Magenperforation | 9 | 0,10 |
| Infektion | 0 | 0,00 |
| Letalität | 3 | 0,03 |

Trotz des einfachen chirurgischen Vorgehens erfordert auch diese Methode eine sorgfältige Indikationsstellung und Technik. Ähnlich wie alle anderen refluxverhütenden Eingriffe an der Kardia ist dieses Verfahren zunächst einmal mit den typischen Risiken einer jeden Chirurgie in diesem Bereich des Gastrointestinaltraktes behaftet; dazu zählen die unbeabsichtigte Vagotomie, die Ösophagus- bzw. Magenläsion und die Splenektomie. Diese Komplikationen haben jedoch ihre Ursache in grundsätzlichen technischen Fehlern und können nicht als typische Komplikation der Angelchik-Prothese angesehen werden. Sie sollten bei einer grundsätzlich adäquaten und kunstgerechten chirurgischen Technik vermeidbar sein.

Ein anderes Bild, als es sich in der erwähnten Sammelstatistik darstellt, ergibt eine Analyse der Veröffentlichungen der letzten Jahre, in denen zu Komplikationen nach Angelchik-Prothese Stellung genommen wird. Immerhin kommt es bei bis zu 50% der Patienten zu dysphagischen Beschwerden von kürzerer oder längerer Dauer. Bei etwa 20% der Patienten bestehen unterschiedlich ausgeprägte dysphagische Beschwerden dauerhaft. In unserem Krankengut erwähnen alle Patienten ein bleibendes Fremdkörpergefühl. Die Literatur der letzten Jahre weist nach Angelchik-Prothese eine Komplikationsrate zwischen 7 und 12% auf [2, 3, 4, 7]. Dabei handelt es sich um Dislokation, Prothesenöffnung bzw. -wanderung, Prothesenruptur und Magenperforation bzw. -penetration durch die Prothese (Tab. 2).

Tabellen 2 Häufigkeit von Dislokation, Prothesenöffnung bzw. -wanderung, Prothesenruptur und Magenperforation bzw. -penetration

| | Komplikationen |
|---|---|
| Malik 1982 [2] | 4 von 50 ( 8%) |
| Starling 1982 [7] | 2 von 28 ( 7%) |
| Temple 1982 [2] | 4 von 41 (10%) |
| Kozarek 1983 [4] | 1 von 10 (10%) |
| Gear 1984 [3] | 3 von 26 (12%) |
| eigenes Krankengut 1985 | 4 von 26 (15%) |

Wir haben bisher 26 Patienten mit einer Angelchik-Prothese versorgt. Es handelte sich dabei überwiegend um ältere Kranke mit höhergradiger, konservativ nicht dauerhaft beeinflußbarer Reflux-Ösophagitis und zusätzlichen, risikoreichen Begleiterkrankungen, für die eine Fundoplicatio ein ungleich belastenderer Eingriff gewesen wäre. Bei regelmäßig durchgeführten Nachuntersuchungen fiel uns auf, daß die Therapieversager in 2 Gruppen aufzuteilen waren: Die erste Gruppe, bestehend aus 3 Patienten, klagte über eine so erhebliche postoperative Dysphagie, daß die Silicon-Prothese nicht toleriert wurde. Ursache für diese dysphagischen Beschwerden war eine bereits vor der Operation festgestellte Funktionsstörung der Speiseröhrenmotilität, der wir jedoch nur eine untergeordnete Bedeutung beigemessen hatten. Mit postoperativen Funktionsuntersuchungen der Speiseröhre (Röntgen, Manometrie, Szintigraphie) konnte das Beschwerdekorrelat dokumentiert werden. Abbildung 1 zeigt den typischen Röntgenbefund eines dieser Patienten. Bei allen 3 Patienten mußte die Prothese wieder entfernt werden. Eine von anderen Autoren postulierte Pseudokapsel [6] fanden wir in keinem Fall. Aus dieser Erfahrung schließen wir, daß Patienten, die bereits präoperativ eine Funktionsstörung und damit eine Entleerungsbehinderung der Speiseröhre aufweisen, nicht mit einer Angelchik-Prothese versorgt werden sollten. Offenbar verhindert

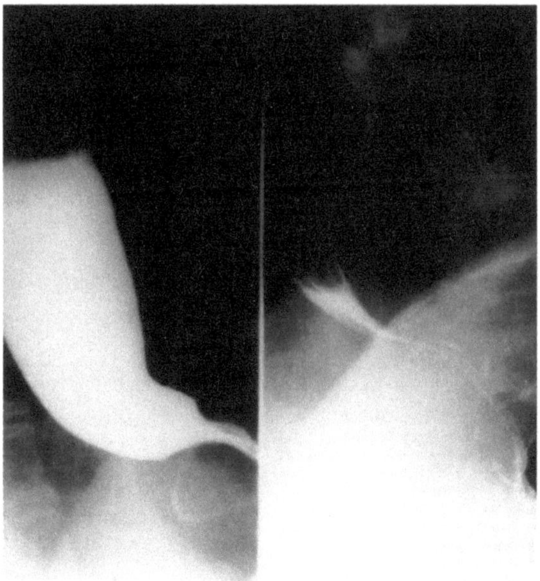

Abb. 1 Ösophagusbreischluck eines Patienten mit hypomotiler Speiseröhrenperistaltik 3 Monate postoperativ nach Implantation der Angelchik-Prothese.

der Siliconring nicht nur den gastroösophagealen Reflux, sondern behindert auch die Öffnungsfunktion der Kardia, wie wir in unserem Krankengut zeigen konnten [5]. Anders als bei der Fundoplicatio ist bei der Angelchik-Prothese eine Dosierung der Weite nicht möglich, und somit kann auf die speziellen Erfordernisse des Einzelfalles bei der Technik nicht eingegangen werden. Die präoperativ vorliegende Funktionsstörung der Speiseröhre ist ein wichtiger Gesichtspunkt bei der Indikationsstellung. Bei richtiger Indikation kann eine postoperativ dadurch bedingte Komplikation vermieden werden.

Bei der zweiten Gruppe mit erheblichen postoperativen Beschwerden, aus 2 Patienten bestehend, stellten wir postoperativ fest, daß die Prothese trotz primär intraabdomineller Lage durch den Hiatus hindurch in den Thorax gerutscht war. Insgesamt war dieses Phänomen bei 6 unserer Patienten aufgetreten. Erhebliche Beschwerden wiesen jedoch nur 2 der Patienten auf. Bei diesen beiden Patienten hatte sich die Prothese aufgestellt und lag nun mit dem queren Durchmesser fast in der Achse des Ösophagus (Abb. 2). Dieses führte zu einer zweifachen Einengung der distalen Speiseröhre mit erheblichen Dysphagiebeschwerden. Beide Prothesen mußten wieder entfernt werden. Auch hier fand sich keine Pseudokapselbildung. Wie die Erstbeschreiber ausgeführt hatten („It is not necessary to approximate the crura" [1]), nahmen wir bis zu diesem Zeitpunkt keine Einengung des Hiatus vor. Die Erstbeschreiber waren davon ausgegangen, daß die Größe der Prothese einen Durchtritt durch den Hiatus unmöglich machen würde. Nach unseren Erfahrungen ist dieses jedoch offenbar relativ leicht möglich. Es ist sicherlich falsch, eine stets

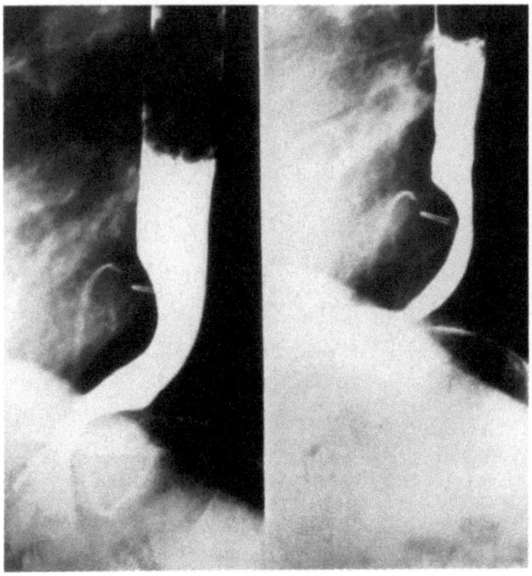

Abb. 2 Kontrastdarstellung des Ösophagus einer 59jährigen Patientin 8 Monate postoperativ. Die primär intraabdominell plazierte Angelchik-Prothese liegt nun senkrecht gestellt im Thorax.

gleiche Lage der Prothese anzunehmen. Immerhin beträgt der Innendurchmesser 3,1 cm. Die physiologischen Bewegungen im Bereich des ösophagogastralen Überganges sind nicht unerheblich, und die Prothese selbst ist relativ weich. Da keine Verankerung der Prothese in situ vorgenommen wird und eine Pseudokapselbildung offenbar nicht eintritt, kann die relativ mobile Prothese auf dem kurzstreckig aus seiner Umgebung gelösten Ösophagus gleiten und in den Thorax rutschen, wenn der Hiatus nur unwesentlich weiter als die Speiseröhre ist. Im Brustkorb selbst besteht dann nicht ausreichend Platz für eine quere Ausrichtung der Prothese, sondern sie richtet sich nach den bestehenden Raumverhältnissen längs aus. Dieses führt zur s-förmigen Abknickung des Ösophagus mit den möglichen erheblichen Dysphagiebeschwerden. Aus dieser Erfahrung haben wir gelernt, daß ein nur unwesentlich erweiterter Hiatus gerafft werden muß, wenn eine Dislokation der Angelchik-Prothese in den Thorax vermieden werden soll. Die thorakale Dislokation ist somit eindeutig durch die chirurgische Technik beeinflußbar.

Ein weiterer unserer Patienten, der vor 1 Jahr mit einer Angelchik-Prothese versorgt worden war, kam 10 Monate nach der Operation mit erheblichen Dysphagiebeschwerden zu uns. Bei der endoskopischen Untersuchung war der ösophagogastrale Übergang nicht passierbar. Im Lumen war deutlich der Knoten der Angelchik-Prothese erkennbar. Die Röntgenuntersuchung zeigte eine intragastrale Lage der Angelchik-Prothese (Abb. 3). Bei diesem Patienten war somit die Prothese langsam in den Magen eingewandert. Autoren, die bisher eine Magenpenetration durch die Prothese beschrieben haben, gingen immer davon aus, daß nur

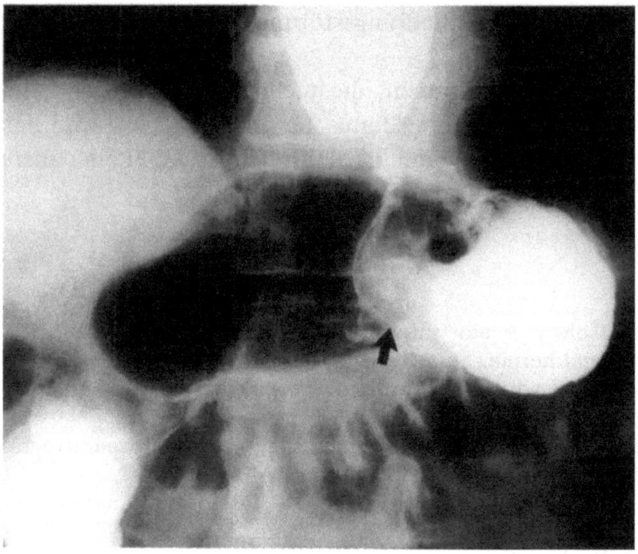

Abb. 3 Intragastral liegende Angelchik-Prothese 10 Monate postoperativ bei einem 64jährigen Patienten. Bis auf eine hochgradige Dysphagie und ein vorübergehendes „Ziehen" im Epigastrium bestanden keinerlei Beschwerden.

eine geöffnete Prothese in den Magen dislozieren könne. Unser Fall zeigt jedoch, daß auch eine geschlossene Prothese in den Magen penetrieren kann. Mittlerweile haben wir den Siliconring über eine Gastrotomie entfernt. Ein technisches Problem, welches durch ein Abweichen von der Standardtechnik zu erklären wäre, ist bei dem Patienten mit Sicherheit auszuschließen. Offenbar handelt es sich um eine mögliche Reaktion auf einen im Kardiabereich relativ mobilen Fremdkörper und ist durch die chirurgische Technik nicht beeinflußbar. Diese Komplikation muß dem Verfahren an sich angelastet werden und sollte stets bei Abwägung der Risiken bedacht werden.

Eine Prothesenöffnung haben wir in unserem Krankengut nicht beobachtet. Nachdem die Prothese bezüglich der Bandarmierung geändert wurde, sollte diese Komplikation vermeidbar sein, wenn die Bänder sicher geknotet, der Knoten zusätzlich mit einer nicht resorbierbaren Naht durchstochen und die Bandenden mit Clips markiert und blockiert werden. Auch eine abdominelle Dislokation der Prothese auf den Magen beobachteten wir nicht. Über mögliche technische Fehler als Ursache dieser Komplikation kann keine sichere Aussage gemacht werden. Natürlich käme eine zu weit gehende Skelettierung der kleinen Kurvatur als Ursache in Betracht. Nach den Erfahrungen mit der vollkommen reaktionslosen Einwanderung der Prothese in den Magen kann jedoch nicht ausgeschlossen werden, daß die Prothese ebenso reaktionslos außen auf den Magen hinabrutscht. Nach Analyse unseres Krankengutes sind die Komplikationen nach Angelchik-Prothese zum Teil durchaus vermeidbar.

1. Im Bereich der Indikationsstellung sollte eine bereits vorher bestehende Motili-

täts- und möglicherweise auch Entleerungsstörung der Speiseröhre sicher ausgeschlossen werden.

2. Zur Vermeidung von Komplikationen, die technisch bedingt sind, halten wir eine Hiatusraffung bei erweitertem Hiatus für unbedingt erforderlich, wobei eine zu starke Einengung zu ermeiden ist. Hilfreich ist dabei eine ausreichende intraoperative Armierung des Ösophagus (Ch 45).

## Literatur

[1] Angelchik, J. R., R. Cohen: A new surgical procedure for the treatment of gastroesophageal reflux and hiatal hernia. Surg. Gynec. Obstet. **148** (1979) 246–248.

[2] Condon, R. E.: More misadventures with the esophageal collar. Surgery **93** (1983) 477–478.

[3] Gear, W. M. L., E. W. Gillison, B. L. Dowling: Randomized prospektive trial of the Angelchik anti-reflux prothesis. Br. J. Surg. **71** (1984) 681–683.

[4] Kozarek, R. A., J. E. Phelps, R. A. Sanowski, et al.: Use of the Angelchikprothesis in the treatment of gastroesophageal reflux. Ann. Intern. Med. **98** (1983) 310–315.

[5] Schneider, J., H. D. Becker, G. Lepsien: Ösophagusmotilität und Kardiafunktion nach Einlegen einer Silikonprothese nach Angelchik. In: Chirurgisches Forum '85 für experimentelle und klinische Forschung (Hrsg. F. Stelzner), S. 299–304. Springer, Berlin – Heidelberg – New York – Tokyo 1985.

[6] Siewert, J. R., H. F. Weiser: Silicon-Prothese als Antirefluxoperation. DMW **108** (1983) 1601–1603.

[7] Starling, J. R., M. O. Reicheldorfer, J. R. Pellett, et al.: Treatment of symptomatic gastroesophageal reflux using the Angelchik Prothesis. Ann. Surg. **195** (1982) 686–691.

# Indikatorische und operative Fehler in der Leberchirurgie

*R. Pichlmayr*

Die Leberchirurgie hat in den letzten 10 Jahren einen deutlichen Aufschwung genommen. Dies ist vor allem auf die Einführung und routinemäßig vorgenommene Ultraschalluntersuchung, auf die Entwicklung des Computertomogramms und die regelmäßige Nachkontrolle von Patienten nach Operation wegen kolorektalen Karzinoms – mit Sonographie und CEA-Bestimmung –, also auf eine Vermehrung pathologischer Leberbefunde zurückzuführen. Die Indikation zur Leberchirurgie ist also gestiegen.

Bei einer Ausweitung der Indikation zu einem operativen, besonders einem eingreifenden und relativ risikoreichen operativen Verfahren können gerade im Stadium der Entwicklung dieses Gebietes Unsicherheiten oder auch Fehler auftreten. Unter „Fehlern" ist hierbei vor allem zu verstehen, daß die entsprechenden Entscheidungen später, bei Fortschritt des Wissens und der Erfahrung als nicht bzw. nicht mehr richtig oder geeignet einzustufen sind; sie mögen jedoch prospektiv zu gegebener Zeit berechtigt gewesen sein. „Fehler" meint hier also weniger etwa schuldhaftes Falschmachen, sondern eine Beurteilung retrospektiv aus weiteren Erkenntnissen, die natürlich dann richtungsweisend für das weitere Vorgehen ist.

## Indikation zu Leberoperationen wegen benigner Tumoren und Erkrankungen

So konnte etwa vor einigen Jahren die Argumentation berechtigt sein, jeder gefundene Lebertumor müsse operativ angegangen werden, da seine Dignität und Gefährdung nicht sicher genug durch nichtinvasive Methoden zu erkennen sei. Heute würde man diesen verallgemeinernden Standpunkt für einen „Fehler" halten. Die moderne Diagnostik, besonders die Kombination von Ultraschall, Computertomogramm mit Kontrastmittelbolus und nuklear-medizinischen Untersuchungen ist in der Lage, zumindest einen großen Teil der Fälle von fokalnodulärer Hyperplasie und Hämangiomen – abgesehen von Zysten – mit hoher Sicherheit zu diagnostizieren (Tab. 1) [1]. Sie sind damit in der Regel abgrenzbar von Adenomen und Malignomen, die keine so charakteristischen Befunde aufweisen. Bei allen sicher als FNH oder Hämangiom abgrenzbaren Befunden erscheint

Tabelle 1 Differentialdiagnostik von Lebertumoren

| | Sonographie | CT mit KM–Bolus | Nuk. Med. |
|---|---|---|---|
| Cav. Hämangiom | charakteristisch – brilliant echodicht | nativ hypodens verzögertes Enhancement zentripetal | pos. Blutpool beweisend |
| FNH | uncharakteristisch | nativ hypodens, kurzes, massives Enhancement | HbSS rasche Traceraufnahme, verzögerte Exkretion beweisend |
| Adenom | uncharakteristisch | uncharakteristisch | uncharakteristisch |
| Malignom | uncharakteristisch | uncharakteristisch | uncharakteristisch |

Tabelle 2 Operationsindikation bei benignen Lebertumoren

| Art | Operationsindikation |
|---|---|
| zur diagnostischen Klärung | selten |
| FNH | prinzipiell: *keine*<br>Ausnahmen: erhebliche Größe<br>beobachtetes Wachstum trotz Absetzen möglicher auslösender Faktoren<br>deutliche Symptome<br>stets: Risikoabwägung! |
| Adenom | gegeben wegen – geringer – Gefahr der Malignitätsentwicklung, des Malignomvorliegens, der Blutung und des weiteren Wachstums |
| Hämangiom | kleine – mittlere: keine<br>große:? |
| Zysten | prinzipiell: keine (außer parasitäre, Gallengangszysten)<br>große solitäre: evtl. Punktion, evtl. Op. |

heute eine *generelle* Operationsindikation nicht gegeben, sie kann gegebenenfalls individuell begründet sein (Tab. 2). Beim FNH-Befund kann dies wegen nachgewiesenem weiteren Wachstum nach Absetzen möglicher auslösender Medikamente, gegebenenfalls bei sehr großen Tumoren und bei solchen mit Symptomen, zutreffen. Stets ist dabei aber die kalkulierte Gefährdung durch die Operation zu berücksichtigen. Bei zentral sitzenden FNH-Knoten wird man sehr zurückhaltend sein, besonders, wenn mit einer Resektion zusätzlich viel gesundes Leberparenchym entfernt werden müßte. Bei Beschwerden ist stets zu überlegen, ob diese tatsächlich von der FNH bzw. dem Knotenbefund herrühren. Eine Malignitätsentwicklung aus einer FNH ist wohl nicht zu befürchten. Bei Hämangiomen wurde die Blutungsgefahr, d. h. die der spontanen Ruptur oder der bei kleinen Traumen, früher wohl überschätzt; ganz ausgeschlossen ist sie aber nicht. In aller Regel wird das Vorgehen heute abwartend sein.

Anstelle einer generellen Operationsindikation bei allen Lebertumoren ist also eine begründete individuelle getreten (Tab. 3).

Tabelle 3 Leberresektionen bei benignen Lebertumoren
1978 – Februar 1984 n gesamt = 83

| | Resektionen gesamt n | *Resektionsformen* rechts | re.–erweitert | links | li.lat.u. Keilres. |
|---|---|---|---|---|---|
| FNH* | 39 | 7 | 1 | 7 | 24 |
| Adenom | 6 | 4 | 0 | 1 | 1 |
| Hämangiom | 38 | 3 | 0 | 6 | 29 |
| n | 83 | 14 | 1 | 14 | 54 |

* FNH konservativ z.Zt. in Kontrolle: 12
Op. Letalität: keine

## Indikation zur Leberchirurgie bei malignen Tumoren

Als fehlerhaft müßte dagegen weiterhin ein konservatives Vorgehen bei unsicherem Befund angesehen werden. Dies ist heute leider gelegentlich der Fall. Gerade in unseren Gegenden kann ein primäres Lebermalignom sehr wohl in gesunder, nicht zirrhotisch veränderter Leber vorkommen. Diese Malignome führen häufig und wohl über längere Zeit zu uncharakteristischen, sehr unterschiedlichen Symptomen, wie leichtes Ziehen, „Bandscheibenbeschwerden" oder „Seitenstechen", wobei auch längere symptomfreie Zeiten bestehen können. Leider wird hier gelegentlich die Verdachtsdiagnose „Hämangiom", „teilthrombosiertes Hämangiom" o. ä. gestellt und gegegenenfalls durch eine nicht repräsentative Punktionszytologie oder -biopsie sozusagen erhärtet. Bei jedem nicht sicher zuortbaren tumorösen Leberbefund ist also eine Operation indiziert, sofern Operabilität möglich ist bzw. therapeutische Konsequenzen abgeleitet werden (Tab. 4).

Bei primärem Lebermalignom in sonst gesunder Leber wird heute die Indikation zur Leberresektion stets weit und auch bezüglich des Resektionsausmaßes großzügig zu stellen sein. Dies immer, sofern technische Operabilität mit Verbleib von etwa 1–2 Lebersegmenten besteht. Als ein „Fehler" wird sich eine solche Indikation retrospektiv herausstellen, wenn das Restgewebe nicht ausreichend ist und somit eine Leberinsuffizienz eintritt. Diese Gefahr erscheint präoperativ nicht stets sicher genug abschätzbar (Tab. 5). Hierbei spielen Vorerkrankungen, der Operationsverlauf sowie die Mengenverhältnisse zwischen tumorösem und nicht-tumorö-

Tabelle 4 Ergebnisse der Resektion primärer Lebermalignome (Literaturübersicht)

| Autor, Jahr | n. Pat. | Op. Letal. | Überlebenszeit (Jahre) 1 | 2 | 3 | 4 | 5 |
|---|---|---|---|---|---|---|---|
| Foster (1977) asiat. Pat. | 365 | 21,0% | – | 23,0% | – | | 7,0% |
| nicht asiat. Pat. | 149 | 19,0% | – | 61,0% | – | | 35,0% |
| Foster (1974) zirrhot. | 10 | excl. Op. | – | 25,0% | – | | 0,0% |
| „LTS“ nicht zirrhot. | 77 | -Let. | 83,0% | 72,0% | 60,0% | 42,0% | 34,0% |
| Lin (1973/76) | 118 | 11,8% | 35,0% | 24,0% | 20,0% | – | 19,0% |
| Lee (1982) | 165 | 20,0% | 45,0% | 30,0% | 20,0% | – | 20,0% |
| Wu (1980) | 181 | 8,8% | 56,0% | 37,0% | 39,0% | – | 16,0% |
| Almersjö (1976) | 46 | 30,0% | – | 31,0% | – | – | – |
| Bengmark (1982) | 21 | 14,3% | 47,6% | 38,0% | – | – | – |
| Fortner (1978/81) | 42 | 16,7 | 85,0% | – | 50,0% | – | 37,0% |
| Adson (1981) | 60 | 6,7% | – | – | 65,0% | – | 36,0% |
| Iwatsuki/Starzl (1983) | 43 | 9,3% | 78,0% | 60,0% | 56,0% | – | 46,0% |
| Okamoto (1984) | 90 | – | 65,0% | – | 26,7% | – | 13,3% |
| Funovics (1983) | 25 | 24,0% | 20,0% | 9,0% | 9,0% | – | – |
| Eigenes Krankengut 85 nur hepatozell. Ca. | 57 | 12,0% | 70,0% | 65,0% | 65,0% | – | – |

„Natürlicher Verlauf“ (große Serien aus Asien, Amerika, Westeuropa) = Historische Kontrollen n. Forster u. Berman (1977): Mittl. Überlebenszeit = 2–6 Mon.

Tabelle 5 Faktoren bei der Risikoabschätzung einer Insuffizienz der Restleber nach Leberresektionen

- Vorerkrankung der Leber, bes. Verfettung, Zirrhose; Leberfunktionsparameter
- Größe der Restleber (kritisch: kleiner linker Lappen; links–laterales Segment
- Alter des Patienten; Ernährungszustand (?)
- Menge funktionierenden Lebergewebes im vorgesehenen Resektat
- Operationsverlauf, speziell Blutverlust, Hypotension, Zeit der Leberischämie
- Postoperativer Verlauf, speziell septische Komplikationen

sem resezierten Lebergewebe eine Rolle. Besonders groß ist die Gefahr der postoperativen Leberinsuffizienz bei vorbestehender Zirrhose; selbst weitgehend normale Funktionsparameter schließen eine schwere Leberinsuffizienz nach partieller Leberresektion dabei nicht aus. Zumindest bei Vorliegen von stärkeren Störungen der Syntheseleistung, wie der Gerinnungswerte und der CHE, sowie bei einem Stadium B oder gar C nach der Klassifikation von Child erscheinen größere Leberresektionen kaum möglich bzw. mit sehr hohem Risiko belastet; aber auch nach einer Trisegmentektomie in anamnestisch und makroskopisch unauffällig erscheinenden Leber kann eine Leberinsuffizienz in seltenen Fällen auftreten; offensichtlich besitzen wir zur Vermeidung dieser Komplikation bislang noch keine ausreichend sicheren Parameter.

Ähnliches gilt für die Metastasenchirurgie [2]. Auch hier wird heute eine weite Indikation geübt, auch hier können bei exzessiver Resektion Probleme der Leberinsuffizienz auftreten. Dies besonders, wenn wegen mehrerer Metastasen in einem Lappen eine Lappenresektion, gegebenenfalls erweitert, durchgeführt wird und dabei viel funktionsfähiges Parenchym verlorengeht. Inwieweit diese großzügige Indikationsstellung zur Leberresektion bei primären und sekundären Malignomen auch richtig und langfristig therapeutisch sinnvoll ist, ist heute kaum statistisch zu entscheiden, da die entsprechenden Langzeitverläufe und Vergleiche noch fehlen [3]. Letztlich wird aber der Versuch, makroskopisch alles Tumorgewebe bei einer großen Leberresektion zu entfernen, zumindest nicht als „Fehler" zu bezeichnen sein.

*Technische Inoperabilität* liegt meines Erachtens hauptsächlich dann vor, wenn die Arteria hepatica propria oder der Leberarterienast, der zu der erhaltenen Leberseite führt, infiltriert erscheint. Die Vena portae oder auch einmal ein Ast der Vena portae ist leichter zu rekonstruieren, als die Arterie bzw. die Arterienäste. Auf die arterielle Durchblutung zu verzichten, erscheint gerade bei einer Resektion äußerst gefährlich. Ungünstigerweise ist die Frage der Infiltration der Arteria hepatica selten präoperativ diagnostisch sicher abzuklären. Man wird zwar vor größeren geplanten Leberresektionen eine Angiographie anstreben, doch muß man sich der Unsicherheit bezüglich einer Gefäßwandinfiltration im klaren sein. Die Darstellung gerade des arteriellen Systems sollte bei fraglicher technischer Operabilität der erste Schritt bei einer Leberresektion sein.

## Taktik und Technik bei Leberresektionen

Gerade zu Beginn der Operation muß nochmals das Ausmaß der notwendigen und sinnvollen Resektion beurteilt werden. Fehlbeurteilungen ereignen sich meines Erachtens vor allem bei benignen Erkrankungen, besonders bei Echnikokkuszysten. Hier mag eine Lappenresektion oder eine Perizystektomie am besten erscheinen, da dann sicher alles Gewebe entfernt ist und der Verlust von gesundem Lebergewebe trotzdem gering zu halten ist. Aber gerade eine Perizystektomie kann mit erheblichem Blutverlust verbunden sein und Nachbarstrukturen, wie Ductus hepaticus oder große Lebervenen, werden leicht verletzt. Die Zystektomie, d.h. mehr die Entdachung der Zyste mit Absaugen und Entfernung des pathologischen Gewebes von innen erscheint das weit empfehlenswertere und wohl fast ebenso sichere Verfahren bezüglich Rezidivverhütung. Bei Resektion anderer benigner Tumoren und Veränderungen ist das möglichst parenchymsparende Vorgehen, zum Teil in Form von Ausschälung oder Enukleation, geeignet. Allerdings kann etwa bei einem großen Hämangiom eine Ausschälung technisch schwieriger sein, als eine anatomische Lappenresektion oder nicht-anatomische Resektion im benachbarten Parenchym. Allgemein muß man davon ausgehen, daß Resektionen im kranialen Teil der Leber wegen der Gefahren der Lebervenenverletzung deutlich gefährlicher sind als solche, in den kaudalen und dorsalen Abschnitten. Bei malignen Befunden erscheint heute bei isolierten Metastasen, besonders kolorektalen Ursprungs, eine Segment- bzw. Lappenresektion ebenso wie eine Keilexzission mit gutem Sicherheitsabstand richtig (Tab. 6), bei primären Tumoren dagegen ist größtmögliche Radikalität im Sinne anatomischer Resektionen zu fordern. Tumornahe nicht-anatomische Resektionen, deren Radikalitätsausmaß durch eine anatomische Resektion vergrößert werden könnte, erscheinen also nicht berechtigt.

Nicht unbedingt als „Fehler", aber doch als großen Nachteil, wird man in der Technik der Leberresektion einen starken Blutverlust bezeichnen, der möglicherweise durch eine geeignetere Technik vermeidbar ist (Tab. 7). Infolge größerer Erfahrungen ist dies heute in den meisten Fällen möglich. Zwei Maßnahmen sind wohl besonders wichtig: Die vorübergehende Hilusabklemmung, wie sie von Esser [4] schon vor mehreren Jahren empfohlen wurde, und besonders bei größeren Leberresektionen die Ligatur und Durchtrennung der kleineren und mittleren Lebervenen an ihrer Einmündung in die Vena cava; die Vena cava soll auf der Seite der Leberresektion freiliegen und von Lebergewebe völlig getrennt sein, bevor die Resektion beginnt. Bei einer Rechtsresektion wird man auch die rechte Lebervene im allgemeinen vor der Resektion absetzen, ebenso bei der Resektion

Tabelle 6 Operationsarten bei Lebermetastasen

1. Typische Leberresektionen (Lappen, Segment)
2. Atypische Leberresektionen (Keil = Wedge; mit gutem Abstand von ~ 1–2 cm)
3. Nur ausnahmsweise „Enukleation" o. ä. (nur bei „palliativen" Indikationen)

bei synchronen Metastasen: ein- oder mehrzeitiges Vorgehen

Tabelle 7 Maßnahmen zur Vermeidung größerer Blutverluste (I) und zur Parenchymblutstillung(II) bei Leberresektionen

I.
- Primäre Ligatur der entsprechenden Hauptgefäßäste (arteriell, portal, evtl. venös) – gleichzeitig zur Identifikation der anatomischen Resektionsgrenzen –
- Abklemmen des Ligamentum hepatoduodenale während Resektion (evtl. auch der V. cava inferior unterhalb, ggf. auch oberhalb der Leber)
- geeignete Resektionstechnik(„finger-fraction" bzw. entsprechend)

II. Möglichkeiten bzw. Kombinationen:
- Infrarotkoagulation
- Fibrinklebung
- *oberflächliche*, adaptierende Kapselnähte (bes. zur Stillung venöser Blutungen) – *nicht*: tief durchgreifende Matratzennähte o. ä. –
- intraoperative Kompression
- evtl. Tamponade (~ 3–5 Tage)

des linken lateralen Segmentes; die schwieriger herauszupräparierende Vene des medialen Abschnittes des linken Leberlappens, die zusätzlich größere Verlaufsvariationen aufweist, wird man dagegen im allgemeinen erst während der entsprechenden Resektion durchtrennen.

Die Hilusabklemmung kann offensichtlich ohne stärkere Störungen zumindest 45–60 Minuten durchgeführt werden; allerdings liegen wohl keine exakten Angaben über die Ischämietoleranz einer durch frühere Erkrankungen oder akuten Blutverlust und Hypotonie vorgeschädigten Leber vor. Sicher soll eine Hilusokklusion somit *vor* stärkerem Blutverlust und nicht etwa, wenn bereits ein solcher eingetreten ist, vorgenommen werden. Bei schweren Lebertraumen ist ebenfalls die Hilusokklusion als einer der ersten Maßnahmen bei starker Blutung aus der Leber zu empfehlen.

Durch diese beiden Maßnahmen, der vorherigen Lebervenenligatur und die Hilusokklusion in Kombination mit den typischen Verfahren einer Leberresektion, also d. h. meist vorheriger Durchtrennung der entsprechenden Arterien und Pfortaderäste und einer geeigneten finger-fraktion-Technik sowie in Zusammenarbeit mit einem erfahrenen und sorgfältigen Assistenten, können gegebenenfalls auch große Resektionen ohne Transfusionsbedarf, jedenfalls in der Regel ohne Massentransfusionen durchgeführt werden. Bei besonders schwierigen Resektionen oder dem Verdacht auf Infiltration der Vena cava kann ein Anschlingen der Vena cava infra- und gegebenenfalls auch suprahepatisch angebracht sein. Infrahepatisch muß dabei auf die einmündenden Nierenvenen geachtet werden; die suprahepatische Umfahrung ist nicht immer leicht und muß besonders leberfern vorgenommen werden, um nicht einmündende Lebervenen zu verletzen.

Die verschiedenen Formen der *Blutungsstillung* haben demgegenüber weit geringere Bedeutung, freilich haben sie die Leberchirurgie erleichtert. Besonders Infrarot-Koagulation und Fibrinklebung, eventuell in Kombination, erscheinen sehr geeignet [5]. Größere Blutungen müssen stets chirurgisch versorgt werden, am besten durch gezielte Umstechung mit monofilem Faden. Dies gilt für Resektionen ebenso, wie besonders auch für das Lebertrauma. Dagegen müssen wohl heute tiefe durchgreifende Parenchymdurchstechungsnähte, wie sie früher durchaus empfohlen und praktiziert wurden, als potentiell gefährlich, d. h. vielleicht sogar als Fehler, bezeichnet werden. Ausgedehnte Gewebsnekrose mit Abszedierung, Gallefisteln und Hämobilie sind wohl die bekanntesten Folgen. Meines Erachtens werden häufig durch solche Durchstechungsnähte gerade noch zusätzliche Blutungsursachen durch Anstechen großer Lebervenenäste geschaffen. Auch an dieser Stelle sei erneut auf den Wert der Tamponade bei schwer stillbaren Leberblutungen, sei es nach Traumen, sei es nach Leberresektionen, erinnert. Freilich lassen sich hierdurch nicht alle schweren Leberblutungen, häufig aber doch auch sehr problematische Blutungen überraschend gut stillen. Die Leberarterienligatur wird von einigen Autoren empfohlen, von anderen, so auch von uns, für einen Fehler gehalten. Nachgewiesen sind einwandfrei schwere und sogar tödliche Komplikationen nach Leberarterienligatur [6]; der Ausgang erscheint auf jeden

Fall unsicher und hängt wohl ganz entscheidend von der Kollateralisierung der Leber über andere Arterienbereiche ab, die aber klinisch nicht bzw. nicht ausreichbar zu testen ist.

Insgesamt haben also die neuen diagnostischen Verfahren die Leberchirurgie wichtiger gemacht, gleichzeitig ihre Indikationsstellung präzisiert; die exakte Verfolgung letztlich schon lange bekannter Prinzipien in der Leberchirurgie läßt diese in der Regel risikoarm durchführen. In Grenzsituationen ist Leberchirurgie aber noch immer von Komplikationen in höherem Maße als andere chirurgische Standardoperationen belastet, möglicherweise aufgrund von Fehlbeurteilungen der Leberrestleistung und der anatomischen Gegebenheiten.

## Literatur

[1] Majewski, A., W. Döhring, K. F. Gratz, et al.: Die fokal noduläre Hyperplasie der Leber (FNH) – ist eine radiologische Diagnose möglich? Röntgen-Bl. **35** (1985) 229–235.
[2] Angermann, B., F. P. Gall: Chirurgie der Lebermetastasen; Indikation und Ergebnisse. Fortschr. Med. **101** (1983) 501–504.
[3] Pichlmayr, R. P. Neuhaus, C. Brölsch: Die Chancen einer chirurgischen Behandlung von Lebertumoren. In: Verh. Dtsch. Krebs-Ges. (Hrsg. A. Georgii), S. 473–482. Fischer Verlag, Stuttgart 1984.
[4] Esser, G.: Zeit- und blutsparende Leberresektionen. Chirurg **50** (1979B) 136–139.
[5] Guthy, E., C. Brölsch, P. Neuhaus, et al.: Infrarot-Kontaktcoagulation an der Leber: Technik – Taktik – Ergebnisse. Langenbecks Arch. Chir. **363** (1984) 129–138.
[6] Kern, E., R. Pichlmayr, K. H. Schriefers: Ergebnis einer Umfrage über die Hepatica-Unterbindung. Mitteilungen Dtsch. Ges. f. Chirurgie **I** (1981) 14.

# Indikatorische Fehler bei Leberresektionen

*B. Kremer, D. Henne-Bruns, K. Hrynyschyn, H. W. Schreiber*

In den letzten fünf Jahren wurden an der Chirurgischen Universitätsklinik Hamburg 135 Leberresektionen durchgeführt mit einer Letalität von 6%. Eine nähere Aufschlüsselung hinsichtlich des Resektionstypes gibt die Tabelle 1 für die letzten zwei Jahre wieder.

Von den 135 Patienten verstarben postoperativ 8 an den Folgen der Operation. Ursächlich für die Todesfälle waren überwiegend Fehleinschätzungen der Funktionsreserven der Leber sowie in einem Fall die Fehleinschätzung des potentiellen Krankheitsrisikos der Lebererkrankung. Weitere Quellen indikatorischer Fehlleistungen sind in Tabelle 2 und 3 aufgelistet [1, 6–9].

Tabelle 1 Aufschlüsselung des Resektionstyps bei 54 in 24 Monaten durchgeführten Leberresektionen

| Leberresektionen 10/83–10/85 | | |
|---|---|---|
| Hemihepatektomie | rechts | 27 |
| | links | 11 |
| Lobektomie | rechts | 3 |
| | links | 3 |
| Segmentresektionen | | 10 |

Tabelle 2 Kategorisierung der Funktionsreserven der Leber vor Resektion nach Stone [9]

| | Typ A | Typ B | Typ C |
|---|---|---|---|
| Funktionseinschränkung | minimal | mittel | schwer |
| S-Bilirubin (mg/dl) | < 2,0 | 2,0–3,0 | > 3,0 |
| S-Albumin (g/dl) | > 3,5 | 3,0–3,5 | < 3,0 |
| Aszites | – | behandelbar | nicht behandelbar |
| Neurol. Ausfälle | – | + | +++ |
| Ernährungszustand | +++ | (+) | ––– |
| Op-Letalität | < 1% | 10% | > 50% |

Tabelle 3 Mögliches Resektionsausmaß in Zuordnung zu drei Risikogruppen nach Stone [9]

| | Funktion | Resektion | Regeneration |
|---|---|---|---|
| Typ A | +++ | bis 85% | normal |
| Typ B | (+) | bis 20% | begrenzt |
| Typ C | ––– | 0% | keine |

Die Fehleinschätzung der Funktionsreserve war in 7 von 8 Fällen die Ursache des letalen Verlaufes mit den klinisch und laborchemisch eindeutigen Zeichen des Leberausfalls. Bei 4 Patienten erfolgte die Resektion eines hepatozellulären Karzinoms bei vorbestehender Zirrhose. Bei 2 Patienten wurde wegen solitärer Lebermetastasen nach kolorektalem Karzinom die Indikation zur Rechtsresektion gestellt. In einem Fall wurde notfallmäßig bei einem polytraumatisierten Patienten eine Hemihepatektomie wegen ausgedehnter Parenchymzerstörung vorgenommen. Bei 7 der 8 Patienten wurde eine Hemihepatektomie oder Lobektomie rechts durchgeführt. In einem Fall eines linkszentral lokalisierten Leberzellkarzinoms in einer Zirrhose überforderte schon die Hemihepatektomie links die Funktionsreserve des Organs.

Die Einschätzung der Funktionsreserven der Leber stellen eine in der Literatur häufig diskutierte Problematik dar [3, 4, 6, 7, 9]. So versuchte Stone [9] anhand laborchemischer und klinischer Parameter, das mögliche Resektionsausmaß zu klassifizieren. Jedoch wären bei retrospektiver Anwendung dieser Klassifizierung nur 2 unserer Fälle als irresektabel eingestuft worden. Unseren Fällen gemeinsam war hingegen eine Quickwert-Senkung um und unter 60%, sowie in 4 Fällen ein Absinken der Cholinesterase und Albuminwerte in den Bereich der unteren Normgrenze. Ob eine Abschätzung der Funktionsreserve durch Berücksichtigung weiterer Syntheseparameter wie Fibronektin und Präalbumin besser gelingt, kann derzeit nur vermutet werden.

Die fokale noduläre Hyperplasie, bei der das Risiko einer Blutung oder Entartung sicher häufig viel zu hoch angesetzt wurde und somit die Indikation zur Entfernung derartiger Herde zu weit gestellt wurde, ist ein typisches Beispiel für eine Fehleinschätzung des potentiellen Risikos einer Erkrankung [1, 2, 5]. Ein Zweifel an der Richtigkeit der Diagnose FNH als Indikationsgrund für eine Resektion dürfte bei kombinierter nuklearmedizinischer, computertomographischer und gegebenenfalls bioptischer Abklärung nur in wenigen Fällen bestehen bleiben.

Vor der Indikationsstellung zur Resektion einer FNH sollte primär eine längere Beobachtungszeit mit regelmäßigen z. B. CT-Kontrollen investiert werden. Der Leidensdruck des Patienten und eine eventuelle Größenzunahme trotz Absetzen der Kontrazeptiva können eine Indikation zur Resektion darstellen. Eine FNH, die so ungünstig lokalisiert ist, daß zu ihrer Entfernung eine erweiterte Rechtsresektion erforderlich wird, wie in unserem letzten Fall, wird hinsichtlich der Indikation immer zur Diskussion stehen, besonders wenn die Trias „ausgedehnte Resektion“, „hoher intraoperativer Blutverlust“ und „postoperative Infektion“ kumulativ ein Leberausfallskoma induziert.

Auf dem Boden dieser Erfahrungen, daß die Einschätzung der Funktionsreserven der Leber bei Vorschädigung des Parenchyms oder bei erweiterter Resektion immer ein erhebliches Risiko der Fehleinschätzung birgt, haben wir nach einem alternativen Therapiekonzept für „Extremfälle“ gesucht. Ein derartiges Konzept sei an dem folgenden Fall kurz dargestellt.

Eine 45jährige Patientin wurde uns 2 Jahre nach lokal kurativer Resektion eines Rektumkarzinoms zur Resektion einer zentral im rechten Leberlappen lokalisierten Metastase vorgestellt (Abb. 1). Da die präoperative Abklärung keinen Hinweis für eine extrahepatische Tumormanifestation ergab, wurde die Indikation zur Resektion gestellt. Intraoperativ fand sich ein technisch resektabler Tumor rechts bei sehr kleinem linken Leberlappen und somit fraglich ausreichendem Restparenchym. Gefäßstatus: Separate rechte Leberarterie aus der A. mesent. superior, hypoplastische A. hepatica com. mit früher Aufzweigung in eine A. hepatica sinistra und ein separates Gefäß für das Mittelsegment und Abgabe der A. gastroduodenalis (Abb. 2). In dieser Situation erschien folgendes Vorgehen sinnvoll: Ligatur der rechten Leberarterie, Einlage eines Kathetersystems zur lokoregionalen Chemotherapie in der Vorstellung, einerseits durch partielle Desarterilisation und Chemotherapie eine Verkleinerung des Tumors zu erreichen und andererseits durch Ligatur der rechten Leberarterie zusätzlich eine Hypertrophie des linken Leberlappens zu induzieren [3, 4].

Unter der Kombination von Desarterilisation und 6 Zyklen ambulanter Chemotherapie (Methotrexat/5-FU) Absinken der CEA-Werte in den Normbereich. Die Patientin profitierte von dieser Therapie subjektiv und objektiv für etwa 6 Monate. Der Wiederanstieg der CEA-Werte und die Erfahrung, daß wir nur in wenigen Fällen mit einem derartigen Therapiekonzept längere Remissionszeiten erreichen können, waren der Anlaß zum Zweiteingriff (Abb. 3).

Ziel war jetzt die Tumorentfernung, wobei das präoperative CT eine gewisse Tumorverkleinerung zeigte, jedoch letztlich keine sichere Größenbeurteilung des linken Leberlappens erlaubte. Intraoperativ fand sich jedoch eine deutliche Größenzunahme der linken Leber. Der Tumor erschien etwas kleiner bei immer noch

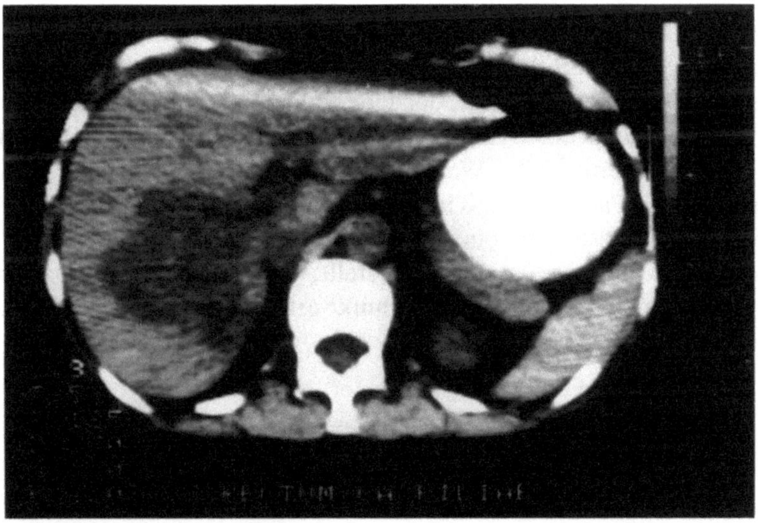

Abb. 1 Präoperativer CT-Befund der Leber vor der 1. Operation. Große zentrale Lebermetastase rechts 2 Jahre nach lokal-curativer Resektion eines Rektum-Ca.

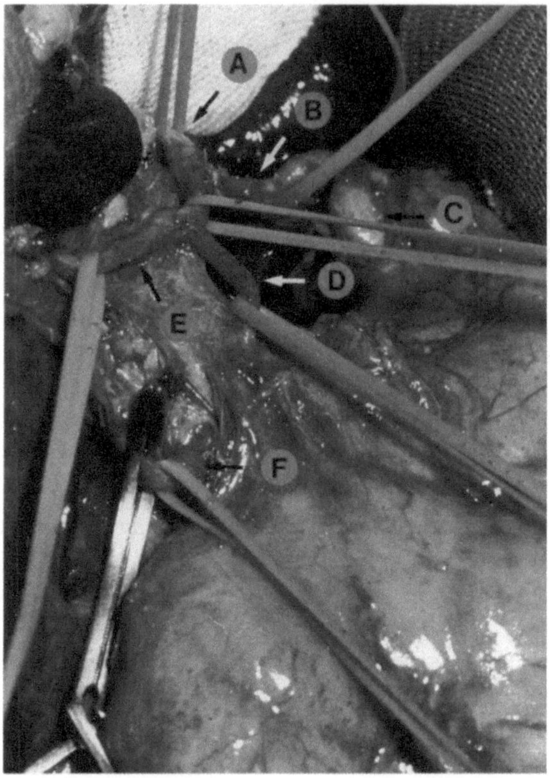


Abb. 2 Intraoperativer Gefäßstatus: (A) A. hep. sinistra; (B) A. hep. com.; (C) A. lienalis; (D) A. gastroduodenalis; (E) separate Mittelsegmentarterie; (F) A. hep. dextra aus der A. mesent. sup.

sehr cavanaher Lokalisation. Die Resektion wurde als erweiterte Rechtsresektion durchgeführt. Im postoperativen Verlauf kam es zum kurzzeitigen Bilirubinanstieg auf Werte um 7 mg% sowie Abfall der leberabhängigen Gerinnungsfaktoren um 30–50%. Die Erholung der Synthesefunktion des Restparenchyms führte dann jedoch zur Normalisierung aller Werte.

Der beschriebene Fall zeigt, daß in ausgewählten Fällen bei kritischem Ausmaß der erforderlichen Resektion ein zweizeitiges Vorgehen eine Alternative mit geringerem Risiko für den Patienten darstellt, da auch bei Tumorpatienten die Indikation nicht nur unter dem Gesichtspunkt erfolgen kann, alles auf eine Karte setzen zu dürfen.

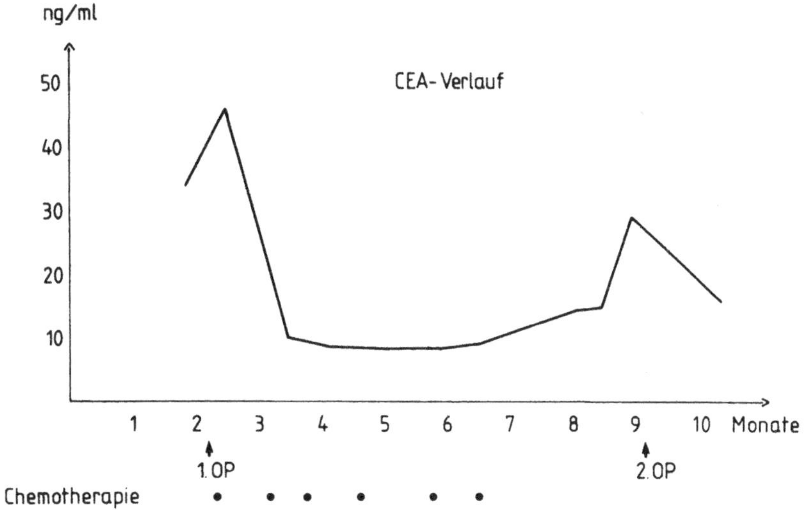


Abb. 3 CEA-Verlauf nach partieller Desarterilisation und unter 6 Zyklen locoregionaler Chemotherapie. Wiederanstieg vor dem Zweiteingriff mit erneutem Abfall nach Resektion des Tumors.

## Literatur


[1] Adson, M. A.: Diagnosis and Surgical Treatment of Primary and Secondary Solid Hepatic Tumors in the Adult. Surg. Clin. N. Amer., Vol. 61, No. 1 (1981) 181–195.

[2] Altmann, H. W., G. Eßer, H. Pichlmaier, et al.: Welche gutartigen Lebertumoren stellen für Sie eine Operationsindikation dar und wie sichern Sie die Diagnose präoperativ? Langenbecks Arch. Chir. **363** (1984) 139–145.

[3] Bengmark, S., K. Rosengren: Angiographic study of the collateral circulation to the liver after ligation of the hepatic artery in man. Am. J. Surg. **119** (1970) 620.

[4] Fortner, J. G., R. J. Mulcare, A. Solis, et al.: Treatment of primary and secondary liver cancer by hepatic artery ligation and infusion therapy. Ann. Surg. **178** (1973) 162.

[5] Foster, J. H.: Primary Benign Solid Tumors of the Liver. Am. J. Surg. **133** (1977) 536–541.

[6] Iwatsuki, S., B. W. Shaw, T. E. Starzl: Experience with 150 Liver Resections. Ann. Surg. **197**/3 (1983) 247–253.

[7] Lee, N. W., J. Wong, G. B. Ong: The Surgical Management of Primary Carcinoma of the Liver. World J. Surg. **6** (1982) 66–75.

[8] Okamoto, E., N. Tanaka, N. Yamanaka, et al.: Results of Surgical Treatments of Primary Hepatocellular Carcinoma: Some aspects to Improve Long-term Survival. World J. Surg. **8** (1984) 360–366.

[9] Stone, H. H.: Preoperative and postoperative care. Surg. Clin. N. Amer. **57** (1977) 2.

# Indikatorische und operative Fehler in der Abdominalchirurgie – Magenchirurgie

*H. D. Becker, F. Hasse, G. Schloßmacher*

Chirurgische Eingriffe am Magen stellen einen wesentlichen Anteil der operativen Tätigkeit in der Allgemeinchirurgie dar und sind von besonderem klinischen Interesse. Die Diskussion indikatorischer Probleme und operativer Fehler ermöglicht uns eine kontinuierliche Selbstkontrolle, die zur Erreichung des bestmöglichen Ergebnisses notwendig ist. Hierbei ist insbesondere zu beachten, daß Indikationen zur konservativen oder operativen Therapie sich wandeln können, wie dieses im Rahmen der Magenchirurgie besonders deutlich wird. Auch häufige postoperative Komplikationen können durch die Weiterentwicklung der Technik in ihrem Ausmaß gemindert werden, so daß bei Nichtbeachtung moderner Techniken neue operative Fehler entstehen können.

Verschiedene Symptomenkomplexe bei Erkrankungen des Magens eröffnen sich einer chirurgischen Therapie. Im folgenden soll die Problematik der chirurgischen Therapie septischer Läsionen, die Behandlungsprinzipien der Ulkuskomplikationen und der bösartigen Neubildung des Magens abgehandelt werden, wobei zunächst auf die indikatorischen Probleme, danach auf die chirurgischen Fehler eingegangen wird.

## Indikatorische Fehler in der Magenchirurgie

### Peptische Läsionen des Magens

#### Ulcus duodeni

Die Einführung der $H_2$-Antagonisten hat eine erhebliche Veränderung in der Indikationsstellung zur chirurgischen Therapie des chronischen Ulcus duodeni gebracht und zu einer erheblichen Abnahme der operativen Eingriffe wegen Ulcus duodeni geführt. Durch die modernen $H_2$-Antagonisten der zweiten und dritten Generation, sowie die neuen, bereits zur Verfügung stehenden Substanzen wie Omeprazol etc. ist bei Ulcus duodeni-Patienten unter konservativer Therapie mit einer Abheilungsrate von über 90% zu rechnen [5, 12, 14, 20]. Eine Indikation zum primären chirurgischen Vorgehen beim Ulcus duodeni besteht daher nur noch bei den sehr wenigen Patienten mit einer Unverträglichkeit der Substanzen oder bei fehlender primärer Abheilung unter konservativer Behandlung [9]. Ein *indikatorischer Fehler* besteht also, wenn eine zu frühzeitige chirurgische Intervention bei unkompliziertem chronischem Ulcus duodeni erfolgt.

Die Rezidivprophylaxe beim chronischen Ulcus duodeni ist dagegen zum jetzigen Zeitpunkt noch eine Domäne der chirurgischen Therapie, obwohl im klinischen Alltag durch die zahlreich durchgeführten Studien, Ulcus duodeni-Patienten zur Zeit vorwiegend konservativ behandelt werden. Aus den zahlreichen zur Verfügung stehenden konservativen Langzeitprophylaxestudien läßt sich eindeutig belegen, daß die Rezidivrate unter $H_2$-Antagonistengabe für die ersten 12 Monate bei ca. 30% anzusiedeln ist, für die zweiten 12 Monate bei weiteren 20–30%, so daß nach Ablauf von 48 Monaten 50–60% der Patienten unter $H_2$-Antagonistengabe ein Rezidiv erlitten haben [3, 4, 12, 20]. Dagegen ist die chirurgische Therapie von einer sehr viel geringeren Rezidivrate belastet (Tab. 1): Aus den verschiedenen prospektiven Untersuchungen mit endoskopischer Kontrolle läßt sich zeigen, daß Rezidive nach einem Beobachtungszeitraum von 5–8 Jahren in 10–15% zu erwarten sind, wobei die Hälfte der Patienten unter asymptomatischen Rezidiven leidet, die in den konservativen Behandlungsstudien bisher nicht gesondert aufgeführt wurden [9].

**Präpylorisches Ulkus (Ulcus ventriculi Typ III)**

Beim präpylorischen bzw. intrapylorischen Ulcus ventriculi wurde lange Zeit die selektiv-proximale Vagotomie ähnlich wie beim Ulcus duodeni durchgeführt, da dieser Ulkustyp mit einer Normazidität bzw. Hyperazidität einhergeht. Die jetzt vorliegenden Untersuchungen (Tab. 2) belegen jedoch eindeutig, daß beim präpylorischen und intrapylorischen Ulcus ventriculi (Typ III) eine nicht vertretbar hohe Rezidivrate nach selektiv-proximaler Vagotomie auftritt [2, 16], so daß bei Anwen-

Tabelle 1 Ulkusrezidivraten nach selektiv proximaler Vagotomie beim Ulcus duodeni [9, 16]

| Autor | | n | Beobachtungszeitraum (Jahre) | Rezidivrate (%) |
|---|---|---|---|---|
| Kennedy | (1975) | 50 | 5– 8 | 12,0 |
| Goligher | (1978) | 117 | 5– 8 | 15,4 |
| Jensen | (1978) | 100 | 5– 8 | 9,0 |
| Becker | (1979) | 186 | 6– 9 | 8,6 |
| Johnston | (1980) | 225 | 5–11 | 8,0 |
| Andersen | (1980) | 692 | 5 | 13,9 |
| Lund | (1983) | 428 | 5– 8 | 11,4 |

Tabelle 2 Rezidivrate nach SPV bei Patienten mit Ulcus duodeni oder präpylorischem Ulkus [9]

| | | |
|---|---|---|
| Gesamtzahl der Patienten | 323 | |
| Pat. mit präpylorischem Ulkus | 40 | |
| Rezidive insgesamt | 22 | ( 6,8%) |
| Rezidive bei Ulcus duodeni | 14/282 | ( 4,9%) |
| Rezidive bei präpylorischem Ulkus | 8/40 | (20,0%) |

dung dieses Behandlungsprinzips nach unserem heutigen Kenntnisstand ein indikatorischer Fehler vorliegen dürfte. Als Verfahren mit der niedrigsten Rezidivrate hat sich die selektiv-gastrale Vagotomie plus Antrektomie (sog. Combined operation) und Wiederherstellung der Intestinalpassage durch eine Billroth-I-Anastomose erwiesen.

**Ulcus ventriculi (Typ I)**
Die konservative Therapie nimmt beim Ulcus ventriculi einen ähnlichen Stellenwert wie beim Ulcus duodeni ein, jedoch muß immer bedacht werden, daß ein Ulcus ventriculi bis zum Beweis des Gegenteils als ulzerierendes Magen-Karzinom anzusehen ist [8, 16]. Die chirurgische Therapie tritt daher zu einem früheren Zeitpunkt ein als beim chronischen Ulcus duodeni, bei dem die Gefahr einer Verwechselung mit einem Malignom weitgehend ausgeschlossen ist. Die distale Magenresektion stellt beim chronischen Ulcus ventriculi das Verfahren der Wahl dar, wobei die Kontinuität entweder in Form einer Billroth-I-Gastroduodenostomie oder einer Rouy-Y-Anastomose wieder hergestellt werden kann. Dagegen scheint die selektiv-proximale Vagotomie mit Ulkusexzision bei diesem Ulkustyp von einer zu hohen Rezidivrate belastet zu sein, so daß eine Indikation für eine selektiv-proximale Vagotomie beim Ulcus ventriculi Typ I nicht gegeben ist.

**Synopsis**
Indikatorische Fehler und Fehler bei der Verfahrenswahl sind im folgenden für Patienten mit Ulcus ventriculi und Ulcus duodeni tabellarisch zusammengefaßt (Tab. 3). Dabei sind einige Thesen mit einem Fragezeichen versehen, da der endgültige Beweis noch aussteht.

## Ulkuskomplikationen

**Blutung**
Verschiedene Klassifikationen des Schweregrades einer Blutung aus einer peptischen Läsion sind in den letzten Jahren publiziert worden, aus denen sich unmittelbar eine Operationsindikation ableitete bzw. ein abwartendes Verhalten empfohlen wurde [1, 18, 19]. So konnten vor allem Rutgeert [35] und Mitarbeiter zeigen, daß bei Patienten mit arterieller Blutung zum Zeitpunkt der Operation eine sehr hohe Rezidivblutungsrate besteht, die von einer erheblichen Letalität belastet ist (Tab. 4). Außerdem ließ sich in dieser Untersuchung belegen, daß die Letalität durch eine primäre Blutungsstillung mittels Lasertherapie gesenkt werden kann.

Storey und Mitarbeiter [40] wiesen auf die besondere Gefahr des sichtbaren Gefäßstumpfes hin, so daß an vielen Kliniken ein endoskopisch nachgewiesener Gefäßstumpf eine Indikation für eine Operation darstellt (Tab. 5). Als weitere Risikofaktoren für eine Rezidivblutung wurde in dieser Untersuchung eine primär arterielle Blutung und das Vorliegen eines Blutkoagels bezeichnet.

Tabelle 3 Indikatorischer Fehler

| Ulcus duodeni | Ulcus ventriculi |
|---|---|
| *Zu früh* | *Zu früh* |
| – Fehlende konservative Therapie | – Fehlende konservative Therapie |
| – Fehlende Langzeitprophylaxe? | – Fehlende Langzeitprophylaxe? |
| – Hohes OP-Risiko | – Hohes OP-Risiko |
| – Fehlende OP-Bereitschaft | – Keine histologische Untersuchung |
| – Unzureichende OP-Erfahrung für SPV | |
| *Zu spät* | *Zu spät* |
| – Multiple Rezidive unter Langzeitprophylaxe | – Multiple Rezidive unter Langzeitprophylaxe |
| – Multiple Rezidive nach konservativer Therapie? | – Multiple Rezidive nach konservativer Therapie? |
| – Ausbildung einer Pylorusstenose | – Risikofaktoren |
| *Verfahrenswahl* | *Verfahrenswahl* |
| – Resezierendes Verfahren ohne Vagotomie? | – Fehlende Ulkusexzision |
| – Fehlendes Training für SPV | – SPV |
| | – SPV bei präpylorischem Ulkus |
| | – Maschinelle Anastomose? |
| | – Roux-Y-Anastomose? |

Tabelle 4 Rezidivblutungsrate nach Laser-Therapie eines blutenden Ulkus (nach Ruttgeerts et al. [35])

| | n | Blutstillungsrate (%) | Rezidiv (%) | OP-Frequenz (%) | Letalität (%) |
|---|---|---|---|---|---|
| 1. Aktive art. Blutung | 23 | 84 | 55 | 61,0 | 30 |
| 2. Aktive nicht art. Blutung | 38 | 100 | 5 | 2,5 | 15 |
| 3. Keine aktive Blutung | 14 | – | 21 | 14,0 | 15 |

Tabelle 5 Laser-Therapie des blutenden Ulkus (Storey et al. [40])

| Typ | n | Rezidivblutung | Operation | Letalität |
|---|---|---|---|---|
| I Gefäßstumpf blutend | 11 | 4/11 | 4 | – |
| II Gefäßstumpf nicht blutend | 41 | 4/41 | 4 | – |
| III Blutung nicht art. | 6 | 0/6 | – | – |
| IV Ulkus nicht blutend | 11 | 1/11 | – | – |
| V Koagel blutend | 2 | 0/2 | – | – |
| VI Koagel nicht blutend | 5 | 2/5 | – | – |

Viele indikatorische Fehler bestehen zur Zeit sicher durch eine ungenaue endoskopische Klassifikation der Blutung. So ist es häufig nur sehr schwer möglich, eine exakte Klassifikation vorzunehmen, so daß ein größerer Unsicherheitsfaktor bleibt. Außerdem konnte in einer prospektiven Studie von Wara [44] in den letzten Monaten gezeigt werden, daß zwar das Kriterium aktive Blutungen zum Zeitpunkt der Operation ein hohes Rezidivrisiko aufweist, daß jedoch auch Patienten mit nicht aktiver Blutung zum Zeitpunkt der Endoskopie in einem hohen Prozentsatz Rezidivblutungen mit der bekannt hohen Letalität erleiden (Tab. 6). In der vorgelegten Untersuchung war in einem hohen Prozentsatz das Phänomen Gefäßstumpf nicht sicher zu beurteilen und damit als prognostisches indikatorisches Zeichen nicht zu verwenden.

Zur Vermeidung indikatorischer Fehler sind Untersuchungen von Morris und Mitarbeitern [26] von Interesse, die in einer prospektiven Untersuchung ein aggressives mit einem nichtaggressiven, eher abwartenden Vorgehen bei der Ulkusblutung verglichen haben (Tab. 7a u. b). Vor allem bei Ulcus ventriculi-

Tabelle 6 Rezidivblutungsrisiko aufgrund endoskopischer Befunde – Prospektive Studie (Wara [44])
n = 273 – Notoperation 23 (8%)

| | | | | |
|---|---|---|---|---|
| *Blutungsstatus* | | | | |
| Aktive Blutung | Blutungsstop | | Rezidivblutung | |
| | 52 | | 24 | |
| Blutungsstop | 138 | | 36 | |
| Koagel | | 69 | | 27 |
| Ältere Stigmata | | 56 | | 6 |
| Gefäßstumpf | | | | |
| sichtbar | | 36 | 17 | |
| nicht sichtbar | | | | |
| Schlechte Sicht | 58 | | 22 | |
| Gute Sicht | 96 | | 21 | |

Tabelle 7a Postoperative Studie zum optimalen OP-Zeitpunkt bei der Ulkusblutung (Morris et al. [26]
Letalität bei Patienten 60 Jahre

| | | | n | verstorben n | % | |
|---|---|---|---|---|---|---|
| Ulcus duodeni | Früh | 28 | 1 | 3,5 | | n.s. |
| | Spät | 32 | 3 | 9,0 | | |
| Ulcus ventriculi | Früh | 20 | 1 | 5,0 | | p < 0,02 |
| | Spät | 20 | 3 | 15,0 | | |
| Total | Früh | 48 | 2 | 3,9 | | p < 0,05 |
| | Spät | 52 | 6 | 11,3 | | |

Tabelle 7b Prospektive Studie zum optimalen OP-Zeitpunkt bei der Ulkusblutung (Morris et al. [26])

| Diagnose | Früh-Operation | | Verzögerte Operation | |
|---|---|---|---|---|
| | OP-Rate | Postop. Letalität | OP-Rate | Postop. Letalität |
| *< 60 Jahre* | | | | |
| Ulcus duodeni | 9/19 | – | 1/18 | – |
| Ulcus ventriculi | 3/4 | – | 0/1 | – |
| Total | 12/23 (52%) | – | 1/19 (5%) | |
| *> 60 Jahre* | | | | |
| Ulcus duodeni | 17/28 | 1 | 9/32 | 3 |
| Ulcus ventriculi | 13/20 | 1 | 5/20 | 3 |
| Total | 30/48 (62%) | 2 | 14/52 | 6 |

Patienten mit zahlreichen Risikofaktoren wie hohes Alter, Zweiterkrankung usw., ließ sich eindeutig dokumentieren, daß ein sehr abwartendes Verhalten zu einem deutlichen Anstieg der Operationsletalität führt, vor allem, wenn die Patienten älter als 60 Jahre sind. Ulcus duodeni-Patienten dagegen weisen zwar eine höhere Letalität auf, sind jedoch in der Lage, die Folgen der Rezidivblutung besser zu kompensieren.

**Synopsis**
Die indikatorischen Fehler bei der Ulkusblutung sind in der Tabelle 8 zusammengefaßt. Sowohl ein zu frühes als auch ein zu spätes operatives Vorgehen kann einen indikatorischen Fehler darstellen. Die Indikation zur Operation wird besonders erschwert durch die Tatsache, daß viele Blutungen spontan sistieren und durch moderne endoskopische Maßnahmen häufig eine primäre Blutstillung erreicht wird. Andererseits sind vor allem die Rezidivblutungen von einer hohen Letalität belastet.

**Ulkusperforation**
Die Ulkusperforation stellt in bezug auf die Indikation zur Operation kein Problem dar, da die konservativen Maßnahmen bei nahezu allen Autoren eine extrem hohe

Tabelle 8 Indikatorische Fehler: Ulkusblutung

| | |
|---|---|
| *Zu früh* | Blutungstyp III<br>Unklare Blutungsquelle |
| *Zu spät* | Blutungstyp I und II nach primärer Blutstillung<br>Zahlreiche Risikofaktoren |
| *Verfahrenswahl* | Unzureichende lokale Blutstillung<br>Erzwingen einer Resektion<br>Ligatur aller Magenarterien<br>Alleinige Resektion bei Streßulkusblutung |

Letalität aufweisen. Indikatorische Probleme stellen sich dagegen bei der Frage der primären definitiven Versorgung, obwohl in der letzten Zeit durch prospektive Untersuchungen dieses Problem zumindest für das Ulcus duodeni weitgehend gelöst sein dürfte. In beiden Studien werden jedoch nur Patienten mit einer primär begrenzten lokalen Peritonitis untersucht.

Boey und Mitarbeiter [11] vergleichen in einer prospektiven Studie die alleinige Übernähung mit der trunculären Vagotomie und Drainage-Operation bzw. der selektiv-proximalen Vagotomie und Übernähung der Ulkusperforation (Tab. 9). Nach einem Beobachtungszeitraum von 3 Jahren wiesen die trunculäre Vagotomie und die selektiv-proximale Vagotomie mit Übernähung deutlich bessere klinische Ergebnisse auf als die alleinige Übernähung.

Diese Untersuchungen konnten mittlerweile durch eine prospektive randomisierte Studie von Tanphiphat und Mitarbeitern [43] bestätigt werden. Sowohl die Letalität als auch die Rate postoperativer Komplikationen waren bei der alleinigen Übernähung und der primär definitiven Operation identisch. Die postoperative Klassifikation zeigte jedoch eine deutliche Überlegenheit der definitiven Operation gegenüber der alleinigen Übernähung (Tab. 10).

Für das Ulcus ventriculi existieren derartige Untersuchungen bisher nicht, so daß hier die Ulkusexzision einer primären Magenresektion noch gleichzusetzen ist.

Tabelle 9 Definitive oder palliative Therapie des perforierten Duodenalulkus – Prospektive Studie (Boey et al. [11])

| Therapie | n | Visick-Klassifikation | | | |
|---|---|---|---|---|---|
| | | I | II | III | IV |
| Übernähung | 35 | 18 | 2 | – | 15 |
| TV + Drainage | 32 | 25 | 4 | – | 3 |
| SPV + Übernähung | 34 | 30 | 3 | – | 1 |
| Total | 101 | 73 | 9 | – | 19 |

Tabelle 10 Übernähung oder definitive Operation beim perforierten Ulcus duodeni – Prospektive randomisierte Studie (Tanphiphat et al. [43]

| | Übernähung | | Definitive Operation | |
|---|---|---|---|---|
| Zahl der Patienten | 33 | | 32 | |
| Letalität | 0 | | 0 | |
| Postop. Komplikationen | 7 | | 7 | |
| Visick-Klassifikation | | | | |
| I | 2 | 30% | 6 | 81% |
| II | 6 | | 15 | |
| III | 9 | | 3 | |
| IV | 10 | | 2 | |

**Synopsis**
Indikatorische Fehler bei der Ulkusperforation sind daher zu sehen:
1. in konservativer Therapie;
2. keine definitive Operation bei geringer Peritonitis beim Ulcus duodeni.

## Magenkarzinom

Beim Magenkarzinom stellen sich indikatorische Probleme im allgemeinen nicht. Außer bei Patienten mit ausgedehnten Fernmetastasen oder bei ausgeprägter Peritonealkarzinose mit Aszites ohne wesentliche Stenosierung des Magens ist im allgemeinen immer eine Kontraindikation gegeben [7, 37].

**Radikalitätsprinzipien beim Magenkarzinom**
Indikatorische Fehler beim Magenkarzinom entstehen vor allem in bezug auf die Radikalität des chirurgischen Vorgehens. Es stellt sich hierbei die Frage, ob
- immer eine totale Gastrektomie angezeigt ist
- eine Lymphadenektomie durchgeführt wird
- eine Milzexstirpation zur Magenkarzinomchirurgie gehört.

Die in den letzten Jahren häufig diskutierte Frage [30, 32, 33], ob eine subtotale oder totale Gastrektomie angezeigt ist, darf heute als weitgehend geklärt angesehen werden. Durch die Entwicklung in der chirurgischen Technik, der postoperativen Nachsorge, des Nahtmaterials etc., sind die Operationsletalität und die Rate postoperativer Komplikationen bei beiden operativen Strategien sehr ähnlich (Tab. 11 u. 12).

Tabelle 11 Einfluß der Splenektomie auf die Prognose des Magenkarzinoms

| | | |
|---|---|---|
| Koga et al. [23] | | |
| Stadium I und II | 5-Jahresüberlebensrate | |
| | ohne Splenektomie | 86% |
| | mit Splenektomie | 65% |
| Stadium III | ohne Splenektomie | 23% |
| | mit Splenektomie | 21% |
| Sugimachi et al. [42] | | |
| Stadium I und II | ohne Splenektomie | 89% |
| | mit Splenektomie | 71% |

Tabelle 12 Vergleich subtotal – totale Resektion bei Magenkarzinom

| | Subtotale Resektion | Totale Gastrektomie |
|---|---|---|
| Letalität | 3,2–18,2 | 5,2–22,6 |
| | 6,5 | 9,5 |
| 5-Jahresüberlebensrate | 26,2–65,6 | 25,4–72,6 |
| nach kurativer Resektion (%) | 45,0 | 45,0 |

Bei kleinen Antrumkarzinomen, vor allem vom intestinalen Typ, ist eine subtotale Gastrektomie mit ausreichendem Sicherheitsabstand das Verfahren der Wahl, während bei allen anderen Formen im Rahmen der kurativen Magenkarzinomchirurgie die totale Gastrektomie angezeigt ist. Abgewichen werden kann von diesem Vorgehen bei allen palliativen Eingriffen, wo die Beseitigung eines Großteils des Tumors oder der Komplikationen des Tumors im Vordergrund der Überlegungen zu stehen hat. Die Methode der Rekonstruktion nach subtotaler oder totaler Rekonstruktion hat keinen Einfluß auf die Überlebensrate der Magenkarzinompatienten [30]. Auch läßt sich die Überlegenheit der Methoden, die eine Rekonstruktion der Duodenalpassage beinhalten, nicht belegen [10]. Indikatorische Fehler ergeben sich daher beim Magenkarzinom vor allem, wenn eine histologische Klassifikation im intestinalen und diffusen Tumortyp präoperativ oder intraoperativ nicht erfolgt bzw. aus technischen Gründen nicht erfolgen kann.

Eine sorgfältige Lymphadenektomie darf heute als Standardverfahren im Rahmen der kurativen Karzinomchirurgie des Magenkarzinoms angesehen werden [38]. Fraglich ist lediglich, inwieweit die Lymphadenektomie ausgedehnt werden muß. Nach den bisher vorliegenden Untersuchungen kann man davon ausgehen, daß die Lymphabflußwege entlang der großen und kleinen Kurvatur durch Mitnahme des großen und kleinen Netzes reseziert werden müssen. Desweiteren müssen die Lymphabflußwege entlang der A. hepatica communis, im Bereich des Tripus Halleri unter radikulärer Ligatur der A. gastrica sinistra und entlang der A. lienalis bis zum Milzhilus exstirpiert werden [18, 22, 28]. Die Ausdehnung der Lymphadenektomie auf retropankreatische Lymphknoten oder Lymphknoten im Bereich des Mesokolons ist nach den heute vorliegenden Erkenntnissen nicht sinnvoll.

Eine prinzipielle Splenektomie ist nach unseren heutigen Erkenntnissen im Rahmen der Karzinomchirurgie des Magens nicht indiziert (Tab. 13).

Koga und Mitarbeiter [23] fanden im Stadium I und II des Magenkarzinoms eine deutliche Reduktion der 5-Jahresüberlebensrate, wenn eine Splenektomie durch-

Tabelle 13 Häufigkeit postoperativer Komplikationen nach Resektion wegen Karzinom (Sammelstatistik 1975–1985) n = 4286

| | Subtotale (%) | Total (%) |
|---|---|---|
| Nahtinsuffizienz | 10,6 | 12,1 |
| Wundinfektion | 12,6 | 13,5 |
| Nachblutung | 2,5 | 3,6 |
| Entleerungsstörung | 6,5 | – |
| Ileus | 6,5 | 5,6 |
| Lungenembolie | 4,7 | 3,0 |
| Sonst. pulmonal | 17,3 | 26,5 |
| kardial | 16,5 | 19,8 |
| Pankreatitis | 1,2 | 0,1 |
| Sonstiges | 12,0 | 16,4 |

Tabelle 14 Indikatorische Fehler: Magenkarzinom

| | |
|---|---|
| *Zu radikal* | Ausgedehnte Resektionen bei palliativen Eingriffen<br>Milzexstirpation bei Stadium I und II?<br>Totale Gastrektomie bei kleinem Antrumkarzinom?<br>Risiko des Patienten |
| *Zu wenig radikal* | Fehlender Sicherheitsabstand (diffuser Typ)<br>Subtotale kurative Resektion bei Tumor im mittleren Drittel<br>Proximale kurative Resektion bei Tumor im proximalen Drittel<br>Fehlende Lymphadenektomie bei kurativen Eingriffen |
| *Verfahrenswahl* | Keine Lymphadenektomie bei kurativem Eingriff?<br>Fehlende perioperative Antibiotikaprophylaxe |

geführt wurde. Im Stadium III dagegen ließ sich dieser Unterschied nicht mehr dokumentieren. Sugimachi et al. [42] beobachtete eine 5-Jahresüberlebensrate im Stadium I und II des Magenkarzinoms bei gleichzeitiger Splenektomie von 71%, während bei belassener Milz die 5-Jahresüberlebensrate mit 89% deutlich höher lag.

Welche Faktoren beeinflussen nun die Überlebenszeit beim Magenkarzinom?

Einfluß haben [39]:
- Tumorstadium
- Metastasierung
- Histologischer Typ des Tumors
- Alter des Patienten
- Kurative oder palliative Resektion
- Lymphadenektomie?

Keinen Einfluß haben:
- Ausmaß der Resektion
- Postoperative Komplikationen
- Rekonstruktionsverfahren

**Synopsis**

Die indikatorischen Probleme beim Magenkarzinom sind in der Tabelle 14 zusammengefaßt. Hieraus wird deutlich, daß eine stadiengerechte Operation einem schematischen Vorgehen vorzuziehen ist.

## Operative Fehler in der Magenchirurgie

Die Möglichkeiten operativer Fehler in der Magenchirurgie sind nahezu unbegrenzt und füllen zahlreiche Bücher und medizinische Publikationen [6, 29, 41]. Im folgenden soll daher nur auf wenige wichtige Punkte eingegangen werden, die durch die Entwicklung der letzten Jahre in ein neues Licht gerückt wurden.

Tabelle 15 Risiken der selektiv-proximalen Vagotomie (Sammelstatistik 1972–1982) n = 11876

| | |
|---|---|
| Operationsletalität | 0– 0,2% |
| *Frühkomplikationen* | |
| Ösophagusläsion | 0,1– 0,5% |
| intraabdominale Nachblutung | 0,1– 1,0% |
| Magenwandnekrose | 0,1– 0,7% |
| Wundinfekte | 3,0– 6,0% |
| Narbenbrüche | 0– 1,5% |
| *Inkomplette Vagotomie* | 0–25,0% |
| *Spätkomplikationen* | |
| Diarrhoe | 1,0– 3,0% |
| Dumping (leicht) | 2,0– 6,0% |
| Erbrechen | 0– 9,0% |
| Entleerungsstörungen | 1,0– 5,0% |
| Dysphagie (vorübergehend) | 5,0–20,0% |
| Rezidivulkus (5–10 Jahre) | 8,0–18,0% |

## Vagotomie

Operative Fehler bei der Vagotomie bestehen in intraoperativen Komplikationen, die vorwiegend die Läsion der kleinen Kurvatur, des Ösophagus und der Milz betreffen, und in der unzureichenden vagalen Denervierung (Tab. 15). Die Häufigkeit der Läsionen ist relativ gering, auch werden postoperative Wundinfekte selten gesehen. Der häufigste operative Fehler ist jedoch die unvollständige Vagotomie. Es hat sich leider herausgestellt, daß sich durch die Einführung des Elektrostimulationstestes die Zahl der inkompletten Vagotomie nicht wesentlich senken läßt, obwohl Müller [27] zeigte, daß, wenn am Ende der Operation der Burge-Test positiv war, d. h., eine vagale Innervierung noch vorhanden war, die Rezidivrate nach 5 Jahren deutlich höher lag.

Eine Reduktion der Rate inkompletter Vagotomien läßt sich zum jetzigen Zeitpunkt nur durch eine möglichst exakte chirurgische Technik erzielen. Dabei sind weitgehende Freilegung des distalen Ösophagus und die adäquate vagale Denervierung bis in den oberen Anteil des sogenannten Krähenfußes von entscheidender Bedeutung.

## Ulkusblutung (Tab. 16)

Operative Fehler bei der chirurgischen Versorgung einer Ulkusblutung sind vor allem beim Ulcus duodeni gegeben. Entscheidend ist die suffiziente Ligatur der A. gastroduodenalis zumindest am Oberrand des Bulbus duodeni. Hierbei ist jeweils eine intraoperative Darstellung des Gefäßes notwendig, da blinde Umstechungen in dem entzündlich veränderten Gebiet in einem hohen Prozentsatz zu keiner ausreichenden Ligatur der Gefäße führt. Rezidivblutungen sind nach Re-

Tabelle 16 Operative Fehler: Ulkusblutung

| | |
|---|---|
| *Ulcus duodeni* | Unzureichende Versorgung der A. gastroduodenalis<br>Durchtrennung des Pylorus?<br>Magenresektion?<br>Erzwingen der Vagotomie |
| *Ulcus ventriculi* | Erzwingen der Resektion<br>Fehlende Histologie |
| *Streßulkus* | Alleinige Resektion<br>Ligatur aller Magenarterien |

sektionen genauso häufig wie nach Vagotomie und Umstechung des Ulcus duodeni.

Operative Fehler beim blutenden Ulcus ventriculi sind durch Resektion des blutenden Ulkus zu vermeiden. Liegt die peptische Läsion jedoch unmittelbar subkardial, oder befindet sich der Patient in einem sehr schlechten Allgemeinzustand, ist eine lokale Umstechung bei gleichzeitiger Verifizierung der Dignität des Ulkus mit eventuell gleichzeitiger Ligatur der zuführenden Gefäße außerhalb der Magenwand das risikoärmere Vorgehen. Immer zu vermeiden sind sogenannte blinde Resektionen.

## Distale Magenresektion (Billroth-II-Rekonstruktion)

Während bei der Vagotomie chirurgisch-technische Probleme relativ selten sind, ist die Situation bei der Magenresektion anders. Eine Vielzahl chirurgischer Fehler ist hier beschrieben worden, wobei die fehlerhafte Versorgung des Duodenalstumpfes oder die Verletzung des Ligamentum hepatoduodenale als besonders gravierend anzusehen sind (Tab. 17 u. 18). Außerdem ist es sehr schwierig, die Ausdehnung der Resektion des Magens bei gutartigen Erkrankungen intraoperativ exakt festzulegen.

Intraoperativ (Tab. 17) treten meist Komplikationen auf, die auf chirurgisch-technischen Fehlern beruhen, wobei eine unübersichtliche Anatomie und das

Tabelle 17 Intraoperative Komplikationen der distalen Magenresektion (nach Peiper et al. [29])

| | | |
|---|---|---|
| Zahl der Resektionen | 4295 | |
| Zahl der intraoperierten Komplikationen | 101 | 2,35% |
| Letalität der Komplikationen | 29 | 28,70% |
| Art der Komplikationen | | |
| Pankreaskopfverletzungen | 58 | |
| Gallengangsverletzungen | 37 | |
| Verletzung der A. lienalis | 3 | |
| Verletzung der A. hepatica | 1 | |
| Verletzung der A. colica med. | 1 | |
| Kolonverletzung | 1 | |

rasche Durchtrennen nicht präoperativer und identifizierter Strukturen neben sehr schweren Lokalbefunden vor allem anzuschuldigen sind [29].

Auch die postoperativen Komplikationen spiegeln diese Probleme wider, wobei zwischen primären Operationen wegen gutartiger oder bösartiger Erkrankungen unterschieden werden sollte (Tab. 18). Aus den Untersuchungen der Kölner [41] und der Göttinger Klinik geht hervor, daß die Duodenalstumpfinsuffizienz immer noch eine Komplikation ist, die relativ häufig beobachtet wird. Ob diese Komplikationen durch die Verwendung von Nähapparaten seltener werden, muß erst durch entsprechende Studien belegt werden.

Von vielen Seiten ist versucht worden zu belegen, daß spezielle Anastomosenformen und sogar die Billroth-II-Resektion per se einen operativen Fehler darstellt [6, 21, 24]. In einer früheren retrospektiven Untersuchung haben wir geglaubt, nachweisen zu können, daß eine retrocolische GE mit kurzer zuführender Schlinge mit einem besonders hohen Magenstumpfkarzinom-Risiko belastet ist [31]. Mehrere Publikationen aus den letzten Jahren belegen diese These jedoch nicht, so daß der von vielen postulierten Karzinomgefährdung des Resektionsmagens nur sehr wenig wissenschaftlich belegbares Substrat zugrunde liegt (Tab. 19) [13, 17, 34, 36, 45].

Tabelle 18 Häufigkeit (%) und Ursache der postoperativen Peritonitis nach Billroth-II-Resektion

| | Stücker et al. [41] | Chir. Univ.-Klinik Göttingen |
|---|---|---|
| Zahl der Patienten | 4566 | 1426 |
| Grundleiden | Ulkus | Ulkus + Ca. |
| Duodenalstumpfinsuffizienz | 2,31 | 2,67 |
| Anastomoseninsuffizienz | 0,43 | 0,89 |
| Magenwandnekrosen | – | 0,29 |
| Pankreatitis | 0,93 | 0,89 |
| Intraabdom. Abszeß | 0,57 | 1,01 |
| Sonstiges | 0,19 | 0,56 |

Tabelle 19 Häufigkeit von Magenkarzinomen nach Resektion wegen peptischer Erkrankungen

| Autor | Jahr | Stadt | n | erwartet | beobachtet | p |
|---|---|---|---|---|---|---|
| Helsingen | 1956 | Oslo | 222 | 5,4 | 11 | < 0,025 |
| Krause | 1958 | Uppsala | 361 | 11,3 | 25 | < 0,001 |
| Domeloff | 1977 | Umea | 676 | 5,6 | 13 | < 0,005 |
| Welvaart | 1982 | Leiden | 264 | 4,4 | 5 | n. s. |
| Ross | 1982 | Edinburgh | 779 | 10,4 | 8 | n. s. |
| Clark | 1983 | London | 225 | 2,8 | 1 | n. s. |
| Schafer | 1983 | Minnesota | 338 | 2,6 | 2 | n. s. |
| Fischer | 1983 | Kopenhagen | 1000 | 10,6 | 11 | n. s. |

Tabelle 20 Spätletalität nach Billroth-II-Resektion bei Ulcus duodeni (Fischer et al. [17])

n = 1000 OP 1948–1956 Untersuchungsende 1977
Beobachtete Letalität 522 Erwartete Letalität 422,6 p 0,05

*Todesursachen*
- Lungentuberkulose
- Leberzirrhose
- Suizid

*Malignome*
- häufiger Bronchialkarzinom
- Blasenkarzinom

Fischer und Mitarbeiter [17] untersuchten bei Patienten mit retrocolischer GE und Braunscher Enteroanastomose die Todesursachen und beobachteten, daß die Letalität nach Billroth-II-Resektionen deutlich erhöht ist (Tab. 20). Als Ursache sind nicht Magen-Karzinome anzuschuldigen, sondern Lungentuberkulose, Leberzirrhose und vor allem der Suizid wurden als häufigste Todesursache beobachtet. An Malignomen werden gehäuft Bronchial-Karzinome und Blasen-Karzinome beobachtet.

Von einigen Autoren wird die Roux-Y-Anastomose als Anastomosenverfahren bei der Billroth-II-Resektion vorgezogen [24]. Es gibt jedoch Hinweise, daß durch die Roux-Y-Anastomose ein Krankheitsbild per se geschaffen wird, das mit Übelkeit, Erbrechen und Abdominalbeschwerden einhergeht und spezifisch durch die gewählte Konstruktion hervorgerufen wird [25].

## Literatur

[1] Allan, R., P. W. Dykes: A study of factors influencing mortality rates from gastrointestinal haemorrhage. Q. J. Med. **45** (1976) 533.
[2] Andersen, D., E. Amdrup, H. Hostrup, et al.: The Aarhus County vagotomy trial. Trends in the problem of recurrent ulcer after parietal cell vagotomy and selective gastric vagotomy with drainage. World J. Surg. **6** (1982) 86.
[3] Andersen, D., E. Amdrup, F. H. Sorensen, et al.: Surgery or cimetidine. I. Comparison of two plans of treatment: operation or repeated cimetidine. World J. Surg. **7** (1983) 372.
[4] Andersen, D., E. Amdrup, F. H. Sorensen, et al.: Surgery or cimetidine? II. Comparison of two plans of treatment: operation or cimetidine given as a low maintenance dose. World J. Surg. **7** (1983) 378.
[5] Baron, J. H., V. L. Perrin: Gastric ulcer healing with ranitidine and cimetidine. A multicenter study. Scand. J. Gastroent. **18** (1983) 973.
[6] Becker, H. D., W. F. Caspary: Postgastrectomy and postvagotomy syndromes. Springer, Heidelberg 1980.
[7] Becker, H. D.: Chirurgie des Magenkarzinoms. Therapiewoche **31** (1981) 3494.
[8] Becker, H. D.: Indikation zur chirurgischen Therapie beim unkomplizierten Ulcus ventriculi. In: Ulcustherapie (Hrsg. J. R. Siewert, A. L. Blum), 2. Aufl., S. 552–567. Springer, Heidelberg 1982.
[9] Becker, H. D.: Indikation zur elektiven Operation beim Ulcus ventriculi und duodeni.

In: Der chronisch Kranke in der Gastroenterologie (Hrsg. H. Goebel, J. Hotz, E. H. Farthmann), S. 811–892. Springer, Heidelberg 1982.
[10] Becker, H. D.: Aufrechterhaltung der Duodenalpassage – ja oder nein? Langenbecks Arch. Chir. **366** (1985) 241.
[11] Boey, J., J. Wong, G. B. Ong: A prospective study of operative risk factors in perforated duodenal ulcers. Ann. Surg. **195** (1982) 265.
[12] Boyd, E. J. S., J. A. Wilson, K. G. Wormsley: Review of ulcer treatment. Role of ranitidine. J. Clin. Gastroent. **5**, Suppl. 1 (1983) 133.
[13] Clark, F. G.: zitiert nach [17].
[14] Classen, M., H. G. Dammann, W. Domschke, et al.: Abheilungsraten nach Omeprazol und Ranitidin-Behandlung des Ulcus ventriculi. DMW **110** (1985) 628.
[15] Diehl, J. T., R. E. Hermann, A. H. Cooperman, et al.: Gastric carcinoma: a ten-year review. Ann. Surg. **198** (1983) 9.
[16] Feuerle, G. E., H. D. Becker: Ulcus pepticum ventriculi et duodeni. Medikamentöse Rezidivprophylaxe versus Operation. Z. Gastroenterol. **23** (1985) 22.
[17] Fischer, A. B., J. Knop, N. Graem: Late mortality following Billroth II resection for duodenal ulcer. Acta Chir. Scand. **151** (1985) 43.
[18] Forrest, J. A. H., N. D. C. Funilayson, D. J. C. Sherman: Endoscopy in gastrointestinal bleeding. Lancet **II** (1974) 394.
[19] Foster, D. N., K. J. A. Miloszewski, M. S. Losowsky: Stigmata of recent hemorrhage in diagnosis and prognosis of upper gastrointestinal bleeding. Brit. Med. J. **I** (1978) 1173.
[20] Gough, K. R., M. G. Korman, K. D. Bordhaus, et al.: Ranitidine and cimetidine in prevention of duodenal ulcer relapse. Lancet **II** (1984) 659.
[21] Helsingen, N., L. Hillestaad: Cancer development in the gastric stump after partial gastrectomy for ulcer. Ann. Surg. **143** (1956) 173.
[22] Japanese Research Society for gastric cancer: The general rules for the gastric cancer study in surgery and pathology. Jpn. J. Surg. **11** (1981) 127.
[23] Koga, S., N. Kaikara, O. Kimura, et al.: Prognostic significance of combined splenectomy or pancreatico-splenectomy in total and proximal gastrectomy for gastric cancer. Am. J. Surg. **142** (1981) 546.
[24] Langhanns, P.: Das Operations-Folge-Karzinom des Magens. Med. Klin. **77** (1982) 22.
[25] Mathias, J. R., A. Fernandez, C. A. Sunnisky, et al.: Nausea, vomiting and abdominal pain after Roux-en-Y anastomosis: motility of the jejunal limb. Gastroenterology **88** (1985) 101.
[26] Morris, D. L., P. C. Hawker, S. Brearley, et al.: Optimal timing of operation for bleeding peptic ulcer: prospective randomized trial. Brit. Med. J. **288** (1984) 1277.
[27] Müller, C., M. Allgöwer: Elektive chirurgische Eingriffe in der Ulcus duodeni-Therapie. Chirurg **53** (1982) 9.
[28] Omori, Y., S. Kanake: Lymph Node dissection in the surgery of stomach cancer: Technique and results. In: Therapie des Magenkarzinoms (Hrsg. R. Häring), S. 123–133. Edition Medizin, Weinheim–Deerfield Beach Florida, Basel 1984.
[29] Peiper, H. J.: Intra- und postoperative Komplikationen in der Magenchirurgie. Langenbecks Arch. Chir. **332** (1968) 157.
[30] Peiper, H. J., J. R. Siewert: Magenersatz. Chirurg **49** (1978) 81.
[31] Peitsch, W., H. D. Becker: Freguency and prognosis of gastric stump cancer. Front. Gastroint. Res. **5** (1979) 170.
[32] Pichlmayr, R., H. E. van Alste: Die totale Gastrektomie als Regeloperation beim operablen Magenkarzinom. Langenbeck's Arch. Chir. **345** (1977) 595.
[33] Pichlmayr, R., H. J. Meyer, E. Guthy: Pro Gastrektomie. Therapiewoche **30** (1980) 8549.

[34] Ross, A. H., M. A. Smith, J. R. Anderson, et al.: Late mortality after surgery for peptic ulcer. N. Engl. J. Med. **307** (1982) 519.
[35] Rutgeerts, P., G. Vantrappen, L. Broeckert, et al.: Controlled trial of YAG-Laser treatment of digestive hemorrhage. Gastroenterology **83** (1982) 410.
[36] Schafer, L. W., D. E. Larson, L. J. Melton, et al.: The risk of gastric carcinoma after surgical treatment for benign ulcer disease. N. Engl. J. Med. **309** (1983) 1210.
[37] Siewert, J. R., R. Ketterl: Chirurgische Standortbestimmung: Magenkarzinom. Z. Gastroenterol. **23** (1985) 100.
[38] Soga, J.: The role of lymphadenectomy in curative surgery for gastric cancer. World J. Surg. **3** (1979) 701.
[39] Soreide, O., J. Lillestal, A. Viste, et al.: Factors influencing survival in patients with cancer of the stomach. A multivariant analysis. Acta Chir. Scand. **148** (1982) 367.
[40] Storey, D. W., S. G. Brown, C. P. Swain, et al.: Endoscopic prediction of recurrent bleeding in peptic ulcers. N. Engl. J. Med. **305** (1981) 915.
[41] Stücker, F. J., A. Larena, K. Hoffmann, et al.: Frühe und späte Reinterventionen nach Resektion wegen Gastro-Duodenal-Ulcus. Chirurg **44** (1973) 7.
[42] Sugimachi, K., Y. Kodama, R. Kumashiro, et al.: Critical evaluation of prophylactic splenectomy for the stomach cancer. Gan **71** (1980) 704.
[43] Tamphiphat, C., T. Tanprayoon, A. NaThalang: Surgical treatment of perforated duodenal ulcer: a prospective between simple closure and definitive surgery. Brit. J. Surg. **72** (1985) 370.
[44] Wara, P.: Endoscopic electrocoagulation of major bleeding from peptic ulcer. Acta Chir. Scand. **151** (1985) 29.
[45] Welvaart, K., H. M. Warnsiek: The incidence of carcinoma of the gastric remnant. J. Surg. Oncol. **21** (1982) 104.

# Peripapilläre Verletzungen bei Magenoperationen

*E. Axnick, C. Käufer*

Operative Verletzungen der Papilla Vateri in der Magenchirurgie sind als schwerwiegender Zwischenfall gefürchtet (Abb. 1a u. b).

Nach der *Erfahrung,* auch in jüngster Zeit, läßt sich dieses seltene Mißgeschick bei tiefsitzendem Ulcus duodeni nicht ausschließen. Wir entnahmen der Literatur der letzten 15 Jahre 39 Beobachtungen. Ihre teils komplizierten Verläufe mit Letalitäten über 20% unterstreichen die Bedeutung dieses Schadens (Tab. 1).

Mögliche *Verletzungsursachen* einer Papillen-Diskonnektion sind:

1. Morphologische Veränderungen mit Schrumpfung der Duodenalwand bei chronischem Ulkus, nach Voroperationen oder bei Duodenaldivertikel.
2. Operative Fehler infolge unübersichtlicher Situsverhältnisse zwischen Ligament und Pankreaskopf. Retrograde Duodenaldissektion mit Strauß-Manöver fördern solche Kollision.
3. Topographische Varianten mit hochgelegener Papilla Vateri.

Die *intraoperative Erkennung* einer Papillenverletzung gestattet die sofortige Reinsertion mit günstigem Verlauf. Sowohl nach der Literatur als auch in eigener Erfahrung sind Folgeergebnisse damit gut.

Viele Läsionen werden *intraoperativ übersehen* oder inadäquat gewertet und manifestieren sich mit postoperativen Komplikationen (Abb. 2a u. b). *Leitzeichen*

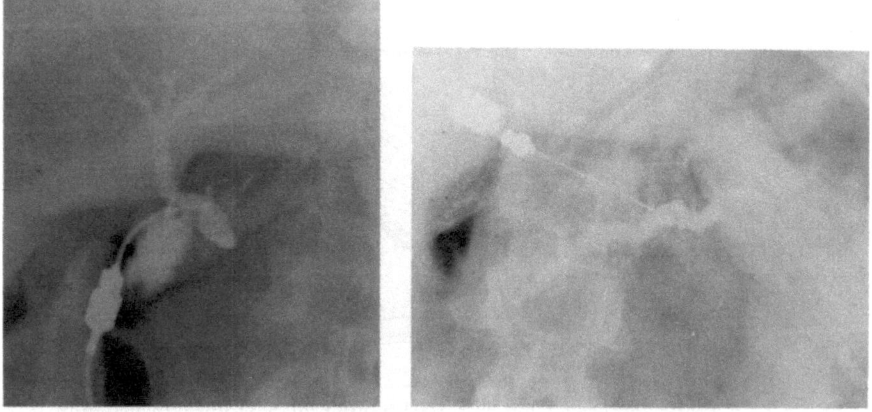

Abb. 1a u. b Choledochus- und Wirsungianusstop nach Papillen-Disconnection.

Tabelle 1 Peripapilläre Verletzungen bei Magenoperationen (Literaturübersicht)

| Autor | Jahr | Zahl | Korrektur | Verlauf |
|---|---|---|---|---|
| Ehrlich, E. [3] | 1969 | 2 | 2× sek. | 1× glatt, 1× Exitus |
| Clemmesen, T. [1] | 1970 | 5 | 3× prim., 2× sek. | z. T. Relap., 1× Exitus |
| Danese, C. A. [2] | 1970 | 2 | 1× prim., 1× sek. | mehrf. relap. |
| Richter, R. M. [7] | 1972 | 1 | sek. | mehrf. relap. |
| Mouchet, A. [6] | 1975 | 4 | 2× prim., 2× sek. | 1× Relap., 1× Exitus |
| Marquand, J. [5] | 1975 | 1 | sek. | ? |
| Schmitt, J. C. [8] | 1978 | 2 | 1× prim., 1× sek. | glatt |
| Florence, M. G. [4] | 1981 | 10 | 8× prim., 2× sek. | 1× Whipple, 3× Exitus |
| Winter, J. [11] | 1982 | 2 | 1× prim., 1× sek. | 1× Whipple |
| Wicky, B. [10] | 1984 | 4 | 4× prim. | 2× Whipple, 1× Exitus |
| Schwab, G. [9] | 1985 | 6 | 2× prim., 4× sek. | 1× Whipple, 2× Exitus |

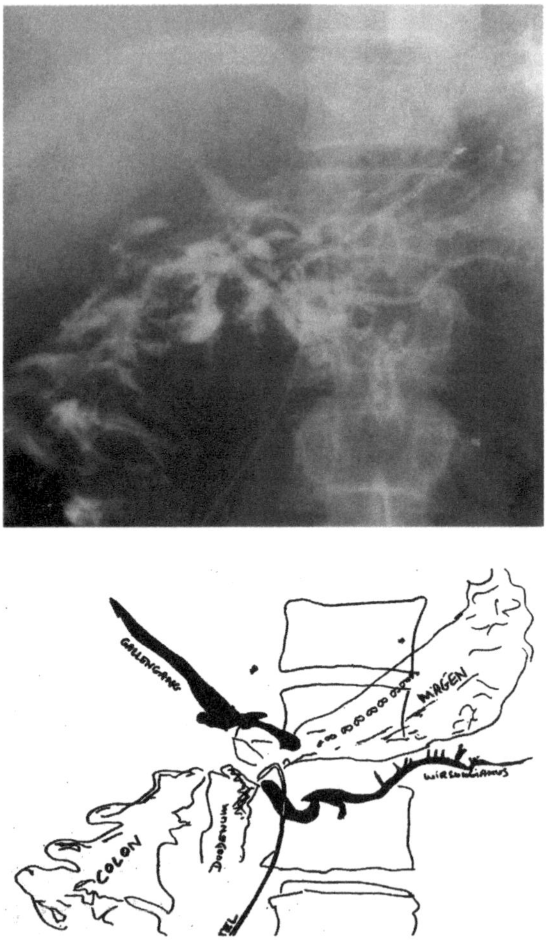


Abb. 2a u. b Galle-Pankreasfistel mit Verbindung zu 5 Hohlraumsystemen: Gallengang, Pankreasgang, Magen, Duodenum, Kolon.

Tabelle 2 Peripapilläre Verletzungen – Henriettenstift Hannover

| Pat. | | Erst-Op. | Verlauf | Ergebnis |
|---|---|---|---|---|
| M. B. | 59 J. ♀ | B I + Cholezystekt. | prim., Direktanastomose | gut |
| H. C. | 38 J. ♂ | B II ausw. | Fistel, sek. Anastomose, Relap. wg. erneuter Fistel | gut |
| M. F | 58 J. ♀ | B II ausw. | Fistel, sek. Anastomose | gut |
| H. B. | 47 J. ♂ | B II | Fistel, sek. Anastomose | gut |
| H-D. K. | 29 J. ♂ | B I | Pankreatitis, Fistel, P. Zystendrainage, Gang-verödung – Whipple | gut |
| E. B. | 43 J. ♂ | B I | Ikterus + Pankreatitis, Nekrosekt. biliodigest. Anastomose, Revision | gut |
| A. K. | 60 J. ♀ | B II ausw. | Ikterus + Pankreasnekrose Nekrosekt. + biliodig. Anastomose | Exitus n. 2 Mon. |
| K-D. M. | 27 J ♂ | B II ausw. | Ikterus, Cholezysto-Duoden-ostomie 3× Relap. wg. rez. Pankreatitis | chron. rez. Pan-kreat., Diabetes |

sind Verschlußikterus, Galle- oder Pankreasfistel oder Pankreatitis, oft mit Peritonitis.

*Unsere Erfahrungen* umfassen 8 Patienten, 4 davon aus eigenem Krankengut. Ausnahmslos erfolgten die Papillenverletzungen bei Magenulkusresektionen (Tab. 2).

- Einmal wurde die Läsion *intraoperativ erkannt* und erfolgreich mit bilio-pankreatico-digestiver Anastomose versorgt.
- 3 Kranke entwickelten eine *Galle- und Pankreasfistel.* In allen Fällen führte die Nachoperation mit bilio-pankreatico-digestiver Anastomose mit problemlosem Verlauf zur Heilung.
- Bei 3 Kranken dominierte nachoperativ die *Pankreatitis,* zweimal mit begleitendem Verschlußikterus, einmal mit äußerer Fistel. Diese Entwicklung einer Papillenverletzung ist folgenschwer. Stets waren mehrere Operationen mit Entlastung des Verschlußikterus, Drainage der Pankreatitis und Nekrosektomie erforderlich. 1 Patient starb nach erfolgreicher bilio-digestiver Anastomose an den Folgen der nekrotisierenden Pankreatitis. Bei 1 Patienten mit rezidivierenden Schüben einer Pankreatitis, -Zystendrainage und Gangverödung führte erst die Kopfresektion nach Whipple 6 Jahre nach der Ulkusoperation zur Beschwerdefreiheit.
- Bei 1 Patienten mit postoperativem Verschlußikterus war ursprünglich nur eine entlastende Cholezystoduodenostomie erfolgt. Zwar war der Frühverlauf blande, doch innerhalb 11 Jahren mehrere Nachoperationen wegen chronisch rezidivierender Pankreatitis mit Pseudozystendrainage und Nekrosektomie erforderlich.

Damit sind die Verläufe mit 1 Todesfall und 1 schlechten Spätergebnis, aber 6 guten Resultaten noch überraschend günstig. Die hohe Direktanastomose mit breiter Lappenplastik nach Gütgemann nach extremer Duodenalmobilisation half uns viermal zum Erfolg (Abb. 3 u. 4).

Aus unseren Erfahrungen *schlußfolgern* wir:

1. Die *intraoperative Erkennung* einer Papillenverletzung ist wegen der günstigen Sofortversorgung wichtig. Der Galleaustritt im Operationsfeld ist oft spärlich, im Falle einer papillennahen periduodenalen Ligatur überhaupt nicht vorhanden. Einmal wurde auswärts wegen vermuteter Gallengangsverletzung ein intraoperatives Cholangiogramm gefertigt. Dabei war das komplette Gallengangsystem intakt, was den Operateur in Sicherheit wiegte, ein Kontrastmittelübertritt an der Papille in den Zwölffingerdarm im nachhinein aber auf dem etwas flauen Bild nicht auszumachen. Sicherer ist daher die Gallengangssondierung durch die Papille. Leitstruktur bei der Operation bleibt die A. gastroduodenalis, bis zu deren Unterkreuzung das Duodenum gefahrlos mobilisiert werden darf.
2. Eine *postoperative Fistel* wird leicht als Anastomosen- oder Duodenalstumpfinsuffizienz fehlinterpretiert. Dadurch unterliegt die Inzidenz einer beträchtlichen Dunkelziffer übersehener Läsionen durch vordergründige Beurteilung. Hier klärt die Fisteldarstellung. Wir empfehlen die direkte Reanastomosierung beider Gangsysteme beim B II-Magen mit dem Duodenum, bei B I-Anastomose mit einer Roux-Schlinge.
3. Im Falle einer *postoperativen Pankreatitis* läßt sich die passagere Drainage und spätere Nachoperation kaum umgehen. Jedenfalls sind bilio-digestive Anastomosen im Pankreasnekrosegebiet gefährdet und kaum anzuraten.
4. Die *alleinige Gallengangsentlastung* des nachoperativen Ikterus bleibt komplikationsträchtig und keineswegs empfehlenswert. Zwar führt die isolierte Wirsungianusunterbindung nicht obligat zur Pankreatitis. Tritt sie jedoch auf, sind

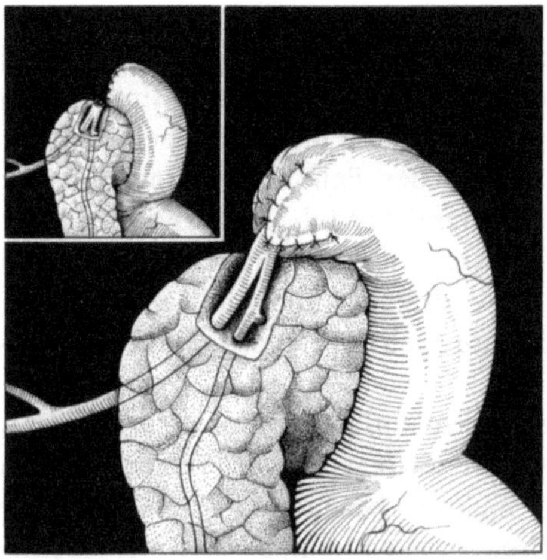

Abb. 3 Rekonstruktion bei Papillen-Disconnection.

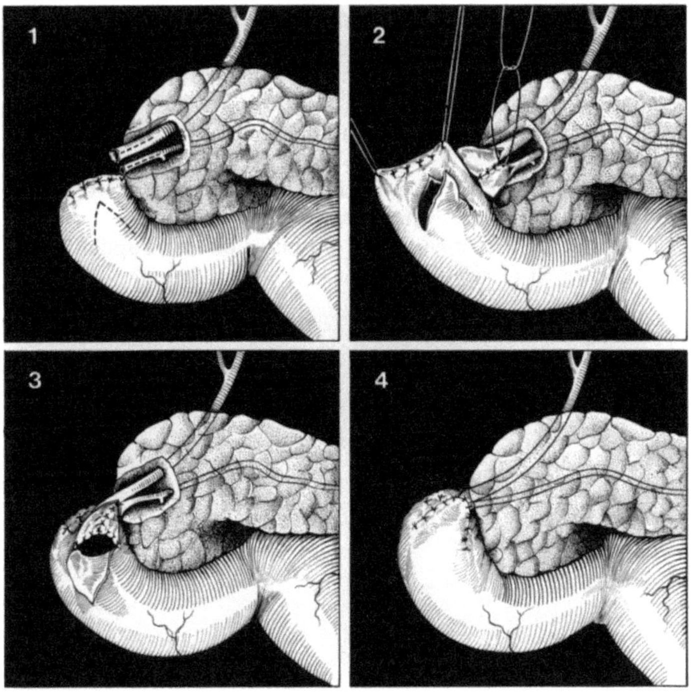


Abb. 4 Rekonstruktion bei hoher Papillen-Disconnection.

weitere Eingriffe erforderlich. Folgerichtig scheint dann die Pankreaskopfresektion, die wir einmal mit Erfolg praktizierten, ebenso wie vereinzelt in der jüngeren Literatur.

Insgesamt wird die Verlaufsschwere nicht erkannter peripapillärer Verletzungen durch pankreatogene Komplikationen diktiert.

## Literatur

[1] Clemmesen, T., H. Baden: Accidental transection of the ampulla of Vater at surgery for duodenal ulcer. Acta Chir. Scand. **136** (6) (1970) 497–502.

[2] Danese, C. A., R. Margolese, D. A. Dreiling, et al.: Disconnection of the papilla of Vater. A complication of gastric surgery. Am. J. Gastroenterol. **53** (5) (1970) 446–459.

[3] Ehrlich, E. W., J. M. Howard: Ampullary Disconnection during Gastrectomy. Ann. of Surg., Vol. 170, No. 6 (1969) 961–968.

[4] Florence, M. G., M. J. Hart, T. T. White: Ampullary Disconnection During the Course of Biliary and Duodenal Surgery. Am. J. Surg. **142** (1981) 100–105.

[5] Marquand, J.: Une technique de réimplantation de la papille après désinsertion accidentelle au cours d'une gastro-duodénectomie pour ulcère duodénal. J. Chir. (Paris) **109** (5–6) (1975) 649–652.

[6] Mouchet, A., J. Marquand, M. Guivarch'h: Désinsertions papillaires accidentelles, complications de la gastro-duodénectomie pour ulcère duodénal. Chirurgie **101** (3) (1975) 224–232.

[7] Richter, R. M., C. M. Pulmano, B. S. Levowitz: Jejunal interposition in the treatment of operative injury of the ampulla of Vater. Am. J. Gastroenterol. **57** (1) (1972) 49–54.
[8] Schmitt, J. C., G. Sava, J. Seror: Les désinsertions papillaires accidentelles au cours des gastro-duodénectomies. Acta Chir. Belg. **77** (5) (1978) 355–363.
[9] Schwab, G., E. Bodner: Papillenverletzungen im Rahmen operativer Eingriffe. Chir. Gastroenterol. **1** (1985) 75–82.
[10] Wicky, B., W. Kessler, R. Amgwerd: Die papillennahe Verletzung nach Choledochusrevision und Magenresektion. Helv. Chir. Acta **51** (1984) 721–726.
[11] Winter, J., L. Ulatowski, E. Hoffmann: Die Desinsertion der Papilla Vateri bei der Magenresektion. Chirurg **53** (1982) 574–580.

# Whipplesche Operation als Notfalleingriff nach Papillenverletzung während Billroth-II-Resektion

*A. Hirner, R. Häring*

## Einleitung

Den *intraoperativen Verletzungen der Papille im Rahmen einer Magenresektion wegen Ulcus duodeni* wird in der Literatur wenig Interesse entgegengebracht, vielleicht auch deshalb, weil es sich um operative Unglücksfälle bzw. Fehler handelt, mit jeweils fraglicher Prognose. Die Prognose ist besser, wenn die Verletzung sofort erkannt und („einzeitig") versorgt wird; sie wird sprunghaft schlechter, wenn die Verletzung erst Tage oder Wochen später („zweizeitig") korrigiert wird (s. Tab. 3).

Die Angaben über die Häufigkeit solcher intraoperativen Papillenverletzungen während Ulkusresektion schwanken erheblich (Tab. 1): 0,08 bis 2% [16, 21], im Durchschnitt um ca. 0,4%. Florence [5] schätzt sie jedoch bis auf 1,5%. Im Gegensatz hierzu sind intraoperative Verletzungen der Papille im Rahmen einer Magenresektion wegen anderer Ursachen (z. B. Karzinom, Ulcus ventriculi etc.) deutlich seltener; in einer Literaturübersicht von Schmitt [16] ca. 0,2% (Tab. 2). Dieser Unterschied ist erklärbar durch die lokal schwierigeren operativen Verhältnisse bei fortgeschrittenem Narbenbulbus.

Die beiden Hauptgründe für eine Papillenverletzung sind die enorme narbenbedingte Abstandsverkürzung von Pylorus zu Papille – von durchschnittlich 7,5 cm bis auf 2 cm herab [5, 20] – und die falsche Kocher-Mobilisation: scharfe Präparation *zwischen* Duodenum und Pankreaskopf.

## Kasuistik

40jährige Patientin, verheiratet, 4 Kinder, früher ca. 50 kg schwer bei 153 cm Größe. Appendektomie als Kind, 1971–1981 sieben gynäkologische Operationen und seit 1977 zunehmende Ober- und Mittelbauchschmerzen, als „Adhäsionsbeschwerden" gedeutet. 1980 erste endoskopische Diagnose eines Ulcus duodeni, konservative Therapie. 1982 notfallmäßige Einlieferung bei uns wegen frei perforiertem Ulkus mit diffuser Peritonitis. Im damaligen Röntgenbild keine freie Luft sichtbar. Die Operation (Exzision und Naht) und der früh-postoperative Verlauf

Tabelle 1 Häufigkeit der Papillenverletzungen im Rahmen distaler Magenresektionen wegen Ulcus duodeni

| | Distale Magenresektionen (n) | Papillenverletzungen (n) | (%) |
|---|---|---|---|
| Santy 1947 [15] | 1300 | 3 | 1,00 |
| Finsterer 1951* | 309 | 3 | 0,90 |
| Loustch 1955* | 100 | 2 | 2,00 |
| Carpenter 1958 [1] | 198 | 1 | 0,50 |
| Yovanovitch 1961 [22] | 1250 | 1 | 0,08 |
| Belding 1963* | 334 | 1 | 0,20 |
| Seror 1975* | 664 | 1 | 0,10 |
| Summe | 3155 | 12 | 0,38 |

* zitiert nach Schmitt [16]

Tabelle 2 Häufigkeit der Papillenverletzungen im Rahmen distaler Magenresektionen wegen anderer Ursachen

| | Distale Magenresektionen (n) | Papillenverletzungen (n) | (%) |
|---|---|---|---|
| Corachan 1931* | 383 | 4 | 1,00 |
| Paraskeras 1938 [13] | 800 | 4 | 0,50 |
| Santy 1947 [15] | 800 | 3 | 0,37 |
| Finsterer 1951* | 800 | 5 | 0,62 |
| Loustch 1955* | 210 | 2 | 0,91 |
| De Vernejoul 1956* | 3000 | 4 | 0,13 |
| Burton 1957* | 348 | 1 | 0,28 |
| Henry 1961 [8] | 3000 | 4 | 0,13 |
| Appelmans 1962* | 3000 | 1 | 0,03 |
| Nicolo 1962* | 950 | 4 | 0,40 |
| Summe | 13291 | 32 | 0,24 |

*zitiert nach Schmitt [16]

waren unauffällig. Der Rat zur späteren elektiven SPV wurde nicht angenommen. Im Februar 1984 wurde sie erneut notfallmäßig aufgenommen wegen Ulkusblutung bei Vorhandensein dreier chronischer Ulzera: Corpus, Antrum und postpylorisch, letzteres tief penetrierend. Wochen zuvor sollen acholische Stühle bestanden haben.

Am 23. 2. 1984 wurde eine Billroth-I-Resektion durchgeführt. Die Auszüge aus dem Operations-Bericht lassen die Schwierigkeiten vermuten, wie sie in der Literatur für jede intraoperative Papillenverletzung als typisch angesehen werden: „erschwerter Zugang bei ausgeprägten Verwachsungen – Bursa vollständig verklebt – Duodenum stark verzogen und immobil – in den Pankreaskopf penetriertes postpylorisches Ulkus – stumpfe bzw. scharfe Präparation des Duodenums – offene Durchtrennung in Höhe des penetrierenden Ulkus und zusätzliches Absetzen einer überschüssigen Duodenalschleimhautmanschette“. Wegen Sorge um die Papille

Tabelle 3 Letalität nach Papillenverletzung im Rahmen distaler Magenresektionen wegen Ulcus duodeni (Literaturübersicht)

| | | Verstorben (n) | (%) |
|---|---|---|---|
| *Einzel- und Sammelstatistiken:* | | | |
| Patel | 1964 [14] | 29 | 1 |
| Ehrlich | 1969 [4] | 16 | 4 |
| Danese | 1970 [3] | 39 | 6 |
| Mouchet | 1975 [12] | 2 | 1 |
| Marrano | 1977 [11] | 45 | 10 |
| Schmitt | 1978 [16] | 2 | 0 |
| Gardiello | 1982 [6] | 1 | 0 |
| Winter | 1982 [20] | 94 | 16 |
| Chir. Steglitz | 1985 | 1 | 0 |
| Summe: | | 229 | 38 = 17% |
| – bei einzeitiger Therapie* | | 73 | 10 = 14% |
| – bei zweizeitiger Therapie* | | 44 | 11 = 25% |
| *Klinikübersichten:* | | | |
| Florence | 1981 [5] | 11 | 4 |
| Schwab | 1985 [17] | 8 | 3 |
| Summe: | | 19 | 7 = 37% |
| – bei einzeitiger Therapie* | | 12 | 3 = 25% |
| – bei zweiseitiger Therapie* | | 7 | 4 = 57% |

* soweit auswertbare Angaben

hat der Operateur intracholedochal Methylenblaulösung injiziert; vielleicht wäre – retrospektiv – eine mechanische Schienung besser gewesen [18].

Welcher Art und welchen Ausmaßes bei unserer Patientin die intraoperative Papillenverletzung war, kann nicht rekonstruiert werden. Zumindest war es keine vollständige Durchtrennung, wie der postoperative Verlauf indirekt beweist. Im Vordergrund standen schwere Schmerzen, wenig Fieber und eine mäßige Pankreatitis. Ab dem 2. postoperativen Tag bestand über die Sicherheitsdrainage eine kleine Gallefistel, welche erst ab dem 7. postoperativen Tag auf dann gleichbleibend ca. 400 ml zunahm. Der Alpha-Amylase-Gehalt dieser Flüssigkeit war erhöht. Zunehmende Verbrauchskoagulopathie.

Die apparativen Untersuchungen verliefen ohne Nachweis der von uns vermuteten Anastomoseninsuffizienz:

- Unauffälliger Gastrografin-Schluck am 3. Tag (Abb. 1).
- Negatives Cholangiogramm sowohl am 14. wie auch 16. Tag; allerdings kontrastierte sich der die Gallenflüssigkeit auffangende Beutel ganz zart (Abb. 2).
- Eine Fisteldarstellung des inzwischen etablierten Drainagekanals mißlang, scheinbarer Abbruch des Kanals nach wenigen Zentimetern.
- Die ERCP (längst überfälliges Diagnostikum) erfolgte am 21. Tag. Man meinte, einige Tropfen gallefarbenen Sekretes in Höhe der untersten Metallklammer

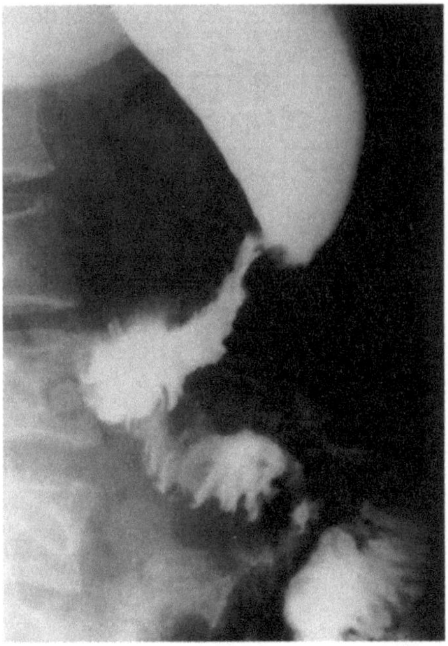

Abb. 1 Röntgen: Gastrografin-Passage (3. postoperativer Tag). Kein Hinweis für Anastomoseninsuffizienz.

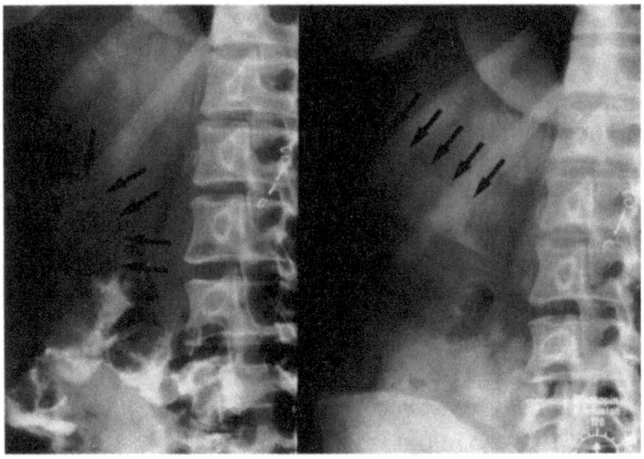

Abb. 2 Röntgen: Links i. v.-Cholangiographie (11. postoperativer Tag) und rechts Infusions-Cholangiogramm (13. postoperativer Tag). Jeweils negatives Cholangiogramm, jedoch kontrastiert sich der das Wundsekret bzw. die Galle auffangende Klebebeutel gering an (Pfeile).

(Petz-Manöver zur Magenabsetzung) zu sehen; eine eigentliche Papille wie auch wirkliche Galle waren nicht zu entdecken.

- Hepatobiliäre Funktionsszintigraphie am 25. Tag (Abb. 3). Der hepatobiliäre Transit war erheblich verlangsamt; ein ganz geringer biliodigestiver Transit wurde deshalb vermutet, da sich ein bißchen Radiopharmakon 24 Stunden

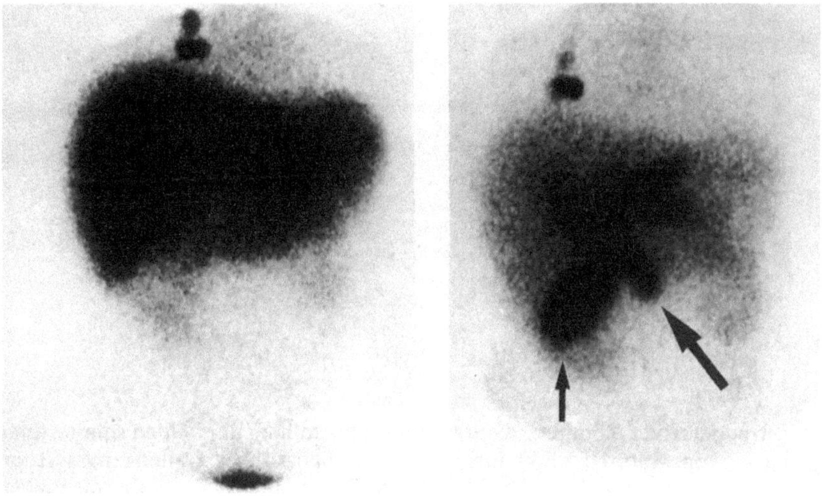

Abb. 3 Hepatobiliäre Funktionsszintigraphie (25. postoperativer Tag): links 15 min., rechts 5 Stunden post injectionem. Der hepatobiliäre Transit (links) ist stark verzögert; ein bilio-digestiver Transit (rechts) ist nicht zu erkennen. Kleiner Pfeil: Gallenblase; großer Pfeil: Abbruch des D. choledochus.

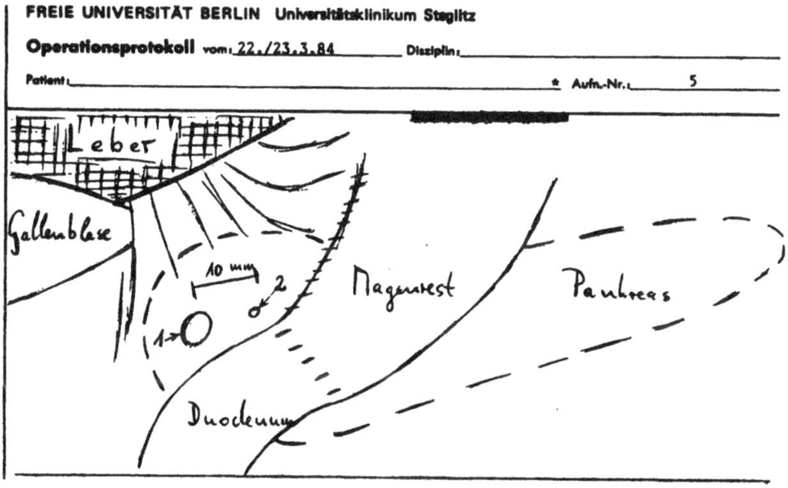


Abb. 4 Originalzeichnung aus dem Relaparotomie-Operationsprotokoll mit schematischer Wiedergabe der 4 Wochen nach Erstoperation (Billroth-I-Resektion) vorgefundenen Verhältnisse: 1 = D. choledochus, 2 = D. pancreaticus. Beide Gänge endigen in Höhe des oberflächlich nekrotisierenden Pankreaskopfes neben der intakten Gastroduodenostomie.

später in den Bereich des Colon ascendens projizierte – wie wir später aber wußten, war diese Interpretation falsch. Das Radiopharmakon war nicht *im* Darm, sondern im Fuchsbaufistelsystem des rechten Ober- und Mittelbauches. Wegen neuerlichen septischen Fiebers Indikation zur Relaparotomie am 28. postoperativen Tag. Wir fanden nach mühsamer Präparation durch sklerosierende

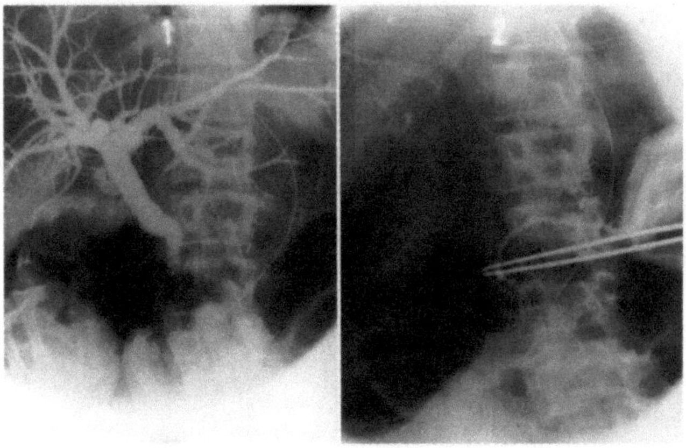

Abb. 5 Intraoperatives Röntgen. Kontrastmitteldarstellung der beiden sondierten Gänge (1 und 2 von Abb. 4): Links intra- und extrahepatisches Gallengangssystem mit sich zart darstellender Gallenblase, rechts D. pancreaticus (Katheter mit Pinzette gehalten).

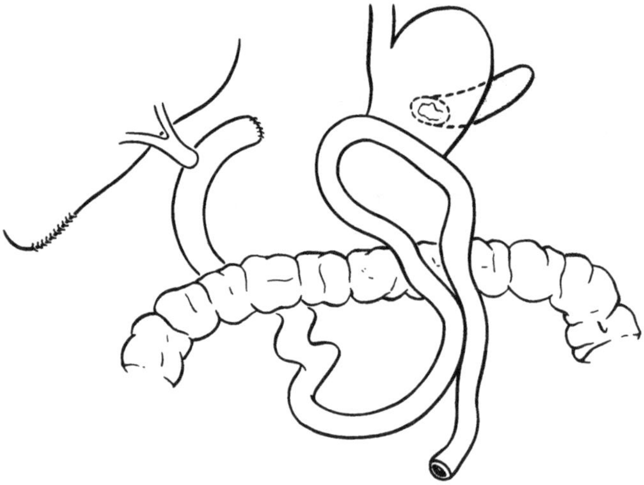

Abb. 6 Partielle Duodenopankreatektomie (= Whipplesche Operation) mit Pankreatikogastrostomie.

Veränderung hindurch folgende Situation vor (Abb. 4; Originalzeichnung aus dem Operationsprotokoll). Eine intakte Anastomose zwischen Magenrest und Duodenum, daneben ein oberflächlich nekrotisierender Pankreaskopf, aus welchem sich im Abstand von 10 mm zwei unterschiedlich große Öffnungen entwickelten: D. choledochus und D. pancreaticus. Beide Öffnungen konnten sondiert und mit Kontrastmittel dargestellt werden (Abb. 5).

Wir sahen in dieser Situation keine andere Möglichkeit als die notfallmäßige Durchführung einer Whippleschen Operation, welche wir mit der Variante einer Pankreatikogastrostomie vornahmen (Abb. 6). Die intensive (pathologisch-anatomische) Suche nach der Papille verlief sowohl im Erstpräparat (distale Magenresektion) wie auch im Zweitpräparat (Whipple-Präparat) erfolglos; wir müssen annehmen, daß sie aufgrund der nekrotisierenden Kopfpankreatitis weggeschmolzen ist.

Der frühe postoperative Verlauf war zufriedenstellend. Der spätere Verlauf bis heute, knapp 2 Jahre danach, ist schlecht. Die schwere, kaum zu beeinflussende Pankreasinsuffizienz steht im Vordergrund, sie bedingt die weitere Gewichtsabnahme bis zuletzt auf 35 kg herab. Darüber hinaus hat sie einen latenten Diabetes mellitus. 4 Monate nach der Whippleschen Operation hatte sie eine eitrige Cholangitis: Pneumocholangiogramm (Abb. 7). 5 Monate später, im Dezember 1984, hatte sie ein Anastomosenulkus. Seit dessen endoskopischer Diagnosestellung steht sie weiteren Kontrollen zögernd gegenüber, wir sehen der Zukunft mit Sorge entgegen.

## Operationstaktik

Aufgrund unserer eigenen Erfahrungen und einer kritischen Durchsicht der in der Literatur vorgeschlagenen Operationstaktiken empfehlen wir zur ein- und zweizeitigen Versorgung einer intraoperativen Papillendurchtrennung vornehmlich folgende Operationsverfahren [2, 5, 7–10, 14, 15, 17, 20]:

– *Papillenreimplantation* mit Hilfe einer Läppchenplastik oder einer Mukosaana-

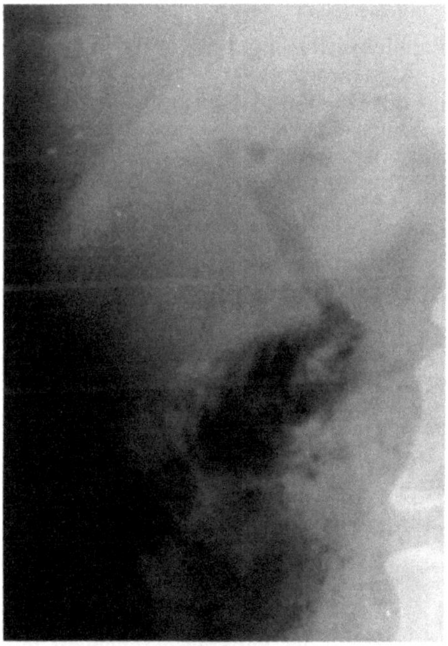

Abb. 7 Abdomenleeraufnahme bei eitriger Cholangitis: Pneumocholangiogramm. 4 Monate nach Whipplescher Operation.

stomose (Hess) entweder mit einer nach Roux ausgeschalteten Jejunalschlinge oder mit dem Duodenum selbst (Abb. 8); besonders wichtig ist hierbei eine vollständige Sphinkteroplastik, d. h. Längsinzision in die Ampulle hinein bis zum Konfluens beider Gänge [19], um einer späteren Stenosierung vorzubeugen.

- Invaginationsmethode (Finsterer), entweder mittels Roux-Schlinge oder dem Duodenum selbst (Abb. 9).
- Whipple-Operation (s. Abb. 6); seltener, aber nicht „nicht vertretbar", wie von Winter [20] dargestellt.

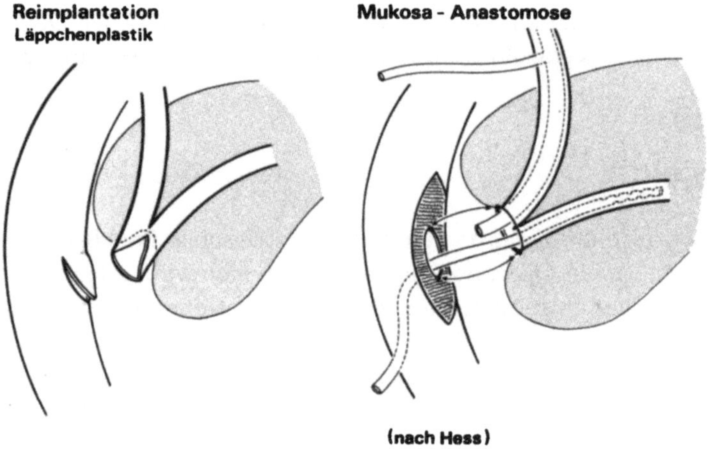


Abb. 8 Reimplantation der Papille nach Papillenverletzung: links mittels Läppchenplastik, rechts mittels Mukosaanastomose. Als Darmsegment kommt entweder eine nach Roux ausgeschaltete Jejunalschlinge oder (seltener) das Duodenum selbst in Frage.

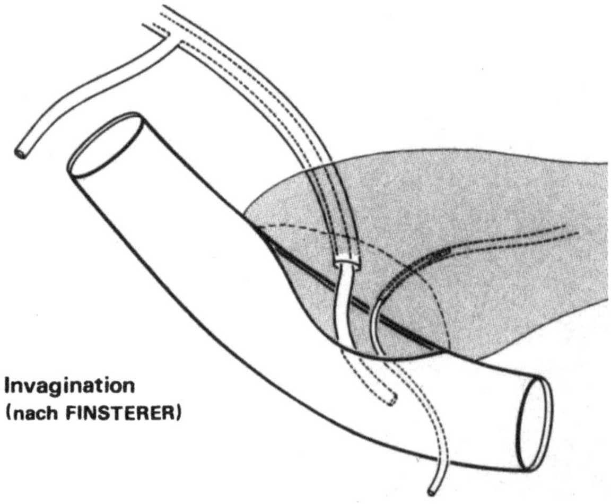


Abb. 9 Invaginationsmethode bei getrennt in Höhe des Pankreasparenchyms mündenden D. choledochus und D. pancreaticus. Wie auch bei der Mukosaanastomose (s. Abb. 8) werden beide Gänge temporär geschient.

Insbesondere bei der Mukosaanastomose und Invaginationsmethode müssen die (neuen) Ostien der Dd. choledochus et pancreaticus für längere Zeit geschient werden. Gardiello [6] rät dabei von verlorenen Drainagen ab. Die Wahl unter den genannten Operationsverfahren ist abhängig von der Durchtrennungshöhe der beiden Gänge; bei unserer lokalen Situation (nekrotisierende Kopfpankreatitis) waren wir zur Whippleschen Operation gezwungen.

## Ergebnisse

Ein solches chronisches Leiden, wie es unsere Patientin nach dem operativen Unglücksfall zeigt, kann nur selten der Literatur entnommen werden. Hier findet sich meist nur die Letalitätsangabe. Sie wird zudem dadurch verzerrt, daß sicher häufiger positive als negative Ergebnisse an die Öffentlichkeit gelangen. Zusätzlich kann die Dunkelziffer ätiologisch als Papillenverletzung unerkannt bleibender postoperativer Todesfälle nicht abgeschätzt werden. Diejenigen Patienten, die überleben, werden von einigen Autoren als chronisch krank dargestellt. Häufig sind – zum Teil mehrfache – späte Reinterventionen notwendig, mit hohem operativ-technischen Schwierigkeitsgrad (vornehmlich wegen Stenose der Ampulle): 4 Rezidivoperationen bei 7 Überlebenden [5], 1 bei 1 [6], 9 bei 33 [3] mit jeweils 2–5 Reinterventionen und 2 bei 8 [17].

*Angaben über die früh-postoperative Letalität (Tab. 3):* Folgt man der Auswertung der Einzelkasuistiken (n = 229), beträgt die durchschnittliche Letalität 17%, bei einzeitiger Therapie 14%, bei zweizeitiger 25%. Ein besseres und exakteres Bild ergeben jedoch 2 Klinikübersichten, in denen *alle* Fälle einer operativen Papillenverletzung mitbewertet worden sind [5, 17]. Bei einzeitiger Therapie beträgt die Letalität 25%, bei zweizeitiger sogar 57%.

## Zusammenfassung

Die intraoperative Papillenverletzung bis hin zur vollständigen Durchtrennung im Rahmen distaler Magenresektion wegen Ulcus duodeni ist mit ca. 0,4 bis 1,5% ein seltenes Ereignis. Trotz des Optimismus einiger Übersichtsarbeiten bleibt sie aber eine sehr ernst zu nehmende Komplikation. Die Letalität (Auswertung von 248 Fallberichten) beträgt 17 bis 37%. Sie ist mit 13 bis 25% geringer, wenn die Verletzung noch intraoperativ erkannt bzw. einzeitig korrigiert wird; bei zweizeitiger Korrektur ist sie mit 25 bis 57% wesentlich höher. Die initial übersehene Papillenverletzung verursacht postoperativ ähnliche Symptome wie eine Duodenalstumpf- oder Anastomoseninsuffizienz. Die wesentlichen operativen Rekonstruktionsmethoden sind die Reimplantation der Papille, die Invaginationsmethode (beide wohl am besten mit einer nach Roux ausgeschalteten Jejunalschlinge) und die partielle Duodeno-Pankreatektomie (Whipple-Operation). Wir berichten über eine Patientin, bei welcher 4 Wochen nach Billroth-I-Resektion notfallmäßig eine Whipplesche Operation durchgeführt werden mußte.

## Literatur

[1] Carpenter, J. C., W. B. Crandell: Common bile duct and major pancreatic duct injury during operations on the stomach. A report of three cases. Ann. Surg. **148** (1958) 66–72.
[2] Corlette, M. B.: Disconnection of the ampulla of Vater. Surg. Gynecol. Obstet. **141** (1975) 915–918.
[3] Danèse, C. A., R. Margolese, D. A. Dreiling, et al.: Disconnection of the papilla of Vater, a complication of gastric surgery. Ann. J. Gastroenterol. **53** (1970) 416–459.
[4] Ehrlich, E. W., J. M. Howard: Ampullary disconnection during gastrectomy. Ann. Surg. **170** (1969) 961–968.
[5] Florence, M. G., M. J. Hart, T. T. White: Ampullary disconnection during the course of biliary and duodenal surgery. Amer. J. Surg. **142** (1981) 100–105.
[6] Giardiello, A., B. Trojaniello, O. Pétrillo: Un cas de dérivation bilio-digestive après réinsertion de l'ampoule de Vater. Ann. Chir. **36** (1982) 486–488.
[7] Glenn, F., V. F. Marshall: Surgical injury of the common bile duct, ureters and vas deferens. Surg. Clin. North Am. **53** (1973) 1169.
[8] Henry, E., R. Courvier, J. R. Monties: A propos de trois désinsertions vateriennes au cours de la gastroduodenectomie. Mém. Acad. Chir. **876** (1961) 571–575.
[9] Hepp, J., D. Grimoud: A propos des désinsertions vateriennes méconnues. Entret Bichat (Chirurgie Specialites), 243–248. Expansion, Paris 1961.
[10] Maingot, R.: Injuries to the pancreas and its ducts during upper abdominal operations. Br. J. Clin. Pract. **32** (1978) 37–43.
[11] Marrano, D., O. Campione, A. Grassigli, et al.: Le lesioni associate del coledoco e del wirsung in corso di interventi di gastroresezione per ulcera duodenale. Acta Chir. Italica **33** (1977) 13–23.
[12] Mouchet, A., J. Marquand, M. Guivarch'h: Désinsertions papillaires accidentelles, complications de la gastroduodénectomie pour ulcère duodénal. Chir. **101** (1975) 224–232.
[13] Paraskeras, M.: Die Verletzungen des Gallen- und Pankreasganges bei der Resektion des Duodenalgeschwürs. Beitr. Klin. Chir. **168** (1938) 350–358.
[14] Patel, J. C.: Les désinsertions papillaires au cours des gastroduodénectomies. Masson et Cie, Paris 1964.
[15] Santy, P., P. E. Duroux: La désinsertion de l'ampoule de Vater au cours de la gastroduodénectomie pour ulcère. Lyon Chir. **42** (1947) 13–22.
[16] Schmitt, J. C., G. Sava, J. Seror: Les désinsertions papillaires accidentelles au cours des gastro-duodénectomies. Acta Chir. Belg. **77** (1978) 355–363.
[17] Schwab, G., E. Bodner: Papillenverletzungen im Rahmen operativer Eingriffe. Chir. Gastroenterol. **1** (1985) 75–82.
[18] White, T. T., R. C. Harrison: Reoperative gastrointestinal surgery. Little, Brown, Boston 1979.
[19] White, T. T., E. R. Sanderson, A. Morgan: Injury to the sphincter of Oddi in the course of gastric and duodenal surgery. Am. J. Surg. **114** (1967) 247–253.
[20] Winter, J., L. Ulatowski, E. Hoffmann: Die Desinsertion der Papilla Vateri bei der Magenresektion. Chirurg **53** (1982) 574–580.
[21] Witz, J. P., J. N. Maillard: Fistules après gastrectomie. Rapport au 69e Congrès français de chirurgie. Paris 1976.
[22] Yovanovitch, B. Y.: Les blessures biliaires et pancréatiques dans les gastroduodénectomies difficiles. Lyon Chir. **55** (1959) 583–550.

# Die Indikation der proximal-selektiven Vagotomie beim Gastroduodenalulkus

*P. R. Verreet, C. Muller, S. Martinoli, V. Zumtobel, L. Fiedler, B. Engelke, U. Schacht*

## Einleitung

Für das Ulcus duodeni (UD) läßt sich aus der Literatur der letzten 10 Jahre eine Rezidivrate 5 Jahre und mehr nach proximalselektiver Vagotomie von 8,3% errechnen, wobei sich die Einzelangaben von 6,0–26,0% erstrecken (Tab. 1).

Für das Ulcus ventriculi (UV) liegt die mittlere gewichtete Rezidivrate mindestens 2 Jahre nach SPV bei 15%, wobei hier Angaben von 6–17% vorliegen (Tab. 2).

Berücksichtigt man aber nur Serien, in denen das Magengeschwür in allen Fällen in toto exzidiert wurde, so beträgt die Rezidivhäufigkeit nur noch 8% (0–15%).

Den hier aufgelisteten Studien liegt die traditionelle Definition des UD zugrunde, dem von den meisten Autoren auch das Ulcus pyloricum oder gar das präpylorische Geschwür zugeordnet wird. Unter „UV" wird entsprechend nicht nur das Magengeschwür des Typs I verstanden, sondern auch das kombinierte Ulkus (UVD) sowie zum Teil wiederum das präpylorische Ulkus.

Es ist verständlich, daß solche nicht vergleichbaren Untersuchungen kaum einen Rückschluß auf die Leistungsfähigkeit der SPV erlauben. Vielmehr ist eine exakte lokalisatorische Definition des Ulkustyps notwendig (Tab. 3).

Tabelle 1 Rezidivraten nach SPV beim Ulcus duodeni (Literaturübersicht)

| Autoren | Jahr | n | Jahre Postop. | Rezidivrate (%) |
|---|---|---|---|---|
| Jensen u. Amdrup | 1978 | 100 | 5–8 | 9,0 |
| Goligher et al. | 1978 | 117 | 5–8 | 15,4 |
| Liåvag u. Roland | 1979 | 210 | 5–7 | 8,0 |
| Nilsell | 1979 | 52 | 5–9 | 19,2 |
| Holle u. Holle | 1980 | 636 | 2–7 | 3,3 |
| Imperati et al. | 1980 | 100 | 7–8 | 8,0 |
| Madsen u. Kronborg | 1980 | 50 | 5–8 | 26,0 |
| Blackett u. Johnston | 1981 | 233 | 5–12 | 10,7 |
| Andersen | 1982 | 235 | 5 | 15,0 |
| De Miguel | 1982 | 158 | 5–9 | 9,8 |
| Durchschnittswert (Gewichtet) | | | | 8,3% |

Tabelle 2 Rezidivraten nach SPV beim Ulcus ventriculi Typ I (Literaturübersicht)

| Autoren | Jahr | n | Jahre Postop. | Rezidivrate (%) |
|---|---|---|---|---|
| Hedenstedt u. Moberg | 1974 | 32 | 2 | 0 |
| Holle | 1974 | 124 | 3–9 | 2,4 |
| Johnston | 1977 | 45 | 1–6 | 2,2 |
| Mühe u. Rösch | 1977 | 41 | 1–3 | 5,0 |
| Duthie u. Bransom | 1979 | 26 | 4 | 15,0 |
| Liedberg u. Oscarson | 1979 | 23 | 1–5 | 17,0 |
| Muller et al. | 1979 | 25 | 3,5 | 4,0 |
| Durchschnittswert | | – Gesamt | | 15% |
| (Gewichtet) | | – SPV + Ulkusexzision | | 8% |

Tabelle 3 Ulkusklassifikation

| | | |
|---|---|---|
| UD | Ulcus Duodeni | mehr als 0,5 cm distal des Pylorus |
| UP | Ulcus Pyloricum | ± 0,5 cm im Pylorus |
| UPP | Ulcus Praepyloricum | 0,5–2,0 cm proximal des Pylorus |
| UV | Ulcus ventriculi (Typ I) | Mehr als 2,0 cm proximal des Pylorus |

## Krankengut

In einer prospektiven und multizentrischen Studie [9] wurden 717 Patienten mit einer SPV behandelt, nachdem die Ulkuslokalisation präoperativ endoskopisch bestimmt wurde. 659 von ihnen wurden ohne zusätzliche Drainagemaßnahme versorgt, darunter 493 UD, 35 UP, 32 UPP und 71 UV (Tab. 4).

## Klinische Ergebnisse

Die hier nach Ulkustyp aufgeschlüsselten Rezidivraten 5 Jahre nach SPV verdeutlichen zum einen, daß – unabhängig vom Ulkustyp – nur etwa 40% der Rezidive

Tabelle 4 Gesamtkrankengut der multizentrischen SPV-Studie

| | | UD | UP | UPP | UV | UVD | Gesamt |
|---|---|---|---|---|---|---|---|
| Gesamt | | 524 | 58 | 36 | 71 | 28 | 717 |
| Geschlecht | m | 455 | 45 | 28 | 56 | 23 | 607 |
| | w | 69 | 13 | 8 | 15 | 5 | 110 |
| Wahleingriffe | | 508 | 54 | 34 | 67 | 28 | 691 |
| Notfalleingriffe | | 16 | 4 | 2 | 4 | – | 26 |
| Drainageoperation | | 31 | 23 | 4 | – | – | 58 |
| Keine Drainage | | 493 | 35 | 32 | 71 | 28 | 659 |

Tabelle 5 5-Jahres-Rezidivraten und Säurereduktion (%) nach SPV bei den verschiedenen Ulkustypen

| Ulkus-typ | SPV ohne Drainage | 5-Jahres-Rezidivrate (%) symptomatisch | endo-sko-pisch | Säurereduktion nach SPV (%) BAO 1J. | BAO 5J. | PAO 1J. | PAO 5J. |
|---|---|---|---|---|---|---|---|
| UD | 493 | 6.0 | 14.1 | 59 | 59 | 43 | 43 |
| UP | 35 | 12.0 | 35.0 | 74 | 62 | 49 | 56 |
| UPP | 32 | 18.2 | 32.8 | 75 | 83 | 63 | 77 |
| UV | 71 | 7.9 | 17.5 | 70 | 96 | 61 | 83 |

Symptome verursachen, zum anderen, daß die totale Rezidivrate der pylorischen und präpylorischen Ulzera signifikant höher ist als die des UD [9].

UV und UD weisen weder hinsichtlich der klinischen noch der totalen Rezidivrate eine signifikante Differenz auf (Tab. 5)

Ein Ausblick auf die derzeit in Auswertung befindlichen 10-Jahres-Rezidivzahlen unter Berücksichtigung der Teilkollektive aus Düsseldorf und Basel bestätigt die Rezidivfreudigkeit der Ulzera des Pyloruskanals: Es findet sich hier eine aktuariell berechnete totale Rezidivrate von 56,5%! Das heißt, nur 43,5% der pylorischen und präpylorischen Ulzera bleiben über 10 Jahre hinweg rezidivfrei, während das UD 10 Jahre nach alleiniger SPV in 85,1% der Fälle keinen Rückfall erleidet.

Andersen und Mitarbeiter [1] wiesen 1978 erstmals auf eine signifikant höhere Rezidivrate der pylorischen und präpylorischen Ulzera nach SPV ohne Drainage hin [1]. Jede dieser beiden Ulkusgruppen hat nach alleiniger SPV eine wesentlich schlechtere Prognose als das UD, während das UV nach SPV und Ulkusexzision kaum schlechtere Ergebnisse zeigt [1–4, 9].

Es stellt sich somit die Frage nach der Ursache der Therapieresistenz der Ulzera des Pyloruskanals. Das Sekretionsverhalten – hier dargestellt als prozentuale Säurereduktion 1 Jahr und 5 Jahre postoperativ – vermag das schlechte Ansprechen der pylorischen und präpylorischen Ulzera auf die SPV nicht zu erklären [5]. Die Säurereduktion bleibt über den Beobachtungszeitraum hinweg konstant oder nimmt sogar leicht zu (Tab. 5) [8, 9].

## Morphologische Ergebnisse

Durch morphologische Untersuchungen des Magenausgangs an Resektionspräparaten [8, 9] konnte gezeigt werden, daß gerade die therapieresistenten Ulkustypen (UP und UPP), aber auch eine kleine Gruppe der Ulcera ventriculi mit einer signifikanten Verdickung der Lamina muscularis im Pylorus und distalen Antrum einhergehen (Tab. 6).

Tabelle 6 Mittlere Dicke der Muscularis propria im Pylorus sowie 2,5 cm und 5,0 cm proximal davon (mm)

| | n | Pylorus | 2,5 cm Proximal | 5,0 cm Proximal |
|---|---|---|---|---|
| Kontrollen | 37 | 6.0 | 2.9 | 2.4 |
| UD | 24 | 5.6 | 3.2 | 2.7 |
| UP | 15 | 7.6 | 4.0 | 3.0 |
| UPP | 18 | 8.9 | 4.8 | 3.4 |
| UV (Typ I) | 41 | 7.3 | 4.1 | 3.5 |

Den hier nach Ulkustyp und Lagebeziehung zum Pylorus aufgezeigten Wandverdickungen liegt neben einer Hypertrophie auch eine Dystrophie der Muskelschicht und der intramuralen Ganglien zugrunde. Diese von den Autoren als „maladie antrale" bezeichnete antropylorische Dystrophie ist möglicherweise für die schlechte Prognose der pylorischen und präpylorischen Ulzera, aber auch einer kleinen Gruppe der Ulcera ventriculi verantwortlich [8].

## Diskussion

Faßt man die aufgezeigten Ergebnisse zusammen, so ergibt sich ein chirurgisches Behandlungskonzept für den Elektiveingriff am peptischen Ulkus, das aber noch der Bestätigung durch prospektive Untersuchungen bedarf (Tab. 7.). Der alleinigen SPV muß beim Duodenalulkus nach wie vor eine gute Wirksamkeit konstatiert werden.

Die bei fast allen pylorischen und präpylorischen Ulzera vorhandene antropylorische Dystrophie ist möglicherweise nicht reversibel und zusammen mit motorischen Störungen und entzündlichen Vorgängen mitverantwortlich für die hohe Rezidivrate. Es ist somit gerechtfertigt, die alleinige Vagotomie bei diesen Ulkustypen als indikatorischen Fehler anzusehen.

Beim Ulcus pyloricum erscheint das Hinzufügen einer Drainageoperation als eine sich abzeichnende Möglichkeit, die Wirksamkeit der SPV zu verbessern. Es

Tabelle 7 Operative Verfahrenswahl in der elektiven Ulkuschirurgie

| | | |
|---|---|---|
| UD | Ulcus duodeni | – SPV |
| UP | Ulcus ad pylorum | – SPV + Pyloroplastik |
| | | – Antrektomie + SGV |
| UPP | Ulcus praepyloricum | – Antrektomie + SGV |
| UV | Ulcus ventriculi | – SPV + Ulkusexzision |
| | | – Resektion nach Billroth I* |

* Bei großem antralen Ulkus und bei pathologischem Magenausgang

muß jedoch grundsätzlich – insbesondere beim präpylorischen Ulkus – die Variante einer die Vagotomie ergänzenden „begrenzten" Antrektomie diskutiert werden. Für eine solche distale Resektion sprechen die Wandveränderungen des Antrum, die begleitende chronisch-atrophische Gastritis und die mögliche Malignität gerade dieses Ulkustyps. Die selektive Vagotomie des Magenrestes bleibt jedoch eine wesentliche Voraussetzung für die Ulkusheilung. Beim Ulcus ventriculi ist die SPV mit totaler Ulkusexzision möglich, bei verändertem Magenausgang empfiehlt sich aber die Resektion nach Billroth I.

Es ist sicher falsch, die SPV als „Allheilmittel" in der Ulkuschirurgie anzusehen, doch müssen wir es vermeiden, daß ihre offensichtlich fehlerhafte Indikation in einer anteilmäßig kleinen Ulkusgruppe zu einem Rückschritt zu unnötig radikalen chirurgischen Verfahren führt.

## Literatur

[1] Andersen, D., E. Amdrup, H. Hostrup, et al.: The Aarhus County Vagotomy Trial II. An interim report on reduction in acid secretion and ulcer recurrence rate following parietal cell vagotomy and selective gastric vagotomy. World J. Surg. **2** (1978) 91–100.

[2] Andersen, D., E. Amdrup, H. Hostrup, et al.: The Aarhus County Vagotomy Trial: Trends in the problem of recurrent ulcer after parietal cell vagotomy and elective gastric vagotomy with drainage. World J. Surg. **6** (1982) 86–92.

[3] Andersen, D., E. Amdrup, H. Hostrup, et al.: Proximal Gastric Vagotomy: the pyloric ulcer problem. In: Vagotomy in modern surgical practice (Eds. J. H. Baron, L. Alexander-Williams, M. Allgöwer, C. Muller, J. Spencer), pp. 186–188. Butterworths, London 1982.

[4] Davis, Z., Ch. N. Verheyden, J. A. van Heerden, et al.: The Surgically treated chronic gastric ulcer: an extended follow-up. Ann. Surg. **185** (1977) 205–209.

[5] Lawson, H. H.: A histological assessment of prepyloric ulceration and a hypothesis relating to acid secretion. Scand. J. Gastroenterol. **16,** Suppl. 67 (1981) 141–147.

[6] Liebermann-Meffert, D., M. Allgöwer: The morphology of the antrum and the pylorus in gastric ulcer desease. Prog. Surg. **15** (1977) 109–139.

[7] Muller, C., D. Liebermann-Meffert, M. Allgöwer: The different outcome of duodenal and pyloric channel ulcers after proximal gastric vagotomy: clinical and morphological results. Scand. J. Gastroenterol. **19** (1984) 210–214.

[8] Muller, C., S. Martinoli, M. Allgöwer: Die Wirksamkeit der proximal-selektiven Vagotomie beim Gastroduodenal-Ulkus. Schweiz. Med. Wochenschr. **114** (1984) 760–763.

[9] Muller, C., S. Martinoli: Die proximal-selektive Vagotomie in der Behandlung der gastroduodenalen Ulkuskrankheit. Springer, Berlin – Heidelberg – New York – Tokyo 1985.

# Taktische Fehler in der Behandlung des blutenden Gastroduodenalulkus: Interpretation des Notfallendoskopie-Befundes

*Chr. Petermann, M. Jung, D. Lorenz, M. M. Linder*

## Problemstellung

Der diagnostische Wert der Notfallendoskopie bei oberer gastrointestinaler Blutung ist unbestritten. Problematisch sind dagegen die therapeutischen Konsequenzen: Konservative, endoskopische und/oder chirurgische Behandlung [1].

Die Behandlung des Patienten mit einer Ulkusblutung hat drei Ziele:

1. Prim. Blutstillung;
2. Verhinderung des frühen Blutungsrezidives;
3. Behandlung der Ulkuskrankheit.

Die vorgestellte Analyse soll klären, ob die Ziele 1. und 2. erreicht worden sind.

## Patientengut

Vom 1. 1. 1984 bis 31. 8. 1985 wurden 93 Patienten mit einem blutenden Gastroduodenalulkus stationär behandelt. Alle Patienten wurden möglichst rasch nach stationärer Aufnahme notfallmäßig endoskopiert (Abb. 1).

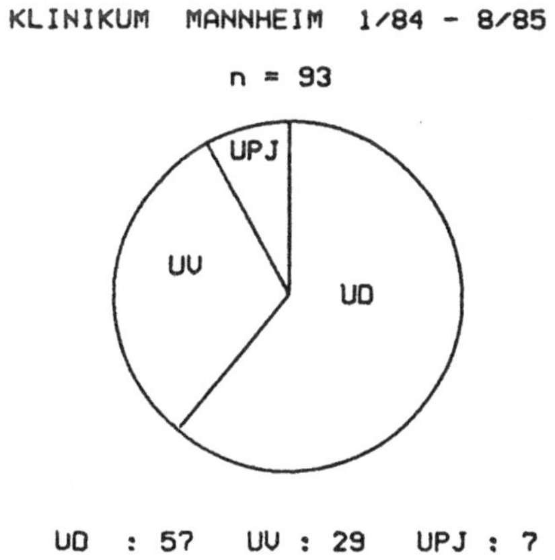


Abb. 1 Patientengut.

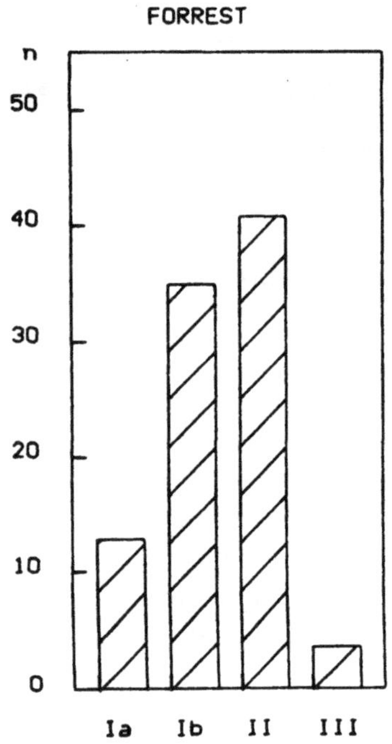


Abb. 2 Blutungs-Aktivität.

Die Einteilung nach Blutungsstadien erfolgte in der ursprünglichen Klassifikation nach Forrest [2] (Abb. 2).

# Therapie und Verlauf

## Forrest Ia (Abb. 3)

Von den 13 Patienten wurden 6 wegen endoskopisch nicht stillbarer Blutung sofort operiert. Bei einem Patienten war die endoskopische Blutstillung (Unterspritzung) definitiv erfolgreich, ein Patient wurde nach Unterspritzung semi-elektiv operiert. Bei 5 Patienten aber kam es nach zunächst erfolgreicher Unterspritzung zu einem Blutungsrezidiv. Diese Patienten mußten notfallmäßig in der Rezidivblutung operiert werden.

## Forrest Ib (Abb. 4)

Von 35 Patienten wurde einer sofort operiert, in 4 Fällen war die konservative Therapie definitiv erfolgreich. Zwei Patienten wurden nach erfolgreicher konservativer Therapie später elektiv operiert. Ein Patient erlitt nach konservativer Therapie eine Rezidivblutung und wurde notfallmäßig operiert. In 13 Fällen war

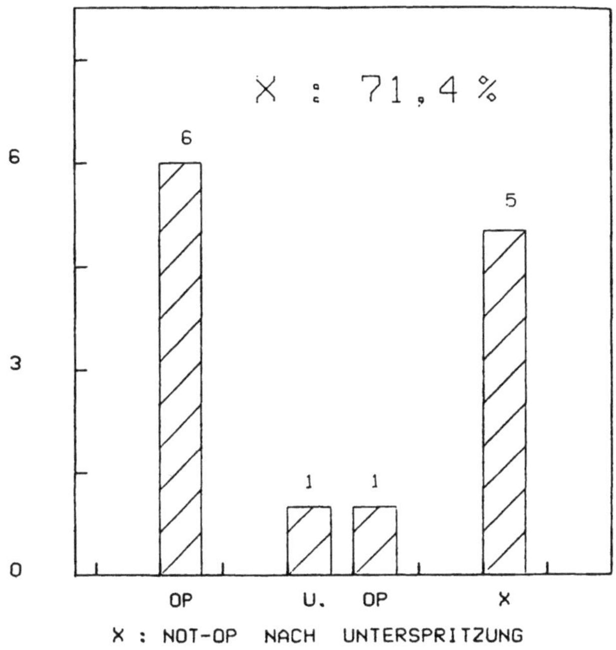


Abb. 3 Forrest Ia.

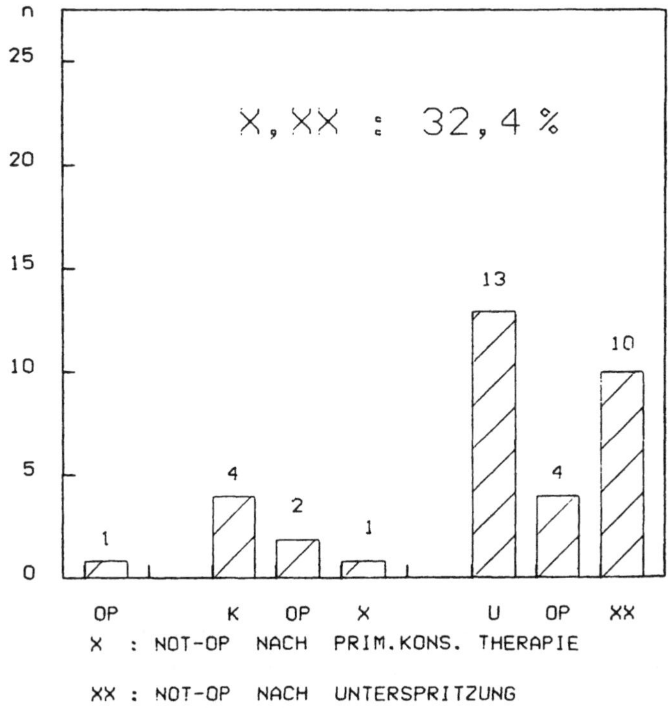


Abb. 4 Forrest Ib.

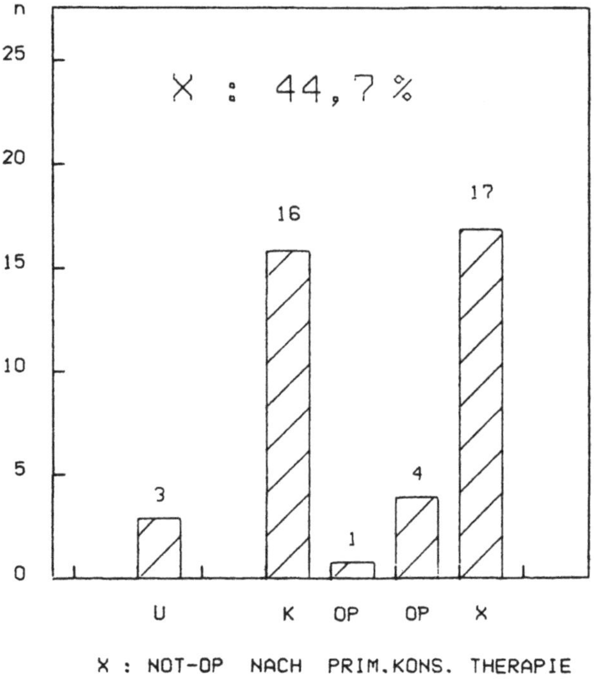


Abb. 5 Forrest II.

die Unterspritzung definitiv erfolgreich. 4 × erfolgte nach Unterspritzung eine elektive Operation; aber 10 Patienten erlitten nach Unterspritzung eine Rezidivblutung mit dann erforderlicher Notoperation.

## Forrest II (Abb. 5)

Von 41 Patienten wurde in 3 Fällen eine definitiv erfolgreiche Unterspritzung durchgeführt, 16 × war die konservative Therapie erfolgreich. Ein Patient wurde nach primärer konservativer Therapie semi-elektiv, 4 wurden elektiv operiert. Bei 17 Patienten aber war wegen einer Rezidivblutung eine Notoperation erforderlich.

## Forrest III

Alle 4 Patienten wurden definitiv erfolgreich konservativ behandelt.

## Operationsindikation

Während des Beobachtungszeitraumes wurden insgesamt 54 Patienten operiert. Wegen Massivblutung war 7 × eine Sofortoperation notwendig; 11 Patienten wurden elektiv operiert (z. B. wegen langjähriger Ulkus-Anamnese). Nur 2 × wurde eine semi-elektive Operation durchgeführt (zur Verhinderung des frühen

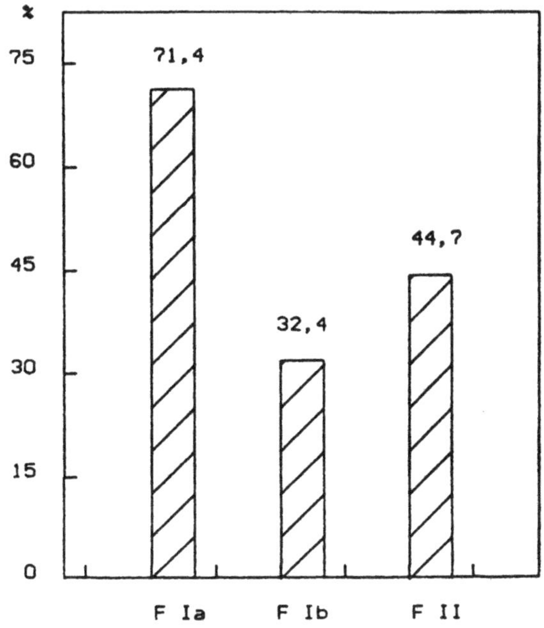


Abb. 6 Rezidiv-Blutungen.

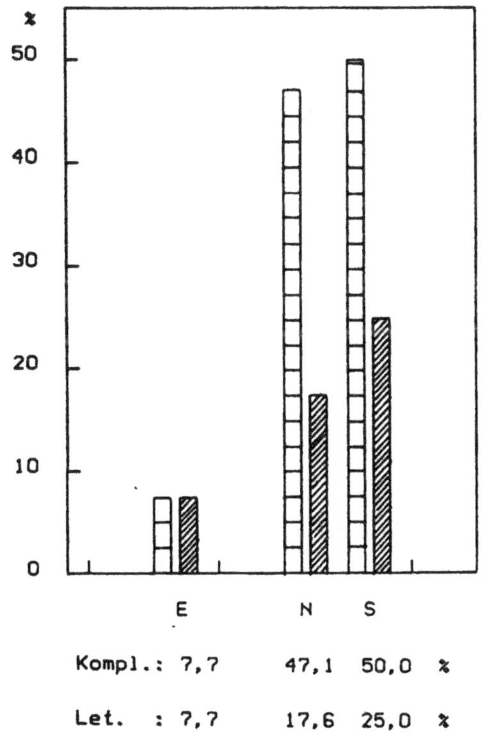


Abb. 7 Komplikationen, Letalität.

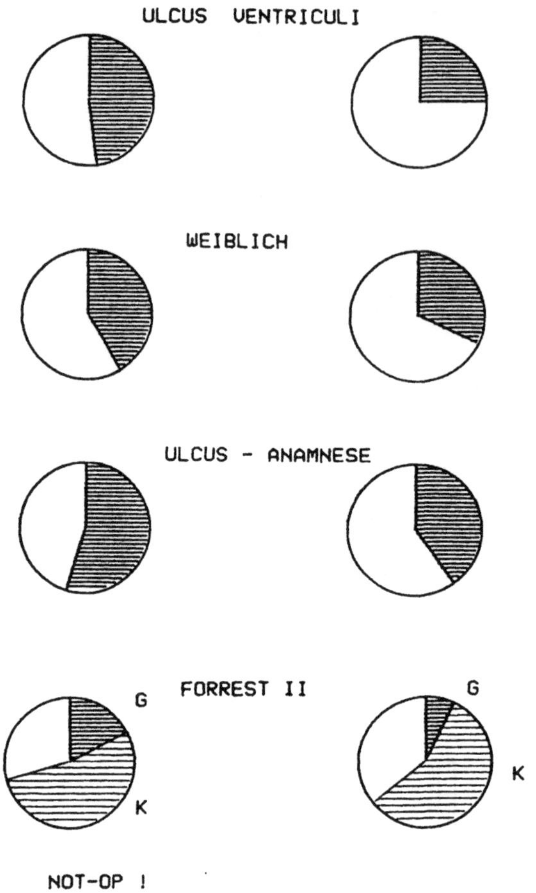


Abb. 8 Risikofaktoren.

Blutungsrezidives nach konservativer oder endoskopischer Blutstillung). Es mußten aber 34 Patienten notfallmäßig in der „unerwarteten“ Rezidivblutung operiert werden. Die Rate der Rezidivblutungen, bezogen auf das primäre Blutungsstadium, zeigt die Abbildung 6.

## Komplikationen und Letalität

Die Ergebnisse sind in der Abbildung 7 zusammengefaßt. Es zeigt sich, daß Komplikationen und Letalität der Notoperationen (N) vergleichbar den Sofortoperationen (S) sind und sich von den Ergebnissen der elektiven Eingriffe (E) signifikant unterscheiden.

## Konsequenzen

Notoperationen in der Rezidivblutung sollten wegen der schlechten Behandlungsergebnisse nach Möglichkeit vermieden werden. Wünschenswert wäre eine klare

Definition von Risikogruppen, die zur Rezidivblutung nach konservativer oder endoskopischer Blutstillung neigen. Bei dem vorgestellten Patientengut lassen sich keine statistisch signifikanten Aussagen treffen, es sind aber einige Trends erkennbar (Abb. 8): Patienten weiblichen Geschlechts mit einem Ulcus ventriculi und mit einer positiven Ulkus-Anamnese scheinen gefährdet zu sein. Im Stadium Forrest II signalisiert das Vorliegen eines Gefäßstumpfes oder eines Koagels eine Rezidivblutungsgefahr.

Im Gegensatz zu anderen Autoren [3, 4] sehen wir aber auch hier nur einen Trend, sichere Aussagen lassen sich nicht machen. Eine deutliche Verbesserung der Behandlungsergebnisse ist aber nur durch ein insgesamt aktiveres, „aggressiveres" chirurgisches Vorgehen zu erreichen. Die Rate der Noteingriffe in der Rezidivblutung muß gesenkt werden. Dies läßt sich nur erreichen, wenn mehr Gebrauch gemacht wird von den semi-elektiven Operationen. Weitere Untersuchungen sind notwendig zur Erkennung der Risikopatienten, bei denen durch einen semi-elektiven Eingriff die Rezidivblutung nach konservativer oder endoskopischer Blutstillung rechtzeitig verhindert werden muß.

## Literatur

[1] Stoeltzing, H., K. Thon, Ch. Ohmann, et al.: Notfallendoskopie und chirurgische Taktik bei der Ulcusblutung: Ergebnisse einer prospektiven Studie. Langenbeck's, Arch. Klin. Chir. (Forum 1984) 155.

[2] Forrest, J. A. H., N. D. C. Finlayson, D. J. C. Shearman: Endoscopy in gastrointestinal bleeding. Lancet (1974) 394.

[3] Griffiths, W. J., D. A. Neuman, J. D. Welsh: The visible vessel as an indicator of uncontrolled or recurrent gastrointestinal hemorrhage. N. Engl. J. Med. **300** (1979) 1411.

[4] Wirtz, H. J., K. H. Fuchs, E. Bauer, et al.: Operation oder konservative Therapie? Neue Gesichtspunkte durch weitere Differenzierung des notfallendoskopischen Befundes bei Blutungen gastroduodenaler Ulcera. Chirurg **55** (1984) 444.

# Indikatorische und operative Fehler bei der Behandlung des blutenden Ulcus ventriculi und Ulcus duodeni

*R. Schlemminger, A. Schafmayer*

## Einleitung

Die akute Blutung stellt eine lebensbedrohliche Komplikation des Ulkusleidens dar. Sie ist die häufigste Ursache einer Blutung im oberen Gastrointestinaltrakt, die aufgrund physiologischer Kompensationsmöglichkeit in ihrer Lebensbedrohlichkeit besonders beim alten Menschen nicht selten unterschätzt wird. Es kann sich schnell das Vollbild eines hypovolämischen Schocks entwickeln, dessen Beherrschung diagnostisch wie therapeutisch hohe Anforderungen an den behandelnden Arzt stellt. Eine Zusammenstellung über die häufigsten Blutungsursachen im oberen Gastrointestinaltrakt zeigt die Tabelle 1.

Die Letalität der akuten Ulkusblutung wird in der Literatur mit Werten von 5–31% sehr unterschiedlich angegeben [1, 5, 6]. Sie ist von verschiedenen Faktoren abhängig (Tab. 2). Wichtig ist der Ausgangs-Hb zum Zeitpunkt der Diagnosestel-

Tabelle 1 Blutungsursachen im oberen Gastrointestinaltrakt (nach [1])

| | |
|---|---|
| Ösophagitis | 7% |
| Varizen | 9% |
| Mallory-Weiss-Syndrom | 9% |
| Ulcus ventriculi | 19% |
| Magenerosionen | 11% |
| Magenkarzinom | 3% |
| Ulcus duodeni | 27% |
| Duodenalerosionen | 5% |
| mehrere Blutungsquellen | 18% |
| keine Ursache | 14% |

Tabelle 2 Faktoren, die die Letalität der akuten Ulkusblutung beeinflussen

1. Ausgangs-Hb zum Zeitpunkt der Diagnosestellung
2. Blutungsaktivität
3. Blutungsintensität
4. Lebensalter
5. Begleiterkrankungen

lung. Ein weiterer Faktor ist die Blutungsaktivität, ferner die Blutungsintensität, gemessen am Konservenverbrauch bis zur Operation. Auch das Lebensalter hat einen ganz wesentlichen Einfluß auf die Prognose der gastrointestinalen Blutung, fernerhin das Vorliegen von Begleiterkrankungen.

## Eigenes Vorgehen und postoperative Ergebnisse

Das von uns angewandte Therapiekonzept bei der Versorgung von Patienten mit akuter Ulkusblutung zeigt die Tabelle 3. Im Vordergrund steht die Stabilisierung des Kreislaufs. Dringend ist die Notfallgastroskopie praktisch simultan zu den Erstmaßnahmen. Sie dient der Festlegung der Blutungslokalisation sowie der Blutungsaktivität, eingeteilt nach dem Schema von Forrest; bei dringlicher chirurgischer Interventionsnotwendigkeit sollte zumindest der Ausschluß von Ösphagusvarizen erbracht werden. An dieser Stelle sei ausdrücklich hervorgehoben, daß die Notfallendoskopie besondere Erfahrung des Untersuchers voraussetzt. Bei massiver Blutung sollte diese diagnostische Maßnahme nur nach vorheriger Intubation erfolgen. Der Patient wird unter Intensivbedingungen weiter beobachtet; sofern nicht Instabilität des Kreislaufs und massive Blutung auch bei unbekannter Blutungsquelle zur sofortigen Laparotomie zwingen. Sofern man sich abwartend verhalten kann, führen wir einen konservativen Therapieversuch mit $H_2$-Rezeptorantagonisten durch. Sehr groß ist die Gefahr einer Rezidivblutung nach 12–48 Stunden, insbesondere bei Ulkuslokalisation postpylorisch an der Hinterwand mit im Ulkus nachgewiesenem Gefäßstumpf. Hier entscheiden wir uns nach Stabilisierung der Kreislaufverhältnisse frühzeitig zur operativen Therapie. Die Indikation zum chirurgischen Eingriff sehen wir in Abhängigkeit von folgenden Faktoren (Tab. 4): Endoskopischer Befund im Hinblick auf die Ulkuslokalisation, zum Beispiel Bulbushinterwand mit sichtbarem Gefäßstumpf, sowie auf die Blutungs-

Tabelle 3 Therapiekonzept bei akuter Ulkusblutung

| |
|---|
| Stabilisierung der Kreislaufverhältnisse |
| Notfallendoskopie |
| Überwachung unter Intensivbedingungen |
| konservativer Therapieversuch |
| – Ausnahme: postbulbäres Hinterwandulkus |

Tabelle 4 Indikation zum operativen Eingriff

| | |
|---|---|
| Abhängig von | |
| – endoskopischem Befund < | Lokalisation<br>Blutungsaktivität |
| – Blutungsintensität | |
| – Alter – Begleiterkrankungen | |
| – Effizienz konservativer Maßnahmen | |

aktivität. Weitere Kriterien für die Indikationsstellung bilden die Blutungsintensität, das Alter des Patienten, das Vorliegen von Begleiterkrankungen, bzw. die Effizienz konservativer Maßnahmen. Indikatorische Fehlermöglichkeiten ergeben sich aus einem unklaren endoskopischen Befund (Tab. 5). Indikatorische Fehler zu vermeiden, entschließen wir uns bei klarem gastroskopischen Vorbefund frühzeitig zur Kontrollgastroskopie. Bei kritischer Überprüfung des eigenen Vorgehens zeigt sich, daß die Indikation zum operativen Eingriff häufig zu spät gestellt wurde. Zu langes Abwarten unter konservativer Therapie bei ansteigendem Konservenverbrauch halten wir im Hinblick auf die Prognose einer akuten Blutung für problematisch, ferner das zu lange Zuwarten bei einer Ulkuslokalisation, die erfahrungsgemäß zur frühzeitigen erneuten Blutung führt [4].

Dies ist im Falle eines Hinterwandulkus in hohem Maße gegeben. Bei dieser Ulkuslokalisation hatten wir im eigenen Krankengut unter konservativer Therapie eine Rezidivblutungsrate von 52,1% innerhalb von 48 Stunden. Diese Patienten führen wir daher nach Stabilisierung der Kreislaufverhältnisse umgehend einer operativen Therapie zu. Ist die Indikation zur operativen Behandlung einmal gegeben, muß das therapeutische Vorgehen nach folgenden Zielen ausgerichtet sein: Sichere lokale Blutstillung, Vermeidung einer Rezidivblutung, Therapie der Grundkrankheit. Die von uns gewählten Verfahren beim blutenden Ulcus ventriculi zeigt die Tabelle 6. Wir führten in einem hohen Prozentsatz die alleinige Ulkusumstechung ohne Exzision durch. Wir sahen nach diesem Vorgehen, daß vor allen Dingen bei intraoperativ instabilen Kreislaufverhältnissen und kritischem Allgemeinzustand gewählt wurde, Rezidivblutungen, so daß sich die Frage nach der Sicherheit dieses Verfahrens stellt. In solchen Fällen sollte zumindest gleichzei-

Tabelle 5 Indikatorische Fehlermöglichkeiten im Rahmen der Therapie des blutenden Ulcus ventriculi und Ulcus duodeni

1. Falscher Endoskopiebefund < Lokalisation / Blutungsaktivität
2. Zu langes Warten unter konservativer Therapie bei ansteigendem Konservenverbrauch und/oder Ulkuslokalisation mit hoher Frührezidivrate im Hinblick auf eine erneute Blutung
(postbulbäres Hinterwandulkus, Rezidivrate im eigenen Krankengut 53,1%

Tabelle 6 Operative Behandlung des blutenden Ulcus ventriculi (eigenes Krankengut) n = 40

| | n | Rezidivblutungen n |
|---|---|---|
| alleinige Ulkusumstechung | 20 | 2 |
| alleinige Ulkusexzision | 4 | – |
| Ulkusexzision | 4 | – |
| B I-Resektion | 8 | – |
| B II-Resektion | 4 | – |

tig eine Ulkusexzision durchgeführt werden. Die Therapie der Wahl stellt unseres Erachtens die Magenresektion dar. In einigen Fällen mit lang bestehender Anamnese und chronischem Ulkus entschlossen wir uns zusätzlich zur Ulkusexzision zur proximal-gastralen Vagotomie. Dieses Verfahren zeigt jedoch, verglichen mit der Resektion, eine deutlich höhere Rezidivrate [2], so daß der Resektionsbehandlung der Vorzug gegeben werden sollte.

Unser operatives Vorgehen beim blutenden Ulcus duodeni zeigt die Tabelle 7. Die lokale Blutstillung führen wir in folgender Technik durch: Umstechung im Ulkusgrund (Unterbindung der zentralen arteriellen Zuflüsse aus dem Pankreaskopf) und am Ulkusrand (intraluminale Umstechung der Arteria prancreatico duodenalis). Verschluß des Ulkus mit Einzelknopfnähten. Es erfolgt die extraluminale Gefäßligatur. Aufsuchen der Arteria gastroduodenalis an ihrem Abgang der Hepatico communis. Ligatur der Arteria gastroepiploica dextra, möglichst ulkusnahe. Umstechung des Arcus pancreaticoduodenalis anterior. Er ist auf der Pankreasvorderwand lokalisiert und zieht nach rechts zur Innenkante des Duodenums.

Die sichere extraluminale Umstechung aller drei genannten Arterien kann technisch schwierig sein. Nach rein palpatorischer Lokalisation der Arteria gastro duodenalis sahen wir Rezidivblutungen. Wir sind deshalb dazu übergegangen, die Arterie in jedem Falle übersichtlich freizulegen. Fehlermöglichkeiten im Rahmen der operativen Versorgung des blutenden Ulcus duodeni zeigt die Tabelle 8. Wichtig ist ein ausreichendes Kochermanöver, das jedoch beim penetrierenden Ulkus besonders vorsichtig durchgeführt werden sollte. Die Duodenotomie legen wir, wenn immer möglich, postpylorisch unter Schonung des Sphinktermuskels an. Auf die Insuffizienz einer blinden Umstechung wurde bereits hingewiesen. Ein diesbezügliches Beispiel zeigt die Abbildung 1. Bei einem 82jährigen Patienten

Tabelle 7 Operative Therapie beim blutenden Ulcus duodeni (eigenes Krankengut) n = 59

| | n | Rezidivblutung n |
|---|---|---|
| Ulkusumstechung und Gefäßligatur (ohne Freilegung der Arteria gastroduodenalis) | 30 | 4 |
| Ulkusumstechung und Gefäßligatur nach Freilegung des Abganges der Arteria gastroduodenalis | 29 | – |
| PGV in gleicher Sitzung | 29 | – |

Tabelle 8 Fehlermöglichkeiten bei der operativen Versorgung des blutenden Ulcus duodeni

| |
|---|
| nicht ausreichendes Kochermanöver – Cave: penetrierendes Ulkus |
| Lage der Duodenotomie – möglichst unter Schonung des Pylorus |
| „blindes“ Umstechen der Arteria gastroduodenalis |

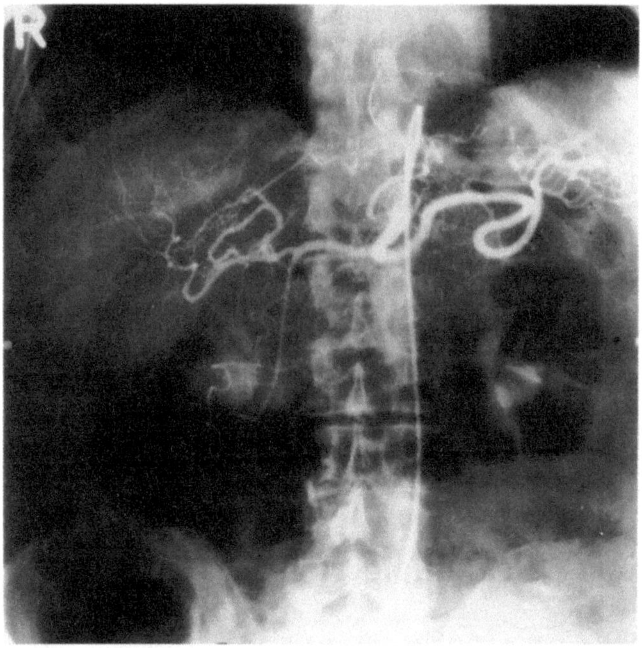


Abb. 1 Angiogramm nach Rezidivblutung u. „blinder" Umstechung der A. Gastroduodenalis (s. Text).

wurde ein blutendes Ulcus duodeni durch lokale Umstechung und palpatorische Umstechung der Arteria gastroduodenalis versorgt. Die postoperativ angefertigte Angiographie bei aufgetretener Rezidivblutung zeigt das sicher umstochene Gefäß einwandfrei durchgängig dargestellt.

Neben der lokalen Blutstillung und Vermeidung einer Rezidivblutung im Hinblick auf die Therapie des Grundleidens beim blutenden Ulcus duodeni kommt die proximal-gastrale Vagotomie in Betracht. Die Indikationen zeigt Tabelle 9). Für die Durchführung einer Vagotomie spricht die Tatsache, daß im eigenen Krankengut keine wesentliche Steigerung der Letalität und postoperativen Komplikationsrate zu verzeichnen war. Die Komplikationsrate betrug in der vagotomierten wie in der nicht vagotomierten Gruppe ca. 16%. Eine Erhöhung der Letalität war nicht zu verzeichnen, wie dieses auch in der Literatur angegeben wird [6]. Für die Durchführung der Vagotomie in gleicher Sitzung sprechen intraoperativ stabile

Tabelle 9 Indikationen für die PGV in gleicher Sitzung bei Versorgung eines blutenden Ulcus duodeni

- Therapie der Grundkrankheit
- Rezidivprophylaxe
- keine wesentliche Steigerung der Letalität und postperativen Komplikationsrate
- stabile intraoperative Kreislaufverhältnisse
- lange Ulcusanamnese

Tabelle 10 Ergebnisse nach operativer Versorgung blutender Ulcera ventriculi und -duodeni (Chir. Universitätsklinik Göttingen 1980–1985)

| | Ulcus ventriculi | Ulcus duodeni |
|---|---|---|
| Anzahl: | 40 | 59 |
| Letalität | 5,0% | 9,6% |
| Rezidivblutung bei letal verlaufenden Fällen in | 50,0% | 57,2% |

Kreislaufverhältnisse sowie eine entsprechend lange Ulkusanamnese. Sofern dies nicht gegeben ist, das heißt, daß instabile Kreislaufverhältnisse vorliegen und die Anamnese kurz ist, sehen wir keine Indikation zur Vagotomie. Bei bereits vorliegendem Organversagen sowie beim Vorliegen von Gerinnungsstörungen halten wir eine Ausweitung des operativen Eingriffs für nicht vertretbar.

## Zusammenfassung – Schlußfolgerungen

In Tabelle 10 sind unsere Ergebnisse der letzten 5 Jahre nochmals zusammengefaßt. Wenn man die Fälle mit letalem Ausgang betrachtet, zeigt sich, daß in einem hohen Prozentsatz Rezidivblutungen im postoperativen Verlauf aufgetreten sind. Anders formuliert bedeutet dies, daß über ⅔ aller verstorbenen Patienten die erste Blutungsepisode und den ersten operativen Eingriff überstanden haben. Will man die Letalitätsrate der akuten Blutung senken, sollte der Vermeidung einer Rezidivblutung besondere Beachtung geschenkt werden. Neben richtiger Indikationsstellung zum operativen Eingriff sowie Vermeiden von Organversagen durch adäquate Schocktherapie steht daher die dauerhafte und sichere Beherrschung der Blutung im Rahmen der Therapie des blutenden Ulcus ventriculi und Ulcus duodeni im Vordergrund, das heißt keine alleinige Ulkusumstechung beim Ulcus ventriculi, sondern zumindest Ulkusexzision und sichere Ligatur der zuführenden Gefäße beim Ulcus duodeni.

## Literatur


[1] Arnold, R.: Gastrointestinale Blutung: Ulcus ventriculi und Ulcus duodeni. Kapitel 19, Konservative Therapie und Rezidivprophylaxe. In: Notfalltherapie (Hrsg. J. R. Siewert, A. L. Blum, E. H. Hartmann, P. G. Lankisch), 1982, S. 189.

[2] Becker, H. D., L. Lehmann, D. Löhlein, et al.: Selektiv proximale Vagotomie mit Ulkusexzision oder Billroth-I-Resektion beim chronischen Ulcus ventriculi. Chirurg **53** (1982) 773–777.

[3] Bünte, H.: Chirurgische Therapie der Ulkusblutung. In: B. Braun-Dexon-GmbH, Bericht über ein Symposion in Gelsenkirchen 1982, S. 149.

[4] Siewert, J. R., H. J. Castrup: Notfalleingriffe beim Ulcus duodeni. Chirurg **51** (1982) 16–22.

[5] Siewert, J. R., G. Schattenmann, G. Lepsien, et al.: Chirurgische Therapie der gastrointestinalen Blutung (Magen und Duodenum). Sonderdruck über Symposium, 10./11. Februar 1978. Bibliomed, Kassel 1978.

[6] Siewert, J. R., G. Edelmann: Chirurgische Therapie der gastroduodenalen Blutung. In: Chirurgische Gastroenterologie I (Hrsg. M. Allgöwer, F. Harder, L. F. Holländer, H. J. Peiper, J. R. Siewert), S. 481. Springer Verlag, Berlin – Heidelberg – New York 1981.

# Indikatorische und sich daraus ergebende operative Fehler beim Kardiakarzinom

*B. Husemann*

## Einleitung

Das Kardiakarzinom steht im Widerstreit verschiedener Meinungen. Wenn namhafte Internisten heute die operative Therapie prinzipiell ablehnen und ausschließlich eine endoskopische Tumorpertubation bevorzugen, so müssen wir nach möglichen Gründen fragen [4, 5, 10, 11, 15]. Eine Antwort drängt, da Kardiakarzinome weltweit zunehmen wie Analysen aus England und Wales sowie den Vereinigten Staaten zeigen [6]. Im eigenen Krankengut war im Zeitraum von 1969 bis 1973 nur jedes 9., seit 1981 jedoch jedes 4. Magenkarzinom ein Kardiakarzinom (Tab. 1).

Tabelle 1 Häufigkeit eines Kardiakarzinoms im Vergleich zu den Magenkarzinomen aller anderen Lokalisationen (Chir. Univ.-Klinik Erlangen)

| Intervall | Kardida-Ca. | Magen-Ca. | Quotient |
|---|---|---|---|
| 1969–1973 | 36 | 236 | 0,15:1 |
| 1974–1978 | 88 | 301 | 0,29:1 |
| 1979–1983 | 113 | 308 | 0,37:1 |
| Gesamt | 237 | 845 | 0,28:1 |

## Definition

Ein Malignom am ösophagogastralen Übergang ist dann ein Kardiakarzinom, wenn es sich um ein Karzinom im proximalen Drittel des Magens handelt, das den ösophagogastralen Übergang infiltriert hat. Differentialdiagnostisch abzugrenzen sind Karzinome im Magenfundus, Platten- und Adenokarzinome der distalen Speiseröhre und ein Karzinom, das im Barrett-Ösophagus entstanden ist [1–3, 13, 17].

## Patho-histologische Besonderheiten

Die histologischen Typen sind beim Kardiakarzinom und beim Magenkarzinom aller anderen Lokalisationen identisch. Auch für die Kardiakarzinome wird die makroskopische Klassifikation nach Borrmann angewandt (Tab. 2 u. 3).

Tabelle 2 Histologische Klassifikation von Kardia- und Magenkarzinom (Chir. Univ.-Klinik Erlangen)

| Histologische Klassifikation | Kardia n = 237 | Magen n = 845 |
|---|---|---|
| undifferenziertes Ca. | 21/ 8% | 208/26% |
| tubuläres Adeno-Ca. | 172/74% | 458/57% |
| papilläres Adeno-Ca. | 16/ 7% | 20/ 2% |
| muzinöses Adeno-Ca. | 9/ 4% | 21/ 2% |
| Siegelringkrebs | 13/ 5% | 102/13% |
| adenosquamöses Ca. | 3/ 1% | – |
| nicht klassifiziert | 3 | 36 |

Tabelle 3 Makroskopische Klassifikation nach Borrmann bei Kardia- und Magenkarzinom zeigen signifikante Unterschiede ($p < 0{,}001$) (Chir. Univ.-Klinik Erlangen 1969–1983)

| makroskopischer Tumortyp | Kardia n = 237 | Magen n = 845 |
|---|---|---|
| Früh-Ca. | 4% | 21% |
| Borrmann I | 14% | 8% |
| Borrmann II | 26% | 22% |
| Borrmann III | 41% | 27% |
| Borrmann IV | 15% | 21% |
| unbestimmt | 10 | 39 |

Die Metastasierung der Kardiakarzinome entspricht den vom Magenkarzinom her bekannten Typ mit Bevorzugung der Lymphknoten an der kleinen Kurvatur, der Arteria gastrica sinistra und der Arteria coeliaca. Man findet aber auch Metastasen im Bereich des Pylorus und an der großen Kurvatur (Abb. 1). Verschieden zu den Magenkarzinomen der sonstigen Lokalisation ist die hohe Häufigkeit von 38% metastatisch durchsetzten Lymphknoten im Bereich des unteren mediastinalen Drittels der Speiseröhre [8, 9].

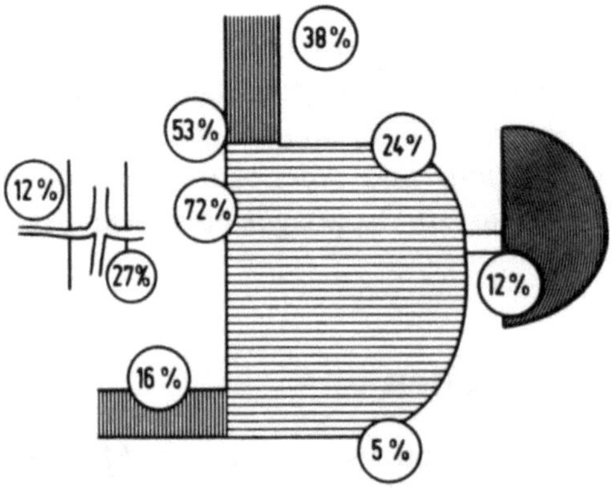


Abb. 1 Metastasenhäufigkeit der verschiedenen Regionen des Magens beim Kardiakarzinom.

Tabelle 4 pT-Stadien beim Kardia- und Magenkarzinom (signifikant p < 0,001) (Chir. Univ.-Klinik Erlangen 1969–1983).

| Klassifikation | Kardia n = 237 | Magen n = 845 |
|---|---|---|
| p T1 | 3% | 20% |
| p T2a | 6% | 14% |
| p T2b | 52% | 29% |
| p T3 | 35% | 30% |
| p T4 | 4% | 7% |
| unbestimmt | 3 | 12 |

Tabelle 5 Beim Kardiakarzinom ist der diffuse Typ nach Laurén wesentlich seltener als beim Magenkarzinom (p < 0,001)

| Typ n. Laurén | Kardia n = 237 | Magen n = 845 |
|---|---|---|
| intestinaler Typ | 75% | 49% |
| diffuser Typ | 25% | 51% |
| Sonstige | 40 | 97 |

Im Gegensatz zu den Magenkarzinomen zeigen Kardiakarzinome jedoch auffällige patho-histologische Besonderheiten. Sie werden erst in fortgeschritteneren Stadien entdeckt als die sonstigen Magenkarzinome (Tab. 4). Frühkarzinome sind mit einer Häufigkeit von 3% eine ausgesprochene Rarität. Auch die Verteilung im diffusen und Intestinalzelltyp ist verschieden: Beim Kardiakarzinom ist nur jeder 4. Tumor, beim Magenkarzinom jeder 2. ein Karzinom vom diffusen Typ nach Laurén (Tab. 5).

## Chirurgische Therapie

Da es sich also beim Kardiakarzinom vom onkologischen Standpunkt aus um ein Magenkarzinom handelt, sind bei der chirurgischen Therapie die für das Magenkarzinom gültigen Kriterien zu beachten.

Die Einteilung nach Laurén ist für den Operateur von herausragender Bedeutung, da er bereits vor der Operation die notwendigen Sicherheitsgrenzen erkennen und seine Operation entsprechend planen kann (Tab. 6). Da diese Sicherheits-

Tabelle 6 Sicherheitsabstände beim Intestinalzelltyp und diffusen Typ nach Laurén

| | Sicherheitsabstand | |
|---|---|---|
| Tumortyp (Laurén) | in situ | Resektat (frisch) |
| intestinal | 4 cm | 2 cm |
| diffus | 8–10 cm | 4–5 cm |

grenzen beim diffusen Typ von 8 cm, beim Intestinalzelltyp von 4 cm in situ auch nach oral im Bereich der Speiseröhre anzuwenden sind, kann vor allem der Zugang entsprechend gewählt werden.

Wie wichtig die Beachtung der korrekten Abstände ist, zeigt die Prognose (Tab. 7): Beim Intestinalzelltyp hat die Distanz offensichtlich keine eminente Bedeutung. Beim diffusen Typ jedoch ist die Überlebensrate nur dann vergleichbar, wenn die notwendigen Grenzen eingehalten werden. Die 3-Jahresüberlebensrate ist dann zwischen diffusen und Intestinalzelltyp global für alle kurativ resezierten Tumoren identisch.

Ähnliche Ergebnisse hat eine von Giuli durchgeführte europäische Studie ergeben: Ein lokales Rezidiv beim Kardiakarzinom ist in 75% aller Fälle im Bereich der Speiseröhre zu erwarten, vor allem dann, wenn die resezierte Speiseröhrenlänge weniger als 4 cm beträgt.

Proximale Resektion und Gastrektomie mit distaler Ösophagusresektion konkurrieren bei der chirurgischen Therapie. Die Chance, eine absolut kurative Resektion durchzuführen, ist jedoch bei Gastrektomie besser gewährleistet als bei oraler Resektion (Tab. 8). Ähnlich verhält sich die Prognose in jedem Stadium bei Gastrektomie, obwohl Patienten mit absolut kurativer Resektion am meisten hiervon profitieren (Tab. 9).

Bei der Beurteilung der Qualität eines operativen Verfahrens zur Behandlung eines malignen Tumors ist auch die Häufigkeit eines lokalen Rezidivs zu berücksichtigen. Beim diffusen Typ nach Laurén ist die Rate signifikant höher als beim Intestinalzelltyp, und ein Rezidiv wird früher beobachtet (Abb. 2). Bei Beachtung der notwendigen Sicherheitsabstände nähert sich die Rate des lokalen Rezidivs

Tabelle 7 Bei Beachtung der notwendigen Sicherheitsgrenzen ist die Prognose beim Intestinalzelltyp identisch wie beim diffusen Typ nach Laurén (Chir. Univ.-Klinik Erlangen 1969–1983 / 31. 12. 1984)

| Typ nach Laurén | n | Abstand nach oral mm | 1 | 2 | 3 |
|---|---|---|---|---|---|
| Intestinalzelltyp | 66 | ⩾21 | 58 ± 12 | 41 ± 13 | 36 ± 13 |
| | 48 | ⩽20 | 62 ± 14 | 38 ± 14 | 26 ± 13 |
| diffuser Typ | 23 | ⩾41 | 57 ± 21 | 42 ± 21 | (27) |
| | 12 | ⩽40 | (33) | (8) | 0 |

Tabelle 8 Qualität der Resektion bei oraler Resektion und Gastrektomie

| Qualität der Resektion | orale Resektion n = 133 | Gastrektomie n = 104 |
|---|---|---|
| absolut kurativ | 31% | 44% |
| relativ kurativ | 40% | 33% |
| nicht kurativ | 29% | 23% |

Tabelle 9 Prognose in Abhängigkeit von der Operationstaktik beim Kardiakarzinom (median in Monaten mit Streuung)

| Kurabilität | Op-Technik | n | Median (Monate) |
|---|---|---|---|
| absolut kurativ | Gastrektomie | 46 | 38,0 ± 3,4 |
| | orale Resektion | 41 | 20,5 ± 3,2 |
| relativ kurativ | Gastrektomie | 34 | 12,0 ± 2,8 |
| | orale Resektion | 53 | 9,9 ± 1,5 |
| nicht kurativ | Gastrektomie | 20 | 9,0 ± 6,7 |
| | orale Resektion | 37 | 6,6 ± 1,1 |
| gesamt | Gastrektomie | 104 | 16,3 ± 2,6 |
| | orale Resektion | 133 | 9,6 ± 1,6 |

beim diffusen Typ den Zahlen, wie wir sie beim Intestinalzelltyp zu erwarten haben.

Unseres Erachtens nach sind diese Bedingungen nur dann sicher erreichbar, wenn das abdomino-thorakale Vorgehen zur Behandlung eines Kardiakarzinoms angewandt wird. Wir bevorzugen die diagonale Inzision, beginnen im linken Oberbauch mit Verlängerung in den 8. Interkostalraum. Die Exposition des Operationsfeldes ist ausgezeichnet, der chirurgische Eingriff kann, wenn erforderlich, jederzeit erweitert werden. Sowohl eine Pankreaslinksresektion wie eine Resektion der linken Flexur des Kolons oder eine Cholezystektomie sind zwanglos synchron durchführbar [1, 12].

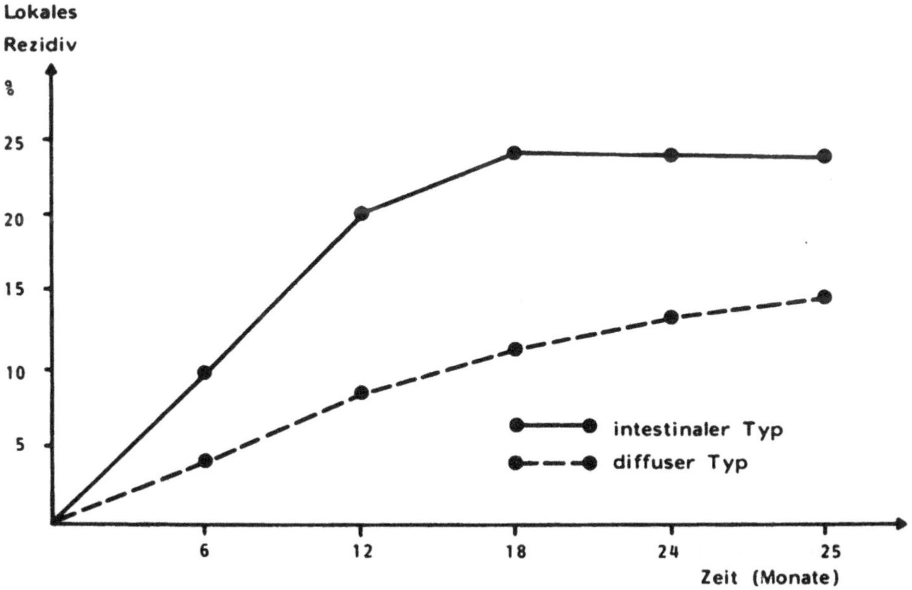


Abb. 2 Lokales Rezidiv in Abhängigkeit von histologischem Typ und dem Abstand von der Operation (Chir. Univ.-Klinik Erlangen).

## Zusammenfassung

Letargie ist also beim Kardiakarzinom nicht angezeigt, wenn die für diesen Tumor typischen Grundbedingungen bei der chirurgischen Therapie angewandt werden. Kardiakarzinom ist kein übliches Magenkarzinom, auch wenn es onkologisch zu diesem Tumor gezählt werden muß. Ein Kardiakarzinom ist aber auch kein Ösophaguskarzinom, zu dem es manche Chirurgen zählen, da sich die operativen Techniken in mancher Beziehung ähneln [2, 10, 11, 15, 17]. Ein Kardiakarzinom muß zwischen den malignen Geschwülsten von Speiseröhre und Magen einen eigenen Platz beanspruchen.

## Literatur

[1] Akiyama, H., H. Miyazono, M. Tsurumaru, et al.: Thoracoabdominal approach for carcinoma of the cardia of the stomach. Am. J. Surg. **137** (1979) 345.
[2] Appelqvist, P.: Carcinoma of the esophagus and gastric cardia. A retrospective study based on statistical and clinical material from finland. Acta Chir. Scand., Suppl. 430 (1972).
[3] Cederquvist, C., J. Nielsen, A. Berthelsen, et al.: Adenocarcinom of the esophagus. Acta Chir. Scand. **146** (1980) 411.
[4] Denck, H., N. Pridun: Zur Prognose des Kardiakarzinoms. Onkologie **1** (1978) 197.
[5] Dorsey, J. S., S. Esses, M. Goldberg, et al.: Esophagostastrectomy using the autosuture EEA surgical stapling instrument. Ann. Thorax. Surg. **30** (1980) 308.
[6] Earlam, R., J. R. Cunha-Melo, S. P. B. Donnan, et al.: The epidemiology of oesophageal cancer with special reference to England and Wales. Ital. J. Gastroenterol. **14** (1982) 244.
[7] Gianella, C., B. Vogt: Operative Zugänge beim Ösophaguskarzinom. Helv. Chir. Acta **47** (1980) 519.
[8] Giedl, J.: Klinische Bedeutung der histologischen Typenbestimmung beim Magenkrebs. MMW **122** (1980) 205.
[9] Giedl, J., P. Hermanek, B. Husemann: Häufigkeit und Typ der lymphogenen Metastasierung des Magenkrebses. Langenbeck's Arch. Chir. **350** (1980) 191.
[10] Griffith, J. L., J. T. Davis: A twenty-year experience with surgical management of carcinoma of the esophagus and gastric cardia. J. Thorac. Cardiovasc. Surg. **79** (1980) 447.
[11] Groves, L. K., A. Rodriguez-Antunez: Treatment of carcinoma of the esophagus and gastric cardia with concentrated preoperative radiation followed by early operation. Ann. Thorac. Surg. **15** (1973) 333.
[12] Husemann, B.: Der linksthorakale Zugang beim Karzinom am ösophagogastralen Übergang. Chirurg **51** (1980) 584.
[13] Husemann, B., F. P. Gall, H. Bödeker, et al.: Chirurgische Behandlung des Kardiakarzinoms. MMW **125** (1983) 61.
[14] Husemann, B., H. Groitl, H. Bödeker: Die Reflux-Ösophagitis nach Entfernung des unteren Ösophagus-Sphinkters bei linksthorakaler Fundektomie. Akt. Gastrologie **8** (1979) 515.
[15] Kunath, U., P. Fischer: Radikalität und Lebenserwartung beim operierten Ösophagus- und Kardiakarzinom. Dtsch. Med. Wochenschr. **109** (1984) 450.
[16] Payne, J. H., O. T. Clagett: Transthoracic gastric resection for lesions of cardia of stomach and lower part of esophagus. Surgery **23** (1948) 912.
[17] Siewert, R., G. Lepsien, H. J. Peiper: Das Karzinom von Ösophagus und Kardia. Internist **18** (1977) 451.

# Fehler und Gefahren beim Einsatz von Klammernahtgeräten in der gastrointestinalen Chirurgie

*A. Thiede, K. H. Fuchs, D. Schröder, H. Hamelmann*

## Einleitung

Die rasche Verbreitung der modernen Klammernahtgeräte hat zu einem breitgefächerten Interesse an Klammernahttechniken, aber auch an den durch Klammernahtgeräte möglichen Rekonstruktionsprinzipien geführt. Solange nur gerade Nähinstrumente mit überwiegend evertierenden Anastomosen zur Verfügung standen, ergaben sich bei Anwendung im oberen Gastrointestinaltrakt bei Beobachtungsstudien [2, 7, 15] und in kontrollierten Studien [6] keine eindeutigen Vorteile bei Berücksichtigung der Operationszeiten und Komplikationsraten. Erst die Entwicklung und Einführung der zirkulären Stapler rechtfertigt eine neue Betrachtung und Bewertung der Rekonstruktionsverfahren nach totaler Magenentfernung. Im kolorektalen Bereich gelang es, mit zirkulären Staplern für bestimmte Indikationen technische Vorteile zu erzielen, wie kontrollierte Studien belegen [1, 11]. Auch wenn in der Vergleichsstudie von Junginger ([5], Prospektive Studie – historische Kontrolle), kein grundsätzlich auf Nahtmaschinen zugeschnittenes Rekonstruktionsprinzip verwendet wurde, konnte eine Aussage zur höheren Nahtsicherheit der ösophago-jejunalen Anastomose gewonnen werden.

Dabei kann man grundsätzlich nicht davon sprechen, daß Klammernahttechniken besser sind, sondern es handelt sich um andere Techniken, die andere Rekonstruktionsprinzipien erleichtern als Handnahttechniken. Dies tritt besonders ein, wenn staplergerechte Rekonstruktionsprinzipien verwendet werden. Unsere Bemühungen um die Einführung der Klammernahttechniken im Oberbauch gehen von folgender Hypothese aus: Durch systematische Verwendung von Staplernahttechniken sind bestimmte Rekonstruktionen des oberen Gastrointestinaltraktes schneller, sicherer, besser standardisierbar, komplikationsärmer und rein abdominal ausführbar. Voraussetzung und Schritte zur Beweisführung sind:

1. Ersatz manueller durch maschinelle Techniken.
2. Einführung standardisierbarer, staplergerechter Rekonstruktionsprinzipien unter systematischer Verwendung moderner Nahtapparate.
3. Prospektive Studien mit Analysen von Fehlern und Gefahren und deren Vermeidung.

4. Kontrollierte Studien zur technischen Wertigkeit maschineller Rekonstruktionsverfahren.
5. Kontrollierte Studien zur funktionellen Bewertung der Rekonstruktionsprinzipien.

Die vorliegende Arbeit beschäftigt sich mit Punkt 3: Prospektiven Studien mit Analysen von Fehlern und Gefahren und deren Vermeidung.

## Staplergerechte Rekonstruktionsprinzipien

Im Oberbauch sind nach distaler Resektion oder Gastrektomie folgende staplergerechte Rekonstruktionsprinzipien erarbeitet und stehen uns zur Verfügung (Tab. 1). Distale Resektion: Rekonstruktionen mit duodenaler Passage (B I) und ohne duodenale Passage (Roux-Y); Gastrektomie: Roux-Y ohne Pouch bei palliativen Operationen oder sehr alten Patienten, sonst mit Pouch, Jejunum-Interposition ohne oder mit Pouch.

Die einzelnen Rekonstruktionsprinzipien sollen hier kurz vorgestellt werden.

Die B-I-Rekonstruktion in zwei Staplerschritten ist von Steichen u. Ravitch [9] übernommen. Dabei wird nach entsprechender distaler Skelettierung des Magens die Tabaksbeutelklemme auf das Duodenum gesetzt, direkt oberhalb davon, distal des Pylorus, wird das Duodenum durchtrennt. In den Magen wird von distal die EEA-Nahtpistole eingeführt, und die Magenhinterwand wird an vorbezeichneter Stelle mit dem Duodenum Seit-zu-End anastomosiert. Die Anastomose wird nach Entfernung der Nahtmaschine auf ausreichende Blutstillung und Durchgängigkeit mit einem Stieltupfer kontrolliert. Der hochgeklappte distale Magen wird mit einem TA 90 abgesetzt, zwischen beiden Nahtreihen muß mindestens eine Distanz im entspannten Zustand von 2 cm verbleiben (Abb. 1). Die weiteren Rekonstruktionstechniken nach distaler und totaler Magenresektion sind ab 1983 in Kiel in

Tabelle 1 Maschinelle Rekonstruktionsverfahren nach subtotaler (distaler) und totaler Magenresektion (Stand Nov. 1985)

| Resektionsausmaß | Rekonstruktionstyp | OP-Prinzip | Nr. | Beginn |
|---|---|---|---|---|
| subtotal | gastroduodenal | B I | 1 | 1982 |
| „distal“ | gastrojejunal | Roux-Y | 2 | 1983 |
| total | ohne Duodenalpassage | Roux-Y | 3 | 1984 |
| | | Roux-Y + Pouch | 4 | 1984 |
| | mit Duodenalpassage | Jejuninterposition (JIP) | 5 | 1985 |
| | | JIP + Pouch | 6 | 1985 |

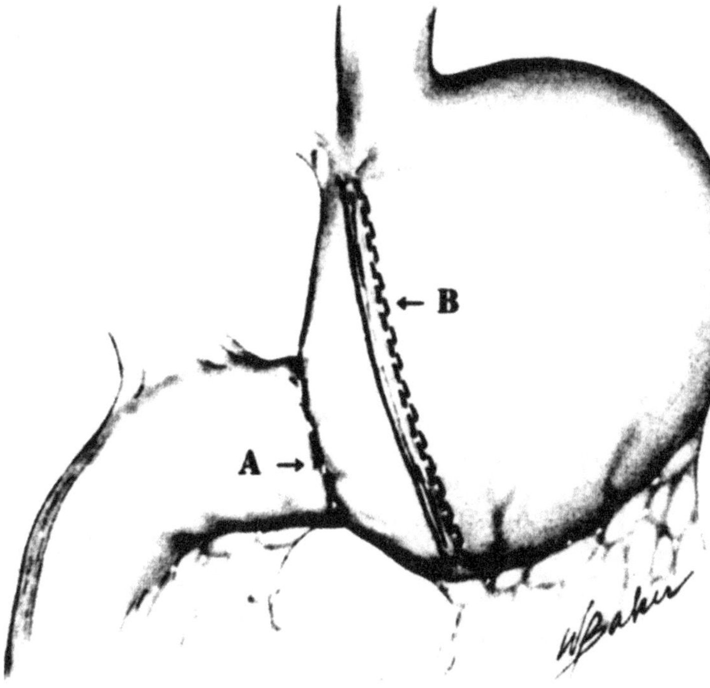


Abb. 1 B I in zwei Staplerschritten.
A = EEA-Anastomose zur Vereinigung von Magenhinterwand und Duodenum; B = TA 90-Magenabsetzungsnahtreihe.

dieser Technik und unter systematischer Anwendung der Nahtgeräte selbst entwikkelt. Natürlich sind auch diese im Prinzip bekannte Rekonstruktionsverfahren. Die technische Durchführung und die systematische Verwendung der Nahtgeräte ist jedoch theoretisch konzipiert und in der Praxis durchgeführt. Auf die häufiger durchgeführten Rekonstruktionsprinzipien sei hier kurz eingegangen.

## Distale Resektion und Roux-Y-Rekonstruktion

Es wird nach entsprechender Skelettierung des Magens, das Jejunum mit einem GIA oder TA abgesetzt. Der Duodenalstumpf muß im allgemeinen nicht übernäht werden. Im zweiten Schritt wird die distale Resektion vorgenommen, mit einem TA 90 kann der Magen abgesetzt werden. Genau wie am Duodenalstumpf ist auch an der Magenabsetzungsnahtreihe eine sorgfältige Blutstillung vorzunehmen und bei evertierten Nähten wird grundsätzlich eine sorgfältige Desinfektion vorgenommen. Es folgt die Vorbereitung des Dünndarms für die Roux-Y-Rekonstruktion, ca. 20–40 cm distal des Treitzschen Bandes werden der Dünndarm und das Mesenterium bei sorgfältiger Beachtung der Durchblutungsverhältnisse unter durchscheinendem Licht durchtrennt; ca. 40 cm werden für die abführende Schlinge benötigt. Das Mesenterium des Dünndarms wird eingekerbt, so daß eine

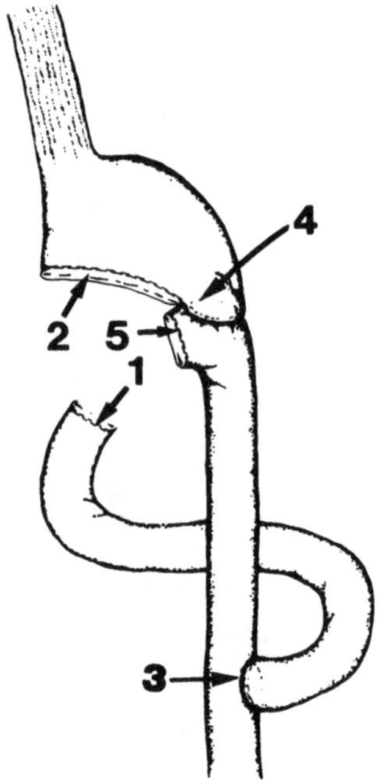


Abb. 2 Übersichts-Schema der einzelnen Operationsschritte zur Roux-Y-Rekonstruktion nach distaler Magenresektion
1 = Duodenalverschluß (GIA oder TA 30); 2 = Magenresektion (TA 90); 3 = Jejunojejunostomie (EEA 25); 4 = Gastrojejunostomie (EEA 25/28); 5 = Verschluß der überstehenden ableitenden Schlinge (GIA).

spannungslose Magen-Jejunum-Anastomose möglich wird. Im nächsten Operationsschritt wird durch die abführende Schlinge die EEA-Nahtpistole mit 25-mm-Magazin (Außendurchmesser) eingeführt, es wird somit eine Jejunojejunostomie in End-zu-Seit-Form erstellt. Anschließend wird die Nahtpistole erneut mit dem 28-mm-Magazin in den abführenden Jejunumschenkel, diesmal jedoch nur wenige Zentimeter, eingeführt. Der Zipfel des Magenrestes an der großen Kurvatur wird mit der Tabaksbeutelklemme angeklemmt und eine zirkuläre Naht vorgelegt. Nach Abtrennen des Zipfels kann die Druckplatte der Nahtpistole in den Magenrest eingeführt werden und die Magen-Jejunum-Anastomose kann nach Verknüpfung der zirkulären Nähte erstellt werden. Abschließend wird die überstehende Jejunumschlinge, die jetzt funktionslos ist, mit dem GIA soweit gekürzt, daß keine Blindsackbildung im Bereich der Magenanastomose entstehen kann (Abb. 2).

## Gastrektomie: Rekonstruktionsverfahren 4, Roux-Y und Pouch

Dieses Verfahren wurde seit 1984 eingeführt und bisher in 26 Fällen durchgeführt. Es wird folgendermaßen vorgegangen: Nach Gastrektomie und systematischer Lymphadenektomie wurde eine Roux-Y-Rekonstruktion mit einem Pouch kombiniert, wobei die Pouchlänge 12–15 cm und die abführende Schlinge 30–35 cm messen. Sofern die Rekonstruktion spannungsfrei möglich ist, wird sie antekolisch angelegt. Die Staplernahttechnik umfaßt folgende einzelnen Schritte in systematischer Reihenfolge:

Das Absetzen des Duodenalstumpfes erfolgt mit einem GIA oder TA 30, anfänglich mit Metallklammern, später auch mit absorbierbaren Klammern. Eine sorgfältige Blutstillung und Desinfektion der evertierten Naht vervollständigen den Duodenalstumpf.

Das Absetzen des Magens wird en bloc unter Mitnahme der Lymphabflußgebiete im großen und kleinen Netz durchgeführt. Daran schließt sich die Vervollständigung der systematischen Lymphadenektomie und die Vorbereitung des Ösophagusstumpfes mit Tabaksbeutelnaht an. Der distale Ösophagus wird mit einer weichen Winkelklemme bei leichtem manuellen Druck gefaßt, die Speiseröhre wird ca. 1,5 cm distal mit einer Winkelschere gleichmäßig durchtrennt, die zirkuläre Naht (atraumatisch, Stärke 0 USP, monophil) wird in überwendliger Form manuell unter Sicht und Fassen der Tunica mucosa und Tunica muscularis eingebracht. Drei Haltenähte in 120° Abstand werden proximal der zirkulären Naht allschichtig durch die Speiseröhrenwand gestochen (Abb. 3).

Es folgt die Vorbereitung des Dünndarmes für die Roux-Y-Rekonstruktion und die Pouchbildung. Etwa 20–40 cm distal des Treitzschen Bandes werden der Dünndarm und das Mesenterium bei sorgfältiger Beachtung der Durchblutungsverhältnisse unter durchscheinendem Licht durchtrennt; ca. 65–70 cm Dünndarm werden für die Pouchbildung und die abführende Schlinge benötigt. Durch die abführende Schlinge wird die Nahtpistole mit 25-mm-Magazin (Außendurchmesser) eingeführt, und es wird die Jejunojejunostomie in End-zu-Seit-Form erstellt.

Zur Bildung des Pouches werden die gedoppelten Dünndarmschlingen von jeweils 12–15 cm Länge mit 3–4 GIA-Schritten zusammengeklammert und durchtrennt, so daß der Ersatzmagen entsteht (Abb. 4). Wichtig erscheint uns ein Ausstülpen des Pouches und eine subtile Blutstillung, denn die GIA-Nähte neigen

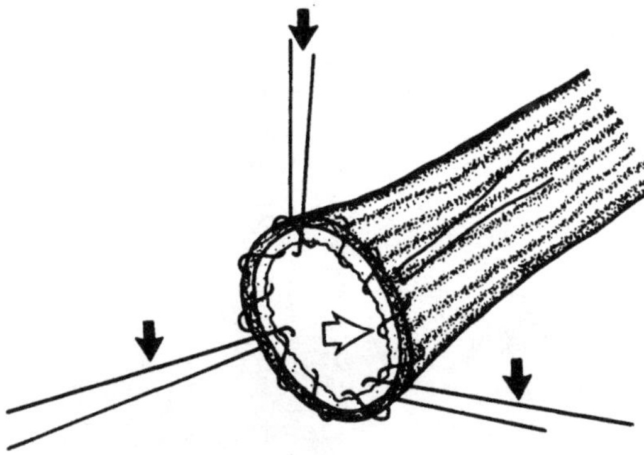

Abb. 3 Manuelle überwendlige Naht am Ösophagus (↑) sowie drei in 120°-Abstand eingebrachte Haltenähte (→).

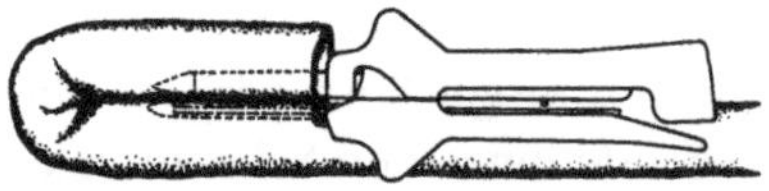

Abb. 4 Pouchbildung aus gedoppelten, jeweils 12–15 cm langen Dünndarmschenkeln mit Hilfe von 3–4 GIA-Schritten.

zur Nachblutung (Abb. 5). Da diese Schritte immer eine Kontamination des umliegenden Gewebes bedingen, wird der übrige Oberbauch sorgfältig mit Chloramin-getränkten Tüchern abgedeckt und die Schleimhaut intensiv desinfiziert. Anschließend wird der Pouch zurückgestülpt und ist jetzt vorbereitet für die Pouch-Ösophagus-Anastomose (Abb. 6).

In den fertigen Pouch, der ante- oder retrokolisch spannungsfrei in den Oberbauch gelegt werden kann, wird die EEA-25-Pistole eingeführt. Die Druckplatte wird in den mit einer Kornzange aufgedehnten Ösophagusstumpf mit Hilfe der drei Haltenähte eingeführt, so daß Pouch und Ösophagus durch eine zirkuläre End-zu-Seit-Naht vereinigt werden. Die Nahtpistole muß nach erstellter Naht und Lockerung des Verschlußmechanismus unter hebenden, senkenden und drehenden Bewegungen entfernt werden, um eine Läsion des distalen Ösophagus zu vermeiden. Es folgt die Kontrolle der Blutstillung, der Anastomosendichtigkeit und der Durchgängigkeit durch einen Stieltupfer. Es werden die Geweberinge in dem entfernten Nahtgerät auf Vollständigkeit geprüft, und die Anastomosenregion kann im Zweifelsfalle durch Flüssigkeitsauffüllung auf Dichtigkeit überprüft werden. Die Geweberinge werden bei Bedarf zur Schnellschnittkontrolle eingesandt.

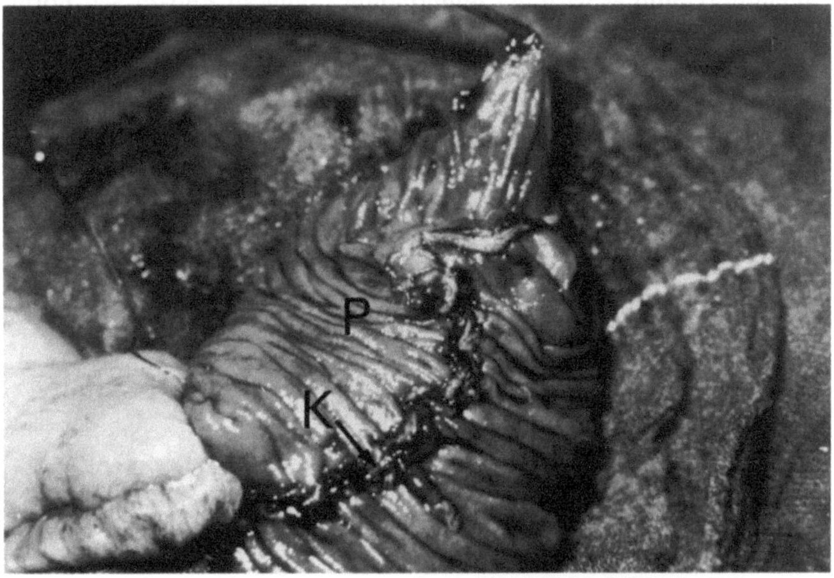


Abb. 5 Evertierter Pouch (P), erkennbare GIA-Klammernahtreihe (K) nach erfolgter sorgfältiger Blutstillung.

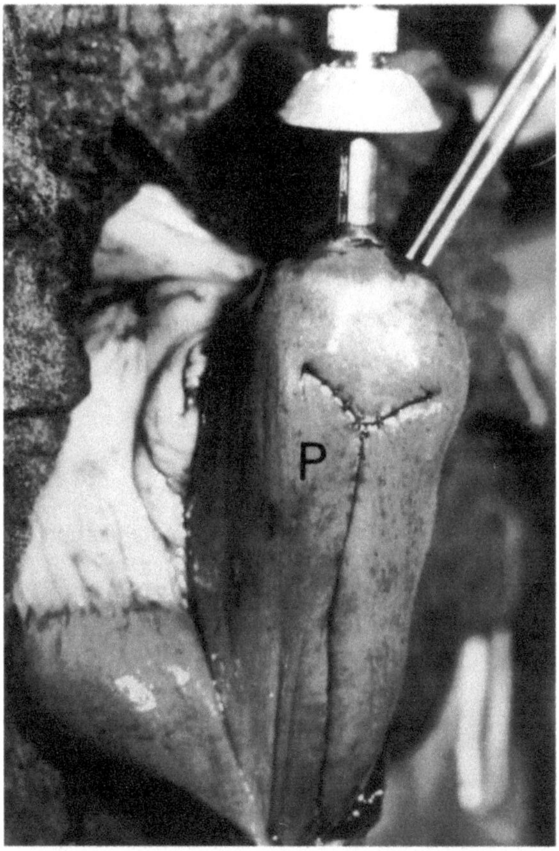


Abb. 6 Invertierter Pouch (P). Die GIA-Klammernahtreihen sind jetzt invertiert und zeigen die geringe Alteration der Darmwand durch die Klammernähte. Im Pouch EEA-Nahtpistole durchschimmernd = Klammermagazin, erkennbar Zentraldorn und Druckplatte.

Nach Entfernung der EEA-Nahtpistole ist schließlich noch der Pouch mit einem TA-90-Stapler zu verschließen, ohne daß der abführende Schenkel eingeengt wird. Es resultiert die fertige Rekonstruktion des oberen Gastrointestinaltraktes nach Gastrektomie durch Pouch = Ersatzmagen und Roux-Y-Rekonstruktion (Abb. 7). Der Pouch wird dann noch mit ca. 4 Einzelknopfnähten am peritonealen Überzug des Hiatus oesophageus aufgehängt.

## Gastrektomie, Jejunuminterposition und Pouch

Als Vergleichsmethode gegenüber der Rekonstruktion, Roux-Y und Pouch wurde die Jejunuminterposition in Kombination mit Pouch entwickelt (Abb. 8).

Es wird dabei wie folgt vorgegangen: Bei der Gastrektomie wird nach Präparation des Magens sowie der weitgehenden Entfernung des großen Netzes und der

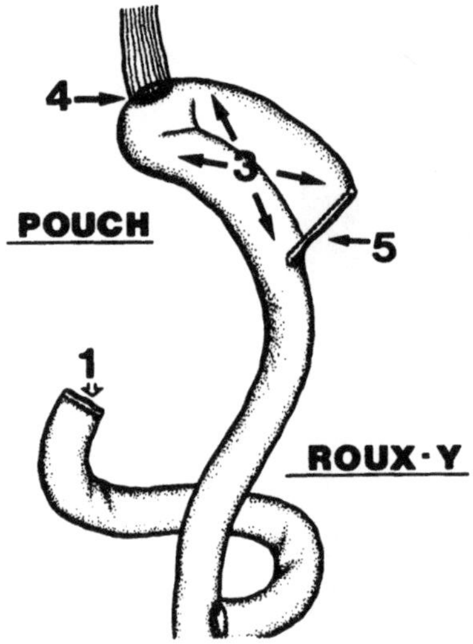


Abb. 7 Schema der fertiggestellten Roux-Y-Rekonstruktion in Kombination mit Pouch nach Gastrektomie.
1 = Duodenalverschluß (GIA oder TA 90); 2 = Roux-Y-Anastomose (EEA 25); 3 = Pouch 3–4mal GIA; 4 = Ösophagojejunostomie (EEA 25); 5 = Pouchverschluß (TA 55 oder 90).

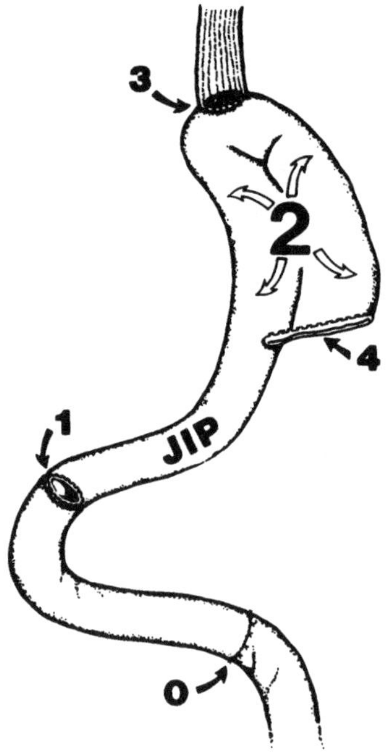


Abb. 8 Jejunale Interposition (JIP) und Pouch nach Gastrektomie.
0 = Manuelle Jejunum-Jejunum-Anastomose; 1 = Jejunuminterponat – Duodenalanastomose (EEA 25); 2 = Pouchbildung (3–4mal GIA); 3 = Ösophagus-Pouch-Anastomose (EEA); 4 = Pouchverschluß (TA 90).

Skelettierung im Bereich des Duodenums mit Hilfe der Tabaksbeutelklemme eine zirkuläre Naht am beginnenden Duodenum angelegt. Diese Naht wird für die spätere zirkuläre EEA-Naht verwendet. Sodann wird der Magen en bloc unter gleichzeitiger Durchführung einer systematischen Lymphadenektomie entfernt. Der offene Duodenalstumpf wird mit Chloramin ausgetupft. Nach völliger Entfernung des Magens und Darstellung des Ösophagus wird eine Satinski-Klemme auf den Ösophagus gesetzt. Nach querer Durchtrennung und Desinfektion wird, wie oben beschrieben, eine zirkuläre überwendlige Naht in den Ösophagus eingebracht und dieser mit drei Haltenähten vorbereitet für die spätere Ösophagus-Pouch-Anastomose. Es schließt sich jetzt die Darstellung des Dünndarmsegmentes an. Etwa 20–40 cm distal des Treitzschen Bandes wird ein 65–70 cm langes Jejunumsegment mit entsprechender Gefäßversorgung für die Jejunuminterposition vorbereitet. Die Dünndarm-End-zu-End-Anastomose zur Kontinuitätswiederherstellung des Jejunums wird manuell einreihig, allschichtig durchgeführt. Maschinennähte sind hier möglich, bieten aber operationstaktisch und -technisch keine erkennbaren Vorteile hinsichtlich eines Zeitgewinns, da zusätzliche Inzisionen wieder verschlossen werden müssen.

Nach retrokolischer Verlegung des isolierten Jejunumsegmentes wird eine isoperistaltische Rekonstruktion in den folgenden Schritten vorgenommen: In das Jejunuminterponat wird ein EEA-Stapler von oral her eingeführt und zwischen Jejunuminterponat und Duodenum eine EEA-Anastomosierung vorgenommen. Es ergibt sich eine invertierte zweireihige, nicht stenosierte Anastomose. Nach Entfernung der Maschine wird in gleicher Weise wie bei der Roux-Y-Rekonstruktion der Pouch erstellt. Nach Fertigstellung des Pouches wird dieser mit dem Ösophagus anastomosiert und nach Positionierung der Magensonde und Kontrolle der Blutstillung wird der Pouch mit einem TA-90-Stapler verschlossen. Die Poucherstellung wird in gleicher Weise durchgeführt, wie bei Operationsprinzip Nr. 4.

Die im Prinzip bekannten Rekonstruktionsverfahren 2–6 wurden (s. Tab. 1) in dieser technischen Durchführung unter systematischer Verwendung der Nähapparate EEA, GIA und TA in Kiel entwickelt. Der Vorteil liegt in hohem Maße darin, daß diese Rekonstruktionsprinzipien staplergerecht sind und Vorteile der Nähinstrumente zum Tragen kommen können. Dadurch, daß subjektive Einflüsse in der Operationstechnik weit weniger die Operationsverfahren beeinflussen, als bei manuellen Techniken, sind diese Rekonstruktionsprinzipien weit besser für kontrollierte Studien zum Vergleich zweier Operationsprinzipien geeignet, als rein manuelle Verfahren. Zu den Voraussetzungen für solche Studien gehört allerdings eine längere Pilotphase prospektiver Studien zur Perfektionierung des operationstechnischen Ablaufes dieser staplergerechten Rekonstruktionsprinzipien mit sorgfältiger Analyse der Fehler und Gefahren, die es schließlich zu vermeiden gilt.

Die Analyse von Fehlern und Gefahren sowie deren Vermeidung gehört in einer Reihe von Entwicklungspunkten zu dem Abschnitt, der in dieser Arbeit näher vorgestellt werden soll. Tabelle 2 enthält das Operationsgut mit den Zahlen der Rekonstruktionsprinzipien, der Einzelangabe der Nahtgeräte, der durchschnittli-

Tabelle 2 Rekonstruktionsverfahren, Geräteverwendung, Häufigkeit der Klammernähte

| Rekonstruktion | | Operation | Nahtgeräte | Klammernahtreihen/ Op. | Gesamtzahl der masch. Nahtreihen |
|---|---|---|---|---|---|
| distale Resektion | B I | 17 | 1× EEA, 1× TA 90 | 2 | 34 |
| | Roux-Y | 39 | 2× GIA o. TA 30<br>2× EEA, 1× TA 90 | 5 | 195 |
| Gastrektomie | Roux-Y | 3 | 2× GIA o. TA 30<br>2× EEA | 4 | 12 |
| | Roux-Y + Pouch | 26 | 1× GIA o. TA 30<br>2× EEA, 3–4× GIA<br>1× TA 90 | 7–8 | 205 |
| | JIP | 1 | 2× EEA, 1× GIA<br>1× Handnaht | 3 | 3 |
| | JIP + Pouch | 5 | 2× EEA, 3–4× GIA<br>1× TA 90<br>1× Handnaht | 6–7 | 33 |
| Gesamtzahl | | 91 | | | 482 |

Tabelle 3 EEA (entero-enteric-anastomosis)-Stapler

| Probleme | Vermeidung, Erkennung, Beseitigung |
|---|---|
| Gerätefehler | Gerätekontrolle |
| Tabaksbeutelnaht | a) an schwer zugäng. Stellen – manuelle überwendlige Naht<br>b) Schleimhautwulst – Abtragung vor Anastomosierung |
| Blutung | Kontrolle (Stieltupfer) und Blutstillung<br>a) Koagulation b) Umstechung |
| prim. Dehiszenz | Kontrolle der Geweberinge und Anastomosenintegrität, Übernähung |
| Stenose | Vermeidung von Schleimhautfaltendopplung,<br>Kontrolle der Durchgängigkeit (Stieltupfer) |
| sek. Dehiszenz | Verhütung von Nahtspannung und Durchblutungsstörung |

chen Klammernahtreihen pro Operation und der Gesamtzahl der tatsächlich durchgeführten maschinellen Nahtreihen von 482 bei 91 Operationen. Auf dieses Material gründen sich die erzielten Ergebnisse in einer Entwicklungsphase mit dem Ziel der weitergehenden Perfektionierung dieser Operationstechniken.

## Fehler und Gefahren der Nahtgeräte EEA, GIA und TA

EEA (Tab. 3): Vor Einsatz ist immer eine Gerätekontrolle des Metallgerätes hinsichtlich seiner Zusammensetzung und korrekten Bestückung mit dem Einmal-

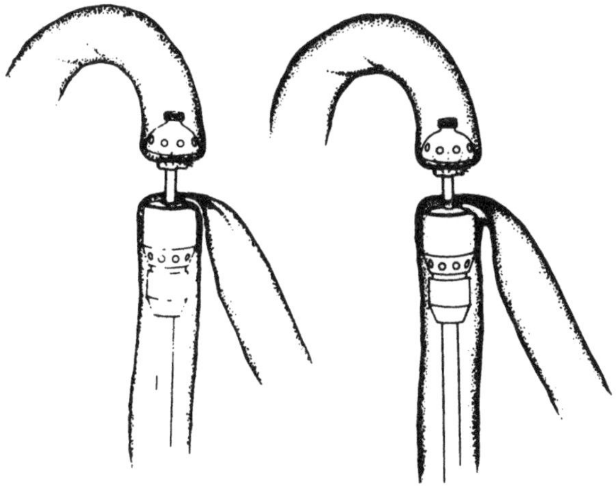

Abb. 9 Dopplung der Darmwand über dem Klammermagazin bei nicht ausreichend gestrecktem Dünndarmschenkel.
a = Dopplung der gesamten Darmwand; b = Dopplung einer Schleimhautfalte.
Folge: Stenose im Roux-Y-Anastomosenbereich.

klammermagazin und der Druckplatte erforderlich. Die Tabaksbeutelklemme sollte nur an Lokalisationen verwendet werden, die leicht zugängig und gut kontrollierbar sind. Bei Verwendung der Tabaksbeutelklemme ist überstehende Schleimhaut zu resezieren. Am Ösophagus verwenden wir grundsätzlich eine überwendlige Naht und drei Haltenähte (s. Abb. 3). Zur Vordehnung wird eine Kornzange benutzt. Blutungen sollten zwar mit einem Stieltupfer kontrolliert werden, spielen aber praktisch bei der Verwendung der EEA-Nahtpistole keine Rolle. Primäre Dehiszenzen – Kontrolle der Geweberinge, eventuell Dichtigkeitsprobe mit Flüssigkeit – können sofort durch Einzelknopfnähte korrigiert werden. Stenosen können durch Schleimhaut- (Abb. 9a) oder Darmwanddopplungen (Abb. 9b) über dem Klammermagazin entstehen. Sie lassen sich vermeiden durch eine sorgfältige Anspannung der Darmwand über dem Klammermagazin. Sekundäre Nahtdehiszenzen (Abb. 10) können weitgehend vermieden werden durch Verhütung von Nahtspannungen und Durchblutungsstörungen. Auf die Vermeidung einer Nahtspannung ist besonders deshalb zu achten, weil das EEA-Nahtgerät den Operateur geradezu dazu verleitet, zwei Darmschenkel auch unter Spannung zusammenzudrehen und zu klammern.

GIA (Tab. 4): In unseren Techniken wird der GIA-Stapler vor allem bei Magenoperationen eingesetzt. Grundsätzlich ist bei evertierten Anastomosen eine Blutstillungskontrolle erforderlich, invertierte Nahtreihen sollen, wie beim Pouch, temporär evertiert werden zur Blutstillungskontrolle (s. Abb. 4–6).

TA (Tab. 5): Die TA-Stapler weisen eigentlich nur die Gefahr der Geräteverkantung auf. Die Kontrolle des Führungsstiftes hilft dabei, dieses zu vermeiden. Blutungen sind seltener als bei GIA-Geräten und weniger massiv. Bei allen

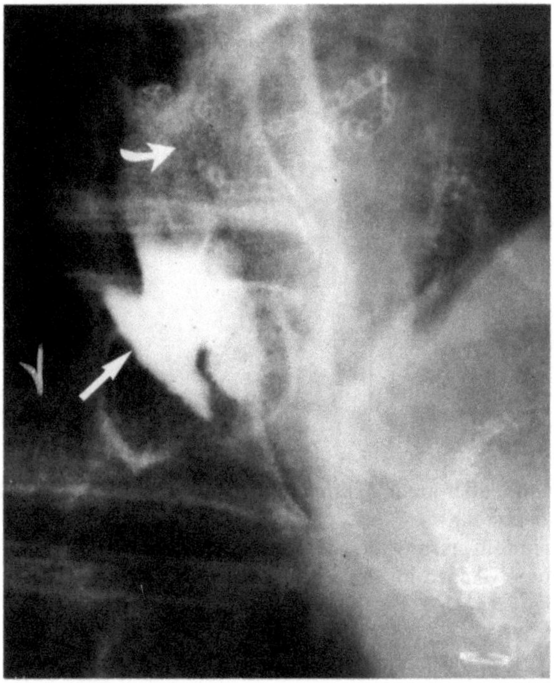

Abb. 10 Leckage an der Ösophago-jejunalen Anastomose (→) bei dehiszenter zirkulärer Klammernahtreihe (⇒).

evertierten Anastomosen der Darmwand ist eine Desinfektion erforderlich, und wir führen bei großen Oberbauchrekonstruktionen eine Kurzzeitantibiotikaprophylaxe mit Claforan® (2 × 2 g) durch.

## Registrierte nahttechnische Probleme im untersuchten Krankengut

Insgesamt wurden bei 91 größeren Eingriffen (s. Tab. 2) 175 GIA-, 55 TA 30-, 87 TA 90- und 165 EEA-Nahtreihen (Tab. 6) angelegt und sind Grundlage der beobachteten Komplikationen. Die seltenen handhabungstechnischen Probleme verminderten sich mit zunehmender Übung und waren bei entsprechender Kontrolle sofort intraoperativ zu beheben. Gleiches gilt für die Stenosen und die primären Dehiszenzen, die lediglich beim Einsatz des EEA zu beobachten sind.

Tabelle 4 GIA (gastro-intestinal-anastomosis)-Stapler

| Problem | Problembeseitigung |
|---|---|
| Nachblutung | a) *evertierte Anastomosen*<br>opt. Kontrolle – Thermokoagulation<br>– Umstechung<br>b) *invertierte Anastomosen*<br>Eversion – opt. Kontrolle – Thermokoagulation<br>– Umstechung |
| Kontamination | Desinfektion, Antibiotikaprophylaxe |

Tabelle 5 TA (thoraco-abdominal)-Stapler

| Problem | Problembeseitigung |
|---|---|
| Geräteverkantung | Kontrolle des Führungsstiftes |
| Nachblutung | Optische Kontrolle – Thermokoagulation<br>– Umstechung |
| Kontamination durch evertierte Darmwand | Desinfektion, Antibiotikaprophylaxe |

Tabelle 6 Intraoperative nahttechnische Probleme

| Nahtgerät | n | intraoperative Probleme handhab.-technisch | Stenose | Dehiszenz | Blutung | Kontrolle und Beseitigung |
|---|---|---|---|---|---|---|
| GIA | 175 | 7 | – | 1 | 36 (21%) | Opt. Kontrolle ev. bei Eversion |
| TA 30 | 55 | 2 | – | – | 6 (11%) | Opt. Kontrolle |
| TA 90 | 87 | 3 | – | – | 12 (14%) | Opt. Kontrolle |
| EEA | 165 | 7 | 3 | 5 | 3 ( 2%) | Opt. und funkt. Kontrolle, Kontrolle der Ringe |

*Fazit:* Bei erfolgter gerätetechnischer Kontrolle und korrekter Handhabungstechnik ist nur die Blutungsneigung der geraden Nahtgeräte doppelt zu kontrollieren.

Häufiger waren lediglich Nachblutungen bei geraden Nahtinstrumenten. Ob sie wirklich zu klinisch relevanten Blutungen geführt hätten, bleibt unklar, da diese Blutungen, auch die kleinsten, sofort durch Thermokoagulation oder Umstechung gestillt wurden. Wir haben zumindest aus den beobachteten Blutungsneigungen die Konsequenz gezogen, eine doppelte Kontrolle vorzunehmen. Postoperative Nachblutungen, bezogen auf die Klammernahtreihen, traten in 1% auf, wobei alle Patienten als Thromboseprophylaxe „low dose" Heparin erhielten. Radiologisch nachgewiesene Nahtdehiszenzen – zu berücksichtigen ist, daß alle Patienten systematisch zwischen dem 8. und 10. Tag geröntgt wurden – wurden in 2% der Klammernahtreihen beobachtet. Der Bezug auf Patienten scheint uns jedoch sinnvoller. Technisch bedingte postoperative Komplikationen mit klinischer Relevanz bei Blutungen – Blutersatz durch Konservengabe oder Reoperation – oder Nahtdehiszenzen – Fieber, Leukozytose, Abszeßbildung oder Reoperation – traten in insgesamt 7% der 91 Patienten auf, wobei 4,5% relaparotomiert werden mußten (Tab. 7). 1 Patient verstarb an einer Nahtinsuffizienz am Ösophagus. Dabei handelte es sich nach unserer Einschätzung nicht so sehr um ein isoliertes klammertechnisches Problem, sondern um die Folgen einer Nahtspannung. Dieser Fall fällt in die Anfangsphase. Insgesamt ist bei zunehmendem Lerneffekt und ausreichender technischer Übung bei bekannten Komplikationsmöglichkeiten und Vermeidung derselben festzustellen, daß es sich um außerordentlich sichere Operationstechniken handelt. Vor allem die in der oben beschriebenen Weise durchführbare Ösophagusanastomose bildet zwei wesentliche Vorteile: Sie kann von

Tabelle 7 Postoperative nahttechnische Probleme (Krankenhausaufenthalt)

| Nahtgerät | n | postoperative Probleme | | | | |
|---|---|---|---|---|---|---|
| | | Nachblutung klinisch | Nahtdehiszenz radiolog. | relevant | Relap. | Letalität |
| GIA | 175 | 4 | 3 | 1 | 1 | – |
| TA 30 | 55 | – | 1 | – | – | – |
| TA 90 | 87 | 1 | 5 | 2 | 1 | – |
| EEA | 165 | 2 | 3 | 3 | 2 | 1 |
| Klammernaht-reihen | 482 | 61% | 112% | 6 | 4 | 1 |
| Operationen | 91 | 7% | 12% | 7% | 4,5% | 1% |

abdominal bis hinauf zum mittleren Ösophagusbereich durchgeführt werden, wie dies manuell einfach nicht möglich ist, und sie weist einen bisher nicht bekannten Sicherheitsgrad auf. Die bisherige Achillesferse der Gastrektomie, die Ösophago-Jejunostomie, besteht bei Verwendung des EEA-Staplers und bei korrektem Einsatz nicht mehr. Plicaturverfahren zur Anastomosensicherung sind nach unseren derzeit vorliegenden Erfahrungen bei Spannungsfreiheit der Anastomose nicht unbedingt erforderlich. Wir verzichten darauf. Ob sie bei ausreichend langem Interponat oder ausreichend langer abführender Schlinge bei Roux-Y-Rekonstruktion zur Refluxverhütung Bedeutung haben, muß derzeit dahingestellt bleiben.

## Diskussion

Bisher fehlende kontrollierte Studien zu den Rekonstruktionsprinzipien am Oberbauch werfen die Frage auf, warum solche Studien bisher nicht angegangen worden sind, obwohl doch der Vergleich von physiologischer Passage unter Einschaltung des Duodenums und unphysiologischer Passage unter Blindschaltung des Duodenums nach Gastrektomie einen gravierenden funktionellen Unterschied darstellen dürfte. Die Frage, ob solche Unterschiede vom Organismus langfristig durch Steuerung ausgeglichen werden, möglicherweise nur mit „high sofisticated" Methoden nachweisbar sind, wie retrospektive Analysen andeuten, oder sich bisher haben nicht nachweisen lassen, weil nicht das geeignete Untersuchungskonzept – kontrollierte Studie – verwendet wurde, ist weiterhin offen. Unseres Erachtens lohnt es, dieser Frage nachzugehen und die dafür erforderlichen Voraussetzungen, standardisierte von subjektiven Einflüssen des Operateurs weitgehend unbeeinflußte Rekonstruktionstechniken mit Hilfe der Nähapparate zu schaffen. Natürlich ist, wie bei jeder Neueinführung oder Modifikation eines technischen Prinzips, mit Fehlern und Gefahren zu rechnen. Hier müssen die Fehler und Gefahren bekannt sein und erkannt werden, um diesen vorzubeugen bzw. diese intraoperativ nach Kontrolle zu beheben.

Als wichtigste Punkte sind zu nennen: Maschinenfunktionskontrolle vor dem Eingriff, Infektionsprophylaxe bei evertierten Anastomosen, Blutstillungskontrolle, vor allem bei Verwendung der geraden Stapler, insbesondere des GIA, und Anastomosenkontrollen nach Erstellung von spannungslosen Anastomosen [13]. Eindrucksvoll wies Gögler [3] auf die verschiedenen Probleme der maschinellen Nahtverfahren hin und forderte die Beherrschung manueller Techniken als Grundvoraussetzung für den erfolgreichen Einsatz der Stapler.

Sicher lassen sich die angegebenen Operationsverfahren durch den systematischen Einsatz der Stapler in einem Maße standardisieren, wie dies für Handnahttechniken nicht möglich ist. Dem Kostennachteil des gehäuften intraoperativen Staplereinsatzes stehen jedoch einige ganz gewichtige Vorteile gegenüber:

a) Operativer Zeitgewinn von ca. 60–90 min in Abhängigkeit zum Rekonstruktionsverfahren, was gerade in der Alterschirurgie als bedeutsamer Vorteil zu werten ist.
b) Die Indikation für die rein abdominellen Eingriffe bei Ösophagus-Magenübergangstumoren können ausgedehnt werden.
c) Die intraoperative Traumatisierung der anastomosierten Darmteile ist wesentlich geringer und postoperative Anastomosenverschwellungen oder Wulstungen sind praktisch nicht festzustellen. Dies hat zur Folge, daß die Darmtätigkeit letztendlich ca. 2 Tage früher in Gang kommt und der Patient ca. 2 Tage früher aus dem Krankenhaus entlassen werden kann, wie eine Analyse einer US-Krankenhausgesellschaft ergeben hat [4].

Als wichtigstes Argument für den Staplereinsatz ist jedoch wahrscheinlich der komplikationsärmere postoperative Verlauf gegenüber reinen Handnahttechniken zu nennen. Der komplikationsärmere Verlauf nach bestimmten Stapleranastomosen gerade der ösophago-jejunalen Anastomose ist bisher nur durch retrospektive und prospektive Studien erarbeitet [5, 17, 18], ist aber auch, wie die eigenen Serien zeigen, so deutlich, daß er als Fortschritt wohl angesehen werden darf. Die in den USA ermittelte absolute Kostenersparnis dürfte derzeit in unserem Krankenhaussystem mit pauschalen Abrechnungen der täglichen Liegezeiten ohne tatsächlichen Nachweis der Einzelkosten nicht erkennbar sein.

Die ausschließliche maschinelle Rekonstruktion des oberen Gastrointestinaltraktes, sowohl bei Gastrektomie [12] als auch bei ⅘-Resektion des Magens [10] bietet erst bei Verwendung der zirkulären Stapler neue Perspektiven zur Nahtsicherheit und zum Zeitgewinn. Bei der Gastrektomie ist bei Handnaht die Anastomose zwischen Ösophagus und Dünndarm die Achillesferse der Operation, da hier eine Anastomose an technisch schwer zugängiger Stelle zu erstellen ist. Junginger et al. [5] wiesen auf folgende 4 Vorteile der zirkulären ösophagealen Staplernaht hin:

1. Schnelligkeit der Anastomosierung mit Herabsetzung der Kontaminationszeit.
2. Gleichmäßige Nahtspannung.
3. Erhaltung der Gewebedurchblutung mit Wegfall des distalen, operationstechnisch traumatisierten Abschnittes.

4. Ausdehnung des abdominalen Eingriffes auf Kardiakarzinome mit intrathorakalen Anastomosen.

Die Durchblutung nach Klammeranastomosen bei intestinalen Anastomosen scheint anderen Techniken überlegen, wie experimentelle Arbeiten [8, 16] belegen.

Hinzuweisen ist besonders auf den auch bei uns beobachteten Lerneffekt, daß nämlich mit zunehmender Erfahrung die Komplikationsraten sinken und die Operationsverfahren schneller und sicherer werden.

Wir waren bisher von einer Standardisierung der Rekonstruktionsprinzipien nach Gastrektomie weit entfernt. Wir sollten daher einige Grundforderungen akzeptieren und besonders anstreben: Standardisierung, Reproduzierbarkeit, Einfachheit und Funktionalität. Nach den Daten von Troidl und Kusche [14] erfüllen Hunt-Laurence-Rodino-Pouch und Roux-Y-Rekonstruktion die Forderung nach Funktionalität. Beim manuellen Vorgehen sind die anderen drei Parameter aber nicht erfüllt. Erst die systematische Kombination von geraden und zirkulären Staplern erfüllt auch die übrigen Forderungen. Um ein Roux-Y-Rekonstruktionsprinzip in Kombination mit Pouch mit einer Interposition zu vergleichen, ist die Interposition aus Gründen der Vergleichbarkeit ebenfalls mit einem Pouch zu kombinieren, wie dies von uns inzwischen auch durchgeführt wird. Nur so werden auch wirklich vergleichbare Operationsprinzipien einander gegenübergestellt.

## Literatur


[1] Beart, R. W., K. A. Kelly: Randomized prospective evaluation of the EEA-stapler for colorectal anastomoses. Am. J. Surg. **141** (1981) 143–147.

[2] Chassin, J. L., K. M. Rifkind, B. Sussman et al.: The stapled gastrointestinal tract anastomosis. Incidence of postoperative complications compared with sutured anastomosis. Ann. Surg. **188** (1978) 689–696.

[3] Gögler, E.: Fehler und Gefahren bei Darmnähten und Anastomosen mit Klammernahtgeräten. Vortrag auf dem „Deutschen Chirurgenkongreß", München, April 1985.

[4] HRET: Health Research and Educational Trust of New Jersey (HRET). 760 Alexander Road, CN 1, Princeton, New Jersey 08540, January 1985.

[5] Junginger Th., S. Walgenbach, H. Pichlmaier: Die zirkuläre Klammeranastomose (EEA) nach Gastrektomie. Chirurg **54** (1983) 161–165.

[6] Reiling, B. R., W. A. Reiling, W. A. Bernie, et al.: Prospektive controlled study of gastrointestinal stapled anastomoses. Am. J. Surg. **139** (1980) 147–152.

[7] Scher, K. S., C. Scott-Conner, W. T. Ong: A comparison of stapled and sutured anastomoses in gastric operations. Surg. Gynecol. Obstet. **154** (1982) 548–552.

[8] Smith, C. R., G. R. Loklet, B. T. Adams, et al.: Vascularity of gastrointestinal staple lines demonstrated with silicone rubber injection. Am. J. Surg. **142** (1981) 563–566.

[9] Steichen, F. M., M. M. Ravitch: Stapling in Surgery. Year Book Medical Publishers, Chicago – New York 1984.

[10] Thiede, A., K.-H. Fuchs, H. Hamelmann: Gastrointestinale Anastomosen. Chirurg **55** (1984a) 623–631.

[11] Thiede, A., G. Schubert, H. L. Poser, et al.: Zur Technik der Rektumanastomosen bei Rektumresektionen. Eine kontrollierte Studie: Instrumentelle Naht versus Handnaht. Chirurg **55** (1984b) 326–335.

[12] Thiede, A., K.-H. Fuchs, H. Hamelmann: Pouch und Roux-Y-Rekonstruktion nach Gastrektomie. Eine zeitsparende Magenersatztechnik durch den systematischen Einsatz von Klammernahtgeräten. Chirurg **56** (1985a) 599–604.

[13] Thiede, A., D. Schröder, K.-H. Fuchs, et al.: Fehler und Gefahren bei Klammernähten. In: Intra- und postoperative Zwischenfälle, Band II (Hrsg. K. Kremer, F. Kümmerle, H. Kunz, R. Nissen, H. W. Schreiber), S. 381–393. Georg Thieme Verlag, Stuttgart – New York 1985b.

[14] Troidl, H., J. Kusche: Lebensqualität nach Gastrektomie: Ergebnisse einer randomisierten Studie zum Vergleich Ösophago-Jejunostomie nach Schlatter mit dem Hunt-Laurence-Rodino-Rouch. In: Das Magenkarzinom (Hrsg. H. Rohde, H. Troidl), S. 84–91. Georg Thieme Verlag, Stuttgart – New York 1984.

[15] Weil, P. H., H. Scherz: Comparison of stapled and hand-sutured gastrectomies. Arch. Surg. **116** (1981) 14–16.

[16] Wheeless, C. R., J. J. Smith: A comparison of the flow of iodine 125 through three different intestinal anastomoses: Standard, Gambee and Stapler. Obstet. Gynecol. **62** (1983) 513–518.

[17] Winter, J., H. Nier, B. Ulrich, et al.: Ergebnisse der maschinellen Ösophagojejunostomie nach Gastrektomie. In: Therapie des Magenkarzinoms (Hrsg. R. Häring), S. 325–331, Edition Medizin, Weinheim 1984.

[18] Witte, J., B. Günther, H. Denecke: Technik der zirkulären Stapleranastomose nach abdominaler Gastrektomie. In: Therapie des Magenkarzinoms (Hrsg. R. Häring), S. 313–323, Edition Medizin, Weinheim 1984.

# Indikatorische und operative Fehler bei der Behandlung entzündlicher Darmerkrankungen

*Th. Karavias*

Die chirurgisch wichtigen entzündlichen Darmerkrankungen, der Morbus Crohn, die Colitis ulcerosa und die Divertikulitis verlaufen meistens chronisch-schleichend mit unterschiedlich ausgeprägtem klinischen Krankheitsbild und unterschiedlicher Progredienz, zeigen aber auch akute, lebensbedrohliche Komplikationen. Sie bereiten deshalb vielfältige operative und indikatorische Fehlermöglichkeiten.

Operative Fehler sind zu erwarten bei Fehleinschätzung einer akuten Komplikation und deren Folge, bei Unkenntnis der exakten Diagnose und bei Nichtbeachtung der Pathophysiologie und Progredienz der zugrundeliegenden Erkrankung [4, 16, 22, 24, 25].

Indikatorische Fehler werden meistens in der Phase des chronischen Verlaufes begangen. Die akuten Komplikationen, wie die Perforation, der Ileus, die toxische Kolondilatation und die massive Blutung bestimmen unmißverständlich durch ihre eindeutige klinische Symptomatik, Akuität und Lebensbedrohung, die Indikation und den Zeitpunkt der Operation. Problematisch ist die Indikationsstellung bei der elektiven Früh- bzw. prophylaktischen Operation in der Phase des chronischen Verlaufes. Hier müssen eine Reihe von schwer kalkulierbaren Faktoren, die zum Teil auch subjektiv gefärbt sind, berücksichtigt werden, wie zum Beispiel die individuelle Krankheitstoleranz, der Erfolg von konservativen Maßnahmen, die Wahrscheinlichkeit schwerer Komplikationen, das Operationsrisiko und eine operationsbedingte Veränderung der Lebensqualität.

Im folgenden werden die wichtigsten operativen und indikatorischen Fehler bei der Behandlung der entzündlichen Darmerkrankungen dargestellt. Berücksichtigt wurden Literaturangaben sowie eigene Erfahrungen.

## Divertikulitis

Bei der symptomlosen Divertikulose des Dickdarmes wie auch bei der schmerzhaften Divertikelkrankheit besteht keine Indikation zur Operation. Bei der Peridivertikulitis, kenntlich an den rezidivierenden Schmerzattacken mit Fieber und Leukozytose, tastbarem Divertikeltumor und röntgenologisch nachweisbarer, ziehharmonikaartiger Starre des befallenen Darmsegmentes (Abb. 1), liegt ein pathologisch-anatomisch irreversibler Prozeß vor, der mit Mikroperforationen, sterkoralen Ulzerationen der Schleimhaut, Fibrosierung und Verkrampfung der Darmmus-

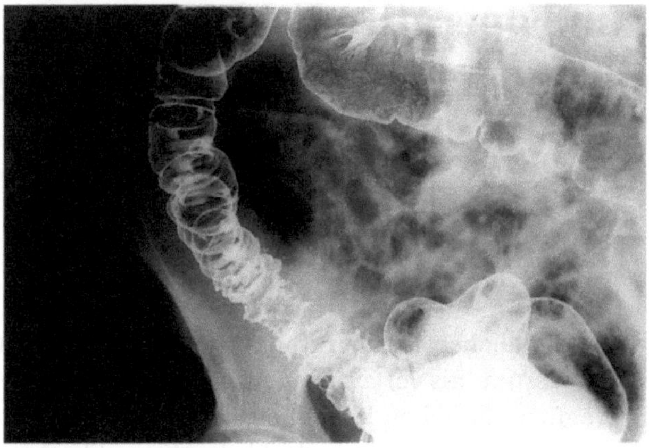

Abb. 1 Ausgeprägte Peridivertikulitis. Wandstarre, Ulzerationen und Lumeneinengung.

kulatur einhergeht. Die Peridivertikulitis ist klinisch progredient und komplikationsträchtig. Verlaufsbeobachtungen zeigten, daß bei ca. 50% der Divertikulitis-Kranken eine klinische Verschlechterung eintrat oder eine Operation notwendig wurde (Tab. 1). Eigene Erfahrungen und Angaben aus der Literatur zeigen, daß die Operationsletalität bei den notfallmäßigen Operationen wegen Divertikulitiskomplikationen durchschnittlich 20% beträgt gegenüber einer 3,5%igen Operationsletalität bei elektiven Eingriffen. Unter Berücksichtigung aller dieser Daten wäre es ein Versäumnis, die Indikation zur Operation bei der Divertikulitis nicht zu stellen.

Im Mittelpunkt der chirurgischen Behandlung aller klinischen Formen der Divertikulitis (mit Ausnahme natürlich des kompletten Ileus) steht die Resektion des befallenen Darmsegmentes (in 90% der Fälle das Sigmoid) und die End-zu-End-Anastomose mit resorbierbarem Nahtmaterial. Die Resektion ist vor allem bei der freien Perforation mit generalisierter Peritonitis angezeigt. Es ist fehlerhaft, den Infektionsfokus im Abdomen zu belassen, um ihn vergeblich mit Hilfe einer proximalen Kolostomie auszuschalten. Bei einer umfangreichen Zusammenstellung von Krukowski et al. [19], die 58 Autoren und 1292 Kranke mit generalisierter Peritonitis berücksichtigt, wie auch bei einer retrospektiven Untersuchung

Tabelle 1 Divertikulitis-Progression

| Autor | Zeitraum (Jahre) | Verschlechterung bzw. Op notwendig | |
|---|---|---|---|
| Löhr (1978) | 5 | 7/34 | (20%) |
| Chodak (1981) | 6 | 7/14* | (50%) |
| Schellerer (1976) | 6 | 26/47 | (56%) |
| Eusebio (1973) | 4 | 45/84 | (53%) |

* Patienten unter 40 Jahre alt

Tabelle 2 Divertikulitis-Perforation*

| Autor | Zeitraum | Letalität (%) Resektion | Kolostomie |
|---|---|---|---|
| Nagorney 1985 Mayo Clinic | 1971–1982 | 6/90 ( 7) | 8/31 (26) |
| Rodkey 1984 Mas. G. Hosp. | 1964–1983 | 4/36 (11) | 13/32 (40) |

* Generalisierte Peritonitis

zweier großer amerikanischer Kliniken (Tab. 2) wird festgestellt, daß sie bei alleiniger Kolostomie und Drainage der Divertikulitisperforation mit einer vielfach höheren Operationsletalität einhergeht als die Resektion. Propagiert wird vor allem das Verfahren von Hartmann, bei dem man durch die Resektion den Infektionsfokus beseitigt und auf eine durch die Peritonitis gefährdete Anastomose vorerst verzichtet.

## Colitis ulcerosa

Die Ursache der Colitis ulcerosa ist nicht bekannt. Dennoch kann der Colitis-Kranke durch die Proktokolektomie geheilt werden. Ohne akute oder chronische Komplikationen ist diese Operation wegen des immanenten Karzinomrisikos gerechtfertigt. Untersuchungen von Lennard-Jones und Kewenter [18, 20] (Tab. 3) zeigten ein jährliches Karzinomrisiko von bis zu 2,8% bei Kranken mit einer ausgedehnten Kolitis und Bestandsdauer von mehr als 20 Jahren. Diese Gruppe von Patienten ist besonders gefährdet und bedarf einer intensiven endoskopischen Überwachung. Zeigen histologische Untersuchungen von endoskopisch gewonnenen Schleimhautbiopsien hochgradige Epitheldysplasien oder auch einfache Epitheldysplasien an makroskopisch suspekten Regionen, so ist die Indikation zur elektiven Proktokolektomie gegeben.

Ziel der verschiedenen Operationsverfahren bei der Behandlung der Colitis

Tabelle 3 Kolitis ulzerosa, Karzinom-Risiko

| Autor | Zeitraum | Zahl | Jährl. Risiko < 10 | 11–20 > | % 20*J |
|---|---|---|---|---|---|
| Lennard-Jones (1985) St. Mark's | 1966–80 | 303** | 0 | 1,0 | 1,1 |
| Kewenter (1978) Göteborg | 1951–74 | 234** | 0,2 | 2,1 | 2,8 |
| Henriksen (1985) Copenhagen | 1960–82 | 783 | – | 0,08 | – |

* Bestandsdauer  **nur ausgedehnte Kolitis

Tabelle 4 Kontinente Ileostomie n. Kock, Sammelstatistik (Williams)

| | |
|---|---|
| Autorenzahl | 9 |
| Zeitraum | 1973–1979 |
| Patientenzahl | 774 |
| Letalität | 1,5% |
| Peritonitis | 9,2% |
| Inkontinenz | 35,8% |

ulcerosa ist die Erhaltung einer Stuhlkontinenz bzw. die Vermeidung einer Ileostomie. Es bietet sich an, die Reservoir-Ileostomie nach Kock und zwei die natürliche Kontinenz erhaltende Verfahren, nämlich die Kolektomie und die anschließende Ileorektostomie wie auch die restaurative Proktokolektomie.

Die Reservoir-Ileostomie nach Kock zeigte eher enttäuschende Resultate, wie dies in einer Zusammenstellung von Williams et al. [31] ersichtlich ist: Das Operationsverfahren geht von einer Letalität von 1,5% und einer Peritonitishäufigkeit von 9% aus. Dabei sind ca. 36% der Kranken doch noch inkontinent (Tab. 4).

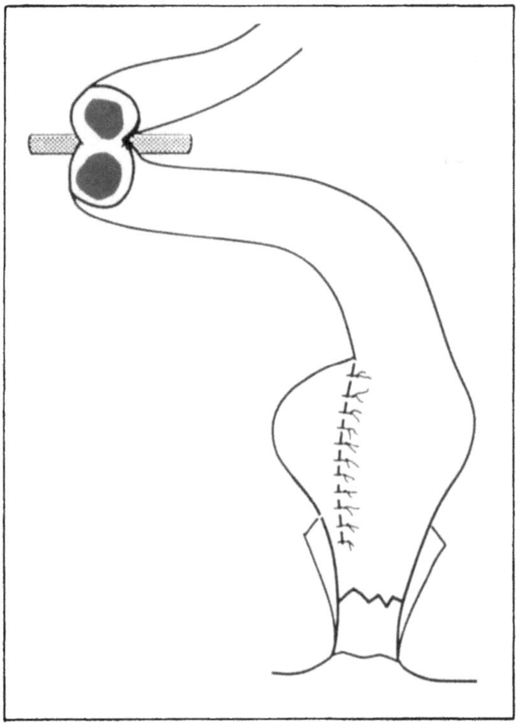

Abb. 2 Restaurative Proktokolektomie: Kolektomie, rektale Mukosektomie, Bildung eines Ileum-Reservoirs (hier J-förmig) und Pouch-anale-Anastomose an der Linea dentata. Protektive Ileostomie.

Tabelle 5 Restaurative Proktokolektomie – Ergebnisse

| Autor | Patienten CU FP | Kontinenz I | II | III |
|---|---|---|---|---|
| Dozois (1985) | | | | |
| Mayo Clinic | 336 / 33 | 72% | 25% | 3% |
| Nicholls (1985) | | | | |
| St. Mark's | 98 / 21 | 76% | 21% | 3% |

Die Kolektomie und Ileorektostomie kommt nur bei wenigen Kranken in Frage, da das Rektum bei der Colitis ulcerosa sehr häufig befallen ist. Auf jeden Fall ist dieses Verfahren kontraindiziert, wenn die Kolektomie wegen Epitheldysplasien oder gar wegen eines Kolonkarzinoms durchgeführt wurde. Ebenfalls fehlerhaft ist die Durchführung dieser Operation bei massiv befallenem Rektum, bei anorektaler Inkontinenz und bei schweren, systemischen Komplikationen, die ja durch das Belassen des Rektums weiter unterhalten werden.

Eine zunehmende Bedeutung gewinnt in der letzten Zeit die restaurative Proktokolektomie. Sie beinhaltet die komplette Entfernung des Kolons und anschließende Dissektion der rektalen Mukosa. Es folgt die Bildung eines Ileumreservoirs aus zwei, drei oder sogar vier Schlingen und die Anastomose dieses Reservoirs mit dem Analkanal in der Höhe der Linea dentata. Reservoir und Anastomose werden durch die Anlage einer passageren, doppelläufigen Ileostomie geschützt (Abb. 2). Erfahrungen aus dem St. Mark's Hospital und der Mayo-Klinik, die diese Methode sowohl bei der Colitis ulcerosa als auch bei der familiären Polyposis coli anwenden, zeigen ein sehr gutes Operationsergebnis bei ca. 75% der Kranken und geringe Störungen bei ca. 20%. Die Versagerquote wird mit 3 bis 5% angegeben (Tab. 5).

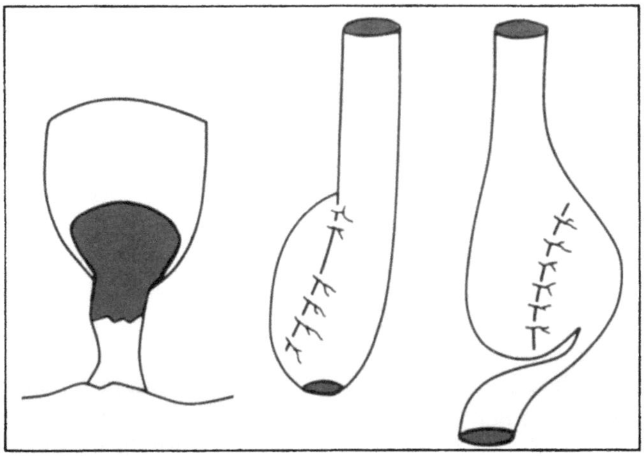

Abb. 3 Operative Fehler bei der restaurativen Proktokolektomie: Langer rektaler Muskelschlauch, Schleimhautreste, kleine Ileumtasche, langer abknickender Ausgang.

Operationstechnisch ist es von Bedeutung, ein relativ großes Ileumreservoir zu bilden. Ein Volumen von ca. 300 ml sorgt für normale Defäkationsfrequenz. Ein zu kleines Reservoir verursacht Streßinkontinenz und mehrfache, auch nächtliche Entleerungen. Auch für einen kurzen Reservoirausgang, insbesondere bei der S-förmigen Konfiguration, ist zu sorgen. Diese abführende Schlinge darf nicht länger als 3 cm sein, da es sonst zu Abknickungen und konsekutiven Entleerungsstörungen kommt. Fehlerhaft ist auch die Belassung von Rektumschleimhautresten, um dadurch die Kontinenz zu verbessern. Solche Schleimhautreste neigen zu rezidivierenden Entzündungsschüben und sind nach wie vor Quelle für Karzinome. Auch ein zu langer rektaler Muskelschlauch kann die Quelle von postoperativen Störungen sein, da er die Expansion des Reservoirs verhindert (Abb. 3).

Indikatorisch ist die zeitaufwendige restaurative Proktokolektomie kontraindiziert bei der notfallmäßigen Proktokolektomie, z. B. wegen einer Kolitisperforation. Goligher empfiehlt die Belassung eines sehr kleinen Rektumstumpfes und die spätere Durchführung der Rekonstruktion. Ebenfalls fehlerhaft indiziert ist die restaurative Proktokolektomie bei der Proktokolitis Crohn wie auch bei der sogenannten nicht klassifizierten Kolitis, da es sich hier meistens um einen Morbus Crohn handelt (Abb. 4).

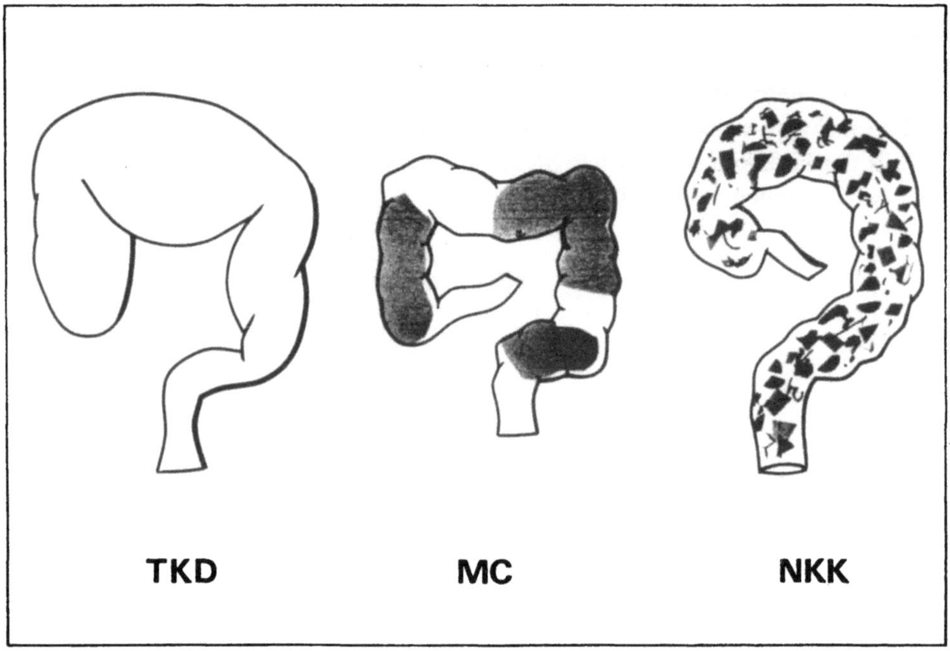


Abb. 4 Indikatorische Fehler bei der restaurativen Proktokolektomie. Durchführung bei der notfallmäßigen Proktokolektomie, z. B. bei der toxischen Kolondilatation (TKD), bei der Proktokolitis Crohn und bei der „nicht-klassifizierten Kolitis" (NKK).

## Morbus Crohn

Die Indikation zur Frühresektion bei Morbus Crohn ist problematisch und strittig. Im Gegensatz zu der Proktokolektomie bei Colitis ulcerosa hat die Resektion des erkrankten Darmsegmentes bei Morbus Crohn einen rein palliativen Charakter. Unkenntnis der Ätiologie und Pathogenese der Erkrankung, rezidivierende Schübe und hohe Reoperationsrate führen zu einer konservativen Einstellung gegenüber chirurgischen Maßnahmen. Ziele der Frühresektion bei Morbus Crohn sind nicht nur die Beseitigung von chronischen Komplikationen, die die Lebensqualität des Kranken verschlechtern, sondern auch die Senkung der perioperativen Letalität und Morbidität. Prospektive Untersuchungen von Heimann [13] zeigten jedoch, daß die präoperativen Komplikationen, wie auch die Indikation zur Operation, keinen Einfluß auf die perioperative Morbidität hatten. Nach seinen Untersuchungen war lediglich die Hypalbuminämie und Reoperationsrate von Bedeutung. Dagegen zeigten umfangreiche Untersuchungen in mehreren Institutionen, daß das Vorhandensein von präoperativen Komplikationen und Notfalloperationen mit einer höheren Morbiditäts- und Mortalitätsrate einhergehen [16, 22, 25].

Die Indikation zur Elektivoperation bei Morbus Crohn ist gegeben bei anhaltendem Mißerfolg bei konservativer Behandlung und Auftreten von pathologisch anatomisch irreversiblen Veränderungen, wie z. B. zu rezidivierenden ileusführenden Strikturen und Konglomerattumoren, ausgedehnten Fistelsystemen und Abszessen. Es ist indikatorisch falsch, heute indizierte Operationen durch ständige Veränderungen der Medikation und diätetischen Maßnahmen auf jeden Fall verhindern zu wollen. Effekt dieser Taktik ist lediglich die ständige Verschlechterung des Zustandes des Kranken, der dann notfallmäßig bei schlechten Voraussetzungen operiert wird.

Auch bei der Behandlung des Morbus Crohn steht die Resektion des erkrankten Darmsegmentes und die End-zu-End-Anastomose mit resorbierbarem Nahtmaterial im Mittelpunkt. Mit Ausnahme des duodenalen Befalles [30] sind sogenannte Bypass-Operationen (Umgehungsanastomose) kontraindiziert, da sie den Infektionsfokus (Fisteln und Abszesse) nicht beseitigen, blinde Schlingen schaffen und den Boden für eine Karzinomentwicklung liefern (Abb. 5). Etwa ⅓ der Crohn-Karzinome wurden in operativ ausgeschalteten Schlingen beschrieben. Retrospektive Untersuchungen von mehreren Institutionen zeigten immer eine höhere Reoperationsrate nach Bypass-Operationen als nach Resektion. Repräsentativ (Tab. 6) ist die Untersuchung von Homan et al. [10], die eine einzige Lokalisation berücksichtigt hatte (Ileokolitis). Es konnte gezeigt werden, daß die Reoperationshäufigkeit nach Bypass-Operationen mit 68% deutlich höher war als die Reoperationsrate nach Resektion (25%).

Über das Ausmaß der Resektion herrschen ebenfalls unterschiedliche Meinungen. Einerseits wird das sparsame Verfahren propagiert, bei dem man das befallene Darmsegment wandnah präpariert und in einem Sicherheitsabstand von

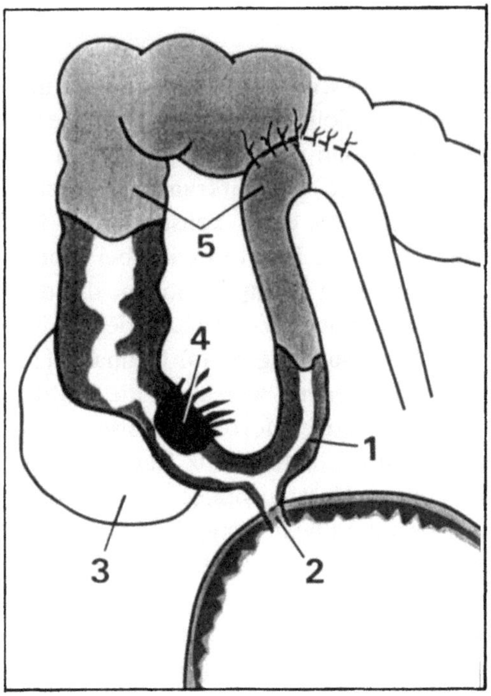


Abb. 5 Nachteile der Umgehungsanastomose bei der Ileokolitis Crohn: 1. Belassung des entzündeten Darmsegments im Abdomen; 2. und 3. Persistieren von Fisteln und Abszessen; 4. Karzinomrisiko; 5. Blinde Schlinge.

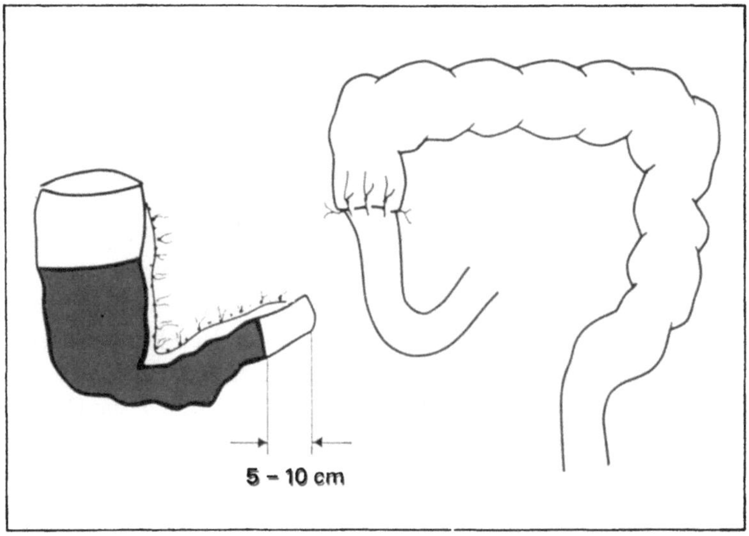


Abb. 6 Sparsame, darmwandnahe Resektion mit knappem Sicherheitsabstand bei Ileokolitis Crohn.

Tabelle 6 M. Crohn-Resektion Vs Bypass

| | |
|---|---|
| Patientenzahl | 161 |
| Zeitraum | 1932–1975 |
| Lokalisation | Ileozökalregion |
| Re-operation | |
| n. Resektion | 25 / 100 (25%) |
| n. Bypass | 30 / 44 (68%) |
| p 0,001 (Vierfelder-Test) | |

Homan et al. [10]

maximal 10 cm zum makroskopisch befallenen Abschnitt reseziert (Abb. 6). Dagegen propagieren vor allem skandinavische Autoren die radikale Resektion mit radikulärem Absetzen des Mesenteriums und der befallenen Lymphknoten und einen Sicherheitsabstand von mehr als 15 cm vom makroskopisch befallenen Darmabschnitt (Abb. 7). Bei einer in Deutschland durchgeführten multizentrischen prospektiven Untersuchung zeigte sich nach 3 Jahren ein für die radikale Resektion ungünstigeres Ergebnis. Die Resultate sind jedoch statistisch nicht signifikant. Außerdem ging die Untersuchung mit einer sehr hohen Austrittsrate, die hauptsächlich die sparsam operierten Patienten betraf, einher (Tab. 7). Auf der anderen Seite zeigten retrospektive Untersuchungen skandinavischer Autoren (Tab. 8), daß die Rezidivrate nach 10 Jahren höher war, wenn die Resektionsränder histologisch befallen waren [12, 17, 21]. Untersuchungen von Pennington [28] zeigten, daß im histologisch zunehmenden Grad des Befalles der Resektionsränder

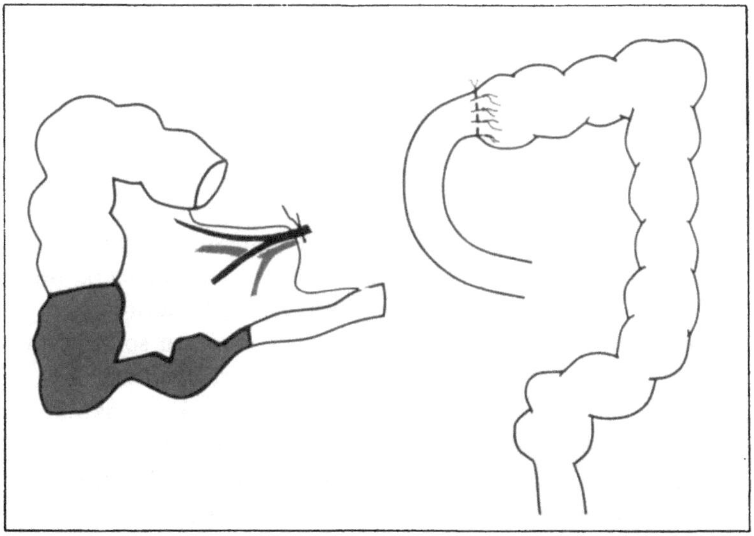

Abb. 7 Radikale Resektion mit radikulärem Absetzen des Mesenteriums und großem Sicherheitsabstand bei der Ileokolitis Crohn.

Tabelle 7 M. Crohn-Resektionsbehandlung – Sparsame / Radikale Resektion (S/R)

| | | |
|---|---|---|
| Patientenzahl | 325 | |
| Austritte | 148 | |
| Nach R | 34 | (27%) |
| Nach S | 114 | (57%) |
| Zeitraum | 3 Jahre | |
| Rezidive nach R | 68/90 | (75%) |
| Rezidive nach S | 55/87 | (63%) |
| p ns (Vierfelder-Test) | | |

EWE et al. [8]

Tabelle 8 Morbus Crohn-Radikalität

| Autor | Zeit (J) | Rezidiv/ radikal** | (%) | Rezidiv/ nicht rad. | (%) | p* |
|---|---|---|---|---|---|---|
| Linhagen (1983) | | | | | | |
| Malmö | 10 | 16/41 | (39) | 22/30 | (73) | 0,004 |
| Heen (1984) | | | | | | |
| Oslo | 10 | 43/96 | (55) | 33/48 | (69) | 0,082 |
| Käresen (1981) | | | | | | |
| Oslo | 10 | 6/42 | (14) | 8/12 | (66) | 0,0009 |

* Fisher's Test ** histologische Untersuchung

Tabelle 9 M. Crohn-Resektionsbehandlung, Schnellschnittuntersuchung (SS)

| | | |
|---|---|---|
| Patientenzahl | 79 | |
| SS-Untersuchung | 61 | |
| Falsch-negativ | 20 | (33%) |
| Komplikationen | | |
| – mit SS | 5/38 | (13%) |
| – ohne SS | 2/41 | ( 5%) |
| p ns (Vierfelder-Test) | | |

Hamilton et a. [11]

auch die Rezidivhäufigkeit zunimmt. Allerdings wird von den meisten Autoren die Durchführung von intraoperativen Schnellschnittuntersuchungen als nicht erforderlich betrachtet. Hamilton et al. [11] zeigte, daß ca. ⅓ der Schnellschnittuntersuchungen falsch-negative Resultate lieferten (Tab. 9). Alle Autoren sind jedoch der Meinung, daß man im makroskopisch Gesunden resezieren sollte, wobei möglicherweise ein Sicherheitsabstand von 10 bis 15 cm ausreichen würde.

Selbstverständlich ist bei der Proktokolektomie wegen Panproktokolitis Crohn die Anlage einer Reservoir-Ileostomie oder eine restaurative Proktokolektomie kontraindiziert, da das Ileum potentiell oder aktuell befallen ist. Auch die Seit-zu-Seit-Anastomosen sind nach Resektion wegen Morbus Crohn kontraindiziert, da sie zu Blindsäcken führen und sehr häufig zu Reoperationen zwingen.

Abschließend noch einige operative und indikatorische Fehler bei der Behandlung anorektaler Komplikationen des Morbus Crohn, die von erheblicher praktischer Bedeutung sind. Indiziert ist hier die Operation nur bei den anorektalen Abszessen und bei Fisteln mit Sekretverhaltung. Diese Erscheinungen rufen Schmerzen und Fieber hervor. Es reicht meistens eine schmal-ovuläre Hautexzision, um die Drainage zu gewährleisten. Kontraindiziert sind ausgedehnte Resektionen der Perianalhaut und die Hämorrhoidektomie, da sie zu schwer heilenden Wunden führen [1, 9, 23]. Außerdem ist die Heilung der Fistel, wie die Untersuchungen von Alexander-Williams [1] und vielen anderen zeigten, nicht von den chirurgischen Maßnahmen, sondern von der Aktivität der Erkrankung abhängig. Nicht notwendig ist ebenfalls die Behandlung der schmerzlosen Fissuren des Crohn-Kranken. Sphinkterotomie induziert hier eine Inkontinenz. Immer erforderlich ist die histologische Untersuchung von Fistelgewebe, um die Diagnose zu sichern und ein Fistelkarzinom auszuschließen.

## Literatur


[1] Alexander-Williams, J., P. Buchmann: Perianal Crohn's disease. World J. Surg. **4** (1980) 203.

[2] Athanasiadis, S., J. Girona: Totale Kolektomie Rekto-mucosektomie und ileo-anale Anastomose mit Ileum-Reservoir bei der Behandlung der Colitis ulcerosa. Langenbeck's Arch. Chir. **357** (1982) 259.

[3] Becker, J. M., A. E. Hillard, A. F. Mann, et al.: Functional assessment after colectomy mucosal proctectomy and endorectal ileoanal pull-through. World J. Surg. **9** (1985) 598.

[4] Baer, U., K. Engelmann, K.-J. Bauknecht, et al.: Gibt es Fortschritte bei der operativen Behandlung der Sigmadivertikulitis? Langenbeck's Arch. Chir. (Kongreßbericht) **366** (1985) 495.

[5] Chodak, G., D. Rangel, E. Pessaro: Colonic diverticulitis in patients under age 40: Need for earlier diagnosis. Am. J. Surg. **141** (1981) 699.

[6] Dozois, R. R.: Ileal „J" pouch-anal anastomosis. Br. J. Surg. **72** (Suppl.) (1985) S. 80.

[7] Eusebio, E., M. Eisenberg: Natural history of diverticular disease of the colon in young patients. Am. J. Surg. **125** (1973) 308.

[8] Ewe, K., H. Malchow, Ch. Herfarth: Operative Radikalität und Rezidivprophylaxe mit Azulfidine bei M. Crohn: eine prospektive multizentrische Studie. Erste Ergebnisse. Langenbeck's Arch. Chir. **364** (1984) 427.

[9] Jeffery, P. J., J. Ritchie, A. G. Parks: Treatment of haemorrhoids in patients with inflammatory bowel disease. Lancet (1977) 1084.

[10] Homan, P. W., P. Dineen: Comparison of the results of resektion, Bypass, and bypass with exclusion for ileocecal Crohn's disease. Ann. Surg. **187** (1978) 530.

[11] Hamilton, S., J. Reese, L. Pennington, et al.: The role of resection margin frozen section in the surgical treatment of Crohn's disease. Surg. Gynecol. Obstet. **160** (1985) 57.

[12] Heen, L., K. Nygaard, A. Bergan: Crohn's disease. Results of excisional surgery in 133 patients. Scand. J. Gastroenterol. **19** (1984) 747.

[13] Heimann, T., A. Greenstein, L. Mechanic, et al.: Early complications following surgical treatment for Crohn's disease. Ann. Surg. **201** (1985) 494.

[14] Hendriksen, C., S. Kreiner, V. Binder: Long-term prognosis in ulcerative colitis – based on results from a regional patient group from the county of Copenhagen. Gut **26** (1985) 158.

[15] Heuman, R., B. Boeryd, T. Bolin, et al.: The influence of disease at the margin of resection on the outcome of Crohn's disease. Br. J. Surg. **70** (1983) 519.

[16] Karavias, Th., R. Häring, J. Konradt: Aspekte der Resektionsletalität beim M. Crohn. Therapiewoche **30** (1980) 8535.

[17] Kåresen, R., A. Serch-Hanssen, B. O. Thoresen: Crohn's disease: long-term results of surgical treatment. Scand. J. Gastroenterol. **16** (1981) 57.

[18] Kewenter, J., H. Ahlman, L. Hulten: Cancer risk in extensive ulcerative colitis. Ann. Surg. **188** (1978) 824.

[19] Krukowski, Z. H., N. A. Matheson: Emergency surgery for diverticular disease complicated by generalized peritonitis: a review. Br. J. Surg. **71** (1984) 921.

[20] Lennard-Jones, J. E.: Cancer risk in ulcerative colitis: surveillance or surgery. Br. J. Surg. **72** (Suppl.) (1985) S. 84.

[21] Lindhagen, T., G. Ekelund, L. Leandoer, et al.: Recurrence rate after surgical treatment of Crohn's disease. Scand. J. Gastronterol. **18** (1983) 1073.

[22] Lindhagen, T., G. Ekelund, L. Leandoer, et al.: Pre- and postoperative complications in Crohn's disease with special reference to duration of preoperative disease history. Scand. J. Gastroenterol. **19** (1984) 194.

[23] Lockhart-Mummery, H. E.: Anal lesions in Crohn's disease. Br. J. Surg. **72** (Suppl.) (1985) S. 95.

[24] Löhr, B., A. Thiede, H. Poser, et al.: Divertikulose und Divertikelkrankheit. Dtsch. Med. Wochenschr. **103** (1978) 1145.

[25] Mühe, E., F. P. Gall, Th. Hager, et al.: Die Chirurgie des M. Crohn. Klinische Studie an 155 Patienten mit Darmresektionen. Dtsch. Med. Wochenschr. **106** (1981) 165.

[26] Nicholis, R. J., M. E. Pezim: Restorative proctocolectomy with ileal reservoir for ulcerative colitis and familial adenomatous polyposis: a comparison of three reservoir designs. Br. J. Surg. **72** (1985) 470.

[27] Nagorney, D. M., M. Adson, J. Pemberton: Sigmoid diverticulitis with perforation and generalized peritonitis. Dis. Colon Rectum **28** (1985) 71.

[28] Pennington, L., S. Hamilton, T. Bayless, et al.: Surgical management of Crohn's disease. Influence of disease at margin of resection. Ann. Surg. **192** (1980) 311.

[29] Rodkey, G., C. Welch: Changing patterns in the surgical treatment of diverticular disease. Ann. Surg. **200** (1984) 466.

[30] Ross, T. M., V. Fazio, R. Farmer: Long-term results of surgical treatment for Crohn's disease of the duodenum. Ann. Surg. **197** (1983) 399.

[31] Williams, N. S., D. Jonston: The current status of mucosal proctectomy and ileo-anal anastomosis in the surgical treatment of ulcerative colitis and adenomatous polyposis. Br. J. Surg. **72** (1985) 159.

# Operationstechnisch bedingte Mißerfolge bei Eingriffen am Dünndarm

*K. E. Grund, F. Kümmerle*

In problematischen Situationen der Abdominalchirurgie zeigt sich der Dünndarm oft als Freund des Chirurgen und Retter in der Not; andererseits können sich aber auch bei Eingriffen an und mit dem Dünndarm bei fehlerhafter Technik Schwierigkeiten ergeben.

Unter den postoperativen Komplikationen in Verbindung mit dem Dünndarm steht der mechanische Ileus an erster Stelle [8, 14, 21], (Tab. 1). In über dreiviertel der Fälle sind das hausgemachte Komplikationen.

Erst langsam setzt sich beim Adhäsionsproblem die experimentell gut untermauerte Anschauung von Ellis durch, daß Verwachsungen durchaus vermeidbar

Tabelle 1 Die häufigsten postoperativen Komplikationen im Zusammenhang mit dem Dünndarm

| | |
|---|---|
| • *Mechanischer Ileus*<br>> 75% { Iatrogen<br>Adhäsionen<br>Einklemmung | • *Stenosen*<br>Nahttechnik |
| • *Nahtunsuffizienz Perinotitis*<br>Anastomosen-Technik<br>Randdurchblutung Enterotomie | • *Blutung*<br>Anastomosen-Technik<br>Mesenterial-Gefäß |
| | • *Blindsack*<br>Anastomosentechnik |

Tabelle 2 Richtlinien zur Adhäsionsprophylaxe

Entscheidend:

*Operative Technik*

- Äußerste Sorgfalt
- Keine { mechanischen / thermischen / chemischen } Noxen

das heißt:

- *Reserosierung* nur dann, wenn spannungsfrei möglich, ansonsten *vermeiden*
- Keine heißen Tücher
  (Grenztemperatur 45 °C, d. h. mit Handschuhen *Lau*warm)
- Handschuhpuder abspülen
- Keine chemische Irritation

Keine Antibiotikapuder

wären, wenn die in Tabelle 2 dargestellten pathophysiologisch begründeten Richtlinien beachtet würden [1, 7, 9, 10, 22]. Nach der gut begründeten Theorie der vaskulären Invasion (im Gegensatz zur klassischen fibrinös-fibrotischen Narbentheorie) muß das Peritoneum noch viel schonender und sorgfältiger behandelt werden. Vor allem die heilige Kuh der Reserosierung um jeden Preis muß dabei auf der Strecke bleiben, was um so leichter fällt, nachdem ja das Lembertsche Postulat der Serosakontaktfläche als Grundlage der Heilung am Darm durchaus umstritten ist [5, 15].

Ebenso wird viel zu wenig auf die Granulationsperitonitis durch die Stärke des Handschuhpuders geachtet, die seit Einführung der Gamma-Sterilisation vermehrt eine unheilvolle Rolle spielt [10, 22, 24].

Nahtinsuffizienz und Peritonitis (Tab. 1) resultieren in den meisten Fällen aus fehlerhafter Anastomosentechnik, schlechter Randdurchblutung oder einer zu leicht genommenen Enterotomie. Operationstechnik ist auch die Ursache für Stenosen und Blutungen, ebenso wie für die Blindsackbildung. In den letzten 15 Jahren mußten an unserer Klinik 35 Patienten wegen Blindsackkomplikationen, meist Blutungen und Malassimilationssyndromen, relaparotomiert werden (Abb. 1).

Nachdem in der Kolonchirurgie der Trend zur einreihigen Naht unübersehbar ist [5, 14, 15], bleibt dies beim Dünndarm oft nur ein Lippenbekenntnis. Nach einer eigenen kleinen Umfrage näht die Mehrzahl der Chirurgen am Dünndarm nach wie vor zweireihig, besonders bei Ileus und Peritonitis. Dies ist nach den uneinheitlichen Ergebnissen auch größerer Vergleichsstudien nicht zu beanstanden, sofern übertriebene Einstülpungen vermieden werden und der Skelettierungsrand klein bleibt. Seine Breite hat von den früher empfohlenen 3 cm inzwischen auf wenige mm abgenommen [15, 23]. *Fortlaufende Nähte* (auch mit Polyglykolsäure) können durchaus Stenosen erzeugen (Abb. 2), so daß hier immer *Einzelnähte* empfehlenswert sind (vgl. auch [18]).

Weitgehend anerkannt ist inzwischen das Prinzip der generellen End-zu-End-Anastomose im Dünndarmbereich, Seit-zu-Seit-Verbindungen sind wegen der

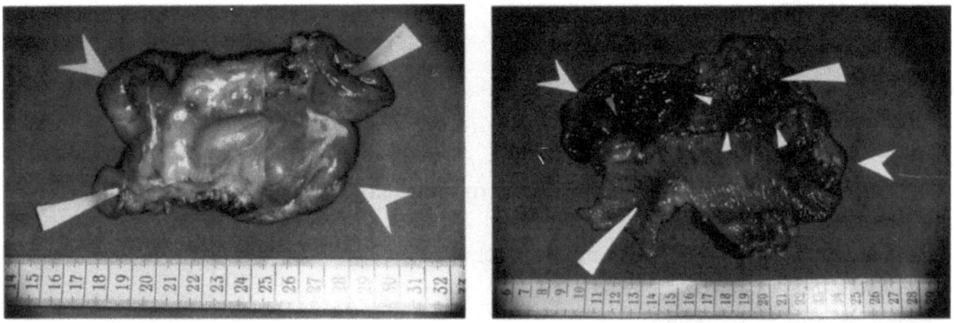

Abb. 1 Blindsacksyndrom durch Seit/Seit-Anastomose (a); Ulzera durch kleine Pfeile gekennzeichnet (b).

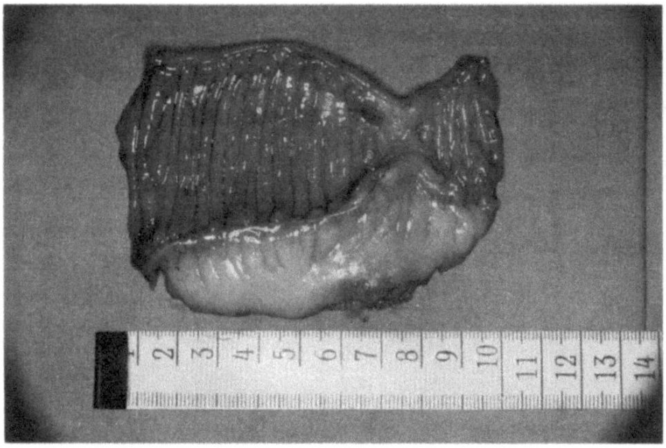

Abb. 2 Ringförmige Dünndarmstenose durch zweireihige fortlaufende zirkuläre Naht.

Blindsackbildung nur noch für Palliation oder in Sonderfällen diskutabel [12, 17], (Abb. 1).

Bei Ernährungsstörungen der Darmwand soll die Resektion im Zweifelsfall eher großzügig als sparsam sein, verschlechtert das entstehende Ödem die Durchblutung doch zusätzlich. Hämatome durch angestochene oder nicht adäquat versorgte Gefäße und offengebliebene Lücken führen immer wieder zu unnötigen Relaparotomien [14]. Daß Peritonealdefekte nur dann reserosiert werden, wenn das ohne Spannung, d. h. ohne Ischämie möglich ist, gehört zum oben erwähnten Konzept der Adhäsionsprophylaxe [1, 7, 9]. Mehrfachhindernisse sind bei der Länge des Dünndarmes und der manchmal aufwendigen Exploration nur durch systematische Suche aufzudecken.

Ein Punkt, der oft zuwenig Beachtung findet, ist die korrekte Rückverlagerung von Darm und Netz vor Verschluß der Bauchdecke. Der Dünndarm soll pseudo-Noble-artig in die Bauchhöhle eingelegt und mit dem heruntergezogenen Netz bedeckt werden. Die angeblich automatische Selbstordnung des Dünndarmes nach planloser Reposition ist ein frommer Wunsch des Chirurgen, der katastrophale Folgen zeitigen kann. Das geht bis zum inneren Volvolus, der unter Umständen eine subtotale Dünndarmresektion mit resultierendem Kurzdarm nach sich zieht.

Die Frage nach den Resektionsgrenzen stellt sich insbesondere beim Darminfarkt, bei Morbus Crohn und beim Strahlenschaden. Kann man im ersten Falle unter Umständen auf apparative Hilfe hoffen [4, 25], (Tab. 3), so steht beim Crohn

Tabelle 3 Untersuchungsmethoden zur intraoperativen Abschätzung der Vitalität des durchblutungsgestörten Dünndarms

| | |
|---|---|
| *Beurteilung der Lebensfähigkeit* | • Vitalfarbstoff |
| • Klinischer Eindruck | • Fluoreszenz |
| • Second Look | • Darmwand-EMG |
| • Ultraschall-Doppler | • Motilitäts-Test |
| • $O_2$-Elektroden | |

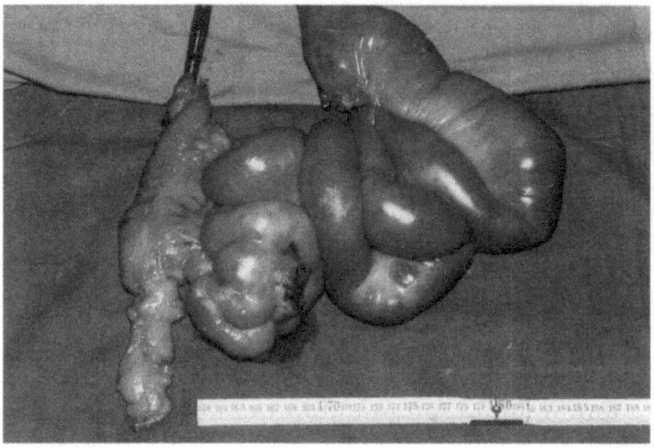

Abb. 3 Schwer zu beurteilende Vitalität der Dünndarmwand bei ausgeprägtem Strahlenschaden.

und vor allem beim Strahlenschaden der Chirurg mit seinem Gefühl alleine [13, 16]. Hier sind Kompromisse oft der erste Schritt zur Relaparotomie (Abb. 3). Beide Krankheitsbilder verbindet operationstechnisch auch das Nahtmaterial, das tunlichst resorbierbar sein sollte, um Fisteln und Rezidive zu vermeiden.

Auch bei der okkulten Blutung aus dem Dünndarm gibt es oft wenig objektive Anhaltspunkte für das chirurgische Vorgehen. Selbst die immer empfindlicher werdenden nuklearmedizinischen Methoden, inzwischen liegt die Nachweisgrenze bei 0,1 ml Blut/min [6, 20], bringen keine genauen Lokalisationshinweise. Hier kann eine Farbstoffinjektion bei der superselektiven Angiographie blinde Resektionen vermeiden helfen [6].

Zuletzt ist noch das chirurgische Werkzeug als Quelle von Komplikationen zu nennen. Den bekannten Komplikationen der langen Dünndarmsonde (Tab. 4) [8] kann dieser Fall einer langstreckigen Unterminierung der Schleimhaut durch die vorstehende Spitze einer Dennis-Sonde hinzugefügt werden (Abb. 4).

Insgesamt lassen sich auch im Bereich der als selbstverständlich geltenden Richtlinien für die Dünndarmchirurgie doch einige Aspekte ansprechen, deren Bedeutung erst in jüngster Zeit voll erkannt wurde und die noch nicht zu den Standardmaßnahmen aller Chirurgen gehören.

In der Synopsis bilden die Gesichtspunkte in Tabelle 5 die Grundlage einer komplikationsarmen Dünndarmchirurgie [3, 11, 12, 14, 23].

Tabelle 4 Probleme der langen Dünndarmsonde

| | |
|---|---|
| – Duodenaltransit | – Perforation |
| – Weitertransport | – Blutung |
| – Festsitzen | – Invagination |
| – Verknotung | – Verkrustung |
| – Drucknekrose | – Verzögerung einer notwendigen Operation |

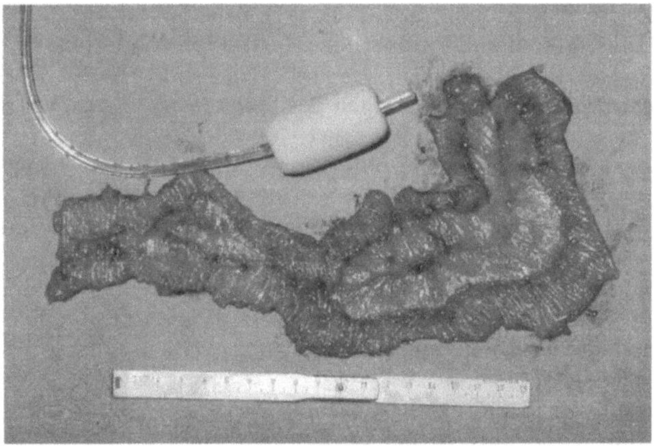

Abb. 4 Langstreckige Unterminierung der Dünndarmmucosa mit Wanddissektion durch rigide Spitze einer Dennis-Sonde (Schienung wegen rezidivierendem Adhäsionsileus).

Tabelle 5 Operativ/technische Aspekte bei der Dünndarmchirurgie

| | |
|---|---|
| • Ein/zweireihige Naht<br>Mäßige Einstülpung<br>Skelettierungsrand | • Meso/Netzlücken schließen |
| • End-zu-End-Anastomosen | • Reserosierung nut dann, wenn spannungsfrei möglich |
| • Eher großzügige Resektion bei Ernährungsstörungen der Darmwand | • Bei Passagestörungen Mehrfachhindernisse beachten (Atresien, Stenosen, Gallensteine, Tumoren, Adhäsionen) |
| • Hämatome vermeiden | • Korrekte Rückverlagerung von Darm und Netz |

## Literatur


[1] Adhesions – The Problems. Proceedings of a Symposium held at the Royal College of Obstetricans and Gynaecologists. Westminster Hospital Medical School, London, June 1983.

[2] Bartelheimer, H., M. Classen, F. W. Ossenberg: Der kranke Dünndarm. Witzstrock, Baden-Baden 1978.

[3] Brünner, H., J. Grönniger, H. Krieg: Die Reintervention am Dünndarm. Chirurg **47** (1976) 1–7.

[4] Bulkley, G. B., G. D. Zudema, S. R. Hamilton, et al.: Intraoperative determination of small intestinal viability following ischemic injury. Ann. Surg. **193** (1981) 628–637.

[5] Dohrmann, R.: Nahtinsuffizienz: Dünn- und Dickdarmnähte. Akt. Chir. **13** (1978) 325–329.

[6] Düber, C., K.-J. Klose, K. E. Grund, et al.: Intraoperative angiographische Lokalisation eines blutenden Dünndarmileus durch Farbstoffinjektion. Chirurg **56** (1986) 183–185.

[7] Ellis, H.: The cause and prevention of postoperative intraperitoneal adhesions. Surg. Gynec. Obstet. **133** (1971) 497–511.

[8] Grund, K. E., F. Kümmerle: Mechanischer und funktioneller Ileus. In: Handbuch der Inneren Medizin, Bd. III/3 (Hrsg. W. Caspary). Springer Verlag, Berlin 1983.

[9] Grund, K. E.: Peritoneale Adhäsionen, S. 1–25. Bayer AG, Leverkusen 1980.
[10] Jagelman, D. G., H. Ellis: Starch and intraperitoneal adhesion formation. Br. J. Surg. **60** (1963) 111–114.
[11] Kümmerle, F.: Die chirurgischen Erkrankungen des Dünndarms. Enke Verlag, Stuttgart 1963.
[12] Kümmerle, F., W. Seitz: Operationstechnisch bedingte Mißerfolge bei Eingriffen am Dünndarm. Zbl. Chir. **102** (1977) 1045–1053.
[13] Kümmerle, F., H. Krieg: Die chirurgische Behandlung des M. Crohn. Therapiewoche **29** (1979) 151–163.
[14] Kümmerle, F.: Dünndarm. In: Intra- und postoperative Zwischenfälle, Bd. II (Hrsg. K. Kramer et al.), S. 207–225. Thieme Verlag, Stuttgart 1985.
[15] Kratzer, G. L.: Single layer intestinal anastomosis. Surg. Gynec. Obstet. **153** (1981) 736–737.
[16] Lampe, H. J., M. Trede, H. Thiele et al.: Spezielle Indikationen zur chirurgischen Therapie beim M. Crohn.
[17] Lennert, K. A.: Das Dünndarm-Stase-Syndrom nach Seit-zu-Seit-Anastomose. Chirurg **50** (1975) 21–25.
[18] Lietz, H., K. Meißner: Rätselhafte segmentale Dünndarmstenosen. Dtsch. Med. Wochenschr. **107** (1982) 299–303.
[19] Löhr, B., K. Lehmann, D. Nitsche: Relaparatomie (Indikation und Vorgehen) nach Voroperationen am Dünn- und Dickdarm. In: Postoperative Komplikationen (Hrsg. R. Pichlmayr), Springer Verlag, Berlin 1976.
[20] Nutz, V., C. Engel, B. Kosak, et al.: Die Szintigraphie in der Diagnostik intestinaler Blutungen. Chirurg **56** (1985) 393–397.
[21] Pichlmayr, R.: Postoperative Komplikationen. Springer Verlag, Berlin 1976.
[22] Saxén, L., H. Myllärmiemi: Foreign Material and Post-Operative Adhesions. N. Engl. J. Med. **279** (1968) 200–202.
[23] Schreiber, H. W.: Dünndarm. In: Spezielle Chirurgie für die Praxis, Bd. II/2 (Hrsg. F. Baumgartl. K. Kremer, H. W. Schreiber). Thieme Verlag, Stuttgart 1972.
[24] Schürer-Waldheim, H., W. Leibl: Fremdkörperperitonitis durch Handschuhpuder. chir. praxis **35** (1985/86) 585–588.
[25] Shah, S. D., C. A. Andersen: Prediction of small bowel viability using Doppler-ultrasound. Ann. Surg. **194** (1981) 97–99.

# Unklare Blutungsgenese und eingeschränkte Lokalisationsdiagnostik als Ursachen indikatorischer und operativer Fehler bei der Behandlung intestinaler Blutungen distal des Treitzschen Bandes

*B. Günther, F. Utz*

Trotz den heute zur Verfügung stehenden endoskopischen, angiographischen und nuklearmedizinischen Methoden ist die Lokalisation unterer intestinaler Blutungen problematisch [3, 9]. Hinsichtlich der Wertigkeit wird heute allgemein die selektive Angiographie der Viszeralarterien am höchsten eingeschätzt. Die Schwierigkeiten dürften dabei weniger an der Empfindlichkeit der Methoden liegen, da mit der selektiven Angiographie Blutungen ab 1–3 ml/min nachgewiesen werden können, mit der Hilfe der Technetiumscans sogar bis zu 0,05–0,1 ml/min [7]. Wahrscheinlich ist das intermittierende Auftreten der Blutungen der eigentlich limitierende Faktor aller diagnostischen Maßnahmen.

Die diagnostischen Unsicherheiten und die damit verbundenen Fehlentscheidungen in der operativen Therapie seien anhand eines kasuistischen Beitrags gezeigt. Vorgestellt wird ein 55jähriger Patient, der zwei Monate lang wegen intermittierender Teerstühle in der gastroenterologischen Klinik des Klinikums Großhadern mit den verschiedensten Methoden diagnostiziert wurde. Insgesamt wurde der Patient 5 × koloskopiert, 4 × gastroskopiert, 2 × angiographiert und 2 × wurde mit Hilfe von Technetiumscans versucht die Blutungsquelle zu identifizieren. Über diesen Zeitraum erhielt der Patient 84 Erykonzentrate bzw. Vollblut. Seine Anamnese war hinsichtlich einer Blutungsursache leer. 1973 wurde er cholezystektomiert und wegen Rezidivsteinen 1975 eine Hepatico-Jejunostomie angelegt. Anfang Januar erfolgte durch uns zunächst eine Probelaparotomie mit Palpation, Diaphanie und Panendoskopie über mehrere intraoperativ angelegte Enterostomien. Die ebenfalls intraoperativ von anal durchgeführte Endoskopie des Dickdarms ergab auch keinen Anhalt für eine Blutungsquelle. Bereits eine Woche später erfolgte die blinde rechtsseitige Hemikolektomie, nachdem vorher wieder mehrere intraoperative Enterotomien angelegt und endoskopiert wurde. Eine weitere Woche später kolektomierten wir subtotal. Eine Woche danach leiteten wir als ultima ratio die Y-Schlinge der Hepatico-Jejunostomie aus, um eventuell später durch Endoskopie eine Blutungsquelle in diesem Bereich diagnostizieren zu können. Eine Varizenblutung an der Hepato-Jejunostomie als Blutungsquelle konnte dann tatsächlich eine Woche später nachgewiesen werden.

Vom 5. 10. 1977 bis zum 30. 9. 1985 übersehen wir 45 Patienten mit massiver oder intermittierender protrahierter unterer Intestinalblutung, die von uns operiert wurden. Bei 8 dieser Patienten war die Blutungsquelle trotz endoskopischer, angiographischer und unklarer medizinischer Diagnostik präoperativ nicht zu lokalisieren, was immerhin einem Prozentsatz von fast 18% entspricht. Intraoperativ gelang es dann durch Inspektion, Endoskopie des Kolons über den analen Weg und des Dünndarms über Enterotomien bei 5 Patienten die Blutung zu lokalisieren. Bei dem eingangs geschilderten Patienten konnte die Blutungsquelle erst nach drei weiteren Eingriffen postoperativ nachgewiesen werden, bei 2 weiteren Patienten blieb die Blutungsquelle auch nach histologischer Aufarbeitung eines blind resezierten Colon ascendens unbekannt (Abb. 1).

In der neueren Literatur wird bei unterer intestinaler Blutung der Prozentsatz der unbekannten Lokalisation von Blutungen mit etwa 10% angegeben [3, 8, 9]. Ist die Blutungsquelle mit den heute üblichen Methoden präoperativ nicht exakt zu lokalisieren, so muß man auch heute noch die empirisch bekannten Häufigkeitsangaben von Blutungsursachen im unteren Intestinaltrakt als Wahrscheinlichkeitsdiagnose zur Hilfe heranziehen [3, 9]. Dabei spielt das Alter des Patienten eine diskriminierende Bedeutung für die Ätiologie und Lokalisation der Blutung.

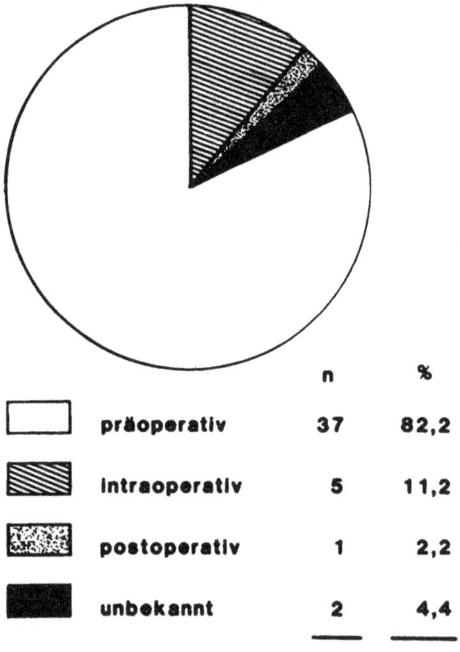

Abb. 1 Zeitpunkt der Blutungslokalisation.

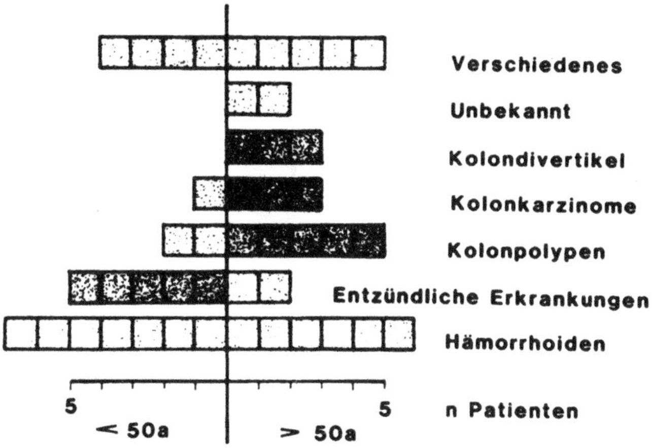


Abb. 2 Blutungsursache und Alter.

Korrelieren wir in unserem Krankengut Blutungsursache und Alter, so sind Kolonpolypen, Karzinome und weniger Divertikel Ursache für eine untere intestinale Blutung im Alter. Dabei überrascht es, daß der in der Literatur beschriebene Wandel in der Häufigkeitsverteilung der Ursachen vom Karzinom über die Divertikel und zunehmend zu angiodysplastischen Veränderungen nicht nachvollzogen werden konnte. Bei älteren Patienten wird heute in der Literatur die Divertikelblutung und angiodysplastische Veränderung als häufigste Blutungsursache angesehen [1, 2, 4, 6, 8, 10, 11]. Bei Patienten über 60 Jahren mit arteriosklerotischer Begleiterkrankung kann eine Angiodysplasie als Blutungsursache in 25% angenommen werden. Hämorrhoiden als Ursache massiver oder intermittierender Blutungen sind bei beiden Altersgruppen in etwa gleich. Entzündliche Darmerkrankungen sind meist bei jüngeren Patienten Ursache der Blutung (Abb. 2).

Setzen wir Blutungslokalisation und Alter in Beziehung, so sehen wir eine entsprechende Korrelation von Blutungsursache und Alter. Die Blutungsquelle ist bei älteren Patienten vor allem im Dickdarm lokalisiert. Bei den Jüngeren ist eine Dünndarmerkrankung häufiger als Ursache anzusehen (Abb. 3).

Anamnestische Angaben wie Zeitabstand zwischen erster Blutung und Operation, Anzahl der vorangegangenen Blutungsereignisse, die Anzahl der präoperativ gegebenen Konserven und Art der Blutung (Melaene, Hämatochezie) ergeben in unserem Krankengut keine zusätzlichen Hinweise zur Identifizierung einer Blutungsquelle. Sehen wir einmal von der Behandlung bei Blutungen aus dem Analkanal und dem Rektum ab, so bestand in allen Fällen der prä- und intraoperativen Sicherung der Blutungslokalisation der Eingriff in der Resektion des Darmabschnittes, in dem die Blutung stattfand. Trotz unserer großen Zurückhaltung gegenüber ausgedehnten Resektionen ist die Komplikationsrate hoch. Sieht man von kleineren Komplikationen wie Wundheilungsstörungen einmal ab, so mußte bei 5 Patienten nachoperiert werden, 4 × wegen Nachblutung bei zum Teil allgemeiner Blutungsdiathese infolge eines protrahierten Blutverlustes über län-

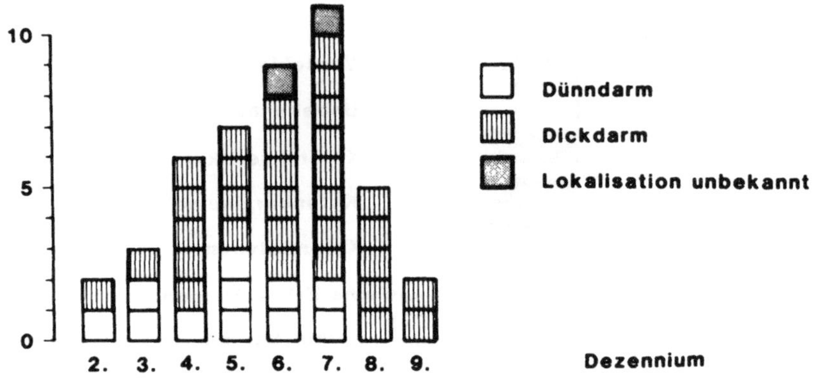

Abb. 3 Blutungslokalisation und Alter.

gere Zeit und bei dem eingangs genannten Patienten wegen Rezidivblutung. Von unseren 45 Patienten verloren wir 5, wobei 3 × die Folgen der protrahierten Blutung ursächlich waren. Die Patienten hatten zwischen 11 und 84 Konserven präoperativ erhalten. Einmal bestand eine Peritonitis nach Tumorresektion und End-zu-End-Anastomose bei Kombination von Blutung und Subileus. Einmal führte eine foudroyante Lungenembolie zum Tode.

Trotz der Fortschritte in der präoperativen Lokalisationsdiagnostik unterer intestinaler Blutungen können wir bekannten Therapieempfehlungen [3, 9] nicht allzuviel neues hinzufügen: Intensive Diagnostik in der ersten Blutungsphase, wobei wir die selektive Angiographie der Viszeralarterien als das verläßlichste Verfahren ansehen. Eigene Erfahrungen mit einer passageren Angiotherapie haben wir nicht. Bei Blutungslokalisation versuchen wir elektiv eine möglichst begrenzte segmentale Resektion des blutenden Darmstücks. Ist die Blutungsquelle präoperativ nicht zu eruieren, empfehlen wir bei jüngeren Patienten die Laparoto-

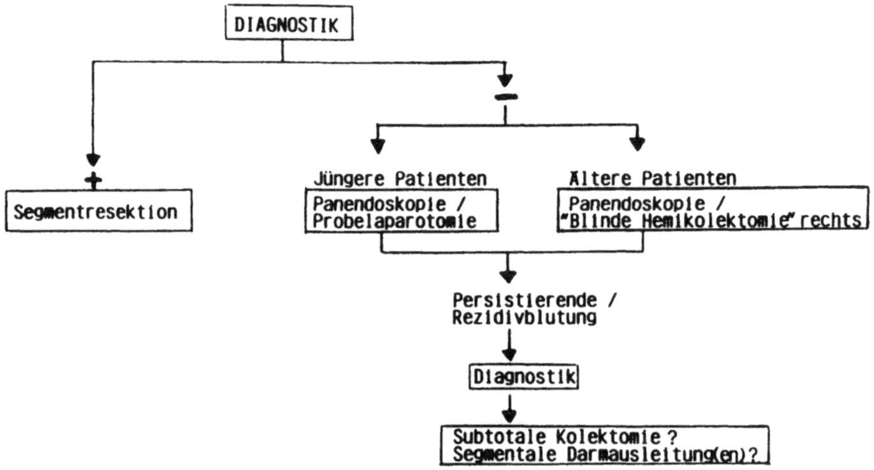

Abb. 4 Diagnostik.

mie mit Endoskopie des Dünndarms über Enterotomien und transanal die intraoperative Koloskopie. Gelingt es damit nicht, die Blutungsquelle auszumachen, beenden wir bei dieser Patientengruppe den Eingriff als Probelaparotomie. Bei älteren Patienten mit der statistischen Wahrscheinlichkeit einer Blutung im Bereich des rechten Kolons, führen wir die „blinde Hemikolektomie" rechts durch. Bei Weiterbestehung der Blutung würden wir erst nach erneuten diagnostischen Bemühungen zu rational schwer zu begründenden Maßnahmen wie subtotaler Kolektomie [5] oder wie in unserem kasuistisch dargestellten Fall zu Dünn- oder Dickdarm-Ausleitungen mit der Möglichkeit der postoperativen Endoskopie schreiten (Abb. 4).

## Literatur


[1] Boley, S. J., A. Dibiase, L. J. Brandt, et al.: Lower Intestinal Bleeding in the Elderly. Am. J. Surg. **137** (1979) 57–64.

[2] Britt, L. G., L. Warren, O. F. Moore: Selective Management of Lower Gastrointestinal Bleeding. Am. Surg. **49** (1983) 121–125.

[3] Farthmann, E. H., R. Kirchner, R. Salm, et al.: Gastrointestinale Blutungen. Langenbeck's Arch. Chir. **335** (Kongreßbericht) (1981) 365–372.

[4] Fraenkel, G. J.: Rectal bleeding and diverticulitis. Br. J. Surg. **41** (1954) 643–645.

[5] Gianfrancisco, J. A., H. Abcarian: Pitfalls in the Treatment of Massive Lower Gastrointestinal Bleeding with „Blind" Subtotal Colectomy. Dis. Colon Rectum **25** (1982) 441–445.

[6] Hirner, A., R. Häring, K.-J. Bauknecht, et al.: Chirurgische Aspekte zur intestinalen Angiodysplasie. Therapiewoche **33** (1983) 355–363.

[7] Moser, E.: Radiologische Klinik der Univ. München, Klinikum Großhadern, persönliche Mitteilung 1984.

[8] Raguse, T., M. Frömel, D. Kupczyk: Die Therapie der Divertikuloseblutung. Therapiewoche **33** (1983) 338–344.

[9] Schumpelick, V., C. Busch, K.-B. Kortmann: Dünn- und Dickdarm. In: „Notfalltherapie", Interdisziplinäre Gastroenterologie (Hrsg. J. R. Siewert, A. L. Blum, E. H. Farthmann, P. G. Lakisch), S. 306–327.

[10] Welch, C. E., C. A. Athanasoulis, J. J. Galdabini: Hemorrhage from the Large Bowel with Special Reference to Angiodysplasia and Diverticular Disease. World J. Surg. **2** (1978) 73–83.

[11] Zelenock, G. B., E. E. Erlandson: A Paradoxical Cause of Gastrointestinal Hemorrhage. In: Gastrointestinal Hemorrhage (R. G. Fiddian-Green, J. G. Turcotte, eds.), pp. 389–406. Grund & Stratton, New York – London – Toronto – Sydney – San Francisco 1980.

# Fehlbewertung der Röntgendiagnostik beim postoperativen Ileus

*D. Jung, B. Mlasowsky, W. Düben, H. Heymann*

## Einleitung

In der präoperativen, oft dringlichen Ileusdiagnostik kommt der Abdomenübersichtsaufnahme entscheidende Bedeutung zu [1]. In der postoperativen Phase werden Röntgenbefunde unterschiedlich bewertet [2, 3]. Einige Chirurgen zeigen durchaus die Neigung, dem Röntgenologen einen Teil der Verantwortung bei der Indikationsstellung zur Relaparotomie aufzubürden.

In einer kleinen prospektiven und einer retrospektiven Studie richteten wir unser Augenmerk ausschließlich auf die Röntgenabdomenübersichtsaufnahme im Stehen.

## Prospektive Studie

Im prospektiven Teil der Arbeit hatten wir dreimal 50 Personen ausgewählt, die sich einem kleinen, mittleren oder großen Abdominaleingriff unterziehen mußten. Aus Strahlenschutzgründen wurden nur die über Fünfzigjährigen geröntgt und

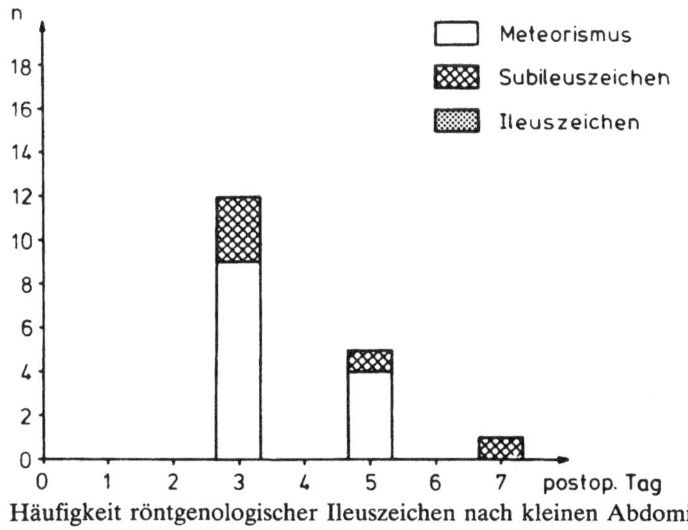


Abb. 1 Häufigkeit röntgenologischer Ileuszeichen nach kleinen Abdominaleingriffen (n = 50).

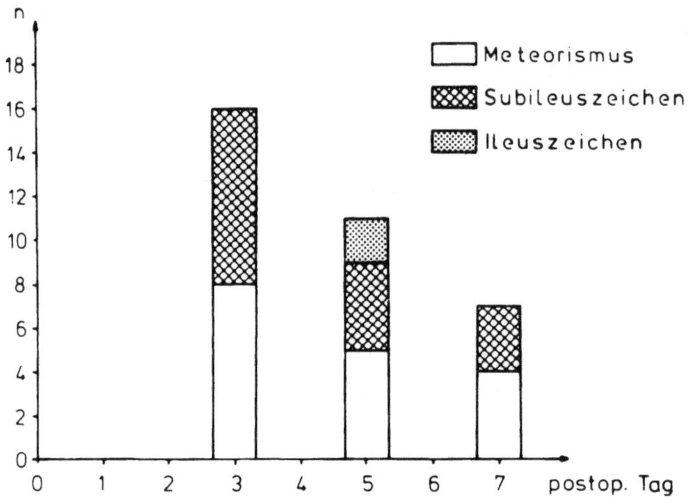


Abb. 2 Häufigkeit röntgenologischer Ileuszeichen nach mittleren Abdominaleingriffen (n = 50).

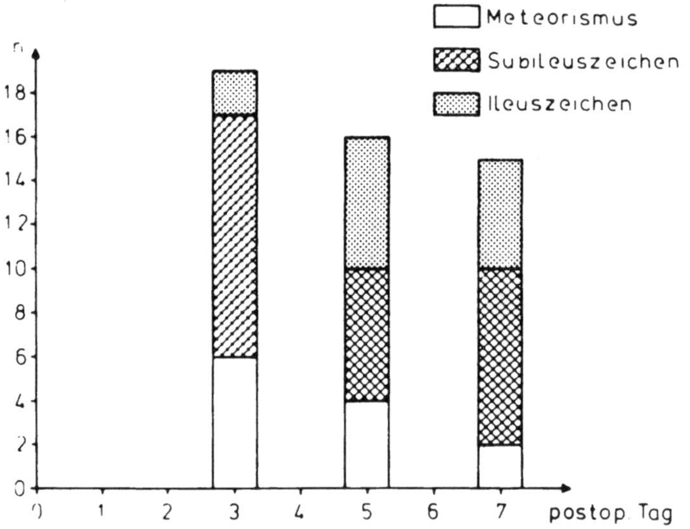


Abb. 3 Häufigkeit röntgenologischer Ileuszeichen nach großen Abdominaleingriffen (n = 50).

zwar am 3., 5. und 7. postoperativen Tage. Bei allen Patienten kam die Peristaltik rechtzeitig in Gang. Nach den 50 kleinen Operationen registrierten wir am 3. postoperativen Tage noch bei 12 Patienten, also in 24%, Meteorismus und Subileuszeichen (Abb. 1).

Bei den mittleren Eingriffen stieg diese Anzahl auf 32%. Der Rückgang in den nächsten Tagen vollzog sich erheblich langsamer. 2 Personen zeigten am 5. Tage ausgeprägte Spiegelbildungen (Abb. 2).

Beachtlich hoch war die Zahl bei den großen Eingriffen, nämlich 38%. Besonders auffällig erschien dabei die Zunahme der Spiegelbildungen am 5. und die Persistenz noch am 7. Tag (Abb. 3).

Obwohl die Zuordnung zu den einzelnen Darmabschnitten nicht immer möglich war, so handelte es sich vornehmlich um Dünndarmspiegel. Diese Tatsache überraschte, da postoperativ doch die Peristaltik des Dünndarmes vor der des Magens und Kolons in Gang kommt [2]. Möglicherweise liegt die Diskrepanz zur Literatur in unserer zu geringen Fallzahl.

## Retrospektive Studie

In dem retrospektiven Teil wählten wir die Patienten mit anteriorer Rektumresektion und abdominoperinealer Rektumexstirpation aus, die in den letzten 4 Jahren operiert worden waren (Abb. 4).

Die Kurve zeigt nur die Patienten, die neben röntgenologischen Zeichen auch klinisch eine ausgeprägte Ileumssymptomatik boten. Für die Rektumresektion bedeutet dieses, daß fast ein Drittel aller Patienten betroffen war, und daß erst am 8. oder 9. Tag die entscheidende Besserung eintrat. Der längste Ileuszustand dauerte 14 Tage an. 3 Patienten wurden wegen eines Adhäsionsileus relaparotomiert.

Da der Großteil der klinisch unauffälligen Patienten röntgenologisch nicht kontrolliert worden war, kann in dieser retrospektiven Untersuchung kein Kurvenverlauf für die alleinige röntgenologische Ileusdiagnose aufgezeichnet werden.

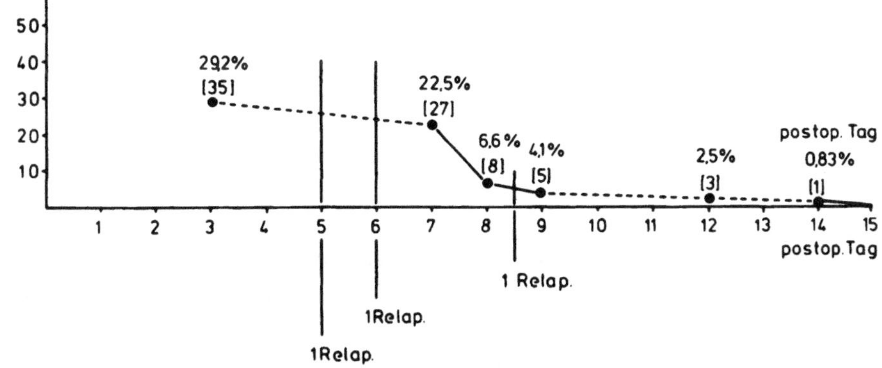


Abb. 4 Postoperative Ileuszustände nach anteriorer Rektumresektionen (n = 120).

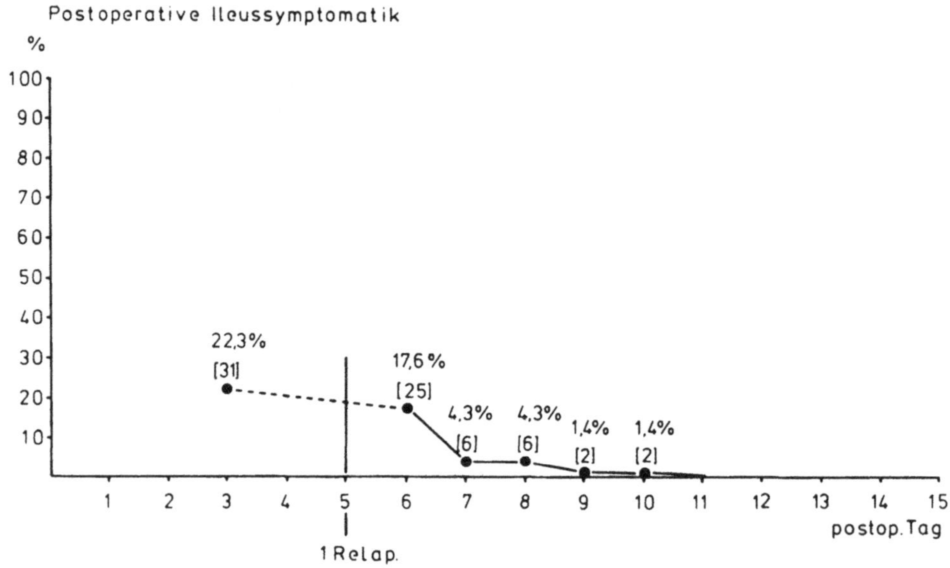


Abb. 5 Postoperative Ileuszustände nach abdomino-perinealer Rektumexstirpation (n = 139).

Auch nach Besserung des klinischen Befundes wurde nur in wenigen Fällen röntgenologisch nachkontrolliert. Hier überragten die röntgenologischen Zeichen die klinischen um durchschnittlich 4 Tage.

Bei den Rektumexstirpationen stellte sich der Kurvenverlauf ähnlich, wenn auch etwas weniger eindrucksvoll dar (Abb. 5).

Im Falle einer Patientin mußten wir über 12 Tage unser konservatives Vorgehen gegen erheblichen kollegialen Widerstand durchsetzen. Wenig hilfreich erwies sich die orale Darstellung mit wasserlöslichem Kontrastmittel bei einer Dünndarmpassagezeit von über 5 Stunden.

## Schlußfolgerung

Trotz vielfacher Bemühungen gibt es bis heute – von Sonderfällen abgesehen – keine eindeutigen Kriterien dafür, wo in der postoperativen Phase die Pseudoobstruktion aufhört und der Adhäsionsileus beginnt. Auch kann es schwer sein, eine operationswürdige Komplikation zu erkennen, auf der sich eine prolongierte Atonie aufbaut. Läßt sich jedoch eine lokale oder generalisierte Peritonitis ausschließen, so ist zunächst konservative Therapie geboten, auch wenn der Ileuszustand über den 9. postoperativen Tag hinaus anhält. Für den Zeitpunkt der Relaparotomie muß weiterhin die Formulierung gelten, daß er aufgrund des klinischen Bildes festgelegt werden muß, unter Berücksichtigung von Röntgenuntersuchungen einschließlich CT, gegebenenfalls Sonographie und Audiometrie.

Wir beobachteten in der Praxis, daß sich immer wieder operativ tätige Ärzte durch Röntgenabdomenübersichtsaufnahmen zu einer vorschnellen Relaparotomie verleiten ließen. Leider kann dem scheinbar objektiven Röntgenbefund nur der vage Begriff von der „klinischen Erfahrung" gegenübergestellt werden. Dennoch darf sich der Chirurg, und gerade der konsiliarisch oder gutachterlich tätige, keine falsche Entscheidung aufdrängen lassen.

## Literatur

[1] Hamelmann, H., E. Deltz: Diagnostik und Therapie des Ileus. Langenbeck's Arch. Chir. **364** (1984) 149–155.
[2] Stelzner, F.: Die Frühdiagnose des Ileus durch Magen-Darm-Passage eines resorbierbaren Kontrastmittels und der rückfällige Darmverschluß. Chirurg **50** (1979) 704–706.
[3] Waclawiczek, H. W., W. Wayand, S. Silli: Die Wertigkeit der Röntgenuntersuchungen in der Ileusdiagnostik. Langenbeck's Arch. Chir. **362** (1984) 97–103.
[4] Husemann, B.: Wann besteht bei der postoperativen Paralyse Operationsindikation? In: Ileus (Hrsg. R. Häring), S. 451–455. Walter de Gruyter, Berlin – New York 1985.

# Die fehlgedeutete perforierte Appendizitis

*P. Kujath, R. Arbogast, H. P. Bruch*

## Einleitung

In den letzten Jahrzehnten konnte die Diagnostik der Appendizitis nicht wesentlich verbessert werden. Einen speziellen Test, der die Appendizitis beweist, gibt es noch nicht. So bleibt für die Diagnose der Appendizitis und damit für die Indikation zur Appendektomie die Anamnese, das aktuelle Beschwerdebild und die klinische Untersuchung entscheidend. Adjuvante Untersuchungen wie die Leukozytenbestimmung und die axilläre wie rektale Körpertemperatur können die Diagnostik unterstützen. Über den Wert der bildgebenden Verfahren wie Sonographie und Computertomographie liegen unterschiedliche Erkenntnisse vor [2, 6]. Sie haben ihren Vorteil erst beim Nachweis freier Flüssigkeit im Abdomen oder bei Bildung eines perityphilitischen Abszesses, der aber auch ohnehin klinisch meist tastbar ist. Die röntgenologische Darstellung über einen Kolonkonstrasteinlauf hat während seiner Anwendung in über 50 Jahren nur bei der chronischen Appendizitis Hinweise für die Diagnostik gegeben [5]. Bei aller Sorgfalt der klinischen Untersuchungen ergeben sich aufgrund uncharakteristischer Symptome, Lagevariationen und unterschiedlichen Alters vom Säugling bis zum Greis oft Schwierigkeiten in der Diagnostik, die zu Fehldeutungen und damit zu einer Verzögerung zur Operation führen. Diese sogenannten Problemfälle werden durch die folgende Kasuistik erläutert.

## Kausuistik

Eine 52jährige Patientin gibt Schmerzen im rechtseitigen Flankenbereich an. Der Hausarzt überweist sie zum Urologen, der keine Erkrankung von seiten seines Fachgebietes feststellt. Da die Schmerzsymptomatik bis ins Becken reicht, wird die Patientin zum Frauenarzt überwiesen, der ebenfalls von seiten seines Fachgebietes keinen krankhaften Befund erheben kann. Es erfolgt die stationäre Einweisung zum Chirurgen. Bei massiver Verschlechterung des Allgemeinzustandes wird ein rechtsseitiger Pleuraerguß diagnostiziert. Nach der Verlegung in eine lungenmedizinische Spezialabteilung entwickelt die Patientin eine Hautphlegmone, die vom Thorax bis zum Oberschenkel reicht. Der dermatologische Konsiliararzt ruft den Chirurgen, der die inzwischen vital gefährdete Patientin übernimmt und wegen einer nach retroperitoneal perforierten Appendizitis operiert.

## Methodik

Um diese Fälle, für die die dargestellte Kausuistik als Beispiel steht, näher zu ergründen, entschloß man sich 1980 zu einer prospektiven Untersuchung. Dabei sollten die Patienten mit einer perforierten Appendizitis, die nach längerer Symptomatik verzögert operiert worden waren, genau über ihre Anamnese, Beschwerden und die zuvor geäußerten Verdachtsdiagnosen erfragt werden. Bei allen Patienten, die mit Verdacht auf Appendizitis der Klinik zugewiesen werden, wird immer eine Anamnese erhoben. Es erfolgt der genaue Palpationsbefund des Abdomens einschließlich rektaler Untersuchung. Bei Kindern wird zusätzlich der Rachen inspiziert, Frauen mit nicht ganz charakteristischer Symptomatik werden dem Gynäkologen vorgestellt. Ein Laborstatus mit kleinem Blutbild, Transaminasen und Elektrolyten und Urinbefund wird immer erstellt; ebenso wird die Körpertemperatur axillar und rektal gemessen.

## Ergebnisse

In der Zeit vom 25. 7. 1980–24. 5. 1985 wurden in der Chirurgischen Universitätsklinik Würzburg 870 Patienten wegen einer Appendizitis operiert. In 200 Fällen (23%) zeigte der klinische und histologische Befund eine Perforation. Bei 29 Patienten hatten sich bei der Diagnosestellung Schwierigkeiten ergeben, so daß sie nunmehr als Problemfälle bezeichnet werden. Dies waren zum Teil Patienten, die nicht primär der erforderlichen Appendektomie zugeführt wurden, sondern wegen anderer Verdachtsdiagnosen inadäquat behandelt wurden. 18 dieser Patienten wurden primär nicht in die eigene Klinik eingewiesen. Der jüngste aller 200 Patienten mit perforierter Appendizitis war 8 Tage alt, der älteste war 80. Bei den Problemfällen lag das Alter zwischen 3 Monaten und 81 Jahren. Männer waren mit 59,5% häufiger als Frauen betroffen. Die Anamnese der Patienten vom Auftreten der ersten Symptome bis zum Aufsuchen des Arztes lag im Gesamtkollektiv zwischen 4 Stunden und 30 Tagen. Das Mittel betrug 2,5 Tage. Bei den sogenannten Problemfällen lagen diese Zeiten im gleichen Bereich. Eine Patientin war nicht davon abzubringen, daß ihre Beschwerden schon seit 20 Jahren andauerten. Die präoperative Liegezeit von der stationären Aufnahme bis zur Operation lag zwischen einer Stunde und 82 Stunden. Bei den Problemfällen war die präoperative Liegedauer zwischen zwei und 216 Stunden deutlich erhöht (Abb. 1).

Bei den präoperativen Symptomen ergab sich im Gesamtkollektiv bei 148 Patienten (86,5%) ein konkreter Druckschmerz im rechten Unterbauch. Hingegen bestand auch bei den Problemfällen in 26 Fällen ein Druckschmerz im rechten Unterbauch, der Schmerz wurde jedoch sechsmal im gesamten Abdomen, fünfmal in der Magengegend, fünfmal in die Nierengegend, viermal im Mittelbauch und dreimal in den Oberbauch projiziert. Viermal war der Schmerz rotierend. Die klassischen Zeichen wie der gekreuzte Loslaßschmerz, das Rovsing- und Blum-

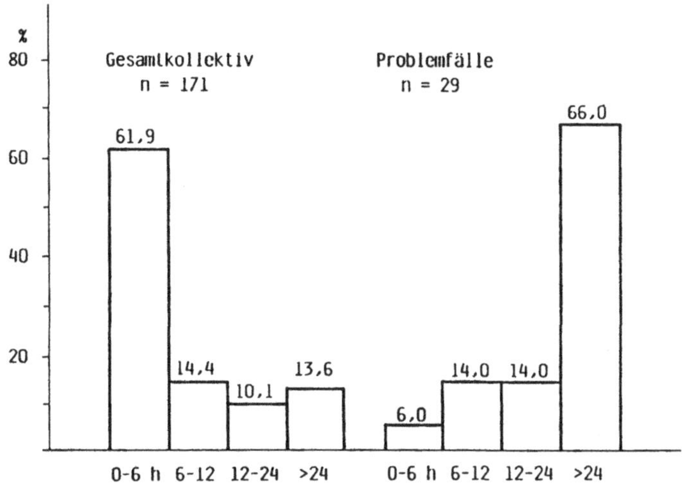


Abb. 1 Die präoperative Liegezeit von 200 Patienten mit perforierter Appendizitis. Dem Gesamtkollektiv sind die sogenannten Problemfälle gegenübergestellt.

bergsche Zeichen waren vielfach negativ. Bei 20 rektalen Untersuchungen gaben nur 8 Patienten Schmerzen an. Beim Vergleich der Körpertemperatur, der Temperaturdifferenz und der Leukozyten ergaben sich im Vergleich zwischen dem Gesamtkollektiv der perforierten Appendices und den Problemfällen keine wesentlichen Unterschiede (Tab. 1).

Vereinzelt wurden zur weiteren Abklärung weitere Röntgenuntersuchungen vorgenommen. Zwölfmal wurde eine Abdomenübersicht veranlaßt, dreimal ein Kolonkontrasteinlauf, zweimal ein Urogramm und dreimal eine Computertomographie; 8 Patienten wurden sonographiert. Bei einer Angiographie wurde ein

Tabelle 1 Gegenüberstellung von Körpertemperatur, Temperaturdifferenz, Leukozyten und dem Druckschmerz im rechten Unterbauch zwischen dem Gesamtkollektiv und den sogenannten Problemfällen. Es zeigen sich keine signifikanten Unterschiede

| Körpertemperatur in °C | Gesamtkollektiv | % | Problemfälle | % |
|---|---|---|---|---|
| unter 37,6 | 25 | 14,7 | 4 | 14,8 |
| 37,6–37,9 | 22 | 13,0 | 2 | 7,4 |
| über 37,9 | 122 | 72,3 | 21 | 77,8 |
| Temperaturdifferenz | | | | |
| bis 0,5 | 56 | 35,0 | 10 | 40,0 |
| über 0,5 | 104 | 65,0 | 15 | 60,0 |
| Leukozyten ($mm^3$) | | | | |
| bis 10 000 | 28 | 16,4 | 5 | 17,2 |
| über 10 000 | 143 | 83,6 | 24 | 82,7 |
| Druckschmerz | | | | |
| (re. Unterbauch) | 148 | 86,5 | 26 | 89,0 |

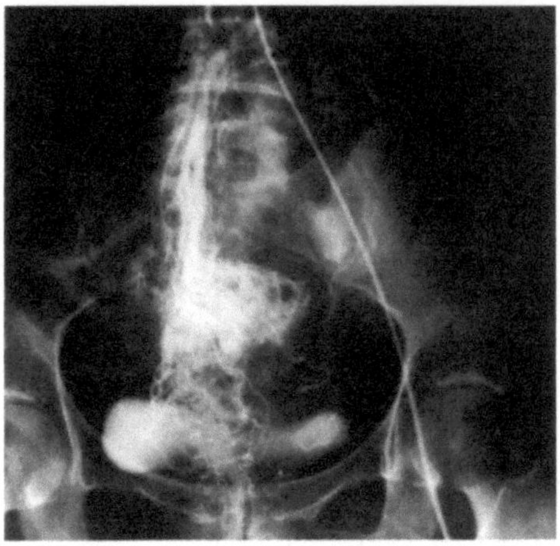

Abb. 2 Angiographie eines Abszesses, etwa 2 Wochen nach perforierter Appendizitis, bei einer 48 Jahre alten Patientin. Die Computertomographie hatte eine unklare Raumforderung im Unterbauch ergeben. Angiographiebefund: Angiomatöser Tumor im Unterbauch, der von der Arteria mesenterica inferior versorgt wird.

perityphilitischer Abszeß als angiomatöser Tumor fehlgedeutet (Abb. 2). Alle röntgenologischen Untersuchungen ergaben nur indirekte Hinweise auf die Perforation.

Vor der Laparotomie wurde bei den 29 Problempatienten 48 mögliche Diagnosen in Betracht gezogen und meist eine Therapie eingeleitet. Abgesehen von der Enteritis ist keine Häufung einer Verdachtsdiagnose zu erkennen (Tab. 2). Alle 29 Patienten wurden von mehreren Ärzten unterschiedlichen Ausbildungsstandes untersucht. Im Mittel waren es 9 Ärzte. Bei mehr als 20 untersuchenden Ärzten wurden die Angaben der Patienten relativ ungenau. Ein 81jähriger Patient, der mit einer E-605-Vergiftung behandelt worden war, verstarb am 5. postoperativen Tag an einem Myokardinfarkt.

## Diskussion

Die Perforationsrate von 23% der operierten Appendices liegt im Mittel der in der Literatur genannten Werte zwischen 6,5 und 40% [2, 9]. Auf die besondere Bedeutung und die Schwierigkeiten der Diagnostik bei der Säuglings- und Altersappendizitis wurde des öfteren hingewiesen [4, 7, 10]. Diese Altersgruppen sind im eigenen Kollektiv nicht häufiger vertreten. Die meisten Autoren, die sich mit der Frage der verzögerten Diagnostik bei der perforierten Appendizitis befassen, versuchen sie durch ärztliche Fehlleistungen zu interpretieren oder finden gar keine Erklärung [1, 8, 10, 11].

Der Schwerpunkt der vorliegenden Arbeit war die Aufschlüsselung sogenannter Problemfälle, bei denen die notwendige Therapie verzögert worden war. Unter

Tabelle 2 Auflistung von 47 Verdachtsdiagnosen der 29 Patienten, die verzögert operiert wurden. Die Verdachtsdiagnosen wurden entsprechend den Organsystemen gegliedert. Zum überwiegenden Teil wurde auch aufgrund der Verdachtsdiagnose eine Therapie eingeleitet.

| Organsystem | Differentialdiagnose | Anzahl der Pat. |
|---|---|---|
| Darm | Enteritis | 6 |
| | Subileus | 2 |
| | Ileus | 1 |
| | Sigmaperforation | 1 |
| | Askaridenbefall | 1 |
| | Ca. im Con descendens | 1 |
| | inkarzerierte Hernie | 1 |
| | Zöliakie | 1 |
| | gesamt | 14 |
| Gallenblase/Leber | Cholelithiasis | 3 |
| | Cholezystitis | 2 |
| | Cholangitis | 1 |
| | Gallenblasenempyem | 1 |
| | gesamt | 7 |
| Niere u. Harnwege | Ureterstein | 2 |
| | Harnwegsinfekt | 1 |
| | Zystitis | 1 |
| | Pyelonephritis gravidarum | 1 |
| | gesamt | 5 |
| weibl. Unterleibsorgane | Adnexitis | 1 |
| | Hormonstörung | 1 |
| | vorzeitige Wehen | 1 |
| | Salpingitis | 1 |
| | gesamt | 4 |
| Magen | Reizgastritis | 2 |
| | gedeckte Perforation | 1 |
| | gesamt | 3 |
| Sonstige | Myokardinfarkt | 2 |
| | Endokarditis | 1 |
| | unklarer Tumor | 3 |
| | „akutes Abdomen“ | 2 |
| | Insolation | 1 |
| | Lungenabszeß | 1 |
| | paranephritischer Abszeß | 1 |
| | Pankreatitis | 1 |
| | Pestizid-Intoxikation | 1 |
| | Traumafolge | 1 |
| | gesamt | 14 |

Problemfällen sind die Fälle zu verstehen, die von mehr als 5 Ärzten gewissenhaft untersucht worden waren und bei denen die Diagnose durch eine untypische Symptomatik erschwert wurde. Alle Patienten, bei denen eine sogenannte fehlgedeutete Appendizitis vorlag, hatten Beschwerden. Ein symptomfreies Intervall konnte nie gesehen werden. Die Beschwerden der Patienten wurden von den abklärenden Ärzten (es waren immer über 5) ernst genommen, so daß alle Patienten genau untersucht wurden. Die klinische Symptomatik wurde nicht bagatellisiert, und dennoch wurde die perforierte Appendizitis nicht erkannt, da das Krankheitsbild in diesen Fällen so uncharakteristisch und untypisch verlief, daß eine primäre Diagnose nicht zu stellen war. Bei allem Hang zum Perfektionismus und auch unter Beachtung gelegentlicher gutachterlicher Erwägungen sollte diese Tatsache von uns Chirurgen und auch von den Juristen akzeptiert werden, nämlich daß die perforierte Appendizitis primär nicht immer diagnostizierbar ist.

## Literatur


[1] Buchman, T. G, G. D. Zuidema: Reasons for delay of the diagnosis of acute appendicitis. Surg. Gynecol. Obstet. **158** (1984) 260.

[2] Gale, M. E., S. Birnbaum, S. G. Gerzof, et al.: CT appearance of appendicitis and its local complications. J. Comput. Assist. Tomogr. **9** (1985) 34.

[3] Gough, I. R., M. I. Morris, E. L. Pertnikovs, et al.: Consequence of removal of a „normal" appendix. Med. J. Aust. **1** (1983) 370.

[4] Grüßner, R., G. Pistor, R. Engelskirchen, et al.: Appendicitis im Kindesalter. Monatsschr. Kinderheilkd. **133** (1985) 158.

[5] Hatch, E. I., D. Naffis, N. W. Chandier: Pitfalls in the use of barium enema in early appendicitis in children. J. Pediatr. Surg. **16** (1981) 309.

[6] Hölscher, A. H.: Ultraschalldiagnostik des akuten, nicht traumatisierten Abdomens. chir. praxis **34** (1985) 29.

[7] Hupe, K.: Altersappendicitis. Zentralbl. Chir. **106** (1981) 705.

[8] Koepsell, T. D., T. S. Inui, V. T. Farewell: Factors affecting perforation in acute appendicitis. Surg. Gynecol. Obstet. **153** (1981) 508.

[9] Kümmerle, F., H. Brünner: Die Appendicitis im fortgeschrittenen Lebensalter chir. praxis **12** (1968) 419.

[10] Miholic, J., P. Wurnig: Appendicitis perforata im Kindesalter; Eine retrospektive Studie von 239 Fällen. Acta Chir. Austria **41** (1981) 38.

[11] M. Schmolke, E. Kern: Zur Klinik der Appendicitis. Bruns' Beitr. klin. Chir. **217** (1969) 200.

# Strahlenfolgen als schwer kalkulierbares Risiko in der Abdominalchirurgie

*H.-G. Mackrodt, W. Stock*

## Einleitung

Strahlenfolgen des Intestinaltraktes sind bei der Behandlung gynäkologischer, urologischer und retroperitonealer Tumorerkrankungen unvermeidbar. Sie treten nach einer Strahlendosis von 45 Gy auf [2, 4] und werden häufig innerhalb von 2 Jahren manifest [5, 13]. Nach Strahlentherapie des Prostatakarzinoms werden bis zu 30% Organläsionen [12] und nach Behandlung des Zervixkarzinoms bis zu 5% chronische Darmerkrankungen beobachtet [2, 3, 9, 13]. Duodenum, proximales Jejunum, Ileozökalregion und Rektum sind besonders gefährdet [1, 3, 5, 7, 11, 13, 14]. Verwachsungen, Gewichtsverlust, Chemotherapie, entzündliche Darm- und chronische Gefäßerkrankungen sind begünstigend [1, 5, 7, 11, 12].

Während der Strahlentherapie treten Frühreaktionen mit Rötung und Ödem auf. Die fortschreitende Erkrankung wird durch Gefäßwandveränderungen verursacht. Die Durchblutungsstörung führt zu Zottenatrophie und Darmwandfibrosierung, in deren Folge Darmstenosen, Ulzera mit Arrosionsblutungen, Darmwandnekrosen und Fisteln auftreten [1–3, 8, 9, 12, 14].

Zur Diagnose führen Röntgen-Kontrastverfahren, Endoskopie und Angiographie. Differentialdiagnostisch werden entzündliche Darmerkrankungen, ischämische Kolitis und das Tumor-Rezidiv abgegrenzt.

## Kasuistik

In den vergangenen 6 Jahren haben wir 8 Patienten wegen lebensbedrohlicher intestinaler Strahlenfolgen operiert. Es handelte sich um 4 Männer und 4 Frauen. Der jüngste Patient war 39 und der älteste 72 Jahre alt. Das Durchschnittsalter betrug 56 Jahre. Der Operationszeitpunkt lag bei 4 Patienten bereits 2 Jahre nach der Strahlentherapie. 4 Patienten mußten notfallmäßig laparotomiert werden. Die Strahlenfolgen waren 3mal im Kolon und 2mal im Ileum lokalisiert. Jeweils einmal waren Jejunum, Ileozökal- und rektosigmoidaler Bereich geschädigt (Tab. 1). Wegen Ileus mußten 5 Patienten operiert werden, wovon einer zusätzlich an einem Tumor-Rezidiv erkrankt war. 2 Patienten wurden wegen massiver Blutung und einer wegen einer Dünndarmperforation und Peritonitis laparotomiert (Tab. 2). In 2 Fällen wurde die ausgedehnte Dünndarmresektion mit primärer Anastomose

Tabelle 1 Operationsindikationen bei chronischer Strahlenläsion des Darmes

| Operationsindikation | Patienten |
|---|---|
| Ileus | 4 |
| Dünndarm 2 | |
| Kolon 2 | |
| Ileus u. Tumorrezidiv | 1 |
| Blutung | 2 |
| Perforation, Peritonitis | 1 |

Tabelle 2 Durchgeführte Operationsverfahren bei 8 Patienten

| Operationsverfahren | Patienten |
|---|---|
| Dünndarmresektion u. Anastomose | 2 |
| Hemikolektomie re. u. Anastomose | 1 |
| Kolonresektion | 3 |
| Hartmann 2 | |
| Anastomose 1 | |
| Ileosigmoidostomie (Umgehung) | 1 |
| Sigmastoma | 1 |

Tabelle 3 Aufgetretene postoperative Komplikationen bei 7 Patienten

| Postoperative Komplikationen | Patienten |
|---|---|
| Anastomoseninsuffizienz | 3 |
| Dünndarm 2 | |
| Kolon 1 | |
| Hartmann-Op. | 2 |
| Blutung 1 | |
| Insuffizienz 1 | |
| Umgehungs-Op. | 1 |
| Blind Loop-S. 1 | |
| Stoma-Stenose | 1 |

durchgeführt. Bei einem Patienten war die Hemikolektomie rechts mit Ileotransversostomie erforderlich. 3mal erfolgte die Kolon-Resektion – in einem Fall kontinenzerhaltend und bei zwei weiteren Patienten als Hartmann-Vorgehen. Bei einem Patienten war die Ileosigmoidostomie als Umgehungsanastomose erforderlich. Bei einer Patientin wurde ein doppelläufiges Sigmastoma angelegt.

Die postoperativen Komplikationen traten ungewöhnlich spät auf (Tab. 3). Die klinischen Zeichen waren untypisch und die Symptomatik verschleiert. Am häufigsten fand sich die Nahtinsuffizienz, die sich bei 3 Patienten einstellte. Es traten 2 Nahtbrüche am Dünndarm auf. Sie konnten in einem Fall durch Übernähung und Drainage und in dem anderen durch Nachresektion und Umgehungsoperation beherrscht werden. Ein weiterer Patient erlitt eine letal verlaufende Anastomoseninsuffizienz nach Kolon-Resektion, nachdem er das protektive Stoma abgelehnt hatte. Bei den 2 Hartmann-Operationen wurde eine konservativ beherrschbare Stumpfinsuffizienz und eine hämorrhagische Proktitis beobachtet. Nach Umgehungsanastomose stellte sich ein Blind Loop-Syndrom ein, das 6 Monate später zu einer subtotalen Kolektomie zwang. Das im vorbestrahlten Gebiet angelegte Sigmastoma stenosierte, so daß eine Querkolonausleitung erforderlich war.

## Schlußfolgerungen

Die chronischen Strahlenfolgen stellen ein schwer kalkulierbares Risiko in der Abdominalchirurgie dar. Notfallbedingungen, Tumor-Rezidiv und schlechter Allgemeinzustand limitieren die chirurgischen Möglichkeiten (Tab. 4). Einfache Verfahren wie Stoma und Umgehungsoperation haben Vorrang. Im Notfall sind ausgedehnte Darmresektionen mit Anastomose verboten. Beim elektiven Vorgehen darf die Anastomose nur nach ausgedehnter Resektion angelegt werden. Die Resektionsgrenzen sind schwer bestimmbar. Eine Entscheidungshilfe durch die histologische Untersuchung entfällt meist aus organisatorischen Gründen. Die Kolon-Anastomose muß durch ein vorgeschaltetes Stoma geschützt werden. Im Zweifelsfall ist das Hartmann-Vorgehen sowie die Umgehungsanastomose erforderlich [4, 5, 7, 8, 13]. Die Stomaanlage im vorbestrahlten Gebiet ist problematisch. Die Anastomoseninsuffizienz stellt die bedrohlichste und häufigste Komplikation dar [8, 11–13]. Die Letalität beträgt bis zu 50% [12–14].

Die chirurgische Behandlung der intestinalen Strahlenschäden stellt hohe Behandlungsansprüche und führt bei Nichtbeachtung der „Behandlungsregeln" zu schwer korrigierbaren Verläufen. Dennoch sind Komplikationen nicht in jedem Fall vermeidbar.

Tabelle 4 Sind Komplikationen vermeidbar?
Welche Behandlungsverfahren stehen zur Verfügung?

| | |
|---|---|
| Notfall: | kleinster Eingriff (Stoma) |
| elektiv: | Anastomose nur nach ausgedehnter Resektion |
| | protektives Stoma |
| | Umgehung |
| | Hartmann-Vorgehen |

## Literatur


[1] Billmann, P., E. Neutard, H. K. Koch, et al.: Läsionen des Darmes nach Strahlentherapie im Becken und Abdominalbereich. Radiologe **22** (1982) 362–367.

[2] Bosch, A., Z. Frias: Complications after radiation therapy for cervical carcinoma Acta Radiol. Ther. Phys. Biol. **16** (1977) 53–59.

[3] Bourne, R. G., J. H. Kearsley, S. J. Roberts: The relationship between early and late gastrointestinal complications of radiation therapy for carcinoma of the cervix. Int. J. Radiat. Oncol. Biol. Phys. **9** (1983) 1445–1450.

[4] Dencker, H., J. E. Johnsson, G. Liedberg et al.: Surgical aspects of radiation injury to the small and large intestines. Acta Chir. Scand. **137** (1971) 692–695.

[5] Deveny, C. W., F. R. Lewis, Th. R. Schrock: Surgical management of radiation injury of the small and large intestine. Dis. Colon Rectum **19** (1976) 25–29.

[6] Frommhold, W.: Standpunkt des Strahlentherapeuten. Langenbecks Arch. Chir. **355** (1981) 167–172.

[7] Koslowski, L., W. Neugebauer: Probleme nach Strahlentherapie in der Chirurgie. Langenbecks Arch. Chir. **355** (1981) 173–179.

[8] Lenner, V., G. Hofmann, V. Daniels: Der Strahlenschaden des Dünn- und Dickdarms, Leber Magen Darm **7** (1977) 92–96.

[9] Nagell, J. R. van, J. C. Parker, Y. Maruyama et al.: The effect of pelvic inflammatory disease on enteric complications following radiation therapy for cervical cancer. Am. J. Obstet. Gynecol. **128** (1977) 767–771.

[10] Neugebauer, W., J. Durst: Strahlenschäden an Sigma und Rectum nach Collumcarcinom-Bestrahlung. aktuelle chirurgie **15** (1980) 181–192.

[11] Russell, J. C., J. P. Welch: Operative management of radiation injuries of the intestinal tract. Am. J. Surg. **137** (1977) 434–442.

[12] Schmiedt, E., N. Schmeller, P. Mayer: Komplikationen nach externer Strahlentherapie des Prostatakarzinoms. Urologe (A) **23** (1984) 149–152.

[13] Swan, R. W., W. C. Fowler, R. C. Boronow: Surgical management of radiation injury to the small intestine. Surg. Gynecol. Obstet **142** (1976) 325–327.

[14] Vergau, W., G. Bürkle, R. Herzer et al.: Dünndarmschädigung bei Telekobalt-Pendelbestrahlung der Nierenregion. Strahlentherapie **144** (1972) 697–712.

# Taktische Fehler bei Mehrfachlaparotomien wegen eines rezidivierenden Ileus

*D. Weber, H. V. Zühlke, R. Häring*

## Einleitung

Die Situation des rezidivierenden Ileus, schlußendlich als chronischer Verwachsungsbauch imponierend, stellt den Chirurgen vor schwere Entscheidungen und beinhaltet eine Reihe möglicher Fehler.

## Indikation

Zur Operationsentscheidung ist der erfahrenste Chirurg der Klinik herbeizuziehen. Die Nichtbeachtung eines solchen Grundsatzes kann fatal sein, da das klinische Bild gerade dieser Erkrankung eben mehr als nur die Summe von Einzelsymptomen darstellt. In besonderem Umfange spielt dabei die persönliche Erfahrung eine Rolle.

Etwa ein Drittel der Ileusoperierten und mehr als die Hälfte der an einem Rezidivileus Operierten haben in der Folgezeit Beschwerden. Gelegentlich gerne durchgeführte Operationen wegen „Verwachsungsbeschwerden", z. B. nach gynäkologischen Eingriffen, müssen gerade in diesem Zusammenhang besonders kritisch betrachtet werden, zumal eine größere Sektionsstatistik zeigt, daß bereits 30% aller Nichtoperierten und fast 90% aller Bauchoperierten ohnehin Verwachsungen aufweisen [3].

*Adhäsionsbegünstigende Faktoren:*

- individuelle Disposition
- Bestrahlung
- Deserosierung
- grobes Nahtmaterial
- Massenligaturen
- Austrocknung
- Handschuhpuder
- Elektrokoagulation
- heiße Kochsalzlösung
- infektiöse Sekrete
- aggressive Sekrete

Mitunter führen adhäsionsbedingte Passagestörungen zum Vollbild des mechanischen Ileus, man könnte es Ileus-Äquivalent nennen, da auch eine lediglich abgeknickte Darmschlinge unter Dilatation einen lokalen Peritonismus, in der Folge eine Durchwanderungsperitonitis mit Ausdehnung des klinischen Bauchbefundes, eine steigende Leukozytose und ein typisches Röntgenbild verursachen kann. E. Heller beschrieb 1928 das klinische Bild solcher „Adhäsionstypen“ recht eindrucksvoll und verwies auf das tragische Ende eines 24jährigen Mannes, der bis zu seinem Tode insgesamt 22mal laparatomiert worden war:

„... Der Leib war mit Narben bedeckt, die man nicht mehr genau auszählen konnte, längs, schräg, quer, hakenförmig, bogenförmig – einfach kreuz und quer lagen die Schnitte, größtenteils *Narbenkeloide.* Beim Anblick dieses Leibes mußte man sich über den Mut der zahlreichen Operateure wundern, die es der Reihe nach gewagt hatten diesen Bauch anzugehen. ...“

Heller bewies an diesem Fall, daß „Morphium, Atropin, Wärme und warme Einläufe“ wenigstens zweimal das Ileusbild zu beseitigen vermochten, bis der Patient dann anderswo wiederum operiert wurde [2].

Heute stehen mehr Mittel als die angeführten zur Verfügung, um konservative Möglichkeiten maximal auszuschöpfen [4]. Insbesondere sei auf die Sympathikolyse hingewiesen. Kommt die Progredienz der Symptome zum Stehen, kann abgewartet werden. Eine „sicherheitshalber“ durchgeführte Operation wäre hier ein möglicher Fehler. Keinesfalls kann sie jedoch eine engmaschige klinische Beobachtung ersetzen oder abkürzen. Läßt sich jedoch mit allen Mitteln keine Besserung erzielen, steigt eine gegebenenfalls vorhandene Leukozytose weiter an und kommt es unter allmählich erlöschender Peristaltik zu vermehrten Schmerzen, so ist mit der Laparatomie nicht mehr zu zögern. Weiteres Abwarten ist dann gefährlich und beschwört Darmnekrosen herauf.

## Operation

Der Versuch, das Abdomen primär im Bereich einer alten Narbe zu eröffnen, ist sicher fehlerhaft. Die Gefahr einer Darmverletzung ist hier nicht kalkulierbar. Vielmehr ist es richtig, ober- oder unterhalb der Narbe, wo weniger Adhäsionen vermutet werden, freie Peritonealränder darzustellen, von wo aus weiter präpariert werden kann. Das Hauptproblem ergibt sich dann aus der Art der Beseitigung der Ileusursache (Abb. 1).

In jedem Fall ist die Schaffung chirurgisch klarer Verhältnisse oberstes Ziel um Folgeeingriffe zu vermeiden. Abhängig vom Zeitabstand zum vorausgegangenen Eingriff bestehen qualitativ unterschiedliche Adhäsionen. Die Schwere der Serosaschädigung, abgelaufene lokale Infektionen und möglicherweise auch individuelle Faktoren (s. Pat. mit Keloiden) spielen hier ebenfalls eine Rolle.

Fibrinöse Verklebungen oder zarte, kaum vaskularisierte Verwachsungen können und sollen vollständig gelöst werden, um die Darmbeschaffenheit und die

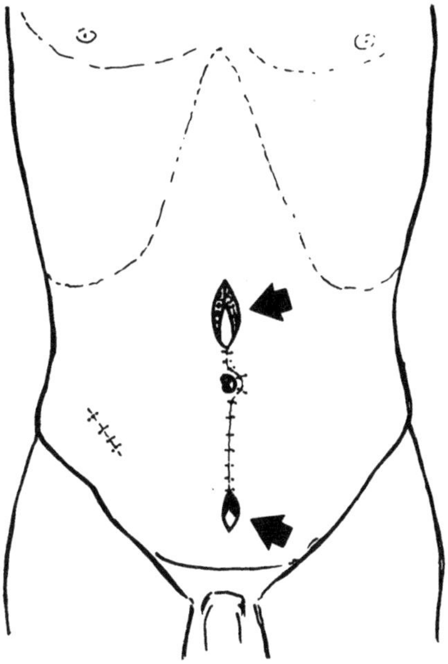

Abb. 1 Zugangswege beim Adhäsionsbauch.

Passage sicher zu beurteilen. Feste, stark vaskularisierte Verwachsungen sollen nur in Bereichen ausgeprägter Abknickungen gelöst werden. Verwachsene, aber nicht passagebehinderte Abschnitte sollten so belassen werden (Abb. 2).

Möglichkeiten innerer Hernierungen müssen durch entsprechende Fixationsnähte ausgeschlossen werden. Soweit möglich, ist eine Serosierung von Ablösungsstellen durchzuführen. Eine subtile Blutstillung mit Ligaturen und vorzugsweise bipolarer Diathermie ist obligat. Bei der Einlage von Drainagen sind unbedingt weiche Silikondrains zu verwenden.

Das gesamte Ausmaß der Adhäsiolyse ist sehr sorgsam zu erwägen (Abb. 3). Ein Zuviel rächt sich durch Blutungen und neue Verwachsungen, ein Zuwenig durch mögliches Übersehen durchblutungsgestörter Darmanteile oder z. B. abgekapsel-

| maximale Adhäsiolyse | | minimale Adhäsiolyse und ggf. Enterostomie |
|---|---|---|
| + | Serosadefekte<br>Blutung, neue Adhäsionen | — |
| + | Darmverletzungen<br>Fisteln, Infektionen | — |
| + | Exploration der Bauchhöhle | — |
| = chirurg. Klarheit<br>bei hohem Risiko | | = weniger chirurg. Klarheit<br>bei ähnlich hohem Risiko |

Abb. 2 Extreme Adhäsionen.

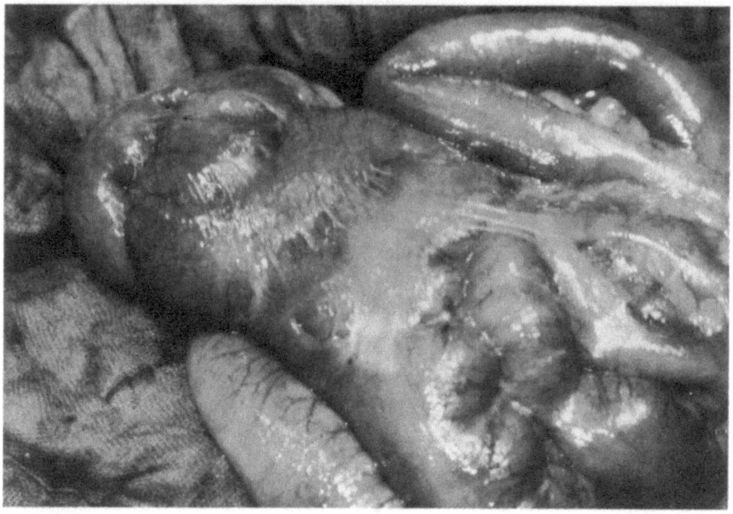

Abb. 3 Adhäsiolyse.

ter Perforationen. Bei unsicheren Durchblutungsverhältnissen muß reseziert, gegebenenfalls ein Anus praeter angelegt werden. Ist bei ausreichend durchbluteten, aber kaum lösbaren Konglomeraten, z. B. in Beckenbodenhöhe, eine Adhäsiolyse nicht möglich, kann eine Enterostomie als ultima ratio angelegt werden. Besonders bei jüngeren Patienten ist hier jedoch die großzügige Indikation fehlerhaft, da nach 2–3 Monaten mit den Folgen des Blindsack-Syndroms gerechnet werden muß [1].

Bei Abschluß der Operation darf nicht versäumt werden, Blut, Sekret und Zelldetritus durch ausgiebige Spülung aus der Bauchhöhle zu entfernen. Ob aus der Anwendung oder Unterlassung weiterer prophylaktischer Maßnahmen zur Verhinderung oder Steuerung von Verwachsungen Fehler resultieren, kann hier nicht näher besprochen werden. Zum Teil bestehen nur experimentelle Erfahrungen.

## Nachbehandlung

Es ist sicher nicht richtig, solche Patienten postoperativ auf die normale Station zu verlegen, denn sie bedürfen intensiver Nachsorge! Maßnahmen, die schon präoperativ angelaufen sein sollten, müssen hier fortgeführt werden. Dies gilt insbesondere für die Infusionstherapie mit Korrekturen des Eiweiß- und Kaliumspiegels. Peristaltikhemmende Analgetika sind unangebracht und werden besser durch eine kontinuierliche Periduralanästhesie ersetzt. Ist dies aus Schmerzgründen nicht nötig oder aus anatomischen Gründen (degen. Wirbelsäulenveränderungen) nicht möglich, so soll eine medikamentöse Sympathikolyse erfolgen, anschließend dann die *frühzeitige* Gabe von Peristaltika.

Und nicht zuletzt sollten solche Patienten, die ja eigentlich durch die Chirurgie selbst eine weitere Erkrankung oder Funktionsstörung akquiriert haben und denen dadurch gelegentlich auch das Vertrauen schwindet, möglichst von einer ärztlichen Person betreut werden!

## Literatur

[1] Eckert, P., M. Barbey-Schneider: Das Blindsacksyndrom im Dickdarmbereich – chronisch inkompletter Ileus. In: Ileus – Chirurgische und gastroenterologische Praxis (Hrsg. R. Häring), S. 309–314. Walter de Gruyter, Berlin – New York 1985.
[2] Heller, E.: In: Diagnostische und therapeutische Irrtümer (Hrsg. J. Schwalbe). Chirurgie, Heft 9. Thieme, Leipzig 1928.
[3] Lüdeke: Entstehung von Bauchfellverwachsungen und ihre Behandlung. Chirurg **31** (1960) 380.
[4] Meissner, K.: Möglichkeiten und Grenzen der konservativen Ileusbehandlung. Langenbecks Arch. Chir. **346** (1978) 239.

# Akutes Abdomen – Vermeidung indikatorischer Fehler durch Ultraschall-Screening in der Allgemeinchirurgie

*G. Meiser, K. Meissner*

## Einleitung

Entscheidungen bei „akutem Abdomen" werden unter Zeitdruck gefällt; rasch erstellte Diagnosen ermöglichen gezielte und vermeiden unnötige Eingriffe.

Im eigenen einschlägigen prospektiv dokumentierten, retrospektiv analysierten Krankengut erwies sich die Screening-Sonographie als leistungsfähiges Verfahren, das in 21% der Fälle zur Korrektur der Diagnose, mithin zur Eliminierung indikatorischer Fehlleistungen beitrug.

## Methode und Krankengut

Die systematische abdominale Sonographie bei akuten abdominalen Erkrankungen wird vom Chirurgen unmittelbar nach Anamnese- und klinischer Befunderhebung noch vor weiterführenden laborchemischen und röntgenologischen Untersuchungen durchgeführt. Sie erfolgt im Regelfall in Patientenrücklage über allen vier Abdominalquadranten. Bei massiver intraluminärer oder intra-abdominaler Luftansammlung wird der Patient in Seitenlage gebracht, so daß die gravitationsabhängige Luft- und Flüssigkeitsverteilung in den meisten Fällen eine zielführende Diagnose ermöglicht.

Die apparative Ausstattung besteht aus zwei Real-time-B-Motion-Geräten, wahlweise mit 3,5 bzw. 5 MHZ-Linear- oder Sektorscanner (SONOLINE 8000 bzw. SONOLINE SL).

Den angegebenen Modalitäten entsprechend wurden im Zeitraum vom 1. Januar 1982 bis zum 30. September 1985 insgesamt 2851 abdominale Sonographien durchgeführt. Bei insgesamt 414 Patienten bestand ein akutes abdominales Zustandsbild, wobei aufgrund irreführender Anamnese, Klinik und von Röntgenbefunden in 86 Fällen eine falsche Primärdiagnose erstellt wurde. Es handelte sich um 38 männliche und 49 weibliche Patienten zwischen 4 und 88 Jahren mit einem Durchschnittsalter von 52 ± 27 Jahre. Abbildung 1 informiert über Alters- und Geschlechtsverteilung. Der sonographische Befund, der in keinem Falle mit der primären Verdachtsdiagnose koinzidierte, führte zur korrekten Diagnose. Da sich

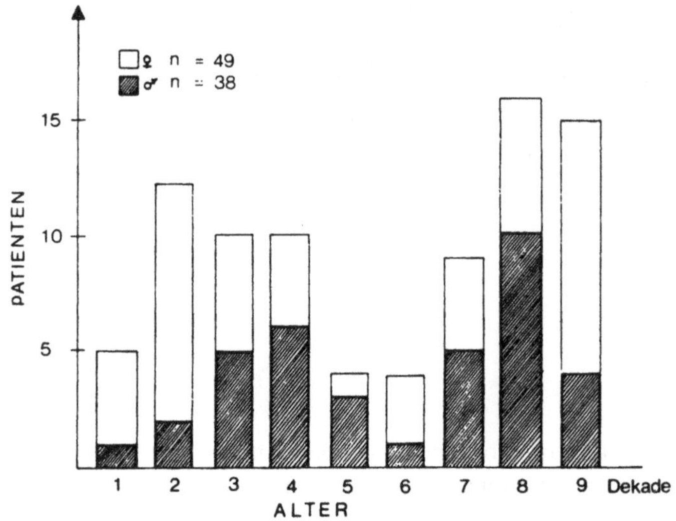


Abb. 1 Alters- und Geschlechtsverteilung des Gesamtkrankengutes (n = 87).

die sonographisch objektivierten Ursachen der akuten abdominalen Beschwerden pathogenetisch unterschieden und ein entsprechend differenziertes Behandlungskonzept erforderten, unterteilten wir die Patienten in drei Untergruppen: Gruppe I beinhaltet Patienten, bei denen aufgrund sonographischer Befunde primär eine Kontraindikation zur Operation bestand, Gruppe II beinhaltet Patienten, bei denen die primär klinisch und radiologisch falsche Diagnose durch sonographische Befunde korrigiert werden konnte und in eine adäquate Operationstaktik mündete, Gruppe III faßt Patienten zusammen, bei denen trotz blander Klinik, ausgeglichenem Laborprofil und unauffälliger Abdomenübersichtsaufnahme eine absolute Indikation zur Akutoperation bestand.

*Gruppe I:* Patienten, welche dieser Gruppe zugeordnet wurden, gelangten mit den in Tabelle 1 angeführten Einweisungsdiagnosen zur Aufnahme. Die unmittelbar erstellte korrekte sonographische Diagnose geht aus Tabelle 2 hervor.

Tabelle 1 Einweisungsdiagnosen bei Patienten der Gruppe I

| Einweisungsdiagnose | n |
|---|---|
| akutes Abdomen | 22 |
| perforierte Appendizitis | 21 |
| Mesenterialinfarkt | 3 |
| Nierenkolik | 3 |
| Ileus | 2 |
| akute Cholezystitis | 2 |
| intraabdominelle Blutung | 2 |
| gesamt | 55 |

Tabelle 2 Sonographisch erstellte korrekte Diagnosen bei Gruppe I, woraus sich eine Kontraindikation zur primären chirurgischen Therapie ergab

| Diagnose | n | Geschlecht m | w | Alter |
|---|---|---|---|---|
| Rektusscheidenhämatom | 8 | 4 | 4 | 58 ± 24 |
| Art. mesent. sup. Insuff. | 7 | 3 | 4 | 76 ± 10 |
| Ureterkolik | 7 | 1 | 6 | 80 ± 7 |
| Überlaufblase | 7 | 7 | 0 | 72 ± 15 |
| akute Zystitis | 6 | 1 | 5 | 9 ± 4 |
| akute Pankreatitis | 5 | 4 | 1 | 52 ± 12 |
| retroperitoneales Hämatom | 2 | 2 | 0 | 29 ± 5 |
| perityphlitisches Infiltrat | 4 | 2 | 2 | 37 ± 26 |
| Divertikulitis | 3 | 0 | 3 | 60 ± 9 |
| Morbus Crohn | 3 | 2 | 1 | 23 ± 5 |
| Graviditas | 3 | 0 | 3 | 12 ± 1 |
| gesamt | 55 | 26 | 29 | |

Durch geeignete konservative Maßnahmen, z. B. Legen von Ureterenkathetern in 7 und Blasenkathetern in 7 Fällen wurden 35 Patienten sofort beschwerdefrei, 18 Patienten gebessert. Bei 2 Patienten mit Arteria-mesenterica-superior-Insuffizienz infolge Low-cardiac-output-Syndroms kam es trotz intensivinternistischer Therapie zum progredienten Krankheitsverlauf mit Entwicklung einer Ileussymptomatik. In der Folge war bei beiden Patienten eine Dünndarmresektion erforderlich. Die Histologie (Univ.-Prof. Dr. J. Thurner, Vorstand des Patholog.-Anatom. Instituts der Landeskrankenanstalten Salzburg) bestätigte die sonographischen Befunde. 5 Patienten mit blasennahem Ureterkonkrement wurden durch Schlingenextraktion saniert, bei 2 weiteren Patienten war die elektive chirurgische Steinentfernung erforderlich. 5 Patienten mit akutem Harnverhalt wurden ebenfalls elektiv operativ behandelt, 2 weitere Patienten, welche einer operativen Sanierung nicht zustimmten, durch permanenten Blasenkatheter versorgt. 4 Patienten mit perityphlitischem Infiltrat wurden im blanden Intervall einer Appendektomie zugeführt, wobei die Histologie auch in diesen Fällen den sonographischen Befund bestätigte: narbig abgeheilte Appendizitis. 1 Patient mit Rektusscheidenhämatom (wegen Kammerflimmerns antikoaguliert) erlag seiner Grunderkrankung, ebenso ein Patient mit Low-cardiac-output-Syndrom aufgrund einer obstruktiven Kardiomyopathie mit Arteria-mesenterica-superior-Insuffizienz.

Folgende kasuistische Beiträge charakterisieren diese Patientengruppe:

*Fallbeispiel 1:*
Einweisung einer 4jährigen Patientin wegen des Verdachtes auf perforierte Appendizitis. *Anamnese:* Seit 2 Tagen Schmerzen im gesamten Unterbauch, Appetitlosigkeit, Übelkeit und zweimaliges Erbrechen. Schmerzzunahme seit 4 Stunden mit zunehmender Bauchdekkenspannung. *Klinischer Befund:* Weinerliches Kind mit diffuser Abwehrspannung unter Betonung des gesamten Unterbauches. Temperatur rektal: 38,5°. *Laborprofil:* Mit Ausnahme einer Leukozytose von 19800, sowie eines Basenüberschusses von −6,8 entspre-

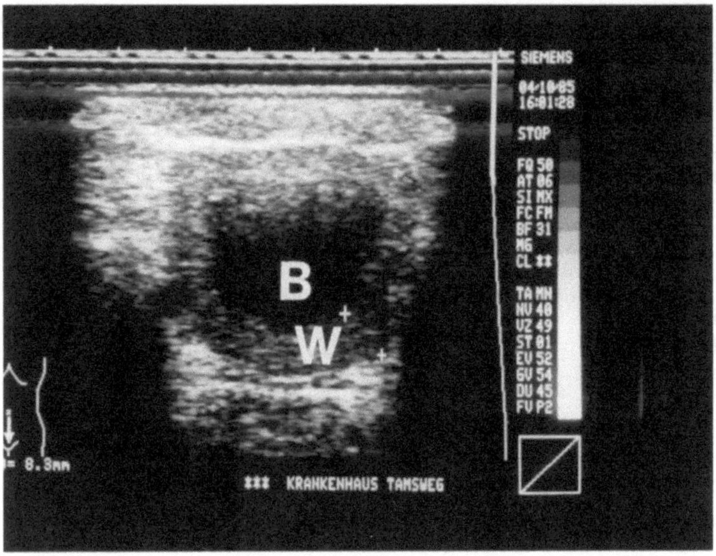


Abb. 2 Akute Zystitis als Ursache eines „akuten Abdomens“ bei einer 4jährigen Patientin (Fallbeispiel 1). B = Harnblasenlumen, W = entzündliche Wandverdickung.

chend einer metabolischen Azidose von PH 7,28 unauffällig. Spontanes Urinieren nicht möglich. *Röntgen:* Thorax- und Abdomenübersichtsaufnahme unauffällig. *Abdominale Sonographie:* Distendierte Blase mit deutlich ödematöser Wandverdickung (Abb. 2), zusätzlich freie Peritonealflüssigkeit in der geschätzten Menge von ca. 100 ml. *Diagnose:* Akute Zystitis, welche in der Folge durch bakteriologischen Befund bestätigt wird. *Therapie:* Analgetisch-antibiotisch und spasmolytisch, Entlassung bei Wohlbefinden 10 Tage nach Aufnahme.

*Fallbeispiel 2:*

Einweisung einer 45jährigen Patientin mit stumpfem Unterbauchtrauma. *Anamnese:* Vor 12 Stunden beim alpinen Schifahren Sturz mit dem Unterbauch auf die Schikante. Beschwerdefreies Intervall von ca. 3–4 Stunden. Sodann zunehmende Schmerzen, beginnend im rechten Unterbauch mit Ausbreitung über die gesamte rechte Abdominalhälfte. Zunehmende Bauchdeckenspannung, Auftreten von Übelkeit und Erbrechen. *Klinischer Befund:* Adipöse Patientin ohne äußerlich sichtbare Verletzungszeichen. Diffuse Abwehrspannung mit Schmerzbetonung im rechten Unterbauch. Auskultatorisch deutlich Hyperperistaltik. *Laborprofil:* Hb 12,8 g%, Erythrozyten 3,9 Mill., Leukozyten 11 200, ansonsten unauffällig. *Röntgen:* Thorax- und Abdomenübersichtsaufnahme unauffällig. *Klinische Verdachtsdiagnose:* Diffuse Peritonitis bei Verdacht auf traumatische Dünndarmruptur. *Sonographischer Befund:* Die rechte Rektusloge durch inter- und intramuskuläre Flüssigkeitsanreicherung diskret aufgetrieben (Abb. 3). *Diagnose:* Rektusscheidenhämatom. *Therapie:* Konservativ. Entlassung bei Wohlbefinden am 19. Tage nach Aufnahme.

*Fallbeispiel 3:*

Einweisung eines 50jährigen Patienten wegen Ureterkolik links und Urosepsis. *Anamnese:* Seit 3 Tagen zunehmende kolikartige Schmerzen im linken Unterbauch mit Ausstrahlung in linke Flanke. Schmerzverstärkung in aufrechter Körperhaltung und beim Gehen. Zusätzlich Meteroismus. Seit 12 Stunden zunehmende Unterbauchschmerzen, Bauchdeckenspannung, Übelkeit und Erbrechen. Der Patient klagt seit ca. 5 Tagen über dysurische Beschwerden in Form von Blasenschmerzen, Pollakisurie und Brennen beim Urinieren. *Klinischer Befund:*

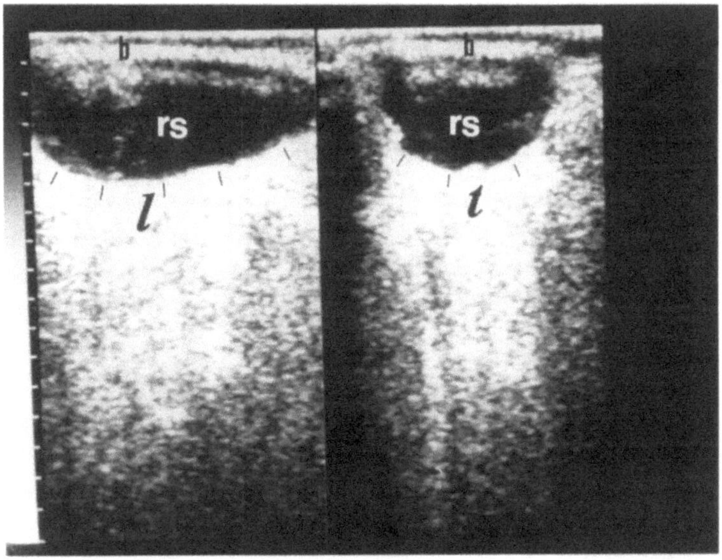


Abb. 3 Rektusscheidenhämatom bei Fallbeispiel 2. Links: longitudinal, rechts: transversal scan. B = Bauchwand, RS = aufgetriebene Rektusloge.

Unterbauchperitonitis mit deutlicher Linksbetonung, extrem klopfschmerzhaftes linkes Nierenlager. Auskultatorisch deutliche hyperperistaltische Darmgeräusche. *Laborprofil:* Hb 16,0 g% Erythrozyten 5,2 Mill., Leukozyten 21 200, BSG 16/38, BUN 58, Kreatinin, 1,8 mg%. Harnbefund: zahlreiche Erythrozyten, Benzidin positiv. *Röntgen:* Thorax. unauffällig; Abdomenübersichtsaufnahme: vereinzelte lufthaltige Dünndarmschlingen. *Sonographischer Befund:* Unauffällige Niere und unauffälliges Nierenhohlsystem links. Deutliche Sigmawandverdickung auf 9 mm mit entsprechender röhrenförmiger Stenose. Zusätzlich Adhäsion zur Blasenkuppe (Abb. 4). Prästenotisch geringfügige flüssigkeitsbedingte Kolondilatation mit entsprechender Hyperperistaltik. Zusätzlich freie Peritonealflüssigkeit und vermehrte Dünndarmperistaltik. *Diagnose:* Sigmadivertikulitis mit Adhäsion zur Blasenkuppe. *Therapie:* Konservativ bis zur auch sonographisch faßbaren Entzündungsrückbildung nach 3 Wochen, Entlassung bei Wohlbefinden 28 Tage nach Aufnahme.

*Gruppe II.* Bei Patienten dieser Gruppe lag eine akute operationsbedürftige Erkrankung vor, wobei die primär aus klinischen und röntgenologischen Parametern resultierende Fehldiagnose durch den sonographischen Befund überraschend revidiert werden mußte. Tabellen 3 und 4 informieren über die inkorrekten Einweisungsdiagnosen, sowie über die korrekten sonographischen Diagnosen. Aufgrund sonographischer Befunde erfolgte die gezielte Laparotomie durch Rippenbogenrandschnitt rechts (n = 5), Pfannenstiellaparotomie (n = 8), mediane Unterbauchlaparotomie (n = 4), mediane Oberbauchlaparotomie (n = 1), sowie Tumornephrektomie rechts bei Spontanblutung eines Hypernephroms unter dem klinischen Befund einer rechtsseitigen Unterbauchperitonitis. Auch in dieser Gruppe mögen zwei Fallbeispiele die differentialdiagnostische Problematik beleuchten:

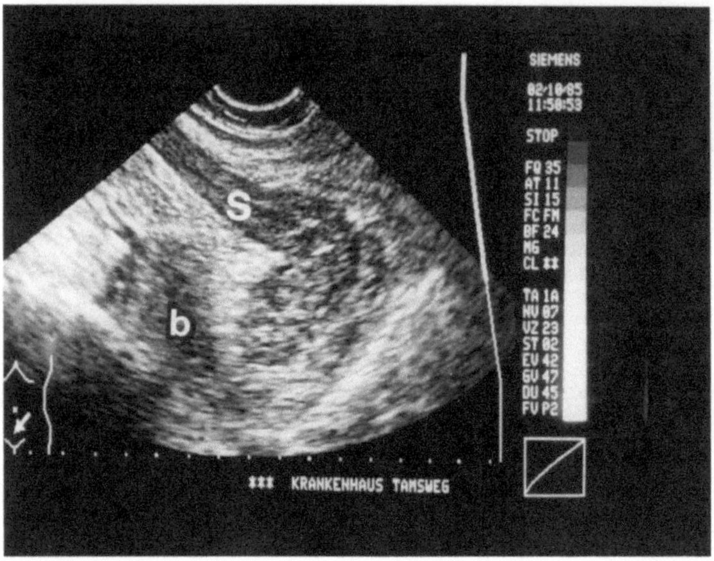


Abb. 4 Sigmadivertikulitis als Ursache eines „akuten Abdomens" unserem Fallbeispiel 3 entsprechend. S = entzündlich verdicktes, röhrenförmig starres und stenosiertes Sigmasegment mit Adhäsion zur Blase = B.

Tabelle 3 Einweisungsdiagnosen bei Patienten der Gruppe II

| Klinischer Befund | n |
|---|---|
| akute bzw. perfor. Appendizitis | 14 |
| Divertikulitis | 2 |
| Ureterkolik | 3 |
| gesamt | 19 |

Tabelle 4 Sonographisch korrigierte Diagnosen bei Patienten der Gruppe II, welche ein gezieltes operatives Management ermöglichten

| | | Geschlecht | | |
|---|---|---|---|---|
| Diagnose | n | m | w | Alter |
| akute Cholezystitis | 5 | 2 | 3 | 74 ± 24 |
| Extrauteringravidität | 6 | 0 | 6 | 26 ± 8 |
| stielgedr. Ovarialzyste | 6 | 0 | 6 | 37 ± 18 |
| perforiertes Ulcus duodeni | 1 | 1 | 0 | 24 |
| Hypernephrom, retroperit. Blutung | 1 | 1 | 0 | 37 |
| gesamt | 19 | 4 | 15 | |

*Fallbeispiel 4:*
Zuweisung einer 87jährigen Patientin mit akutem Abdomen unter dem Verdacht einer appendizitischen Perforationsperitonitis. *Anamnese:* Wegen exorbitant schlechter körperlicher und geistiger Verfassung eine zielführende Anamnese nicht erhebbar. *Klinischer Befund:* Adipöse Patientin mit Akrozyanose und Exsikkose. Diffuse Peritonitis mit P. M. der Druckschmerzhaftigkeit im rechten Unterbauch. Rektal Douglasschmerz. *Laborprofil:* Hb 14,5 g%, Hämatokrit 48%, Erythrozyten 4,5 Mill., Leukozyten 21300, Harnstoff 86 mg%, Kreatinin 1,9 mg%. *Röntgen:* Thorax- und Abdomenleeraufnahme altersgemäß. *Sonographischer Befund:* Monströse, hydroptisch gestaute Gallenblase bis in den rechten Unterbauch reichend, apikal eine Perforation mit perifokaler Abszeßbildung aufweisend. Gallenblasenwand entzündlich-phlegmonös auf 1 cm Durchmesser verdickt. Im Gallenblasenlumen ein solitäres Konkrement (Abb. 5). *Diagnose:* Gedeckt perforierte Cholezystitis bei Cholezystolithiasis. *Operation:* Cholezystektomie, Peritonealtoilette. Entlassung der Patientin bei Wohlbefinden am 27. postoperativen Tag.
*Fallbeispiel 5:*
Zuweisung eines 24jährigen Patienten wegen appendizitischer Perforationsperitonitis. *Anamnese:* Seit 3 Tagen uncharakteristische dumpfe Oberbauchschmerzen, begleitet von leichter Übelkeit und Aufstoßen. Seit 12 Stunden Beschwerdezunahme und Verlagerung in den rechten Unterbauch. Nach kurzfristigem Intervall von subjektiver Beschwerdebesserung zunehmende diffuse Bauchdeckenspannung, Fieber und Erbrechen. *Klinischer Befund:* Diffuse Peritonitis. *Laborprofil:* Mit Ausnahme einer Leukozytose von 19300, einem Kreatininwert von 1,5 mg% und einem BUN-Wert von 52 mg% unauffälliger Befund. *Röntgen:* Thorax- und Abdomenleeraufnahme unauffällig, keinerlei Hinweiszeichen, welche die Symptomatik erklären. *Sonographischer Befund:* Dilatierter flüssigkeitsgefüllter

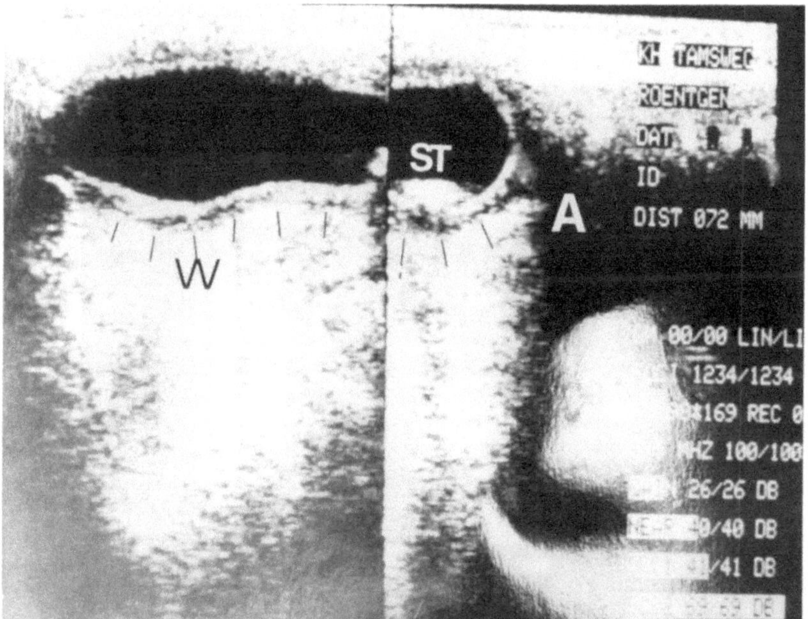


Abb. 5 Gedeckt perforierte Cholezystitis bei Fallbeispiel 4. W = entzündlich, phlegmonöse Gallenblasenwand, ST = solitäres Konkrement, A = Abszeßbildung um die apikale Perforationslücke, topographisch im rechten Unterbauch gelegen.

Magen mit entsprechender ödematöser Wandverdickung (Abb. 6). Pylorus bis zu 1 cm ödematös verdickt, mit deutlichem Flüssigkeitsextravasat peripankreatisch (Abb. 7), am Leberhilus sowie im Recessus hepatorenalis links und im Douglas (Abb. 8). *Diagnose:* Gedeckt perforiertes Ulcus duodeni. *Operation:* Übernähung sowie SPV, Periotenealtoilette. Entlassung bei Wohlbefinden am 18. postoperativen Tag.

*Gruppe III:* Bei Patienten dieser Gruppe handelte es sich um 6 männliche und 7 weibliche Ileuspatienten im Alter zwischen 18 und 88 Jahren mit einem Durchschnittsalter von 57 ±25 Jahre, welche aufgrund blander Klinik, ausgeglichenen Laborprofilen und negativer Abdomenübersichtsaufnahme primär diagnostisch verkannt wurden. Erst die typischen sonographischen Ileusdarmkriterien – Darmdistension, Stase der Ingesta, Darmwandödem, Identifizierung spezifischer Schleimhautstrukturen, freie Transsudatflüssigkeit – erwiesen sich als diagnostisch zielführend, die letztendliche Operation beweisend (Tab. 5 u. 6).

Fallbeispiel 6 illustriert die differentialdiagnostische Problematik im Umfeld des klinisch kompensierten, radiologisch noch negativen Darmverschlusses.

*Fallbeispiel 6:*
Einweisung eines 29jährigen Patienten wegen Enteritis. *Anamnese:* Seit 2 Tagen kolikartige Bauchschmerzen, Übelkeit und Erbrechen. Zusätzlich in den letzten Tagen gehäuft flüssigschleimige Stühle. Keine Voroperationen, stumpfes Bauchtrauma durch Fußtritt beim Ballspielen vor 7 Jahren. *Klinischer Befund:* Guter AZ und EZ. Leicht vorgewölbtes Abdomen mit subjektivem Völlegefühl, keine Schmerzen, kein Peritonismus, keine Resistenz. *Laborprofil:* Leukozyten 9500, Erythrozyten 4,5 Mill., BUN 35 mg%, Kreatinin 1,1 mg%, ansonsten unauffällig. *Röntgen:* Thorax- und Abdomenübersichtsaufnahme unauffällig, regelrechte Luftverteilung. *Abdominale Sonographie:* Distendierte Dünndarmseg-

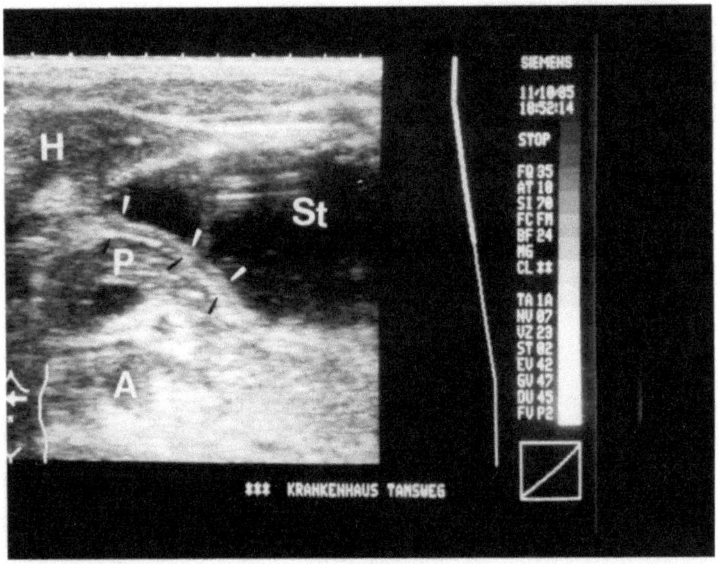


Abb. 6 Flüssigkeitsgefüllter, distendierter Magen bei gedeckt perforiertem Ulcus duodeni (Fallbeispiel 5) im Transversalscan durch den Oberbauch. ST = Magenlumen, Pfeile markieren das Wandödem, H = Leber, P = Pankreas, A = Aorta.

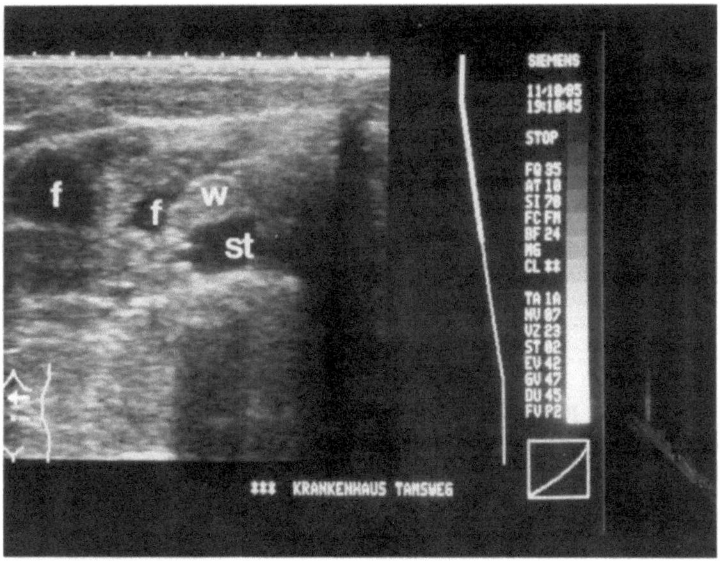


Abb. 7 Sonographischer Querschnitt durch die Pylorusregion bei dem selben Patienten wie Abb. 6 (Fallbeispiel 5). ST = Magenlumen, W = auf 1 cm verdickte Pyloruswand, F = freie Flüssigkeit.

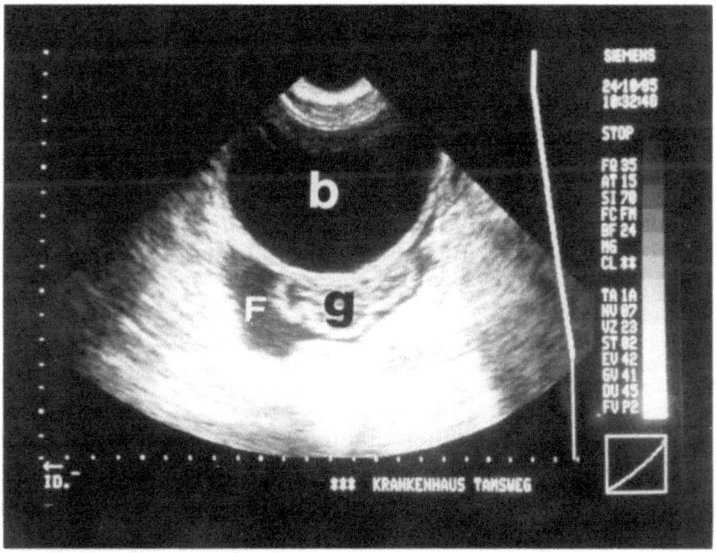


Abb. 8 Unterbauchsonographie bei demselben Patienten wie in Abb. 6 und 7. B = gefüllte Harnblase, F = freie Flüssigkeit im Douglas, G = schwimmende Darmschlinge.

Tabelle 5 Einweisungsdiagnosen der Ileuspatienten mit blander Klinik und negativer Abdomenübersichtsaufnahme

| Klinischer Befund | n |
|---|---|
| Gallenkolik | 3 |
| Enteritis | 3 |
| Nahrungsmittelvergiftung | 2 |
| Ulcus duodeni | 2 |
| unklare abdominelle Beschwerden | 2 |
| chronische Appendizitis | 1 |
| gesamt | 13 |

Tabelle 6 Ileusursache und Pathogenese bei Patienten der Gruppe III mit blander Klinik, ausgeglichenem Laborprofil und negativer Abdomenübersichtsaufnahme; die Sonographie erstellte die Indikation zur Akut-Operation

| Ileusursache | Pathogenese | n |
|---|---|---|
| Inkarzeration | Fermoralhernie | 3 |
| Adhäsion | „Hoher" Ileus (2)<br>Adhäsion zur Adnexe (2) | 4 |
| Obturation | Gekrösehämatom (1)<br>Morbus Crohn (1)<br>Lymphosarkom des Dünndarmes (1) | 3 |
| Mesenterialinfarkt | Low-cardiac-output-Syndrom | 1 |
| Peritonitis | postop. Nachblutung | 1 |
| Bridenbildung | stumpfes Bauchtrauma | 1 |
| gesamt | | 13 |

mente mit Stase der Ingesta sowie intra- und extraluminäre Flüssigkeitssequestration, Darmwandödem 7 mm, Identifizierung der Kerckringschen Falten (Abb. 9). *Diagnose:* Dünndarmileus. *Operation:* Bridenileus: Bridendurchtrennung, geschlossene Darmdekompression, Entlassung bei Wohlbefinden am 19. postoperativen Tag.

## Diskussion

Die klinische Entität „akutes Abdomen" bietet mannigfaltige Ansatzpunkte diagnostischer und folglich indikatorischer Fehlleistungen. Obwohl im Regelfall als „chirurgischer" Notfall imponierend, sind nicht selten interne Erkrankungen – Stoffwechselstörungen, Vergiftungen, Pneumonien, Myokardinfarkte usw. [13, 22, 24] – kausal verantwortlich. Obwohl Anamneseerhebung sowie klinische, laborchemische und radiologische Befunde meist rasch zur Klärung führen, sind Fehl-

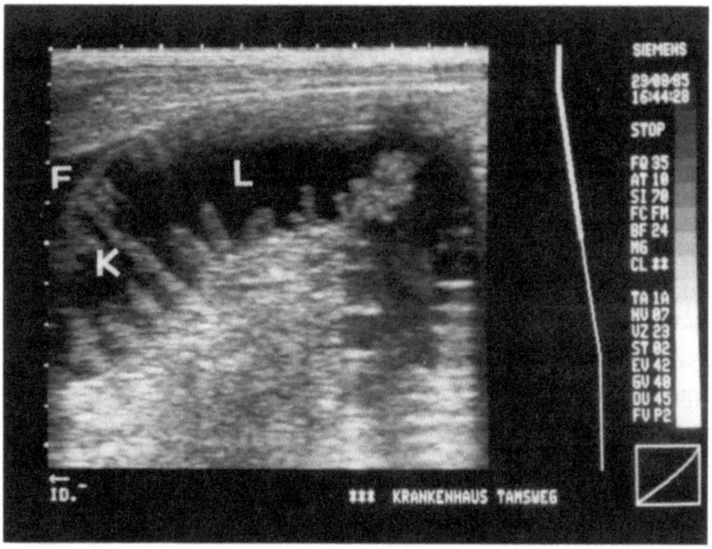


Abb. 9 Distendiertes Jejunalsegment beim klinisch blanden, radiologisch negativen Ileus (Fallbeispiel 6). L = Lumen, F = ferie Transsudatflüssigkeit, K = Kerckringsche Falten.

diagnosen auf der Basis dieser traditionellen Maßnahmen nicht auszuschließen. Im diagnostischen Unsicherheitsbereich kann sich – angesichts der zeitabhängigen Prognoseverschlechterung – die Explorativlaparotomie aufdrängen. Falsch indizierte Operationen bei 93% der Patienten mit Rektusscheidenhämatom [27], aber auch bei Arteria-mesenterica-superior-Insuffizienz oder Morbus Crohn spiegeln diese diagnostischen Unzulänglichkeiten wider [10, 16, 18, 26].

Im eigenen Krankengut resultierte bei 63% der Patienten (Gruppe I) aus klinischen, laborchemisch oder radiologisch irreführenden Befunden zu je etwa 40% die vage Verdachtsdiagnose „akutes Abdomen“ bzw. – bereits eingeschränkt – „appendizitische Perforationsperitonitis“. Die aus Altersgründen erschwerte Anamneseerhebung sowie uncharakteristische Symptomatik [11, 13, 22–24) trugen wesentlich zu diesen Fehlbeurteilungen bei. Erst der sonographische Befund war diagnostisch zielführend, so daß eine falsch-indizierte primäre Operation vermieden werden konnte.

Urologische Erkrankungen als Ursache einer akuten abdominellen Symptomatik, wie das hydroptisch gestaute Nierenbecken oder die Überlaufblase, zählen zu den sonographischen „Blickdiagnosen [1, 2, 5, 22, 24]. Sie finden ihre Bestätigung in der schlagartigen Beschwerdebesserung nach entsprechender Katheterentlastung, wie im vorgestellten Krankengut demonstriert. Die Ultraschalldiagnostik, vor allem kindlicher Zystitiden, bedarf hingegen neben der Kenntnis um das mögliche peritonitische Erscheinungsbild eines geschulten Auges, um die entzündlich verdickte Blasenwand als Beschwerdeherd zu identifizieren [12]. Anschließender Harnbefund, Uricult sowie die klinische Besserung auf antibiotische, analgetische und spasmolytische Therapie neben der sonographisch faßbaren Rückbildung der Zystitis bestätigen retrospektiv die sonographische Primärdiagnose.

Das Rektusscheidenhämatom, traumatisch oder spontan bei antikoagulierten Patienten, läßt sich mit dem Small-Part-Scanner (5 MHZ-Schallkopf) mühelos zur Darstellung bringen. Es tritt sonographisch als tumoröse, flüssigkeitsdurchsetzte Auftreibung [28] der Rektusloge in Erscheinung, wobei der Nachweis differentialdiagnostische Spekulationen wie Aortenruptur, Mesenterialinfarkt, perforierte Appendix, Pankreatitis oder Dünndarmruptur [3, 6, 27] ausräumt und eine Laparotomie vermeidet. Wie im vorgestellten Krankengut belegt, reicht im Regelfall die konservative Therapie aus. Lediglich im Falle einer Ruptur größerer epigastrischer Gefäße kann die Ligatur angezeigt sein [27].

Die aufwendige und belastende Angiographie der Arteria mesenterica superior – entsprechend ausgestatteten Abteilungen vorbehalten – ist das diagnostische Hilfsmittel erster Wahl zur Objektivierung der Arteria-mesenterica-superior-Insuffizienz bei Low-cardiac-output-Syndrom [9, 16, 20, 26]. Sonographisch läßt sich der Schockdarm als pathophysiologisches Erfolgsorgan als röhrenförmiges, wandstarres ödematöses Darmsegment erfassen [16]. Diese Ultraschallkriterien imponieren im Transversalscan als „pathologische Kokarde“ [8] und im Longitudinalscan als „Pseudokidney-Sign“ [4]. Obwohl durch radiologische und histologische Befunde belegt [16], besitzen sie allerdings keine spezifische Beweiskraft. Pathogenetisch unterschiedliche weitere Erkrankungen mit infiltrativen Darmwandveränderungen verursachen sonographisch idente Bilder [4, 8, 18].

Dennoch erlaubt die Sonographie bei Berücksichtigung von klinischen und kardiologischen Befunden unter Einschluß ständigen Problembewußtseins [16, 18] eine rasche konklusive Diagnostik, so daß frühzeitig intensivtherapeutische Maßnahmen zum Einsatz gelangen.

Im eigenen Krankengut führte dies bei 6 Patienten zur klinischen, kardiologischen und radiologischen Besserung. Gleichzeitig wurde durch ständige sonographische Kontrollen die korrelierende Ödemrückbildung überwacht. Lediglich 2 Patienten entwickelten eine progrediente Verschlechterung mit dem Auftreten radiologischer Ileuszeichen, so daß eine Operation unumgänglich wurde.

Auch bei 10 weiteren Patienten mit inflammatorischen Darmerkrankungen fanden wir als sonographisches Korrelat die pathologische Kokarde bzw. das Pseudokidney-Sign [4, 8], wobei topographisch-anatomische Bezugspunkte eine Differenzierung von Morbus Crohn, Divertikulitis oder perityphlitischen Infiltraten nahelegte [4, 8, 18]. Durch den sonographischen Ausschluß komplizierter Krankheitsverläufe – Abszeß, Fistel, Ileus usw. – erstellten wir somit die rationale Grundlage für ein internistisch orientiertes Behandlungskonzept und somit die Kontraindikation zur Operation. Letztlich bestätigten klinische Besserung, meßbare Reduktion der Wanddicke sowie radiologische Verlaufskontrollen im blanden Intervall die Richtigkeit der primären sonographischen Diagnose, weiter belegt durch die Pathohistologie unserer Patienten mit perityphlitischem Infiltrat, welche im blanden Intervall operiert wurden.

Patienten mit akuter Pankreatitis – wie in 4 Fällen veranschaulicht – präsentieren sich nicht selten mit einem klinisch, laborchemisch und radiologischen unklaren akuten Abdomen [1, 2, 5, 11, 13, 22–24], wobei Transsudatffüssigkeit in anatomisch präformierten Peritonealexkavationen das klinische Bild einer appendizitischen oder divertikulitischen Perforationsperitonitis vortäuschen kann. Sensitivität und Spezifität der sonographischen Pankreasdiagnostik sind bekannt [7], wobei dem Nachweis freier Transsudatflüssigkeit sowie retroperitonealer Nekrosestraßen [11, 22–24] therapieentscheidende Bedeutung zukommt.

Als Fallkuriosum sei an unsere minderjährige debile gravide Patientin erinnert, deren „akutes Abdomen" einer raschen Klärung zugeführt wurde.

Bei 19 Patienten (Gruppe II), entsprechend 22% des Gesamtkrankengutes, wiesen wir sonographisch akute „chirurgische" Abdominalerkrankungen nach, die wohl klinisch zum Großteil in ihrer operativen Dringlichkeit erkannt, in ihrer Kausalität jedoch falsch interpretiert wurden. Bei 73% dieser Patienten erweckte der klinische Gesamteindruck die Verdachtsdiagnose „akute bzw. perforierte Appendizitis".

Tatsächlich können gynäkologische Erkrankungen ebenso wie die akute Cholezystitis zumal durch frappierende Ähnlichkeit in Anamnese und Klinik das Krankheitsbild der Appendizitis imitieren, bei älteren sowie adipösen Patienten eine atypische Symptomatik zusätzlich Anlaß zur Verwechslung bieten [1, 2, 5, 13, 21, 24].

Auch das perforierte Ulkus sowie retroperitoneale Prozesse können fehlbeurteilt werden [13, 24], wie an Fallbeispiel 5 veranschaulicht.

Schmerzbeginn im Epigastrium mit langsamer Verlagerung in den rechten Unterbauch, als klassische „Appendixanamnese" [13, 24] fehlinterpretiert, sind gelegentlich Symptome eines perforierten Ulkus mit Abrinnen von Mageninhalt entlang der rechtsseitigen parakolischen Rinne in den rechten Unterbauch [11, 13, 23, 24]. Da nicht selten – wie auch im vorgestellten Fallbeispiel – radiologische Zeichen wie die klassische Luftsichel fehlen [11, 13, 25], trägt die Sonographie zur raschen Diagnose und Behandlung bei. Sonographische Kriterien der Ulkusperforation sind die pathologische Kokarde [8] sowie der distendierte flüssigkeitsgefüllte Magen mit ödematöser Wandverdickung, wobei dem Nachweis freier Magenflüssigkeit mit flockig-fleckigem Binnenecho [1, 2] in den multiplen Abdominalexkavationen pathognomonische Beweiskraft zukommt. Retroperitoneale Blutungen oder Nekrosen lassen sich als perinephrane sichelförmige Flüssigkeitssequestration, hinabsteigend bis in den Retroperitonealraum des kleinen Beckens zur Darstellung bringen [1, 2, 7, 23].

Die akute Cholezystitis, als hydroptisches, monströses birnenförmiges Gebilde mit entzündlicher Wandverdickung imponierend, gehört ebenso wie die stielgedrehte Ovarialzyste zu den sonographischen „Blickdiagnosen" [1, 2, 5, 25]. Der Nachweis freier Peritonealflüssigkeit verrät hierbei ein bereits kompliziertes, fortgeschrittenes Stadium der Grunderkrankung.

Die sonographische Diagnostik einer EU kann gelegentlich differentialdiagnostische Schwierigkeiten bereiten. Als klassische Symptome gelten das leere Uteruskavum mit amorphen Binnenechos sowie die Identifizierung freier Flüssigkeit und einer diffusen „Masse“ extrauterin im Douglasraum [14, 21]. Diese Befunde konnten wir bei allen Patienten mit Extrauteringravidität objektivieren und somit die Indikation zur Operation stellen.

Patienten der Gruppe III (n = 13) wurden – wie aus den Einweisungsdiagnosen ersichtlich – fälschlich als primär konservativ zu behandelnde Patienten klassifiziert. Dennoch repräsentierten sie typische Ileusfrühfälle, welche im einschlägigen Krankengut mit etwa 5–10% vertreten sind [15, 17, 19]. Aufgrund relativ blander Symptomatik, ausgeglichenen Laborprofils und negativer Abdomenübersichtsaufnahme sind Fehldiagnosen wie Gallenkolik oder Nahrungsmittelvergiftung nicht selten [13, 17, 19], wodurch einer verhängnisvollen Therapieverzögerung Vorschub geleistet wird. Bei diesen Patienten ermöglichte die screeningmäßige Ultraschalluntersuchung eine vorverlegte Diagnostik mit dem Ergebnis einer Prognoseverbesserung [17, 19]. Klassische sonographische Kriterien wie Darmdistension, Darmwandödem, Flüssigkeitssequestration intra- sowie extraluminär, Identifizierung spezifischer Schleimhautstrukturen sowie nachweislich paradoxe Peristaltik sind pathognomonische Indikatoren, welche die dringliche Operation nahelegen [4, 8, 15, 17, 19]. Eine Therapieverzögerung trotz sonographischer Frühdiagnose führte zur Verschlechterung des Allgemeinbefindens, sowie zum Sichtbarwerden radiologischer Ileuszeichen [15, 17, 19]. Im vorgestellten Krankengut wurde die korrekte Diagnose trotz blander Klinik durch den Operationsbefund bestätigt.

## Literatur


[1] Aufschnaiter, M., E. Bodner: Real-time Sonographie bei akutem Abdomen. Akt. Chir. **18** (1983) 30–33.

[2] Aufschnaiter, M.: Sonographie beim chirurgischen Notfall. Intensivbehandlung **9**/4 (1984) 149–155.

[3] Bachwinke, L.: Rupture of the rectus abdominis muscle. Arch. Surg. **90** (1965) 35–39.

[4] Bluth, E. I.: Ultrasound evaluation of small bowel wall abnormalities. Am. J. Gastroenterol. **78** (1983) 788–793.

[5] Braun, U., K. Stellamor, H. Leitner: Sonographie in der Akutdiagnostik des Abdomens. Ultraschall **5**/4 (1984) 160–163.

[6] Douglas, H. H., A. Arbor. Anticoagulant Therapy and Rectus Sheat Hematoma. Am. J. Surgery **124** (1972) 80–86.

[7] Doust, B. D., J. D., Pearce: Grey-scale ultrasound properties of the normal and inflamed pancreas. Radiology **120** (1976) 653–657.

[8] Fleischer, A. C., A. Muhletaler, A. E. James jr.: Sonographic Assessment of the Bowel Wall. AJR **136** (1981) 887–891.

[9] Funovics, J., H. Mösslacher, J. Slany, E. Wolner: Klinische und experimentelle Befunde bei funktionellen abdominellen Durchblutungsstörungen. Wien. Klin. Wochenschr. 84 (1972) 556–561.

[10] Gaebel, G., R. Bähr, P. Reifferscheid: Ergebnisse der chirurgischen Therapie des Morbus Crohn. Kongreßbericht Österr. Gesellschaft für Chirurgie, Linz 1981.

[11] Heberer, G., L. Schweiberer: Indikation zur Operation. Springer Verlag, Berlin – Heidelberg – New York 1981.
[12] Jequier, S., P. A. Forbes, M. B. Nogrady: The Value of Ultrasonography as a Screening Procedure in a First-documented Urinary Tract Infection in Children. J. Ultrasound Med. **4** (1985) 393–400.
[13] Kunz, H.: Das akute Abdomen. Urban und Schwarzenberg, München–Berlin 1960.
[14] Mahony, B. S., R. A. Filly, D. A. Nyberg et al.: Sonographic Evaluation of Ectopic Pregnancy. J. Ultrasound Med. **4** (1985) 221–228.
[15] Meiser, G., K. Meissner: Die sonographische Objektivierung des frühen, radiologisch negativen Dünndarmverschlusses. Langenbecks Arch. Chir. **360** (1983) 279–285.
[16] Meiser, G., K. Meissner: Die nicht-okklusive Insuffizienz der Arteria mesenterica superior bei „Low cardiac output"-Syndrom. Sonographische Befunde und Verlaufskontrollen. Chirurg **55**/4 (1984) 88–90.
[17] Meiser, G., K. Meissner: Zum Stellenwert der sonographischen Ileusdiagnostik. Chirurg **56** (1985) 46–49.
[18] Meiser, G., K. Meissner, W. Pichler: Morbus Crohn – Ultraschalldiagnostik als Grundlage des Behandlungskonzeptes. Akt. Chirurgie **20** (1985) 79–84.
[19] Meiser, G., K. Meissner: Sonographische Differentialdiagnose des Darmverschlusses. – Ergebnisse einer prospektiven Studie an 48 Patienten. Ultraschall **6** (1985) 39–45.
[20] Saegesser, F.: Acute abdomen arising from vascular disorders in the elderly. Clin. Gastroent. **10** (1981) 145–149.
[21] Schmitt, W., M. Zaloumis, D. Heberling et al.: Zur Klinik der Extrauteringravidität. Fortschr. Med. **101**/30 (1983) 1366–1372.
[22] Schölmrich, P., H. P. Schuster, H. Schönborn et al.: Interne Intensivmedizin. Georg Thieme, Stuttgart – New York 1980.
[23] Schweiberer, L., E. Buchborn: Entzündliche Erkrankungen des Abdomens. Grenzbereiche zwischen Chirurgie und Innerer Medizin. Zuckschwert Verlag, München–Bern–Wien 1984.
[24] Siegenthaler, W.: Differentialdiagnose innerer Krankheiten. Georg Thieme Verlag, Stuttgart – New York 1984.
[25] Simeone, J. F., R. A. Novelline, S. A. DeLuca et al.: Comparison of Sonography and Plain Films in Evaluation of the Acute Abdomen. AJR **144** (1985) 49–52.
[26] Stallkamp, B., R. Häring, L. C. Tung: Zur Diagnostik und Therapie des akuten Mesenterialgefäßverschlusses. Med. Welt **27**/20 (1976) 984–990.
[27] Titone, C., M. Lipsius, J. S. Krakauer: „Spontaneous" hematoma of the rectus abdominis muscle. Critical revue of 50 cases with emphasis on early diagnosis and treatment. Surgery **72**/4 (1972) 568–572.
[28] Wicks, J. D., T. M. Silver, R. L. Bree: Grey Scale Features of Hematomas: An Ultrasonic Spectrum. AJR **131** (1978) 977–980.

# Zusammenfassende Diskussion

K. Schwemmle, G. Feifel

Aus zeitlichen Gründen mußte die Diskussion auf zwei Themenkreise beschränkt bleiben: Lokalisierung der unteren intestinalen Blutung und Schwierigkeiten bei Diagnostik und Therapie der akuten Appendizitis.

Die Lokalisation von Dünn- und Dickdarmblutungen ist trotz Endoskopie, Angiographie und Szintigraphie unverändert ein diagnostisches Problem. Anders als im oberen Gastrointestinaltrakt hilft die notfallmäßige Endoskopie (Koloskopie) kaum weiter. Als praktikable Methode wird die intraoperative Endoskopie über eine oder mehrere Enterostomien angesehen. Aber auch damit gelingt es keinesfalls regelmäßig, die Blutungsquelle festzustellen. Die „blinde" Entfernung des rechten Dickdarmes stützt sich auf die Tatsache, daß die Angiodysplasien überwiegend im rechten Hemikolon lokalisiert sind. Der Eingriff ist natürlich nur angezeigt, wenn mit hinreichender Wahrscheinlichkeit eine Blutung im Kolon angenommen werden muß.

Die Erkennung einer akuten, manchmal sogar einer perforierten Appendizitis stellt auch den erfahrenen Chirurgen gelegentlich vor größte Probleme. Völlig uncharakteristische und atypische Symptome können in die Irre leiten. Eine vorausgegangene Behandlung mit Analgetika und Antibiotika erschweren die Situation zusätzlich. Sie sollte daher bei einem „akuten Abdomen" unbedingt unterlassen werden. Kontrovers wurde die Drainage eines perityphlitischen Abszesses durch die Operationswunde, also nicht über eine gesonderte Inzision diskutiert. Wenn damit eine Ableitung von Eiter und Sekret auf kurzem Weg erreicht wird, ist diese Maßnahme sicher korrekt. Findet man den Abszeß dagegen fern von der abdominellen Inzision, z. B. im Douglasschen-Raum, ist eine gesonderte Drainageöffnung kein Fehler.

# Indikatorische und operative Fehler in der Chirurgie der Darmtumoren

*B. Lingemann*

Tumoren des Darmes sind die zweithäufigsten Neoplasien beider Geschlechter. Die Inzidenz ist besonders im Bereich des Dickdarms steigend. Das Verhältnis der Häufigkeit von Tumoren des Dünndarms und Dickdarms ist für alle Tumoren 1:36, für Malignome in unserem Krankengut 1:91.

Die Erörterung indikatorischer und operativer Fehler in der Chirurgie von Darmtumoren erfordert zunächst eine Differenzierung von Pathologie, Klinik und Indikation.

## Dünndarmtumoren

Angaben der Häufigkeit von Dünndarmtumoren variieren zwischen 1 und 10% aller gastrointestinalen Tumoren, im Mittel 2 bis 3%.

Das Verhältnis der Häufigkeit von gut- und bösartigen Neoplasien des Dünndarms ist in klinischen Übersichten etwa gleich, gutartige Tumoren treten vom Duodenum in aboraler Richtung häufiger auf, maligne, epitheliale und mesenchymale Tumoren bevorzugen das Duodenum und Ileum, dabei nehmen Karzinome im Verlauf des Dünndarms an Häufigkeit ab, Sarkome hingegen nehmen zu [14, 15] (Tab. 1).

Unter den gutartigen Dünndarmtumoren dominieren mesenchymale Neubildungen vor epithelialen und neurogenen Neoplasien [6] (Tab. 2). Bei den malignen Tumoren führen Karzinome in der Häufigkeit vor Sarkomen und Lymphomen, an dritter Stelle folgt das Karzinoid [8, 15] (Tab. 3).

Das Papillenkarzinom wird in der Zugehörigkeit kontrovers beurteilt, heute überwiegt entsprechend der UICC-Klassifizierung die Anschauung, daß es als eigenständiger Tumor angesehen werden muß.

Tabelle 1 Lokalisation und Dignität von Dünndarmtumoren (nach [14, 15])

| Lokalisation | gutartig | bösartig |
|---|---|---|
| Duodenum | 15% | 24% |
| Jejunum | 25% | 22% |
| Ileum | 60% | 49 % |
| nicht lokalisiert | – | 5% |

Tabelle 2 Differenzierung gutartiger Dünndarmtumoren (Sammelstatistik 2215 Fälle) (nach [6])

| | |
|---|---|
| Epitheliale Tumoren (Polypen, Adenome) | 29% |
| Mesenchymale Tumoren (Myome, Lipome, Fibrome, Angiome etc.) | 63% |
| Neurogene Tumoren | 8% |

Tabelle 3 Die Differenzierung maligner Dünndarmtumoren (Sammelstatistik 397 Fälle) (nach [8, 15])

| | |
|---|---|
| Karzinome | 50% |
| Sarkome, Lymphome | 26% |
| Karzinoide | 24% |

Tabelle 4 Häufigkeit präoperativer oder intraoperativer Diagnose von Dünndarmtumoren (nach [8])

| | |
|---|---|
| Notfalloperation (Ileus, Blutung, Peritonitis) | 52,5% |
| Exploration (unklare Beschwerden, Zufallsbefund) | 30,0% |
| präoperative Diagnose | 17,5% |

Dünndarmtumoren machen in der Regel erst im fortgeschrittenen Wachstumsstadium Symptome, wenn es durch ihre Größe zur Obstruktion des Lumens kommt, durch Arrosion des Tumors oder der darüberliegenden Mukosa Blutungen auftreten oder, seltener, eine Perforation zur Peritonitis führt. 52,5% der Dünndarmtumoren werden bei Notfalloperationen nachgewiesen, weitere 30% bei explorativen Laparotomien wegen unklarer Beschwerden oder als Zufallsbefund bei Laparotomien wegen anderer Indikationen. Nur in 17,5% aller Fälle wird präoperativ eine exakte Diagnose gestellt [8] (Tab. 4).

An der Chirurgischen Klinik der Universität Münster wurden von 1973 bis 1984 26 Patienten mit primären Dünndarmtumoren behandelt. Das entspricht einer Inzidenz von 1,3% aller gastrointestinalen Tumoren. Es handelte sich um 15 Malignome und 11 benigne Tumoren. In 10 Fällen erfolgte der Nachweis anläßlich einer Notfalloperation wegen eines Ileus oder einer Blutung, 8mal wurde der Tumor als Zufallsbefund entdeckt und in weiteren 8 Fällen konnte die Diagnose präoperativ durch Röntgenuntersuchung gesichert werden. Die präoperative Verschleppungszeit nach Auftreten erster Symptome betrug bei benignen Tumoren 18 Monate, bei Malignomen 8,5 Monate. 53,3% der malignen Tumoren waren kurativ zu resezieren.

## Indikation bei Dünndarmtumoren

Bei 20 bis 30% der Dünndarmtumoren gelingt der Nachweis präoperativ, bei weniger als 15% kann die Dignität durch endoskopisch gewonnene Probeexzisionen gesichert werden, überwiegend erfolgt der Nachweis bei Notfalloperationen oder zufällig. Das erfordert bei jedem Nachweis die Resektion des befallenen Darmabschnittes mit dem dazugehörigen Mesenterialsegment entsprechend den Regeln der Tumorchirurgie. Dafür sprechen folgende Gesichtspunkte:

1. Die präoperativ nicht geklärte Dignität. 50% der Tumoren sind bösartig, auch von den an sich gutartigen Leiomyomen sollen nahezu 50% herdförmig sarkomatöse Transformationen aufweisen.
2. Eine adäquate Schnellschnittuntersuchung zur Differenzierung steht nicht überall und in der erforderlichen Zeit zur Verfügung. Notfalloperationen erfolgen sehr häufig nachts!
3. Auch sicher gutartige Dünndarmtumoren können weiter wachsen und zur Obstruktion oder Blutung durch Arrosion führen.
4. Der freie Dünndarm steht in ausreichendem Maß zur Verfügung; die Dünndarmresektion ist technisch einfach und die Anastomosen sind außerordentlich sicher.

Eine Sonderstellung nimmt das Karzinoid ein. Es ist am häufigsten in der Appendix und im Ileum zu finden (Tab. 5). Karzinoide mit einem Durchmesser von bis 2 cm ohne Nachweis von Metastasen können lokal exzidiert werden [2], wir empfehlen jedoch im Bereich des Dünndarms die Segmentresektion unter Mitnahme des zugehörigen Mesenteriums, auch wenn bereits regionale oder Fernmetastasen vorliegen.

Differenziert ist die Indikation im Bereich des Duodenum zu sehen. Es ist der endoskopischen und bioptischen Diagnostik leicht zugänglich und die Dignität kann präoperativ gesichert werden. Gutartige Neoplasien werden abgetragen, Kontrolluntersuchungen erfolgen in den in der onkologischen Nachsorge üblichen Intervallen. Bösartige Tumoren werden durch Radikaloperation im Sinne der Duodeno-Hemipankreatektomie nach Whipple versorgt. Ein Grenzgebiet stellen die Papillenadenome dar. Dysplasien schweren Grades oder nach endoskopischer Abtragung rezidivierende Adenome, hinter denen sich in mehr als 30% ein Papillenkarzinom verbirgt, sind eine Indikation zur Radikaloperation.

Tabelle 5 Lokalisation von Karzinoiden im Gastrointestinaltrakt (Sammelstatistik, ca. 5000 Fälle) (nach [12])

| | |
|---|---|
| Magen | 3,1% |
| Dünndarm | 31,2% |
| Appendix | 48,3% |
| Kolon | 3,2% |
| Rektum | 14,2% |

### Indikatorische Fehler bei Dünndarmtumoren

Da der Nachweis von Dünndarmtumoren präoperativ nur in 20 bis 30% erfolgt und die Verschleppungszeiten erheblich sind, muß es als Fehler angesehen werden, die Indikation zur explorativen Laparotomie zögernd zu stellen. Das muß relativiert werden, da die Beschwerden durch eine Passagestörung und die okkulte, aber chronische intestinale Blutung zunächst uncharakteristisch sind und die vielfältigen anderen Möglichkeiten der Verursachung ausgeschlossen werden müssen. Nicht selten sind es Begleiterkrankungen, denen die retrospektiv eindeutig dem Dünndarmtumor zuzuordnenden Symptome angelastet werden.

Ein weiterer Fehler ist bei nachgewiesenem, vermeintlich gutartigem Tumor zuzuwarten und den Befund zu kontrollieren. In zwei Fällen von 15 primären Malignomen konnten wir diese Beobachtung machen und überdurchschnittliche Verschleppungszeiten bis zur Inkurabilität feststellen.

Die sparsame Exzision bei ungeklärter Dignität ist in mindestens 50% aller Fälle inadäquat und somit nicht indiziert. Umgehungsanastomosen mit nachfolgendem Syndrom der ausgeschalteten Schlinge beim inkurablen, jedoch palliativ resektablen Tumor ist abzulehnen.

### Operative Fehler bei Dünndarmtumoren

Die Chirurgie des Dünndarms ist bei einem so langen und gut beweglichen, allseits von Serosa umkleideten Organ unproblematisch [10]. Die sichere Erhaltung der Durchblutung der spannungsfrei zu vereinigenden Enden, eine ein- oder zweireihig genähte End-zu-End-Anastomose und Verschluß des Mesenterialschlitzes machen Komplikationen unwahrscheinlich.

Eine inadäquate, zu kleine Laparotomie erlaubt keine ausreichende Exploration. In unserem Krankengut wurden 2mal Zweit- oder Mehrfachtumoren übersehen.

Nur selten zu beobachtende operative Fehler sind Anastomosenstenosen aufgrund zu großzügiger Einstülpung bei invertierender Naht sowie Anastomoseninsuffizienzen bei gestörter Durchblutung, meist in Verbindung mit kataboler Stoffwechsellage bei extrem reduziertem Allgemeinzustand.

Vermeidbare Fehler sind Umgehungsanastomosen unter Belassung der tumortragenden ausgeschalteten Schlinge, weiteres Tumorwachstum und das Syndrom der blinden Schlinge mit Malabsorption (Abb. 1) oder Retention und Bildung großer Koprolithen im Bereich eines ausgeschalteten Kolonsegments (Abb. 2) sind die Folgen.

## Dickdarmtumoren

Gut- und bösartige Kolontumoren sind sehr viel häufiger als die des Dünndarms, sie machen früher und deutlicher Symptome und sind diagnostischen Verfahren gut zugänglich.

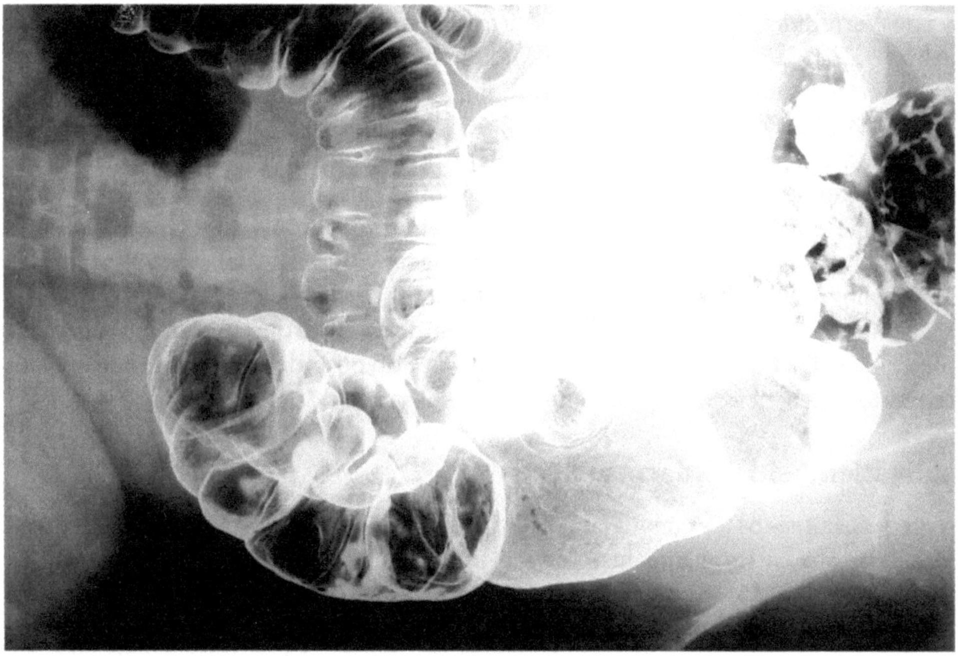

Abb. 1 Blindsacksyndrom nach Ausschaltung des terminalen Ileum, Zökum und Colon ascendens.

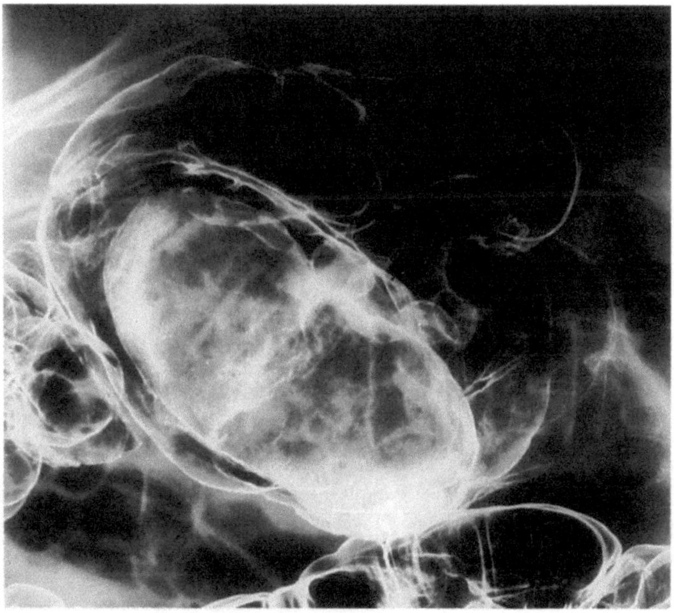

Abb. 2 Koprolith nach Ausschaltung des Colon ascendens und transversum.

Die Verteilung von Polypen und Karzinomen über das Kolon ist nahezu gleich (Abb. 3); 84% aller Polypen und 70% aller Karzinome sind in Rektum und Sigma lokalisiert.

Kolorektale Polypen sind von variabler histologischer Struktur und entsprechend von unterschiedlicher klinischer Wertigkeit hinsichtlich des Entartungsrisikos. Während Adenome unter 1 cm in weniger als 1% schwere Atypien oder Karzinome enthalten, finden sich diese bei einer Größe bis zu 2 cm in 10% und über 2 cm in 50%. Bei den meist breitbasigen villösen Adenomen lassen sich Karzinome in etwa 40% aller Fälle nachweisen.

Die familiäre Polyposis coli und das Gardner-Syndrom führen unbehandelt immer zum Dickdarmkarzinom, die familiäre Polypose des ganzen Gastrointestinaltraktes auch zu Karzinomen anderer Lokalisation.

## Indikation bei Dickdarmtumoren

Wegen des Risikos der malignen Entartung müssen polypöse Wucherungen des Kolon in toto entfernt und histologisch untersucht werden, eine Knipsbiopsie ist nicht adäquat und kann beim Malignom Benignität vortäuschen. Dieses Vorgehen ist zur Domäne der endoskopischen Therapie geworden. Ergibt die Untersuchung des Polypen eine schwere Atypie, ist die Therapie ausreichend. Ebenfalls adäquat ist sie, wenn ein wohldifferenziertes Karzinom eben das Stroma erreicht, jedoch den Stiel nicht infiltriert.

Breitbasige villöse Adenome des unteren Rektum werden transanal durch Exzision bis auf die Muscularis propria entfernt, oberhalb von 8 cm führen wir

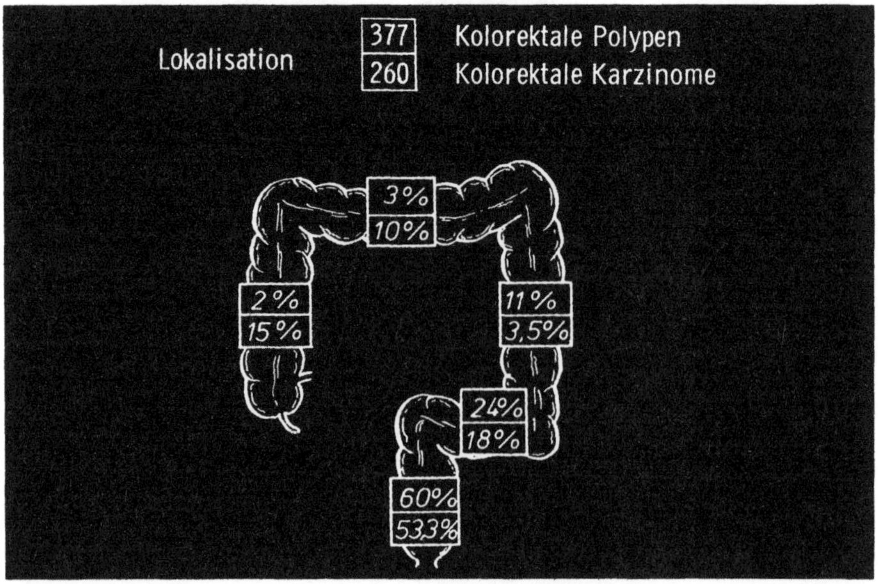


Abb. 3 Die Lokalisation von kolorektalen Polypen und Karzinomen.

primär eine Segmentresektion durch, da hier die Gefahr der Perforation oder der Wandnekrose mit nachfolgender Durchwanderungsperitonitis besteht.

Bei der familiären Polyposis wird nach Ausschluß eines Karzinoms im Rektum eine Kolektomie mit ileo-rektaler Anastomose durchgeführt, in der Folgezeit werden in 3wöchigen Abständen die im Rektumstumpf verbliebenen Polypen schrittweise abgetragen.

Tumoren des Kolon werden entsprechend den Regeln der Karzinomchirurgie unter Mitnahme ihrer Lymphbahnen reseziert. Das Ausmaß der Resektion wird dabei durch die Topographie und die Blutversorgung des Darmes diktiert. Um eine ausreichende Blutversorgung zu gewährleisten, werden die Resektionsgrenzen in die Nähe der großen versorgenden Gefäße gelegt, die Stümpfe des Darmes werden unter Erhaltung der Randarkaden nur so sparsam wie möglich skelettiert.

Unter Beachtung der Durchblutung, der Spannungsfreiheit der Anastomose und nach sorgfältiger Vorbereitung des Darmes durch orthograde Spülung und eine perioperative Antibiotikaprophylaxe hat dabei die Technik der Anastomosierung keinen wesentlichen Einfluß auf das Auftreten der gefürchteten Anastomoseninsuffizienz. Das Risiko der Insuffizienz steigt erheblich bei Zustand nach vorausgegangener Röntgenbestrahlung, beim Vorliegen einer Peritonitis und bei reduziertem Allgemeinzustand mit Hypalbuminämie. Eine primäre Entlastung der Anastomose durch eine vorgeschaltete Kolostomie ist angezeigt, wir bevorzugen dazu die breite, für 3 Querfinger eingängige Zökalfistel, die in der Regel nach etwa 3 Wochen wieder verschlossen werden kann.

In der Behandlung des Rektumkarzinoms konkurrieren heute drei Verfahren, deren Indikation sorgfältig voneinander getrennt werden muß. Es sind dies die lokale Exzision, die kontinenzerhaltende Resektion und die abdomino-perineale Amputation. Die Indikation zu einem der beiden erstgenannten Verfahren hängt ab von

- dem Stadium des Tumorwachstums,
- dem Malignitätsgrad,
- der Höhe des Tumors,
- der lokalen Operabilität.

Die lokale Exzision eines Rektumkarzinoms erlaubt keine weiten Sicherheitsabstände und läßt die regionalen Lymphbahnen unberührt. Sie wird in der Regel transanal oder durch eine posteriore Rektotomie erfolgen. Sie ist nur dann zulässig, wenn die Wahrscheinlichkeit eines Befalls der regionalen Lymphknoten minimal ist. Untersuchungen von Hermanek [7] haben gezeigt, daß die Wahrscheinlichkeit von Lymphknotenmetastasen anhand des Malignitätsgrades und der Tiefeninfiltration zuverlässig abgeschätzt werden kann (Abb. 4). Danach ist die lokale Exzision bei insulären polypösen, nicht stenosierenden Tumoren mit einem Durchmesser von bis 3 cm adäquat, wenn die Submukosa nicht überschritten ist oder ein differenziertes Adenokarzinom die Muscularis propria eben erreicht hat. Zeigt sich ein höherer Malignitätsgrad und eine Infiltration der Muscularis propria, ist eine Radikaloperation anzuschließen.

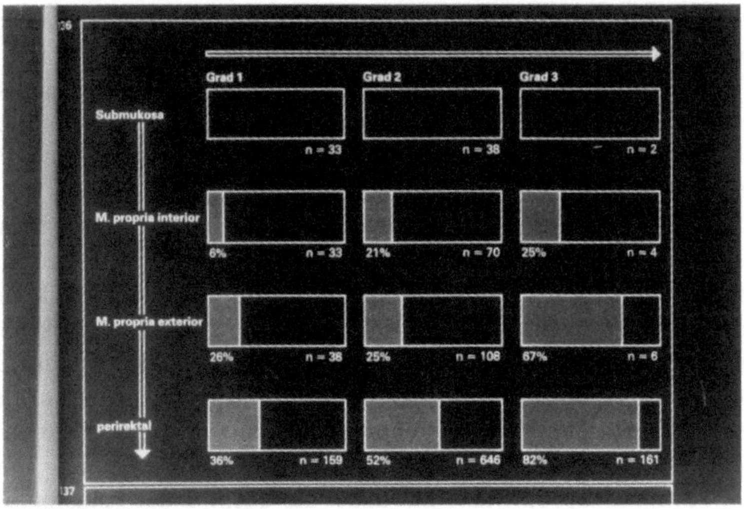


Abb. 4 Lymphogene Metastasierung in Abhängigkeit von Malignitätsgrad und Infiltrationstiefe (nach [7]).

Die topographische Lage eines Rektumtumors, seine Beziehung zum Kontinenzorgan, mithin die Höhe vom äußeren Analring beeinflussen die Entscheidung, ob eine kontinenzerhaltende Resektion möglich oder eine abdomino-perineale Amputation notwendig ist. Untersuchungen von Exstirpationspräparaten [5, 17] zeigten, daß die distale Ausbreitung vom makroskopisch erkennbaren Unterrand des Karzinoms nicht weiter als 15 bis 20 mm erfolgt. Allgemein anerkannt ist die Notwendigkeit, nach distal einen Sicherheitsabstand von 5 cm, am in situ mobilisierten Rektum gemessen, einzuhalten, da die Häufigkeit lokaler Rezidive mit geringerem Sicherheitsabstand deutlich ansteigt (Tab. 6).

Um die Kontinenz zu erhalten, muß nach der Resektion oberhalb der Linea dentata eine mindestens 2 cm lange Manschette des Rektums mit den in diesem Bereich vorhandenen somatischen Rezeptoren erhalten bleiben. Addieren wir 3 bis 4 cm Analkanal, 2 cm Rektummanschette und 5 cm Sicherheitsabstand, so folgt daraus, daß die Untergrenze des Tumors im mobilisierten Zustand bei 10 bis 11 cm

Tabelle 6 Häufigkeit lokaler Rezidive in Abhängigkeit vom Sicherheitsabstand am nicht aufgespannten Präparat (Chir. Univ.-Klinik Münster 1975–1982 / n = 463)

| Operation | | n | Lokalrezidiv |
|---|---|---|---|
| Rektumresektion | | 260 | 23,8% |
| Sicherheitsabstand ≥ 3 cm | 194 | | 18,0% |
| Sicherheitsabstand < 3 cm | 66 | | 41,0% |
| Rektumamputation | | 203 | 22,2% |
| Insgesamt | | 463 | 23,2% |

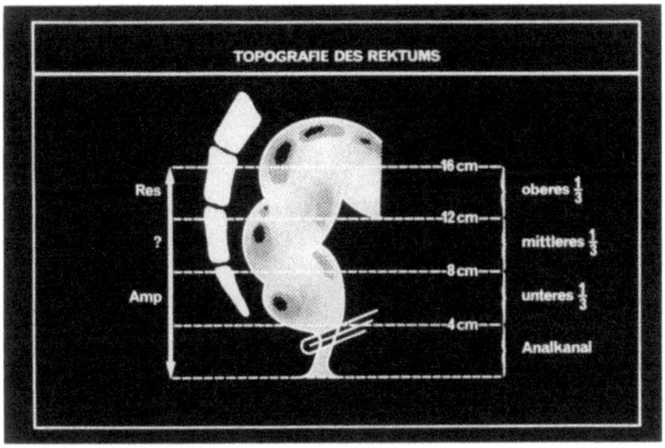


Abb. 5 Die Topographie von Rektum und Analkanal.

liegen muß, um mit einer Resektion nicht die Radikalität des Eingriffs oder die Kontinenz zu gefährden. Es folgt daraus, daß bei Tumoren des mittleren Rektumdrittels (Abb. 5) mit einer Höhe des Unterrandes von 8 bis 12 cm vom äußeren Analring die Entscheidung, ob eine Resektion möglich oder eine Amputation notwendig ist, nur intraoperativ aufgrund der individuellen Situation entschieden werden kann.

Aus den Kriterien zur kontinenzerhaltenden Resektion und zur lokalen Exzision folgt, daß Tumoren mit einem Unterrand bis zu 8 cm, von seltenen Ausnahmen abgesehen, einer Rektumamputation bedürfen, um ausreichende Sicherheit zu gewährleisten. Als Faustregel mag gelten, daß das Rektumkarzinom, welches leicht mit dem palpierenden Finger über seinen unteren wandständigen Rand hinaus zu tasten ist, einer Amputation bedarf, wenn es nicht so klein ist, daß es lokal exstirpiert werden kann.

## Indikatorische Fehler

Die Gefahr bei der Behandlung des Kolon- und Rektumkarzinoms liegt primär in einer nicht adäquaten Therapie. Auf der einen Seite sei die Laparotomie und Kolotomie zur Polypektomie als erhebliches „zu viel“ angeführt, andererseits die transanale lokale Exzision bei Karzinomen des Malignitätsgrades III mit Infiltration der Darmwand als „zu wenig“, wenn keine Radikaloperation angeschlossen wird. Diese Risiken der überschießenden oder zu geringen Therapie sind vermeidbar. Als Fehler muß weiterhin gewertet werden, *Elektiv*eingriffe bei nicht vorbereitetem Darm vorzunehmen. Die perioperative Antibiotikaprophylaxe erhöht die Sicherheit, sie sollte nicht unterlassen werden, allerdings kann sie operativ-technische Fehler nicht ausgleichen!

Tabelle 7 5-Jahresheilung nach präoperativer Strahlentherapie des Rektumkarzinoms

| Studie | Schema | Operation | präoperative Strahlentherapie |
|---|---|---|---|
| Rider et al. (1977) | 500 rad Co – 60 (1 Fr.) | 35% (56) | 35% (55) |
| Stearns et al. | 2000 rad (8 Fr.) | 65% (414) | 67% (376) |
| VASAG I Higgins et al., Roswit et al. (1975) | 2000–2500 rad (10 Fr.) | 32% (353) | 40% (347) |
| Higgins et al. (1981) | 2000–2500 rad (10 Fr.) kurativ operiert | 34% (143) | 47% (162) |
| | 3150 rad (18 Fr.) kurativ operiert | 52% | 58% |

## Operative Fehler

Ob eine Anastomose ein-, zwei- oder gar dreireihig genäht wird, ist ohne Belang. Alle Verfahren haben ihren Platz. Riskant ist, eine Anastomose im schlecht durchbluteten Bereich fernab der Stämme der großen, das Kolon versorgenden Gefäße anzulegen oder die Darmstümpfe soweit zu skelettieren, daß die Durchblutung gefährdet wird. Weiterhin ist das Anlegen einer Anastomose unter Spannung ein folgenreicher operativer Fehler, der eine Insuffizienz mit großer Wahrscheinlichkeit nach sich zieht. Unvermeidliche Anastomoseninsuffizienzen treten nach Kolonresektionen in 8%, nach Rektumresektionen in 16% aller Fälle auf, sie sind operativ-technischen Fehlern nicht anzulasten.

Die tubuläre Resektion des Kolon bei nachgewiesenem Karzinom ohne Sicherung der Eindringtiefe und des Differenzierungsgrades ist ein Fehler, der ein hohes Risiko lokaler und regionaler Lymphknotenmetastasen nach sich zieht.

Ein weiterer Fehler ist, die Möglichkeiten der immer tieferen Rektumresektion mit geringeren longitudinalen und lateralen Sicherheitsabständen zu überschätzen und damit das steigende Risiko des fast immer inoperablen Rezidivs der sakralen Höhle in Kauf zu nehmen.

Kein Fehler ist es, auf eine adjuvante präoperative Strahlentherapie zu verzichten. Trotz früherer positiver Berichte über den Wert gibt es heute keinen Beweis, daß die Überlebenschance beim kolorektalen Karzinom mit routinemäßiger präoperativer Bestrahlung niedriger oder mittlerer Dosen gesteigert wird (Tab. 7).

## Literatur

[1] Becker, H., M. Probst, E. Ungeheuer: Erhöht die einzeitige Colon- und Rektum-Resektion ohne protektive Colostomie die postoperative Komplikationsrate? Chirurg **50** (1979) 242–248.

[2] Decker, R., P. Hermanek: Karzinoide des Gastrointestinaltraktes. In: Die Indikation zur Operation (Hrsg. G. Heberer, G. Hegemann), S. 262–265. Springer Verlag, Berlin – Heidelberg – New York 1974.

[3] Deucher, F., I. Oesch, H. Blessing: Komplikationen nach Operationen am Dickdarm. Chirurg **46** (1975) 374–378.

[4] Feil, W., F. Schulz: Dünndarmtumoren – Diagnose, Therapie und Prognose. Langenbecks Arch. **365** (1985) 25–35.

[5] Gall, F. P., P. Hermanek: Kontinenzerhaltende Operationen beim Rektumkarzinom. Langenbecks Arch. **354** (1981) 45–53.

[6] Grözinger, K.-H., H. W. Schüler: Dünndarmtumoren. Z. Gastroent. **8** (1970) 272–291.

[7] Hermanek, P.: Aufgaben des Pathologen bei Diagnose und Therapie. In: Das Rektumkarzinom (Hrsg. F. P. Gall, P. Hermanek, M. Schwaiger), S. 40–48. Perimed, Erlangen 1982.

[8] Höhn, D., R. Müller, C. von Gottberg: Dünndarm-Tumoren. Fortschr. med. **101** (1983) 1697–1706.

[9] Jostarndt, L., A. Thiede, H.-G. Sonntag et al.: Die systematische Antibiotikumprophylaxe in der elektiven Colonchirurgie. – Ergebnisse einer kontrollierten Studie. Chirurg **52** (1981) 398–402.

[10] Kümmerle, F., W. Seitz: Operationstechnisch bedingte Mißerfolge bei Eingriffen am Dünndarm. Zbl. Chirurgie (1977) 1045–1053.

[11] Linder, F., K.-H. Grözinger: Benigne Geschwülste des Verdauungstraktes. Langenbecks Arch. Klin. Chir. **322** (1968) 94–107.

[12] Meffert, O., H. Heymann, B. Burow et al.: Die Karzinoide des Gastrointestinaltraktes. Z. Gastroent. **20** (1982) 206–212.

[13] Schippers, E., S. Langer, W. Flosdorff et al.: Das primäre Dünndarmmalignom. Chirurg **53** (1982) 364–369.

[14] Storer, E. H.: Small intestine. In: Principles of surgery (Ed. S. I. Schwartz et al.). McGraw-Hill, New York 1974.

[15] Sethi, G., C. A. Hardin: Primary malignant tumors of the small bowl. Arch. Surg. **98** (1969) 659–676.

[16] Stelzner, F.: Operationstechnisch bedingte Mißerfolge bei der Behandlung des Colon- und Rektumkarzinoms? Zbl. Chirurgie **102** (1977) 1559–1563.

[17] Zängl. A.: Rektumkarzinom – Amputation oder Resektion? Chirurg **49** (1978) 272–275.

# Fehleinschätzung des lokal inoperablen Rektumtumors

*V. Mendel, H. Ch. Scholz, H. Heymann*

## Einleitung

In den letzten Jahren hat das Krankheitsbild der Divertikulitis und des Dickdarmkarzinoms in unserem Patientengut zugenommen.

Trotz aller Fortschritte stößt man immer wieder an die Grenzen des chirurgisch Machbaren. Vor besondere Probleme stellen uns das tiefsitzende, expansiv wachsende Rektumkarzinom oder auch das Karzinom am rekto-sigmoidalen Übergang, das das gesamte kleine Becken ausfüllt. Gelegentlich ist eine Entfernung des Tumors nur unter ausgedehnten Blutungen aus dem präsakralen Venenplexus möglich, da ein exaktes Präparieren in der richtigen Gewebsschicht nicht möglich ist. Nicht selten muß man resignieren und einen Anus praeter anlegen. Wie schwierig ist es dann, dem Patienten die fast ausweglose Situation zu erklären. Neben der starken seelischen Belastung, daß ein Anus praeter angelegt worden ist, wird nun mitgeteilt, daß ein Tumor in situ belassen werden mußte.

Oft gehen tumoröse Veränderungen mit ausgedehnten Begleitentzündungen einher. Für den Operateur ist es makroskopisch meistens nicht möglich, zwischen entzündlichen und karzinomatösen Tumoranteilen zu unterscheiden. Erst in den aufgearbeiteten histologischen Präparaten sieht man den Übergang vom Karzinom zu den Veränderungen des peritumorösen Bereiches mit Abszeßbildung und Fistelausläufern.

Es ist allgemein bekannt, daß unter Anus-praeter-Vorschaltung entzündliche Darmveränderungn rückläufig sind. Früher war es daher die Regel, bei der Divertikulitis ein drei-zeitiges Vorgehen zu wählen [6]. Heute versuchen wir primär ein ein-zeitiges bzw. zwei-zeitiges Vorgehen durchzuführen [1]. Oft aber zwingen uns jedoch technische Gründe zum drei-zeitigen Vorgehen. Lassen Sie mich zuerst eine typisch entzündliche Rektumveränderung vorstellen, die unter Anus-praeter-Anlage von einem inoperablen in einen operablen Zustand überführt werden konnte.

## Kasuistik

Es handelt sich um eine 62jährige Patientin, die mit einer subtotalen Stenosierung des Rektums zu uns eingeliefert wurde. Im Rahmen der präoperativen Untersuchungen war es nicht möglich eine genaue Diagnose zu stellen. Eine ausführliche

Anamnese ließ am ehesten an eine Divertikulitis denken. Bei der Laparotomie fanden wir einen großen Tumor, der das kleine Becken vollständig ausgefüllt hatte. Das elongierte Sigma, die linke Adnexe und der Uterus waren in den Tumor mit einbezogen. Wegen Inoperabilität wurde der Tumor in situ belassen und ein Anus praeter transversalis angelegt.

Im Computertomogramm des unteren Abdomen sieht man vorwiegend linksseitig lokalisiert eine Raumforderung im kleinen Becken (Abb. 1). Einhergehend mit einer Wandverdickung des Sigmas, sowie des ventralen Rektums in Form eines Konglomerattumors mit parapelvinen Infiltrationen. 3 Monate später erfolgte ein Kontrasteinlauf (Abb. 2) über den abführenden Schenkel des Anus praeters, wobei eine ausgeprägte Divertikulose des Colon descendens, Sigmas und rekto-sigmoidalen Überganges nachgewiesen wurde.

Eine Kontroll-Computertomographie (Abb. 3) zeigte einen Rückgang der Infiltrationen im Bereich des kleinen Beckens. Bei der Laparotomie waren Sigma und rekto-sigmoidaler Übergang gut mobilisierbar, so daß sich eine enterale Kontinuität wiederherstellen ließ [5].

Einen ähnlichen Verlauf fanden wir auch beim Sigma-Rektum-Karzinom, daß mit peritumorösen Veränderungen einherging. Auch hier ergab die Laparotomie einen inoperablen Befund, so daß ein Anus praeter transversalis angelegt wurde.

Zur Dokumentation des Ausgangsstadiums wurde ein Computertomogramm vom kleinen Becken erstellt (Abb. 4), und man sieht auch hier die ausgedehnten entzündlichen Veränderungen. 3 Monate später hingegen sind im Kontroll-CT (Abb. 5) die entzündlichen Veränderungen rückläufig, und auch dieser Patient erwies sich bei der Relaparotomie als operabel.

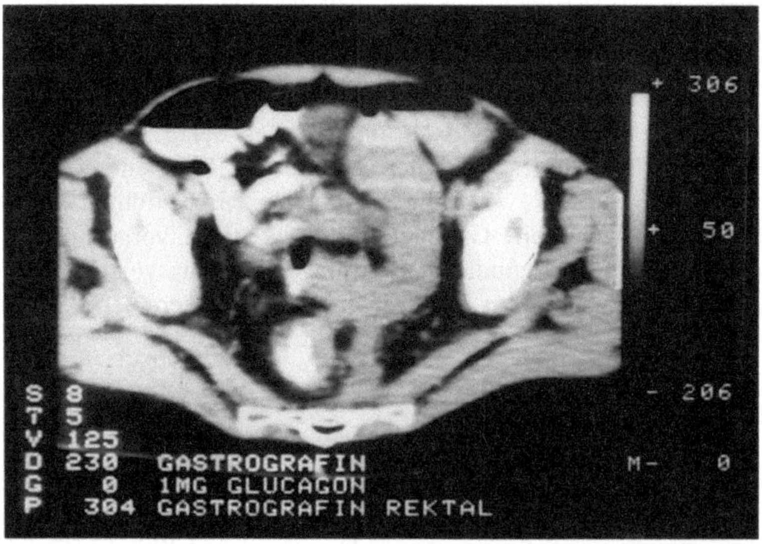


Abb. 1 CT vom Becken. Divertikulitis mit ausgedehnter peritumoröser Entzündung.

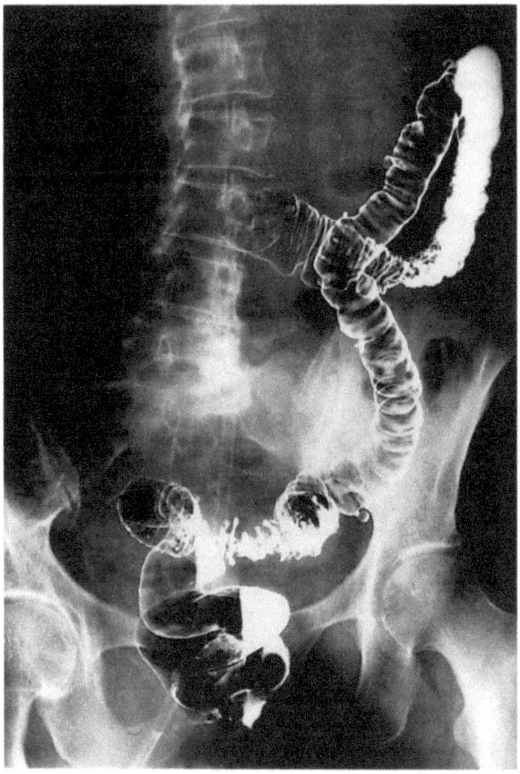

Abb. 2 Peritrast KE über den abführenden Anus-praeter-Schenkel. 3 Monate nach Anus-praeter-Anlage.

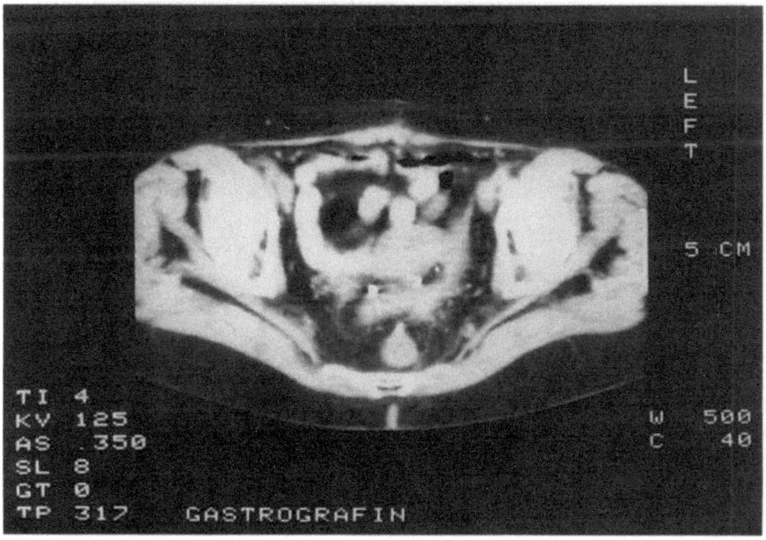


Abb. 3 CT vom Becken. Divertikulitis. Rückgang der peritumorösen Entzündung 3 Monate nach Anus-praeter-Anlage.

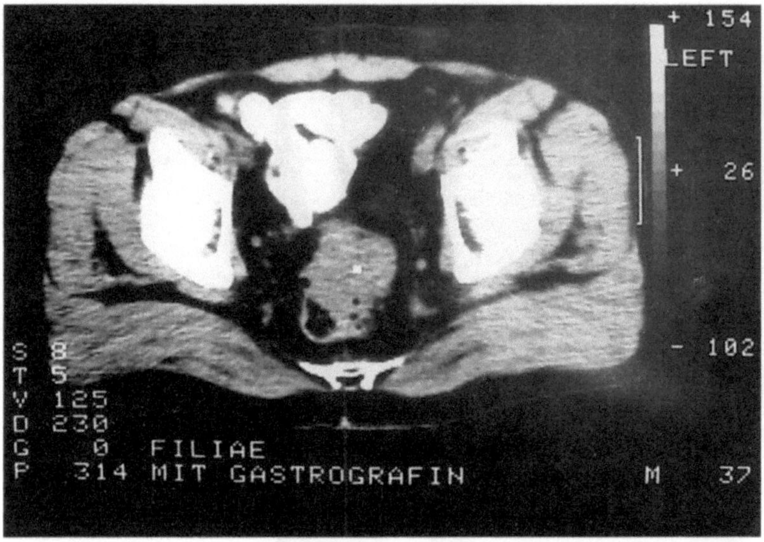


Abb. 4 CT vom Becken. Rektumkarzinom mit ausgedehnter peritumoröser Entzündung.

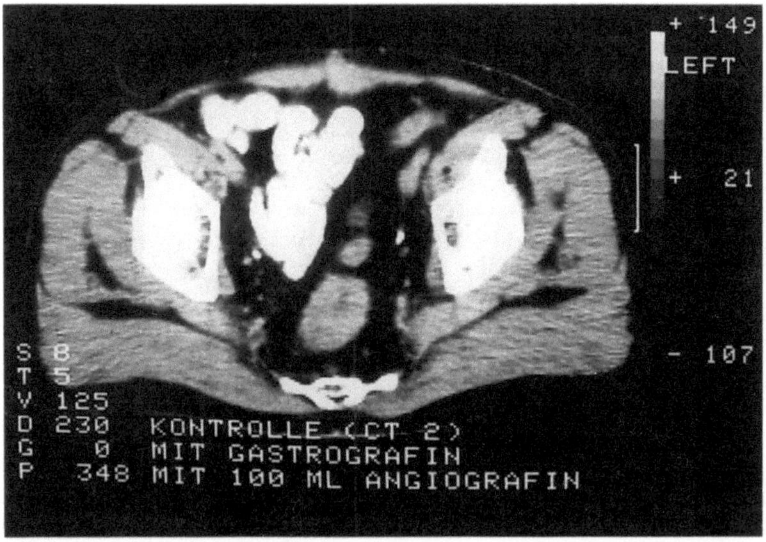


Abb. 5 CT vom Becken. Rektumkarzinom. Rückgang der peritumorösen Entzündung. 3 Monate nach Anus-praeter-Anlage.

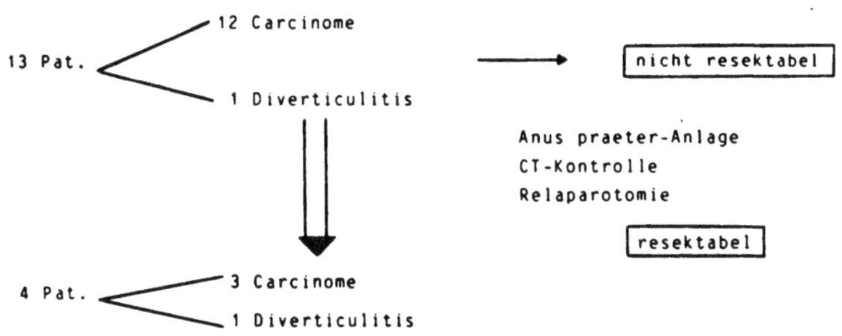


Abb. 6 Lokal ausgedehnter Rektumtumor. Bei dem Ersteingriff technisch nicht resektabel. Rückgang der peritumorösen Entzündung nach Anus-praeter-Anlage.

## Ergebnisse

Entsprechend unserem eben vorgestellten Vorgehen haben wir bislang 13 Patienten verfolgt (Abb. 6), 12 Patienten mit einem Karzinom und eine Patientin mit einer Divertikulitis. Durch Anlage eines Anus praeters konnten 4 Patienten vom nicht resektabelen in einen resektabelen Zustand überführt werden.

## Schlußfolgerung

Trotz neuer technischer Untersuchungsmethoden ist die präoperative Tumorstadieneinteilung, daß sogenannte „Clinical Staging" [4], abhängig von der Erfahrung des Untersuchers. Es wäre übertrieben, im Rahmen der präoperativen Diagnostik routinemäßig ein CT [2, 3] vom kleinen Becken durchzuführen. Beim lokal inoperabel erscheinenden Rektumtumor ist die Anus-praeter-Anlage das Verfahren der Wahl. Da aber intraoperativ das Ausmaß der peritumorösen Entzündung nicht immer abgeschätzt werden kann, ist eine Verlaufskontrolle unumgänglich. Ein Computertomogramm vom Becken und eine Kontrolle nach 3 Monaten sind durchaus in der Lage Aufschlüsse über den Rückgang von Entzündungsreaktionen zu geben.

### Literatur

[1] Alexander J., R. C. Karl, D. B. Skinner: Results of changing trends in the surgical management of complications of diverticular disease. Surgery **94** (1983) 683.

[2] Bauer, W. M., R. Wirsching, B. Sommer et al.: Indikation for, and valuation of computed tomography following anterior resection of the rectum. Gur. J. of Radiol. **2** (1982) 35.

[3] Husband, J. E., N. J. Hodson, C. A. Parsons: The use of computed tomography in recurrent rectal tumors. Radiology **134** (1980) 677.

[4] Mason, A. Y.: Rectal Cancer. The spectrum of selective surgery. Proc. Roy. Soc. Med. **69** (1976) 237.

[5] Otten, G., H. Birkenfeld, J. Menne: Fortschritte in der Therapie des Rectumcarcinoms – Nahttechnik und Ergebnisse bei einseitiger anteriorer Rektumresektion. Fortschr. Med. **99** (1981) 207.
[6] Zenker, R.: Allgemeine und spezielle Technik der wichtigsten Dickdarmoperationen. Langenbecks Arch. Chir. **276** (1953) 501.

# Welche Technik schützt vor einer Nahtinsuffizienz in einer termino-terminalen Kolonanastomose?

*H. Imdahl*

Es geht hier und heute um chirurgische Fehler. Unter diesem Tenor wird eine nach meiner Auffassung ungewöhnliche Kasuistik dargelegt. Es geht immer um eine Nahtinsuffizienz. Alle zur Sprache kommenden Operationen wurden von mir selbst durchgeführt, alle Fäden persönlich geknüpft.

*41jähriger, kräftiger Mann, ehemaliger Zeitsoldat, Fallschirmspringer, Sahara-durchquerer.* August 1984 akutes hochfieberhaftes linkes Unterbauchsyndrom. Klinisch am ehesten eine gedeckte Sigmadivertikelperforation, obschon eine Irrigoskopie 10 Tage vorher hierfür keinen Anhalt bietet. Probelaparotomie 18. 8. 1984. Befund: Apfelgroßer, schwieliger Abszeß im Mesosigma, von der Darmhinterwand nicht abgrenzbar. Der in die Abszeßhöhle geführte Zeigefinger vermeint eine Perforation der Darmhinterwand zu tasten. Mit diesem Irrtum beginnt eine Misere: Zunächst die segmentale, Sigmakontinenzresektion 12 cm mit termino-terminaler, spannungsfreier Anastomose, zweireihige Nahttechnik, protektiver Anus praeter rechtes Transversum über einen exzentrischen, den abführenden Darmschenkel verriegelnden Hautreiter. Die Eröffnung des Resektates zeigt den Irrtum: es gibt keine Darmwandperforation, der Abszeß steht in keinem Zusammenhang mit dem Sigmarohr.

8 Tage später Relaparotomie wegen Nahtinsuffizienz der Anastomose, die sich als Totalabriß herausstellt. An einer mangelhaften Mobilisation konnte es nicht liegen. Nachresektion, Rekolostomie zweireihige Nahttechnik. Ausheilung. 4 Wochen später Entlassung nach Hause mit gut funktionierendem Anus praeter.

Die Ursache des Abszesses wurde nie geklärt.

3 Monate später (Tab. 1): 9. 1. 1985 Umschneidung und intraabdominale Auslösung des Anus praeter in gewohnter Technik: sparsame Resektion, zweireihige termino-terminale Kolostomie mit kürzerer Hinterwand. Anastomose spannungsfrei, für die Daumenkuppe gut eingängig.

3 Tage später, 11. 1. 1985: Nahtinsuffizienz unter dem Bild eines septischen Schocks. *1. Relaparotomie.* Defekt in der Vorderwand der Anastomose, Hinterwand steht. Erweiterte Mobilisation beider Darmschenkel, Resektion Anastomose, terminoterminale Rekolostomie, zweireihige Nahttechnik, Anastomose spannungsfrei, daumenkuppeneingängig. 3 Tage glatter Verlauf, Darmtätigkeit mit Hilfen in Gang. Mittag 15. 1.: unter Prostigminstoß peritonealer Schock.

Tabelle 1 Chronologische Folge der Relaparotomien in Stichworten mit Hinweisen auf die jeweilige Nahttechnik an der Anastomose

| 1985 | | Nahttechnik Einr. Zweir. | Knopf U | exm. Allsch. | Z. Chrc. | Vicryl | Kleber |
|---|---|---|---|---|---|---|---|
| Lp 09. 01. | Auslösung u. Resektion, A. pr. re Transv., term.-terminal Kolostomie spannungsfrei | Zw | K | All | Z. Chrc. | | |
| 1. Relp 11. 01. | Nahtinsuffizienz – Vorderwand Anastomose. Nachresektion, Mobil. beider Schenkel, termino-terminale Reanastomose spannungsfrei | Zw | K | All | Z. Chrc. | | |
| 2. Relp 15. 01. | Nahtinsuffizienz – unterer Rand Anastomose. Nachresektion aboral. Schenkel, Hemikolektomie re, latero-terminale Ileotransversostomie | E | K | All | | Vic | |
| 3. Relp 30. 01. | Nahtinsuffizienz – Vorderwand Anastomose. Mobilisat. Ileum im Aszendensbett Neugestaltung Anastomosenvorderwand | E | U | All | | Vic | Kl |
| 4. Relp 05. 02. | Nahtinsuffizienz – Vorderwand Anastomose. Platzbauch, rechtsseitige Peritonitis, Defektübernähung, protektive endst. Ileostoma re Flanke, Bauchdeckenverschluß nur noch kutan möglich | E | U | exm | | Vic | |
| 5. Relp 14. 02. | Unvollständiger Platzbauch. 2 Defekte im ausgeschalteten Dünndarm. Nahtinsuffizienz Vorderwand Anastomose, trocken, Ileostoma funktioniert. Hautverschluß Vicryl-U-Nähte über Paragummirohr geknüpft | | | | | | |
| 6. Relp 22. 02. | Unvollständiger Platzbauch. Die beiden bekannten Dünndarmdefekte bleiben unberührt, Ileostoma funktioniert, Verschluß der Haut so gut wie möglich, Vicryl-U-Nähte | | | | | | |
| 7. Relp 26. 03. | Horizontale Lap. re Mittelbauch. Entwicklung Dünndarmkonvolut, Resektion einer 3× perforierten Dünndarmschlinge, term.-term. Anastomose. Aufl. Ileostoma, Resektion Ileotransversostomie, und des zuführenden Ileum, term.-term. Ileotransversotomie, Verschluß Bauchhöhle mit kutanem Schwenklappen | E | K | exm | | Vic | |

*2. Relaparotomie.* Untere Umrandung der Anastomose defekt. Örtliche Peritonitis. Resektion der Anastomose. Rechtsseitige Hemikolektomie. Spannungsfreie latero-terminale Ileotransversostomie, einreihige Nahttechnik. Anastomosenring für Daumenkuppe gut eingäng. Die nun seit August 1984 5mal an gleicher Stelle eröffnete Bauchdecke läßt sich mit extrakutanen Allschichtnähten schließen. Der Darm kommt in Gang, schnelle Erholung des Patienten bis zum 21. 1., d. h. über 6 Tage keine Hinweise auf eine erneute Nahtinsuffizienz.

Patient möchte am 19. 1. den Mund mit Sprudelwasser spülen, sein Leib- und Magengetränk. Es wird ihm erlaubt unter strengem Verbot des Trinkens. In den nächsten 48 Stunden – das Wochenende – auf der anästhesiologischen Aufwachstation – hat er zwei Kästen Mineralwasser „verspült". 1 Tag später Nahtinsuffizienz, septischer Schock, Austritt von Galle über die Wundhöhlendrainage. Rechtsseitige Peritonitis. Linke Bauchhöhle nicht beteiligt. Nach 12 Stunden Schock überwunden. Unter Abwarten bleibt die Peritonitis lokal, die Peristaltik kommt in Gang. Unter intensivmedizinischen Maßnahmen im ganzen gute Erholung.

Am 30. 1. 1985, also 16 Tage nach der 2., *3. Relaparotomie* durch den alten Zugang. Auflösung eines rechtsseitigen Dünndarmkonvolutes, Darstellung der defekten Vorderwand in der Ileotransversostomie, Nachresektion des nekrotischen Dünndarmrandes. Nahtverschluß des Defektes. Vicryl-Allschicht-U-Nähte. Bauchdeckenverschluß mit durchgreifenden Extrakutannähten.

5 Tage später (5. 2. 1985) erneute Nahtinsuffizienz an der Vorderwand der Ileotransversostomie. *4. Relaparotomie.* Situation jetzt schwieriger, Platzbauchbildung in der rechten paramedianen Laparotomiewunde. Faszie teilweise nekrotisch. Debridement. Peritonitis auf rechte Bauchseite beschränkt. Vorderwand der Ileotransversostomie aufgebrochen, Hinterwand intakt. Umschneidung und Übernähung des Defektes. Anastomose trocken. Jetzt einläufiges protektives Ileostoma rechte Flanke 20 cm oral der Ileotransversostomie. Verschluß der Bauchdecke nur noch kutan möglich. Vicryl-U-Nähte 00 über Plastik bzw. Tupferbäuschchen geknüpft. 7 Tage später – 14. 2. erneuter Platzbauch. *5. Relaparotomie.* Im Nahtbereich Haut nekrotisch, Laparotomie klafft, ist aber von einem intakten derben Wärzchenrasen – Haube eines Dünndarmkonvolutes – überbrückt. Im oberen Wundwinkel zwei Dünndarmdefekte, einer davon offenbar die Ileotransversostomie, geringe Sekretion. Ileostoma funktioniert. Wichtigster Akt des Eingriffs: Verschluß der unregelmäßigen Wundränder der Haut mit einer nicht ganz engmaschigen Reihe von Vicryl-U-Nähten, beidseits über ein Paragummirohr gezogen und geknüpft. Anschließend Tracheotomie.

Patient erholt sich, Darmtätigkeit über Ileostoma in Gang. Vorsichtige Trinkfütterungen, strenge Fortsetzung der intensivmedizinischen Maßnahmen. 8 Tage später unvollständiger Platzbauch. *6. Relaparotomie.* Die alten Vicrylnähte halten nicht mehr. Sie werden entfernt. Im oberen Wunddrittel hühnereigroße Höhle, in die zwei Dünndarmperforationen münden, wir lassen sie unberührt. Soweit wie möglich Verschluß der Bauchwandhaut mit Vicryl-U-Nähten. Das gelingt im oberen und unteren Wunddrittel, im mittleren nicht, hier ist der Defekt mit einem dünndarmunterkuppelten inzwischen derben Granulationsrasen überbrückt. In den nächsten 3 Wochen weitere Stabilisierung auf ganzer Linie, vorsichtiger Kostaufbau, Dialyse kann ausgesetzt werden.

26. 3. 1985 letzte, d. h. 7. *Relaparotomie* binnen 2½ Monaten. Links – gesunde Seite – quere Laparotomie in Verlängerung des rechtsseitigen Bauchwanddefektes. Von hier aus Entwicklung des ganzen peritonitischen verklebten Dünndarmkonvolutes. Kontinenzresektion einer 3 Perforationen tragenden Dünndarmschlinge mittleres Ileum, Kontinenzresektion Ileostoma, Resektion der defekten Ileotransversostomie. Erneute diesmal termino-terminale Ileotransversostomie einreihige extramuköse Nahttechnik/Vicryl. Verschluß der queren linksseitigen Laparotomie mit durchgreifenden extrakutanen Allschichtnähten Vicryl. Verschluß der rechten Bauchdecke unter Bildung eines Schwenklappens ohne nennenswerte Spannung möglich, wobei die schon mehrfach genannte derbe Granulationsplatte den Bauchwanddefekt nahe der Mittellinie überbrückt.

Es folgen 11 hoffnungsvolle Tage, keine Hinweise auf Nahtinsuffizienz, Darm- und Stuhltätigkeit mit Hilfen befriedigend in Gang. Trinkfütterungen. In der Bauchdecke heilt der Schwenklappen ein, unsicher bleibt der mit der Granulationsplatte überbrückte Defekt. Durch ihn fließt am 12. Tag Dünndarminhalt. Ursache: Spontanperforation einer Dünndarmschlinge direkt unter der Granulationsplatte. Zwanglos fließt der Inhalt nach außen. Klinisch keine auffällige Relevanz. Weil dies so war, Verzicht auf operative Versorgung, die eine Relaparotomie und die Gefährdung der ganzen Bauchdecke bedeutet hätte. 4 Tage später setzt ein Multiorganversagen ein, dem der Patient erliegt. Todesursache: Diffuse Peritonitis, deren Ursache die Obduktion in Form eines klinisch nicht erkannten erneuten Nahtbruches in der Ileotransversostomie klärt. Pathologischerseits epikritische Anmerkung: klinischer Verlauf und morphologischer Befund rechtfertigen die Vermutung, daß eine endogene Störung der Infektabwehr vorgelegen haben könnte.

Meine Frage, waren es nicht doch chirurgische Fehler?

# Indikatorische Fehler bei der sogenannten Ileozökalklappenlipomatose

*M. Kahle*

## Einleitung

Das differentialdiagnostische Spektrum chirurgischer Erkrankungen des rechten Unterbauches ist klein, und nur selten zwingen pathologische Veränderungen der Valvula Bauhini zur chirurgischen Intervention. Diffuse submuköse Fetteinlagerungen in die Lippen der Ileozökalklappe sollten zur Einengung des Ileozökalostiums mit entsprechenden Stenosebeschwerden führen [1, 2, 7, 9] und waren nach Durchsicht der Literatur bei etwa 100 Patienten Indikation für eine Operation.

Ziel dieser Untersuchung war die Beantwortung der Frage nach dem Krankheitswert der sogenannten Ileozökalklappenlipomatose (Abb. 1).

## Patienten und Methode

Untersucht wurden die Ileozökalklappen von 100 an verschiedenen Erkrankungen verstorbenen Patienten beiderlei Geschlechts, wobei jeweils Segmente aus der oberen und unteren Lippe nach Fixation in 10%igem Formalin und Färbung mit Hämatoxylin-Eosin auf dem Objektträger ausgemessen wurden. Überprüft wurde

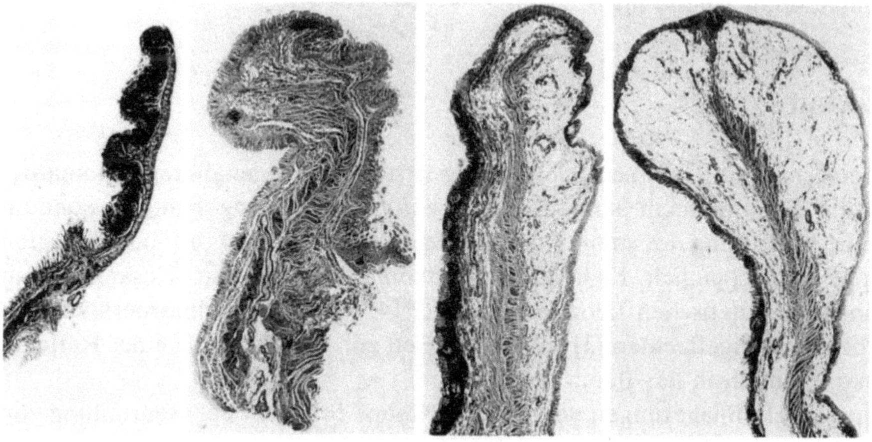

Abb. 1 Mikroskopischer Aspekt der Ileozökalklappenlipomatose in Abhängigkeit von der submukösen Fettansammlung.

Tabelle 1 Altersverteilung und Fettgehalt der Valvula Bauhini bei 100 Patienten

| Altersgruppen (Jahre) | kein Fett | Fettgehalt der Valvula Bauhini + | ++ | +++ |
|---|---|---|---|---|
| < 10 | 5 | 1 | 1 | – |
| 10–19 | 1 | 1 | 2 | 1 |
| 20–29 | – | 2 | 1 | – |
| 30–39 | – | 1 | 2 | 1 |
| 40–49 | – | 2 | 5 | 4 |
| 50–59 | 1 | 3 | 14 | 7 |
| 60–69 | – | 3 | 10 | 8 |
| 70–79 | – | 7 | 6 | 7 |
| 80–89 | – | – | 1 | 3 |

+ = < 4mm, ++ = 4–7 mm, +++ = > 7mm

weiterhin, ob Zusammenhänge zwischen dem Ausmaß der Fettansammlungen in den Klappenlippen und dem Körpergewicht bzw. den subkutanen, mesenterialen und retroperitonealen Fettmengen hergestellt werden können.

## Ergebnisse

Fettansammlungen in den Lippen der Ileozökalklappe fanden sich in 93% der Fälle, nur 7 Verstorbene, darunter 5 Neu- bzw. Totgeborene, wiesen keine Fetteinlagerungen auf (Tab. 1). Die Lippendicke betrug durchschnittlich 5 mm (1,5–17 mm). Zusammenhänge zwischen Körpergewicht oder den subkutanen, mesenterialen und retroperitonealen Fettmengen konnten nicht hergestellt werden. Das Fett ließ sich auch bei tumorkranken und kachektischen Patienten noch nachweisen. Mit 56% war der Anteil der Diabetiker in der Gruppe mit ausgeprägter Lipomatose auffallend hoch.

## Diskussion

Die Untersuchungsergebnisse zeigen, daß es sich bei der sogenannten Lipomatose der Valvula Bauhini nicht um eine krankhafte Erscheinung handelt, sondern machen die Bedeutung des submukös eingelagerten Fettes für Form und Funktion der Klappe wahrscheinlich. Es handelt sich demnach um Baufett. Zusammen mit einem noch hypothetischen Ileozökalsphinkter [4, 5] und schwellkörperähnlichen submukösen Venengeflechten [3] könnte das Fett zur Verhinderung eines Refluxes von Dickdarminhalt in das Ileum beitragen.

Die durch Fetteinlagerungen vergrößerte Klappe führt bei der Beurteilung von Dickdarmkontrasteinläufen gelegentlich zur Fehldiagnose eines Polypen oder Tumors im Zökum, insbesondere, wenn das terminale Ileum an der Zökumhinterwand einmündet. Liegen zusätzlich Beschwerden vor, meist sind es krampfartige Schmerzen, gelegentlich mit transanaler Blutung, spricht man vom **Ileozökalklappensyndrom** [6, 8]. Wahrscheinlich werden die Schmerzen durch Stenosierung des Ileozökalostiums ausgelöst, wobei es fraglich ist, ob die Fetteinlagerungen in den Klappenlippen oder zusätzlich ein Ödem für die Engstellung verantwortlich ist.

Die Koloskopie, sie ist bei röntgenologisch vergrößerter, fraglich pathologisch veränderter Valvula Bauhini immer indiziert [10], erlaubt die Bewertung dieser Veränderung und verhindert einen unnötigen operativen Eingriff bei der Ileozökalklappenlipomatose.

## Literatur

[1] Balazs, M., L. Barna, T. Kertesz: Die Lipomatose der Ileozökalklappe. Chirurg **35** (1964) 99.
[2] Bauer, M., P. Flick (1974): Die Lipomatose der Ileozökalklappe. Klinikarzt **10** (1974) 284.
[3] Carvalho, C., L. Costacurta, J. Furlani et al.: Beitrag zur Kenntnis der Submukosavenen der menschlichen Valva ileocaecalis. Anat. Anz. **135** (1974) 495.
[4] Castell, D. O., S. Cohen, L. D. Harris: Response of human ileocecal sphincter to gastrin. Am. J. Physiol. **219** (1970) 712.
[5] Gazet, J. C., R. J. Jarrett: The ileocaeco-colic sphincter. Brit. J. Surg. **51** (1964) 368.
[6] Gazet, J. C.: The ileocecal valve syndrome. Brit. J. Surg. **51** (1964) 371.
[7] Hulten, J.: Lipomatosis of the ileocecal valve. Acta Chir. Scand. **129** (1965) 104.
[8] Lasser, E. C., L. G. Rigler: Ileocecal valve syndrome. Gastroenterology **28** (1955) 1.
[9] Spieler, U., P. Frey: Lipomatose der Ileozökalklappe. Schweiz. Med. Wochenschr. **107** (1977) 280.
[10] Strauch, M., W. Remmele, R. Ottenjann: Endoscopic Bioptic Diagnosis of Lipomatosis of the Ileocecal Valve. Acta Hepato-Gastroenterol. **19** (1972) 408.

# Analchirurgie

*R. Winkler*

## Einleitung

Der besondere Reiz der Proktologie liegt in der Differenzierung des Ähnlichen bei großer Vielfalt des Gleichen. Diese Feststellung impliziert ein gerüttelt Maß an Erfahrung. Und eben hierin mangelt es in der Praxis trotz eines wohltuend spürbar gewordenen Problembewußtseins doch sehr erheblich. Die Ursachen liegen auf der Hand: Ein Studium der Vorlesungsverzeichnisse und des Gegenstandskatalogs lassen unschwer den geringen Stellenwert der Proktologie in der medizinischen Ausbildung erkennen.

Dagegen steht das Wissen, daß unter den heutigen Lebensbedingungen, deren Fehlfaktoren sich kursorisch mit der Ernährungsweise (Schlagworte: Fleisch-Fettreichtum, Ballaststoffarmut, Genußmittelüberkonsum an Koffein, Nikotin, Alkohol, Gewürzen, Süßigkeiten) sowie Mangel an Bewegung und körperlicher Ausarbeitung benennen lassen, wenigstens 70% aller Erwachsenen irgendwann Probleme in der Analsphäre entwickeln werden. Selbst Hämorrhoidalbeschwerden bei Kindern sind heute keine Raritäten mehr. Damit haben diese Leiden den Rang von Volkskrankheiten. Dem Wissens- und Erfahrungsdefizit in zumeist überdurchschnittlich gut besuchten Fortbildungsveranstaltungen abhelfen zu wollen, ist bei allem löblichen Bemühen sicher ungenügend. Andererseits, die CAO bietet 15 Ausbildungszentren an; nach meinem Kenntnisstand sind sie, vorsichtig ausgedrückt, nur in bescheidenem Umfang angenommen worden.

Fehler in Indikation und Therapie proktologischer Leiden sind daher in einem erheblichen Umfang vorprogrammiert. Daß sie nicht häufiger gravierend zu Buche schlagen, liegt in der selten lebensbedrohlichen Natur dieser Erkrankungen.

## Fehler aus Diagnostik

### Verkennungen

#### Hämorrhoidaler Formenkreis

Kardinales Problem ist unverändert die Bagatellisierung der peranalen Blutung. Daß der Grundsatz, jede peranale Blutung so lange als karzinomverdächtig anzusehen, so lange eine Neubildung nicht sicher ausgeschlossen wird, noch seiner Realisierung harrt, belegt die seit Jahrzehnten unveränderte Relation, wonach 70% aller Fehldiagnosen oder Diagnoseverschleppungen bei kolorektalen Karzi-

Tabelle 1 Diagnostische Fehler am Beispiel (aus Winkler [9])

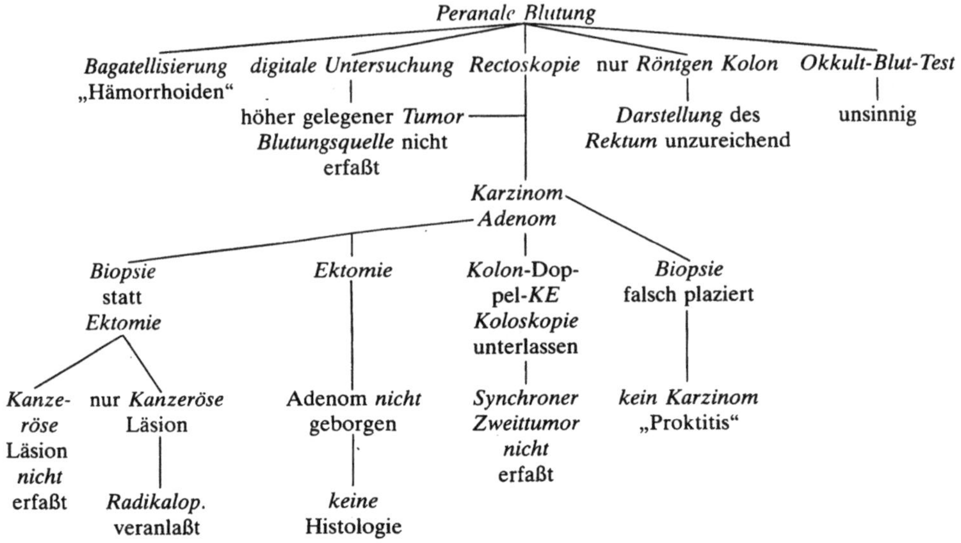


nomen auf eine Fehldeutung als Hämorrhoidalleiden hinauslaufen. Daß hierbei eine Fülle von Fehlverhaltensweisen möglich sind, veranschaulicht die Tabelle 1. Sie kulminiert in der unsinnigen Anwendung von Okkultbluttesten, die – methodisch bedingt – dann sogar häufig negativ ausfallen müssen und daraufhin als vermeintlicher Ausschluß einer bösartigen Neubildung angesprochen werden. Zur Vermeidung von Irrtümern muß daher nach einem planmäßigen taktischen Register vorgegangen werden (Tab. 2).

Steht die Diagnose Hämorrhoidalleiden, ist das weitere therapeutische Vorgehen weitgehend unstrittig, d. h. die Stadien I und II werden konservativ, das Stadium III des Prolapses vor den Anus zweckmäßig operativ behandelt, da nur so ein zufriedenstellendes Dauerresultat erreicht werden kann. Für die Diagnose Prolaps sind aber die anamnestischen Angaben und der alleinige Pressversuch vielfach unzureichend, zuverlässig ist nur die postdefäkale Beobachtung oder die Ausleitung mit dem Proktoskop im synchronen Pressakt.

Nimmt man die Einweisungsdiagnosen zum Maß, bereiten offensichtlich die Differenzierung von perianaler Thrombose, Hämorrhoidal- bzw. Analprolaps und Rektumprolaps die größten Schwierigkeiten. So werden perianale Thrombosen häufig als akuter Hämorrhoidalprolaps, inkarzerierter Hämorrhoidalknoten oder – vage formuliert – als akuter Hämorrhoidalanfall angesprochen. Dabei ist die Differenzierung, sieht man von der charakteristischen Anamnese ab, die fast schon eine Telefondiagnose erlaubt, einfach: es fehlt die Auswendung der Linea dentata.

Fehlt der anamnestische Hinweis auf eine Inkontinenz, sind Anal- und Rektumprolaps von der Vorgeschichte durchaus verwechselbar. Der Preßversuch, bei zweideutigem Befund die postdefäkale Situation zeigen charakteristischerweise die

Tabelle 2 Diagnostisches Vorgehen bei peranaler Blutung

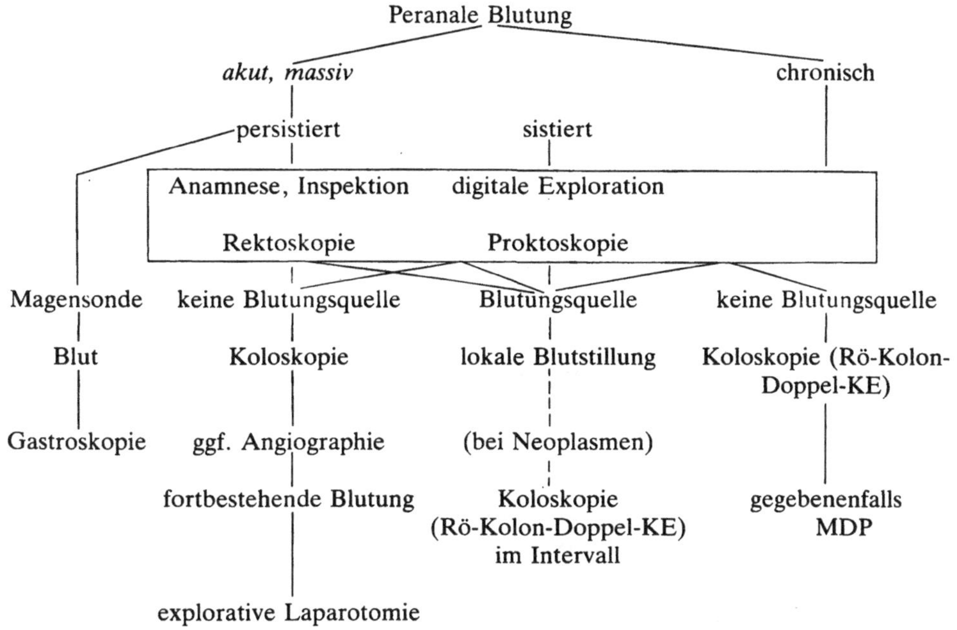


radiäre Fältelung bei geschlossenem Analkanal des Hämorrhoidalprolaps, dagegen eine zirkuläre Faltenbildung mit klaffendem Analkanal bei Rektumprolaps. Hier der normale bis deutlich erhöhte Sphinkertonus, dort die Sphinkter- und Beckenbodeninsuffizienz sollten Verwechslungen mit ihren ganz unterschiedlichen therapeutischen Anforderungen ausschließen.

An einen Prolaps ist immer auch dann zu denken, wenn sich ein Ulcus recti findet. Fällt der Darm vor den After, ist die Situation eindeutig. Schwierig wird die Deutung bei der Invagination. Sie kann aber in Narkose durch Klemmenzug reproduziert werden, wobei sich das Ulkus auf die Kuppe des Invaginats lokalisiert. Therapeutische Maßnahmen am Ulkus können unter diesen Umständen keinen Erfolg haben, da sie die auslösenden Ursachen nicht beseitigen.

Die vielfach als morphologische Variante des Ulcus simplex gedeutete Colitis cystica profunda kann insofern zu verhängnisvollen Irrtümern Anlaß werden, als die in die Tiefe versprengten zystischen Anteile auch histologisch in der Biopsie zum Trugschluß eines invasiven Karzinoms verleiten [9]. Klärung kann nur die in-toto-Exstirpation bringen.

Fast regelhaft als Hämorrhoidalleiden fehlgedeutet wird auch die von mir so genannte, gar nicht so seltene suprasphinktere Proktitis, die ich als Abortivform der Colitis ulcerosa ansehe. Mit dem Leitsymptom schmerzlose Defäkationsblutung, ferner Nässen und Pruritus ist sie zugegebenermaßen vom Beschwerdebild dem Hämorrhoidalleiden sehr ähnlich. Da sie sich oft nur wenige Zentimeter unmittelbar oberhalb der Linea dentata ausbreitet und mit scharfer Grenze zur gesunden Mukosa abgesetzt ist, wird sie auch endoskopisch leicht passiert, ohne als solche erkannt zu werden, wenn man nicht daran denkt. Mindestens jedoch wenn Sklerosierungsmaßnahmen nichts oder gar eine Verschlechterung bringen, sollte nach ihr gefahndet werden. Da sie spontane Vollremissionen kennt, kann aber die diagnostische und therapeutische Irrfahrt der Betroffenen sehr lange werden.

**Perianale Fisteln**

Im allgemeinen sollte die Differenzierung der hauptsächlichen Fistelformen Analfistel, Pyodermia fistulans sinifica und Sinus pilonidalis keine Probleme bereiten. Blande Verlaufsformen und gering ausgeprägte Narbenreaktion intraanaler Quellgebiete können jedoch gelegentlich Verwechslungen von Pyodermie und Analfistel vorkommen lassen. Schwierig kann bei fistulösen Analläsionen die Erkennung als Morbus Crohn werden, wenn es sich um die Erstmanifestation des Leidens handelt, wobei die anale Läsion der intestinalen in über 10% der Fälle bis zu mehreren Jahren vorauseilen kann. Andererseits je schwerer der anale Befall, desto unmittelbarer steht die intestinale Manifestation bevor. Jede ungewöhnliche Befundkonstellation, Fisteln in atypischem Ursprung und Ausbreitung, ein ausgeprägt dystropher Charakter bei hohem destruktiven Potential und vor allem ein junges Erkrankungsalter sollten an einen Morbus Crohn denken lassen [7, 8]. Hier wird die anale Läsion zur Indikatorkrankheit. Zwar gehört das Verkennen einer Morbus Crohn-bedingten Analläsion zu den verzeihlichen Fehlern proktologischer Diagnostik, doch können dem Erkrankten viel Leid und Irrwege erspart werden, wenn sie rechtzeitig bedacht werden.

Zu selten erkannt werden nach meiner Einschätzung die inkompletten Analfisteln, die wohl häufigsten Auslöser einer chronischen Fissur. Vielfach stellt die Fissur nur das intraanale Perforationsulcus dar. Hier darf angemerkt werden, daß der Übergang einer akuten in eine chronische Fissur eher die Ausnahme bildet, wenn man nicht die Persistenz einer mangelhaft behandelten akuten Fissur als chronisch wertet.

Die Beziehungen der inkompletten Fisteln zu den in ihrem Krankheitswert umstrittenen Kryptitiden sind fließend. Pathognomisch ist der punktuelle Druckschmerz in der Kryptenlinie der hinteren Kommissur mit einer hirsekorngroßen umwallten Einsenkung. Proktoskopisch findet sich eine Rötung, oft nur eine vermehrte parallel-streifige Gefäßzeichnung an der schuldigen Krypte. Beweisend ist die Expression eines Eiterpfröpfchens bei Druck auf den Kryptengrund.

**Verletzungen**

Pfählungstraumen sind anamnestisch oft schwer eingrenzbar bezüglich Verletzungsmechanismen und Eindringtiefe. Hinter banalen äußeren Verletzungen können sich schwere innere Läsionen verbergen. Klärt die digitale Untersuchung das Verletzungsausmaß nicht, sind endoskopische Manöver nur mit größter Vorsicht einzusetzen, der Verletzungsumfang läßt sich aber zuverlässig durch Röntgenkontrasteinläufe mit wasserlöslichen Kontrastmitteln darstellen. Bagatellisierungen haben, auch unter forensischen Aspekten, oft verheerende Folgen. Grundsätzlich sollten derartige Verletzungen stationär überwacht werden. Gleiche Vorsicht gilt für anale Manipulationen, z. B. bei in masturbatorischer Absicht eingebrachten z. T. monströsen Fremdkörpern.

Zu den schwerwiegendsten Verletzungen gehören die beim Barium-Kontrasteinlauf. Sie belasten die Betroffenen oft lebenslang und können einen definitiven Kontinenzverlust zur Folge haben. Ist die intraperitoneale Perforation bei sofortiger Erkennung noch mit relativ guten Spätergebnissen, wenn auch um den Preis einer passageren Kolostomie angehbar, beinhaltet die extraperitoneale Extravasation einen irreversiblen Dauerschaden mit chronisch fistelnder Bariumphlegmone und Sekundärkomplikationen vornehmlich an den Harnwegen. Zur Schadensbegrenzung ist nur die unverzügliche ausschaltende Kolostomie geeignet, Lokalmaßnahmen mit Freilegung und Spülung bringen nichts, verschlimmern aber oft das Leiden [1].

## Taktische Fehler

Sie betreffen den zeitlichen Mitteleinsatz und die befundangepaßte Methodenwahl. Im wesentlichen laufen sie darauf hinaus, daß der primäre Mitteleinsatz überzogen und/oder das Timing ungünstig waren. Beispielhaft mag für diese Einschätzung die synchrone Therapie von Abszeß und auslösender Analfistel stehen. Ich gebe zu, daß es Situationen gibt, in denen eine breite Verbindung zur gleichzeitigen Sanierung geradezu einlädt. Greift der Abszeß nicht zu weit zirkulär aus, dann ist eine Spaltung auch statthaft, andernfalls legt man besser einen Drainage- und Markierungsfaden und operiert im Intervall nach Stabilisierung der Abszeßwunde [2, 4, 6, 7, 9].

Ein schwerer Fehler ist aber, beim Abszeß nach der schuldigen Fistel zu suchen. Die Gefahr, in den entzündlich aufgelockerten Strukturen via falsa zu sondieren, ist unkalkulierbar groß, der Flurschaden für die nachfolgende Rezidivoperation oft beträchtlicher als durch das alleinige Fistelleiden selbst.

Mehrzeitiges Vorgehen ist bei ausufernden Fistelleiden ohnehin empfehlenswert. Behandlungsziel ist gleichsam die Reduktion einer komplizierten auf eine einfache Wunde. Besonderes Gewicht erhält diese taktische Marschroute bei den analen Crohn-Manifestationen, insbesondere so lange die Krankheitsdynamik noch schwer abschätzbar ist.

Mehrzeitigkeit ist auch das Gebot bei anorektalen Verletzungen. Primäre Rekonstruktionsversuche heilen praktisch nie. Der durch die Infektion bewirkte Sekundärschaden und die hieraus resultierenden Narbenbildungen beeinträchtigen die späteren Rekonstruktionsmöglichkeiten. Neben der ausschaltenden Kolostomie sollten allein Wundtoilette, Sicherstellung einer breiten Drainage und allenfalls einige Situationsnähte erfolgen, die die Wundsekretion nicht behindern. Nach

Ausheilung wird dann die Rekonstruktion unter dem Schutz der Kolostomie vorgenommen.

Einen manifesten Hämorrhoidalprolaps konservativ, gleich durch welches Verfahren, behandeln zu wollen, überfordert die Methoden. Nur unter dem Aspekt „Linderung und Zeitgewinn" mag die allein indizierte Operation derart befristet umgangen werden. Wer mehr erreichen will, betrügt sich und seinen Patienten.

Die Problematik, wann ein neuer Behandlungsweg jenen Grad an Verbindlichkeit erreicht hat, daß seine Nichtbefolgung als Fehler anzusehen wäre, läßt sich besonders am Analkarzinom aufzeigen. Waren in der Vergangenheit schon Operation und Strahlentherapie therapeutische Alternativen, wobei die Kombination beider die besten Resultate ergab, ist jetzt mit der initialen synchronen Chemoradiotherapie [3, 5] eine Möglichkeit gegeben, in einem hohen Prozentsatz (bis zu 70%) bereits derart eine Tumorsterilisation zu erreichen. Wenn auch wegen der kleinen Fallzahlen und erst vergleichbar kurzer Nachbeobachtungszeiträume eine definitive Würdigung des neuen Weges nicht erfolgen kann, so sind die Erfahrungen doch so ermutigend besser als die bisherigen, daß auch schon unter dem Aspekt der Minimalisierung des Eingriffs und der Kontinenzerhaltung eine derartige Vorbehandlung geboten erscheint. Doch kann man deswegen den traditionellen Weg schon als Fehler abtun?

## Operative Fehler

Beginnen wir mit einer positiven Feststellung: Die Anschauungen über die operativen Notwendigkeiten begegnen unter Proktologen chirurgischer Provenienz einem bemerkenswerten Maß an Übereinstimmung. Es sind daher oft die Probleme des „Zuviel" oder „Zuwenig", des „Zufrüh" oder „Zuspät", aus denen unerfreuliche Ergebnisse erwachsen.

Am deutlichsten wird dies im Bereich der Fistelchirurgie. Die mangelhafte Abszeßfreilegung, verbunden mit ungünstigen Schnittführungen, vor allem aber die unterlassene oder unzureichende Durchtrennung der Fascia transversalis bei ischiorektalen Abszessen chronifizieren das Entzündungsgeschehen. An die Stelle fast schlagartiger Beschwerdefreiheit tritt die Beschwerdepersistenz und die Notwendigkeit der Nachinzision [7]. Die unübersehbaren Mängel der Fistelchirurgie – fast die Hälfte des eigenen Krankengutes sind Wiederholungseingriffe mit median 2,3 Voroperationen, Abszeßspaltungen nicht mitgerechnet – lassen sich im wesentlichen auf einen falsch verstandenen Respekt vor dem Sphinkterapparat und vor der Größe der Weichteilwunde zurückführen, konkret auf eine Unterlassung der Durchtrennung des sphinkterdurchbohrenden Hauptganges und eine ungenügende Freilegung des perisphinkteren Fistelsystems mit Belassung von Nebengängen und mangelhaft drainierten Abszeßtaschen und Resthöhlen. Auch große Weichteildefekte heilen erstaunlich schnell; dazu ist aber auch die Entfernung sperrender Narbenpartien erforderlich, um die gute Schrumpfungsfähigkeit der Region zur

Wirkung zu bringen. Die Identifikation des Fistelsystems wird durch Blaumilchinjektion wesentlich erleichtert, da eine Imbibierung des perifistulösen Gewebes unterbleibt. Sondierungen sollten sanft den Gängen nachspüren. Wer die Sonde als Bohrer mißbraucht, wird sich seine eigenen Fisteln schaffen. Schließlich bedeutet eine mangelhafte Nachsorge mit unterlassenen Wandaustastungen die Gefahr der Entwicklung oberflächlicher Verklebungen und damit von Scheinrezidiven primär korrekt operierter Fisteln [7, 9].

Daß die chronische Fissur vielfach von einer inkompletten Analfistel unterhalten wird, klang bereits an. Dann kann die laterale Sphinkterotomie, die ohnehin nur bei erhöhtem Tonus eingesetzt werden darf, naturgemäß nicht helfen. Die mit der Fistelexzision und Durchtrennung des Narbenriegels verbundene Sphinkterfreilegung ist – ähnlich der Eisenhammerschen Sphinkterotomie – dann zumeist auch ausreichend, eine zusätzliche laterale Sphinkterotomie also entbehrlich. Das Hauptgefahrenmoment der lateralen Sphinkterotomie selbst liegt in der Verletzung des Kryptengrundes, die über einen intersphinkteren Abszeß, selten blande zur Entwicklung einer Analfistel führt.

Daß die Therapie der Crohn-Fistel kontrovers beurteilt wird, ist ein Faktum. Ich möchte eine Lanze für eine radikalere Einstellung brechen, vor allem ihr den Ruch des Fehlerhaften nehmen, wohl wissend um das Verdikt von Alexander-Williams, daß Inkontinenz nach Behandlung Crohnscher Analläsionen nicht das Ergebnis aggressiver Entzündung, sondern aggressiver Chirurgen sei. Voraussetzung für ein radikaleres Vorgehen ist, daß der Mastdarm entzündungsfrei ist und die Fistel einen die anatomischen Gesetzmäßigkeiten respektierenden Verlauf nimmt. Vielleicht kann die Definition: „Analfistel bei Morbus Crohn" und „Crohn-Fistel" eine Entscheidungshilfe für radikales oder nur drainierendes Vorgehen sein.

Für kaum eine proktologische Operationsindikation gibt es ähnlich viele Empfehlungen wie für den Sinus pilonidalis. Im Zweifelsfall ist die offene Behandlung nie verkehrt, wenn auch oft frustierend langwierig. Eine Naht sollte nur bei unschriebenem Entzündungsraum und weitgehend fehlender eitriger Komponente erfolgen, dann zweckmäßig im Sinne der die Scherkräfte neutralisierenden Schrägexzision [8].

Die Anodermvernichtung, prototypisch für den sogenannten Whitehead-Schaden (wobei historische Gerechtigkeit den Hinweis gebietet, daß Whitehead nur eine zirkuläre Ausmerzung der Zona hämorrhoidalis empfahl) sollte als operativer Fehler Vergangenheit sein, wenn auch die klinische Wirklichkeit bisweilen dies zu widerlegen scheint. So kann ein solcher Schaden auch eintreten, wenn bei segmentärer Hämorrhoidektomie zu schmal belassene Anodermbrücken sekundär zugrunde gehen. Häufiger resultiert dann jedoch eine Analstenose. Der Hämorrhoidalprolaps ist selten ein isolierter Vorfall der vergrößerten Knoten, meist ist er mit einer Lockerung und Auswendung des Anoderms verbunden. Der ineinander verschachtelte Kontinenzapparat ist gleichsam teleskopartig gegeneinander verschoben, die anale Druckzone liegt nicht mehr in der Höhe der höchsten Sensibilität an der Linea dentata, sondern im asensiblen Schleimhautniveau. Die Anodermrückverlagerung nach Parks ist von daher ein logischer Bestandteil der Hämorrhoidektomie [4]. Allerdings wird dieses Ergebnis vielfach auch durch narbig-introvertierende Schrumpfungen bei den Methoden Milligan-Morgan bzw. Miles-Gabriel erreicht.

Es sei schließlich noch eine Anmerkung zu den intrarektalen Fremdkörpern erlaubt. Vielfach handelt es sich um konische und glattwandige Gebilde, wenn auch dem Einfallsreichtum der Masturbanten kaum Grenzen gesetzt scheinen. Derartige Gebilde lassen sich instrumentell kaum fixieren. Zur Vermeidung von Sekundärschäden sollte die Extraktion dann nur in tiefer Intubationsnarkose nach schonender Sphinkteraufdehnung zweckmäßig manuell durchgeführt werden.

## Schlußbetrachtung

Proktologie lebt von der Erfahrung und der Einfachheit der Maßnahmen, sicherlich in der Diagnostik, häufig auch in der Therapie. Von daher ist sie prädestiniert zu ambulanter Durchführung. Gerade hier können aber nicht geringe Probleme erwachsen [2, 9]. Faustregel sollte daher sein, nur solche Eingriffe ambulant vorzunehmen, die sich in ihrem Umfang exakt kalkulieren lassen. Nimmt man noch den schwer wägbaren Faktor Patient hinzu, so kann es kein festgefügtes Register aus bedenkenlos ambulant und unbedingt stationär durchführbaren Leistungen geben. Einigermaßen zuverlässig definierbar sind nur die Endpunkte der Skala. Proktologie lebt aber auch von der Risikoarmut. Nur ausnahmsweise haben Leiden einen akut lebensbedrohlichen Charakter. Auch indikatorische und operative Fehler sind selten vitaler Natur. Sie können aber dem Patienten lebenslang die Lebensfreude trüben, ihn in die Invalidität treiben. Darum auch werden Fehlbehandlungen vergleichsweise häufig zum Anlaß gerichtlicher Auseinandersetzungen. Das Zerwürfnis findet dann vielfach seine Erklärung in einer unverständlichen Bagatellisierungstendenz und mangelhafter Aufklärung. Das Geschehen spielt sich für die Betroffenen im wahrsten Sinne im Verborgenen ab, die komplizierten Zusammenhänge sind ihnen kaum verständlich zu machen, latent schwingt Krebsangst mit. So mögen diese Betrachtungen, die nur auf die nach meinen Erfahrungen häufigsten Fehler eingehen konnten, ausklingen mit einem nachhaltigen Appell an eine gewissenhafte Aufklärung, die auch den graphisch wenig Begabten öfter zum Mittel der Handskizze greifen lassen sollte.

## Literatur

[1] Appel, A., M. Heinrich, H. F. Brettel: Rektumverletzungen bei Bariumkontrasteinläufen. Chirurg **46** (1975) 331.

[2] Farthmann, E. H., R. Winkler: Gefahren und Grenzen der ambulanten Proktologie. Chirurg **53** (1982) 343.

[3] Nigro, N. D., H. G. Seydel, B. Considine et al.: Combined preoperative radiation and chemotherapy for squamous cell carcinoma of the anal canal. Cancer **51** (1983) 1826.

[4] Parks, A.: Anorektale Chirurgie. In: Chirurgie der Gegenwart (Hrsg. R. Zenker, F. Deucher, W. Schink), Bd. 2. Urban u. Schwarzenberg, München 1976.
[5] Sischy, B., J. H. Remington, E. J. Hinson et al.: Definitive treatment of anal-canal carcinoma by means of radiation therapy and chemotherapy. Dis. Colon Rectum **25** (1982) 685.
[6] Stelzner, F.: Eingriffe am Mastdarm und After. In: Intra- und postoperative Zwischenfälle (Hrsg. G. Brandt, H. Kunz, R. Nissen), 2. Aufl. Thieme Verlag, Stuttgart 1972.
[7] Stelzner, F.: Die anorektalen Fisteln, 2. Aufl. Springer Verlag, Berlin – Heidelberg – New York 1976.
[8] Winkler, R. (Hrsg.): Proktologische Indikationen und Therapie. Enke Verlag, Stuttgart 1982.
[9] Winkler, R.: Die endoskopischen, analen und transanalen Eingriffe. Langenbecks Arch. Chir. **361** (1983) 625.

# Indikatorische und operative Fehler bei der Behandlung des Hämorrhoidalleidens II. und III. Grades unter besonderer Berücksichtigung der lateralen Sphinkterotomie

*R. Schlemminger, W. Peitsch*

## Einleitung

Im Rahmen einer proktologischen Sprechstunde nimmt die Behandlung des Hämorrhoidalleidens einen breiten Raum ein. Die Therapie des Hämorrhoidalleidens ist abhängig von den Beschwerden des Patienten, dem Alter, dem Ausprägungsstadium der Hämorrhoiden sowie der Pathogenese und den anatomischen Verhältnissen (Tab. 1). Über das stadiengerechte Vorgehen herrscht weitgehend Einigkeit. Bei Hämorrhoiden I. Grades stehen konservative Maßnahmen wie Verödung oder Barronligatur im Vordergrund [1, 3]. Bei der Behandlung höhergradiger Hämorrhoiden konkurrieren konservative und operative Maßnahmen. Wichtig für die Therapie ist die Differenzierung im Rahmen der Pathogenese. Häufig handelt es sich um Patienten mit erhöhtem Sphinktertonus, die höhergradige Hämorrhoiden entwickeln. Für die Pathogenese werden eine Störung der transsphinkteren venösen Abflüsse sowie Scherkräfte verantwortlich gemacht [3]. Davon zu unterscheiden ist eine geringere Gruppe von Patienten mit schlaffem Beckenboden und erniedrigtem Sphinktertonus.

Bei Patienten mit Hämorrhoiden II. Grades und erhöhtem Sphinktertonus ergibt sich als therapeutischer Ansatz dessen Normalisierung. Dies kann durch Analdilatation und Sphinkterotomie erreicht werden. Bei normalem oder erniedrigtem Sphinktertonus besteht die Therapie allein in Beseitigung des vergrößerten Hämorrhoidalknotens. Dies kann entweder konservativ durch Barronligatur oder durch Exzision nach Parks erfolgen. Vergleicht man die manuelle Sphinkterdeh-

Tabelle 1 Therapie des Hämorrhoidalleidens

Die Therapie des Hämorrhoidalleidens ist abhängig von:
- Beschwerden
- Alter
- Ausprägungsstadium der Hämorrhoiden
- Pathogenese
- anatomischen Verhältnissen

Tabelle 2 Vergleich Analdilatation – Sphinkterrotomie (manuelle Sphinkterdehnung)

| | Analdilatation | Sphinkterotomie |
|---|---|---|
| Vorteil: | Leichte technische Durchführbarkeit | standardisiertes Vorgehen, Tonusminderung exakter durchführbar |
| Nachteil: | Belassen des Hämorrhoidalknotens Tonusminderung schlecht „dosierbar" | Belassen des Hämorrhoidalknotens funktionelles Ergebnis durch indikatorische und operative Fehler beeinträchtigt |

nung mit der lateralen Sphinkterotomie, so ergeben sich bei beiden Verfahren Vor- und Nachteile (Tab. 2). Ein Vorteil der manuellen Sphinkterdehnung ist die leichte technische Durchführbarkeit. Der Nachteil besteht darin, daß der vergrößerte Hämorrhoidalknoten belassen wird. Die durch Dehnung erreichte Tonusverminderung ist bei manuellem Vorgehen individuell sehr verschieden und schlechter „dosierbar". Die Sphinkterotomie hat den Vorteil des standardisierten Vorgehens. Eine Tonusverminderung ist exakter ausführbar. Der Hämorrhoidalknoten wird auch bei diesem Verfahren belassen, eine Kombination aus Exzision des Hämorrhoidalknotens und Sphinkterotomie ist wegen der Gefahr der Fistelbildung nicht zu empfehlen.

# Methodik

## Technik der lateralen Sphinkterotomie – Indikation und operative Fehlermöglichkeiten [2]

Die laterale Sphinkterotomie wird von uns in folgender Technik durchgeführt [3]: Nach Einsetzen des Sphinkterotomiespreizers nach Parks wird der Musculus sphincter ani internus bei 3.00 Uhr in Steinschnittlage zur Schleimhaut hin und zum intermuskulären Spalt hin mit Adrenalin-Kochsalzlösung 1:300000 unterspritzt. Von einer seitlichen Inzision wird der Musculus sphincter ani internus dargestellt, die Fasern des intermuskulären Septums müssen geschont werden. Der Sphincter ani internus wird bis zur Höhe der Linea dentata präpariert. Anschließend wird der Muskel zur Höhe der Linea dentata eingekerbt. Verschluß der Wunde durch Hautnaht. Nach Abschluß des Eingriffes kann die Inzisionsstelle als keilförmiger Defekt durch die Analhaut getastet werden.

Indikatorische Fehler bei diesem Verfahren ergeben sich in zweierlei Hinsicht: Bei Patienten mit höherem Alter und vorliegender Sphinktersklerose besteht nach lateraler Sphinkterotomie ein hohes Risiko bezüglich der Inkontinenz. Zum anderen ist bei Vorliegen von Begleiterkrankungen, wie zum Beispiel oberflächlichen Fissuren oder Rhagaden, die Indikation zu einem konservativen Therapieversuch zu überprüfen (Tab. 3).

Tabelle 3 Indikatorische Fehlermöglichkeiten bei lateraler Sphinkterotomie bei Hämorrhoiden II. Grades

- Höheres Alter (> 60 Jahre), Sphinktersklerose
- Vorliegen von Begleiterkrankungen, die zunächst konservativ behandelt werden können

Tabelle 4 Operative Fehlermöglichkeiten bei lateraler Sphinkterotomie

- Präparation zu weit medial mit Verletzung des Anoderms
- Verletzung der Rektumschleimhaut bei Darstellung des Sphinkters mit Gefahr der Fistelbildung
- mangelnde Schonung von Externusanteilen
- zu sparsame oder ausgedehnte Sphinkterotomie

Tabelle 5 Ergebnisse nach lateraler Sphinkterotomie (Chir. Universitätsklinik Göttingen 1980–1985)

| | | |
|---|---|---|
| Anzahl der Eingriffe | n = 125 | |
| Gruppe I: Analfissur | n = 96 | |
| Gruppe II: Hämorrhoiden II. Grades | n = 29 | |
| Hämorrhoiden II. Grades nach Sphinkterotomie | | |
| Gruppe I: | n = 21 | (21,9%) |
| Gruppe II: (Rezidiv): | n = 5 | (17,2%) |
| Durchschnittsalter der Patienten 41,6 Jahre | | |

Operative Fehlermöglichkeiten bei der lateralen Sphinkterotomie ergeben sich in mehrfacher Hinsicht: Erfolgt die Präparation zu nah am Anoderm, besteht die Gefahr der Nachblutung durch Verletzung des äußeren Hämorrhoidalplexus. Ferner können im Bereich des hoch sensiblen Anoderms postoperative Schmerzen auftreten. Bei Darstellen des inneren Sphinkters darf die Rektumschleimhaut nicht verletzt werden, eine postoperative Fistelbildung kann die Folge sein. Die Anteile der Externusmuskulatur müssen im Bereich des intermuskulären Spaltes sowie im Bereich der Pars subcutanea sorgfältig geschont werden. Eine weitere Fehlermöglichkeit besteht in der zu sparsamen oder zu ausgedehnten Sphinkterotomie (Tab. 4).

Eigene Ergebnisse nach lateraler Sphinkterotomie (Tab. 5). In der Chirurgischen Universitätsklinik Göttingen wurde in den Jahren 1980–1985 125mal eine laterale Sphinkterotomie durchgeführt. Bei 96 Patienten bestand eine chronische Analfissur, bei 29 Patienten Hämorrhoiden II. Grades. Im Rahmen von Kontrolluntersuchungen wurden Hämorrhoiden II. Grades nach lateraler Sphinkterotomie wegen Analfissur in 21 Fällen (21,9%) diagnostiziert, in 5 Fällen traten nach lateraler Sphinkterotomie wegen hochgradiger Hämorrhoiden Rezidive auf (17,2%). Das Durchschnittsalter der Patienten betrug 41,6 Jahre.

### Operative Technik der submukösen Hämorrhoidektomie nach Parks

Ein weiteres Verfahren in der operativen Behandlung des Hämorrhoidalleidens stellt die submuköse Hämorrhoidektomie nach Parks dar. Wir führen diesen Eingriff in folgender Technik durch [2]: Der anokutane Hautbereich unterhalb der Hämorrhoide wird mit einer Klemme gefaßt und angespannt. Ovaläre Exzision der Analhaut zwischen äußerem Analrand und Linea dentata mit gerader Schnittführung ins untere Rektum. Die Schleimhaut wird türflügelartig von der Hämorrhoide abgehoben und der Hämorrhoidalknoten scharf vom Musculus sphincter ani internus abpräpariert. Nach Darstellung der Hämorrhoidenbasis erfolgt die Abtragung des Hämorrhoidalknotens nach Durchstechungsligatur. Die mobilisierte Schleimhaut wird in den Analkanal zurückverlegt, wobei sie unter Mitfassen des Sphincter ani internus mit Einzelknopfnähten fixiert wird.

Operative Fehlermöglichkeiten sind auch bei dieser Technik in mehrfacher Hinsicht gegeben. Die Rektumschleimhaut kann beim Abpräparieren von der Hämorrhoide verletzt werden. Schleimhautnekrose und Narbenbildung kann die Folge sein. Die Präparation soll unmittelbar auf dem inneren Sphinktermuskel erfolgen. Präpariert man nicht in der richtigen Schicht, kann die Hämorrhoide nicht als Ganzes von der Unterlage abgehoben werden, und es besteht die Gefahr einer Blutung sowie eines Rezidivs.

Die Präparation muß ausreichend nach kranial durchgeführt werden. Ist die Hämorrhoidenbasis nicht sauber dargestellt, kann die Durchstechungsligatur unsicher plaziert werden; Nachblutung und Rezidiv können die Folge sein.

Bei Exzision mehrerer Hämorrhoidalknoten, zum Beispiel bei 3.00, 7.00 und 11.00 Uhr in Steinschnittlage, müssen die Schleimhautbrücken zwischen den Inzisionsstellen breit genug gewählt werden, um Schleimhautnekrosen mit nachfolgender Narbenbildung und Stenosierung zu vermeiden (Tab. 6).

## Ergebnisse

### Ergebnisse nach submuköser Hämorrhoidektomie nach Parks

In der Chirurgischen Universitätsklinik Göttingen wurden in den Jahren 1980–1985 124 Eingriffe durchgeführt. 50 Eingriffe erfolgten bei Hämorrhoiden II. Grades (40,3%) und 74 bei Hämorrhoiden III. Grades (59,7%). Schlechte postoperative Ergebnisse im Hinblick auf Rezidive und Residualschäden wie Fistelbildung und

Tabelle 6 Fehlermöglichkeiten bei submukösen Hämorrhoiden nach Parks

- Verletzung der Schleimhaut bei Abpräparieren von der Hämorrhoide
- Präparation nicht unmittelbar auf dem inneren Sphinkter
- Hämorrhoidenbasis nicht sauber dargestellt
- Schleimhautbrücken zwischen Inzisionsstellen zu schmal

Tabelle 7 Ergebnisse nach submuköser Hämorrhoidektomie nach Parks (Chir. Universitätsklinik Göttingen 1980–1985)

| | | |
|---|---|---|
| Anzahl der Eingriffe | n = 124 | |
| Hämorrhoiden II. Grades | n = 50 | (40,3%) |
| Hämorrhoiden III. Grades | n = 74 | (59,7%) |
| schlechte postoperative Ergebnisse (Rezidiv, Residualschäden 8,4%) | | |
| Durchschnittsalter der Patienten 49,9 Jahre | | |

Rektumstenosen sahen wir in 8,4%. Das Durchschnittsalter der Patienten betrug 49,9 Jahre (Tab. 7).

Obwohl das Hämorrhoidalleiden bezüglich der Symptomatik in den verschiedenen Ausprägungsstadien uniform imponiert, bestehen bezüglich der Pathogenese Unterschiede, die bei der einzuschlagenden Therapie zu berücksichtigen sind. Wie bereits eingangs erwähnt, werden bei höhergradigen Hämorrhoiden Störungen der transphinkteren venösen Abflüsse sowie Scherkräfte verantwortlich gemacht. Insbesondere bei erhöhtem Sphinktertonus erscheint dieses pathogenetische Prinzip wahrscheinlich. Erschlaffung der Beckenbodenmuskulatur mit nachfolgender Prolapsneigung, eventuell auch zusätzlich bestehende Bindegewebsschwäche ist ebenfalls als pathogenetisches Prinzip unbestritten [1–3].

Die operative Therapie des Hämorrhoidalleidens erfordert daher differenzierte Indikationsstellung neben adäquater operativer Technik. Bei Hämorrhoiden III. Grades mit permanentem Prolaps der Hämorrhoidalknoten besteht in der Regel die Indikation zur Exzision des vergrößerten hämorrhoidalen Schwellkörpers. Bei zusätzlich erhöhtem Sphinktertonus sollte zusätzlich eine manuelle Sphinkterdehnung erfolgen. Die Normalisierung des Sphinktertonus allein, entweder durch Sphinkterdehnung oder durch laterale Sphinkterotomie, erscheint aufgrund der durch permanenten Prolaps veränderten Anatomie des Analkanales nicht sinnvoll. Bei Hämorrhoiden II. Grades sollte die Indikation zur manuellen Sphinkterdehnung, lateralen Sphinkterotomie oder submuköser Hämorrhoidektomie gegebenenfalls zusätzlich zur manuellen Sphinkterdehnung im Hinblick auf die Pathogenese jedoch überprüft werden. Bei normalem oder erniedrigten Sphinktertonus können konservative Maßnahmen wie zum Beispiel die Barronligatur [2] zum Erfolg führen. Die Hämorrhoidalknoten dürfen jedoch nicht zu breitbasig entwickelt sein, um diesen Gummiring an die Hämorrhoidenbasis plazieren zu können. Als alternatives Vorgehen bietet sich die submuköse Hämorrhoidektomie an. Bei erhöhtem Sphinktertonus können jedoch therapeutische Maßnahmen, die nur auf die Normalisierung ausgerichtet sind, durchaus zum Erfolg führen. Hansen und Stelzner [1] hatten nach alleiniger Sphinkterdehnung 80% gute Ergebnisse. Unseres Erachtens ist die Tonusreduzierung der inneren Sphinktermuskulatur mit der lateralen Sphinkterotomie jedoch standardisierter durchzuführen, als mit der manuellen Sphinkterdehnung, da diese auch bei ähnlicher Technik individuell sehr unterschiedlich durchgeführt wird. Wir haben in den letzten 5 Jahren vorwiegend laterale Sphinkterotomien zur Tonusreduzierung durchgeführt. Sphinkterdehnungen führen wir nur in einigen Fällen durch, bei denen aufgrund bestehender Sphinktersklerose bei Patienten höheren Alters die Gefahr einer Inkontinenz besteht. Jedoch auch bei Patienten mit technisch einwandfrei durchgeführter lateraler Sphinkterotomie und nachgewiesener Tonusreduktion sahen wir einen hohen Prozentsatz Hämorrhoiden II. Grades. Es erhebt sich die Frage, ob die alleinige Tonusreduktion im Rahmen der Therapie des Hämorrhoidalleidens bei bestehendem Sphinktertonus als therapeutisches Prinzip ausreichend ist. Einen Nachteil dieses Verfahrens sehen wir in dem Belassen des vergrößerten Hämorrhoidalknotens. Wir erachten als sicheres Verfahren die manuelle Sphinkterdehnung und die Exzision des Hämorrhoidalknotens auch bei Hämorrhoiden II. Grades.

Die Rezidivrate im eigenen Krankengut ist bei diesem Vorgehen, verglichen mit der lateralen Sphinkterotomie, deutlich geringer. Verglichen mit der lateralen Sphinkterotomie stellt die submuköse Hämorrhoidektomie den größeren Eingriff dar, der jedoch bei einwandfreier operativer Technik nur mit einer geringen Komplikationsrate behaftet ist. Bei Patienten mit hohem Sphinktertonus stellt diese Therapie unseres Erachtens die Methode der Wahl dar, ferner bei Rezidiven nach durchgeführter Barronligatur und nach lateraler Sphinkterotomie.

## Zusammenfassung

Die Therapie des Hämorrhoidalleidens sollte stadiengerecht erfolgen. Insbesondere bei Hämorrhoiden II. Grades sollte die Indikation zur konservativen oder operativen Therapie von der Pathogenes im Hinblick auf eine bestehende Sphinktertonuserhöhung abhängig gemacht werden. Die Indikation zur lateralen Sphinkterotomie ergibt sich bei Hämorrhoiden II. Grades immer dann, wenn eine persistierende und deutliche Sphinktertonuserhöhung im Vordergrund steht, sowie bei gleichzeitigem Vorliegen einer chronischen Analfissur, in deren Behandlung die laterale Sphinkterotomie ein bewährtes Verfahren darstellt (Tab. 8). Bei Hämorrhoiden III. Grades sowie bei Rezidiven nach konservativer Therapie oder Sphinkterotomie stellt die submuköse Hämorrhoidektomie die Methode der Wahl dar. Oberstes Behandlungsziel im Rahmen der Therapie des Hämorrhoidalleidens ist die anhaltende Beschwerdefreiheit des Patienten (Tab. 9).

Tabelle 8 Indikation zur lateralen Sphinkterotomie

| |
|---|
| – persistierende, deutliche Tonuserhöhung |
| – gleichzeitiges Vorliegen von Fissuren |

Tabelle 9 Vorgehen bei Hämorrhoiden II. Grades

| | |
|---|---|
| Sphinktertonus stark erhöht: | Laterale Sphinkterotomie |
| Sphinktertonus erhöht: | submuköse Hämorrhoidektomie und manuelle Sphinkterdehnung |
| Sphinktertonus normal oder erniedrigt: | Barronligatur oder submuköse Hämorrhoidektomie |
| Rezidiv nach alleiniger Barronligatur: | submuköse Hämorrhoidektomie |
| Rezidiv nach lateraler Sphinkterotomie: | Barronligatur oder submuköse Hämorrhoidektomie |

## Literatur

[1] Hansen, H., F. Stelzner: Proktologie, S. 81 ff. Springer Verlag, Berlin – Heidelberg – New York 1981.
[2] Schiller, U.: Diagnostik und Behandlung von Hämorrhoiden. In: Chirurg (Hrsg. M. Allgöwer, F. Harder, F. Holländer, H. J. Peiper), Chirurgische Gastroenterologie II, S. 759. Springer Verlag, Berlin – Heidelberg – New York 1981.
[3] Schiller, U.: Pathogenese und abgeleitete Therapie des Hämorrhoidalleidens. In: Proktologische Indikationen und Therapie (Hrsg. R. Winkler), S. 66. Ferdinand Enke Verlag, Stuttgart 1982.

# Pankreastumoren

*F. Kümmerle*

## Einleitung

Wenn es um indikatorische und operative Fehler geht, drängt sich im Falle des Pankreas der historische Aspekt auf, daß sich die Chirurgen gegenüber diesem Organ lange Zeit sehr asketisch verhalten haben, obwohl sie an den benachbarten Organen schon immer mit größter Selbstverständlichkeit operierten. Wenn über dem Organ also eine Art von „noli me tangere" lag, es gar als „operationsfeindlich" galt, ist anzunehmen, daß die besonderen Eigenarten der Drüse es sind, die im operativen Umgang mit ihr besondere Gefahren heraufbeschwören, insbesondere wenn Sorgfaltsmangel und Fehlverhalten im Spiele sind.

Die Besonderheiten des Organs sind zu suchen in seiner verborgenen Lage, in der gemeinsamen Blutversorgung mit dem Duodenum und der Milz, in der gemeinsamen Mündung der Ausführungsgänge von Leber und Pankreas, vor allem aber in der tryptischen Aktivität des Speichels des exokrinen Parenchyms, die im Falle einer akuten Entzündung am Ort der Fermentproduktion selbst zur Autodigestion der Drüse führen kann, eine der größten Katastrophen in der Pathologie des Bauchraums. Daß das Organ mit dem Inselapparat auch noch endokrine Aktivitäten beinhaltet, hebt es in eine ungewöhnliche Dimension.

## Indikatorischer Bereich

### Terminologie

Die Bewertung eines Tumors und seine Zuordnung setzt eine korrekte Nomenklatur voraus. Unter Pankreaskarzinom ist das duktale Adenokarzinom des exokrinen Pankreas zu verstehen. Es ist zu trennen vom Papillenkarzinom, dem distalen Choledochuskarzinom, dem periampullären Karzinom, ferner dem Inselzellkarzinom und den selteneren Geschwülsten wie das Zystadenokarzinom und das Azinuszellkarzinom. Ein duktales Pankreaskarzinom, das aufgrund seines Lokalbefundes und seiner Lymphknotenmetastasen der zweiten und dritten Station (Truncus coeliacus, Lig. hepatoduodenale, paraaortal) als inoperabel gilt, ist anders zu bewerten als ein hormonaktives Inselzellkarzinom, bei dem eine Tumorreduktion sinnvoll sein kann.

## Präoperative Diagnostik und operative Konsequenz

Die zur Verfügung stehenden präoperativen Untersuchungsverfahren wie Ultraschall, Computertomographie, ERCP, Angiographie, perkutane Feinnadelpunktion, Gallenwegsdrainage (PTCD, endoskopisch) erreichen bei optimaler Kombination eine Treffsicherheit von 90–95%, insbesondere was die Abgrenzung eines malignen Prozesses von einer chronischen Pankreatitis anbetrifft. Die Zahl der operativen Fälle hat sich jedoch durch den Einsatz dieser genannten Methode nicht erhöht, womit gleichzeitig das Problem der Früherkennung beleuchtet wird. Dagegen können präoperativ die inoperablen Fälle durch die bildgebenden Verfahren zweifelsfrei besser erkannt werden. Wenn obendrein ihre histologische Sicherung durch Feinnadelpunktionszytologie gelingt, kann solchen Patienten die belastende, in diesem Fall unnötige und obendrein ineffektive explorative Laparotomie erspart werden [4]. Ergibt im Falle eines Verschlußikterus die Ausdehnung des Befundes, daß eine operative biliodigestive Anastomose nicht mehr möglich erscheint, erfolgt die Gallengangsdrainage über eine PTCD entweder nach außen oder auf endoskopischem Wege transpapillär ins Duodenum. Während wir in den Jahren 1964–1978 in 8% der Pankreaskarzinome auf jede Operation verzichteten, stieg unter dem Einfluß der weiterführenden Diagnostik dieser Anteil in den Jahren 1982–1984 auf 29% an. Dementsprechend ging die Zahl der explorativen Laparotomien (mit PE) in den gleichen Zeiträumen von 28 auf 18% zurück. Die indikatorischen Entscheidungen, ob überhaupt noch eine Operation angezeigt ist und wenn ja, welche, sind differenzierter geworden [4].

## Vorgehen bei gleichzeitigem Verschlußikterus

Schon immer habe ich prinzipiell die einzeitige Operation angestrebt, d.h. die Beseitigung des extrahepatischen Gallengangsverschlusses und seiner tumorbedingten Ursache in einer Sitzung.

Seit Einführung der perkutanen Gallengangsdiagnostik und -drainage sehen wir für ihre präoperative Anwendung dann eine Indikation, wenn das Serumbilirubin über 15 mg/% liegt und die geplante Operation aus äußeren Gründen nicht innerhalb von 2–4 Tagen durchgeführt werden kann. Wenn das Serumbilirubin nicht prompt abfällt, liegen entweder ein Leberparenchymschaden oder bereits Metastasen vor, ein Befund, der seinerseits Indikation und Verfahrenswahl beeinflußt. Auf der anderen Seite ist der Nutzen der PTCD prospektiv nicht erwiesen, insbesondere auch unter Berücksichtigung der Gefahr einer septischen Cholangitis. Nutzen und Risiko des Verfahrens sind also abzuwägen [9]. Retrospektiv gesehen lag im eigenen Krankengut die Letalität bei Palliativoperationen vor der PTCD (1964–1977; n = 284) bei 23%, nach Anwendung der PTCD (1978–1984; n = 264) bei 2,7%. Auch auf die Radikaloperation war ein ähnlich günstiger Einfluß zu verzeichnen. Freilich sind bei einer solchen retrospektiven Beurteilung auch andere Faktoren mit zu berücksichtigen.

Was die Technik der PTCD anbetrifft, wird von den Radiologen zur perkutanen Gallenwegsdrainage ein Katheter benützt, dessen Spitze mit Hilfe eines Nylonfadens schlaufenförmig gebogen und fixiert werden kann. Damit wird ein Herausgleiten des Katheters aus den Gallenwegen verhindert, der sich bei hochsitzenden Verschlüssen ohnehin nicht eignet. Vor der Entfernung des Katheters muß der Nylonfaden beseitigt werden, damit sich beim Ziehen die Katheterspitze aufbiegen kann. Dies sollte prinzipiell von dem mit dieser Technik vertrauten Radiologen und nicht durch den Chirurgen geschehen. Bei noch angezügelter Schlaufe drohen beim Ziehen des Katheters sonst Zerreißungen im Leberparenchym mit einer Hämobilie [2]. Ein eigener derartiger Fall ging unter expektativer Haltung glücklicherweise gut aus.

### Kontraindikationen der Radikaloperation

Bei hohem Alter (über 65 Jahre; 8%) und reduziertem Allgemeinzustand sollte nicht von vornherein auf eine partielle DPE verzichtet werden, entscheidend ist das biologische Alter. So hatten wir im eigenen Krankengut bei 9 Whipple-Operationen zwischen 71 und 76 Jahren nur einen postoperativen Todesfall zu verzeichnen. Auf eine totale DPE bei Patienten über 70 Jahre sollte wegen ihres höheren Risikos jedoch besser verzichtet werden.

Metastasen (50%) im Sinne von Fernmetastasen und befallenen Lymphknoten der 2. und 3. Station schließen einen Radikaleingriff aus, nicht jedoch solche der 1. Station in unmittelbarer Tumornähe bei sonst uneingeschränkter lokaler Operabilität. Lokale Operabilität wird bedingt durch Einbruch in Gefäße, in benachbarte Organe und Tumorausbruch ins Retroperitoneum. Eine Sonderstellung nimmt der alleinige Einbruch des Tumors ins Duodenum ein, der keine Gegenindikation darzustellen braucht.

## Operativer Bereich

### Intraoperative Diagnostik

Das Organ ermöglicht und erlaubt prinzipiell eine „Rundumfreilegung" mit der Möglichkeit, es in allen seinen Bereichen bidigital zu untersuchen, ohne daß eines seiner Gefäße unterbunden zu werden braucht. Dies geschieht im Kopfbereich durch das Kochermanöver, im Körper- und Schwanzbereich nach Inzision des Peritonealüberzugs am unteren Pankreasrand und Eindringen in das Retroperitoneum [4]. Im Falle des Pankreaskarzinoms ermöglicht dieses Vorgehen den Lymphknotenbefall zu überprüfen und die geeignete Stelle für eine Probeexzision zu finden, nämlich dort, wo der Tumor die Oberfläche des Organs erreicht oder ihr am nächsten kommt.

Biopsien aus oberflächlichen Tumorbereichen sind in der Regel problemlos.

Tiefergehende Keilexzisionen und Stanzbiopsien sind risikoreich und sollten daher nur bei potentiell operablem Tumor vorgenommen werden, so daß der Exzisionsbereich in das spätere Resektat eingeht. Anderenfalls drohen Komplikationen wie Pankreatitis, Blutung und Fistel. Auch Todesfälle nach alleiniger PE sind beschrieben worden. Demgegenüber ist die Feinnadelaspirationszytologie frei von Komplikationen und erlaubt multifokale Punktionen (10–20mal) bei einer Treffsicherheit von über 90% [8].

Im Rahmen der Exploration sind Fehleinschätzungen bezüglich der Operabilität des Tumors möglich, vor allem in seiner Beziehung zur Pfortader. Beim Kochermanöver beinhaltet ein gut bewegliches Duodenopankreas bei seiner bidigitalen Überprüfung auch die Pfortader. Der Tastbefund sagt jedoch nichts aus über die unmittelbare Beziehung des Tumors zur Pfortader selbst, ob von ihr abzukommen ist oder ob schon ein Übergriff auf die Pfortaderwand vorliegt. Dies gilt vor allem für Geschwülste, die im kaudalen Teil des Pankreaskopfes und im Proc. uncinatus lokalisiert sind. Es ist daher ratsam, vor der endgültigen Klärung der Operabilität sich den Rückzug nach allen Seiten offen zu lassen und keine vitalen Strukturen zu durchtrennen [5, 6]. Die Freilegung der Pfortader ist besonders belastet mit Fehlleistungen. Nach ihrer Darstellung im Lig. hepatoduodenale am oberen Pankreasrand gelangt der palpierende sich vorschiebende Finger relativ leicht in die Schicht zwischen Pankreashinterwand und Pfortader, zwischen denen keine venösen Zuflüsse liegen. Über der am untersten Pankreasrand erscheinenden Fingerspitze kann weiter stumpf präpariert werden bis die Tunnellierung hinter dem Pankreas vollständig ist. Damit ist im Zusammenhang mit den übrigen Kriterien die Operabilität in der Regel gesichert, das Pankreas kann quer durchtrennt und die Präparation der Pfortader von nun an unter direkter Sicht erfolgen. Wenn die Präparation der Pfortader und die Tunnellierung von oben her zunächst nicht gelingen, erfolgt die schwierigere Freilegung vom unteren Pankreasrand her unter besonderer Beachtung der Einmündung der Vena mesenterica in die Pfortader.

Was die intraoperative Differenzierung zwischen chronischer Pankreatitis und Pankreaskarzinom anbetrifft [3], liegt nach Ausschöpfung der gesamten Diagnostik die Trefferquote nahe bei 100%. Nur noch in seltenen Fällen tritt daher die Frage des Verzichts auf eine Kopfresektion auf, wenn die Malignität des vorliegenden „Kopftumors" nicht zu sichern ist. Ein großer Kopftumor mit entsprechender klinischer Konstellation rechtfertigt meines Erachtens auch dann die Whipplesche Operation, wenn der histologische Nachweis zur Malignität nicht gelingt. Erinnert sei gerade bei solchen Fällen auch an das Übersehen eines Karzinoms, wenn der Operateur untätig bleibt.

## Verfahrenswahl: Partielle oder totale Pankreatektomie?

Diese Frage hat die Chirurgie des Pankreaskarzinoms lange Zeit und immer wieder nicht nur aus operationstechnischen, sondern auch aus onkologischen Gründen beeinflußt. In der Praxis hat sich dies nicht selten so ausgewirkt, daß aus einer zunächst geplanten partiellen eine totale DPE wurde.

Unter Beachtung der „potentiell-kurativen" Kriterien sind vier Arten der DPE zu unterscheiden:

1. Die partielle DPE, die Whipplesche Operation mit Lymphknotendissektion, das „Standardverfahren";
2. die subtotale DPE, die erweiterte Whipplesche Operation, selten mit Gefäßrekonstruktion;
3. die totale DPE, das „Ausnahmeverfahren";
4. die regionale DPE (Fortner), stets mit Gefäßrekonstruktion.

Aus onkologischer Sicht stellt sich die Frage, ob eine extensivere operative Radikalität Vorteile bringt bzw. ob eine mehr konservative Tumorchirurgie nachteilig, ja fehlerhaft sein kann.

Als Vorteile der totalen Pankreatektomie gelten:

1. Keine Pankreasresektionsfläche mit verbleibender Tumorinfiltration (Schnellschnitt);
2. Radikalität bei multizentrischer Karzinomentstehung (multizentrisches Karzinom?);
3. Radikalität bei diffusem Tumorbefall (diffuses Karzinom?);
4. Radikalere Lymphknotenausräumung (prognostisch irrelevant?);
5. keine Komplikationen mit der pankreatiko-jejunalen Anastomos (Stellenwert der Gangokklusion);
6. geringere Operationsletalität (nicht erwiesen);
7. längere Überlebenszeiten (nicht erwiesen).

Nach Abwägung der genannten Kriterien stellt die Entscheidung für eine totale DPE anstatt für eine partielle DPE eigentlich eine falsche Indikationsstellung dar. Die Wegnahme des ganzen Organs verbessert die Prognose nicht, und die Operationsletalität ist höher [7].

## Voreingriffe

Wenn beim Ersteingriff die operative Entfernung eines operablen Pankreaskarzinoms, aus welchen Gründen auch immer, nicht erfolgt, sollte die Operation in der Weise durchgeführt werden, daß der geplante Zweiteingriff nicht unnötig erschwert wird. Wenn Operabilität festgestellt wird, die örtlichen Voraussetzungen für eine Radikaloperation jedoch fehlen, sollte auf weitere eingreifende Präparationen und risikoreiche Probeexzisionen verzichtet werden.

Liegt keine Verschlußsymptomatik der Gallenwege vor, wird der Eingriff als Probelaparotomie beendet. Bei Verschlußikterus sollte die einfachste galleableitende Prozedur gewählt werden; die Cholezystostomie oder die T-Drainage des Gallengangs. Eine Cholezystojejunostomie, eine Choledocho- bzw. Hepaticojejunostomie erschweren den Zweiteingriff in unnötiger Weise.

Der Zweiteingriff sollte in einem entsprechenden Zentrum erfolgen, und zwar so früh wie möglich. Trotz der Befunde, die beim Ersteingriff erhoben wurden, sollte vor dem neuerlichen Eingriff die bisherige Diagnostik überprüft werden (CT, ERCP, Angiographie). Die Angiographie ist nicht nur wegen der Auswirkung des Tumors auf die Gefäße angezeigt, sondern auch zum Nachweis oder Ausschluß von Gefäßanomalien und möglicher Gefäßligaturen beim Ersteingriff. Bleibt die Operabilität fraglich, ist die Probelaparotomie angezeigt.

Von seiten der Definition von Operabilität bzw. Inoperabilität durch den Erstoperateur sind unterschiedliche Konstellationen möglich. Wird Operabilität bescheinigt, ist die Indikation zum Zweiteingriff unproblematisch. Im Falle der Inoperabilität, zumal wenn sich der Patient und seine Angehörigen nicht damit abfinden, sind je nach der Befundkonstellation Zweifel am Platze, ob vom Operateur die Kriterien richtig ausgeschöpft und gewertet wurden. Auch eine gewisse psychologische Hemmschwelle des Voroperateurs gehört dazu, die tatsächliche Operabilität einzugestehen, wenn die örtlichen Voraussetzungen für den Eingriff nicht gegeben sind. Unterschwellig ist bei einer solchen Beurteilung auch die schlechte Prognose des Pankreaskarzinoms mit im Spiel.

## Intraoperative Komplikationen, Fehler und Gefahren

### Blutung aus dem portalen Gefäßsystem

Wird bei der Freilegung der Pfortader und ihrer Zuflüsse in obengenanntem Sinne vorgegangen, ist selten mit einer stärkeren Blutung zu rechnen. Im Falle der Blutung wird durch digitale Kompression der Zufluß von der Mesenterialwurzel her eingedämmt und damit Übersicht und Kontrolle hergestellt. Gefäßklemmen und gefäßchirurgisches Nahtmaterial müssen bereit liegen. Bei einem umschriebenen Leck erfolgt direkte Naht. Ein Defekt der Pfortader bis zu 2 cm Länge kann durch Mobilisierung der Mesenterialwurzel ausgeglichen werden, so daß eine End-zu-End-Vereinigung möglich ist. Wenn eine solche nicht gelingt, wird eine ringverstärkte 12-mm-Gore-Tex-Prothese interponiert.

Bei einer totalen DPE sollte vor Auslösen des Organs samt Milz von links her die Unterbindung der Arteria und Vena lienalis erfolgen, am besten nach vorheriger Durchtrennung des Organs, wobei gleichzeitig die Einmündung der V. mesenterica in die Pfortader dargestellt wird.

### Arterienverletzungen

1. Durchtrennung der A. hepatica communis bzw. propria anstelle der A. gastroduodenalis superior. Um sie zu vermeiden, sollte prinzipiell der Abgang der A. gastrodudenalis aus der A. hepatica dargestellt werden. Die durchtrennte Leberarterie muß durch eine End-zu-End-Anastomose wieder hergestellt werden. Wenn dies nicht gelingt, wird die A. lienalis mit der A. hepatica propria anastomosiert.
2. Durchtrennung der A. hepatica dextra nach ihrem atypischen Abgang aus der

A. mesenterica sup. Ist diese Anomalie aufgrund einer präoperativen Angiographie bekannt, kann das atypisch verlaufende Gefäß gut dargestellt werden. Wird es in Unkenntnis durchtrennt, braucht dies keine nachteiligen Folgen für die Leberdurchblutung zu haben, sofern die A. hepatica propria und die A. hepatica sinistra intakt sind. Ein antibiotischer Schutz ist in diesem Fall anzuraten und auf die postoperative Kontrolle der Laborparameter der Leber zu achten. Wird die Anomalie samt ihrer Ligatur erkannt, kommt auch eine Rekonstruktion in Betracht mit Einpflanzung in die A. hepatica sinistra.
3. Durchtrennung der A. mesenterica superior. Sie kann unterlaufen beim Herauspräparieren von Teilen des Pankreaskopfes hinter der Pfortader. Eine Wiederherstellung der Kontinuität des Gefäßes ist unerläßlich, da es das Hauptgefäß des Dünndarms darstellt.
4. Durchtrennung der A. colica media. Die Ablösung des Mesocolon transversum vom Duodenum und Pankreas sollte stets unter Beachtung des Verlaufes der A. colica media erfolgen. Kommt es dennoch zur Durchtrennung, ist die Durchblutung des Querkolon zu überprüfen und dieses gegebenenfalls bei Mangeldurchblutung zu resezieren [6].

**Läsionen benachbarter Organe**
Während bei der chronischen Pankreatitis infolge Ausuferung der Entzündung benachbarte Organe mit in den Entzündungsprozeß einbezogen werden und in diesem Sinne zu bewerten sind, bedeuten im Falle des Karzinoms solche Übergriffe Inoperabilität. Dies gilt vor allem auch für das Retroperitoneum. Nebenverletzungen betreffen vor allem Dünn- und Dickdarm [6].

## Verbindung von Pankreasrest und Jejunum

Die Verbindung von Pankreasrest mit dem Jejunum heißt die Schnittfläche eines exokrinen parenchymatösen Organs mit dem Darm zu anastomosieren. Schon vom Ansatz her ist diese Verbindung daher mit Problemen behaftet im Hinblick auf eine Anstomoseninsuffizienz oder ein Fortschreiten der Entzündung im Restorgan. Die Zuverlässigkeit der Anastomose hängt nicht nur von einer besonders subtilen Nahttechnik ab, sondern vor allem von der Nahtfähigkeit der Schnittfläche des Parenchyms. Wenn im Falle des Pankreaskarzinoms kein Aufstau im Gangsystem und daher keine Retentionspankreatitis mit Induration des Parenchyms vorliegt, ist das Restpankreas zart und brüchig und gibt daher wenig Festigkeit auch für eine vom Technischen her sorgfältig durchgeführte Naht. Eine fehlerhafte Nahttechnik muß sich hier besonders fatal auswirken.

Folgende Empfehlungen werden gegeben: Sorgfältige Blutstillung an der Pankreasresektionsfläche; End-zu-End-Teleskopanastomose zwischen Pankreasrest und Jejunum; Naht der Hinterwand einreihig, Nähte erst legen, dann locker adaptierend knoten; Nahtmaterial resorbierbar oder nicht resorbierbar ist Ermessenssache, verwende selbst Polyglycol-Faden 3/0; Verzicht auf intraluminäre Schienung bzw. Drainage des Pankreasganges; bei zartem Restpankreas eventuell Gangokklusion zur Verbesserung der Nahtfähigkeit; Naht der Vorderwand zweireihig unter Invagination des Drüsenrests in das Jejunum; Zieldrainage an der Anastomose.

Bei brüchigem Restpankreas gibt es außerdem zwei Alternativen:

1. Verzicht auf eine Anastomose und Durchführung einer totalen DPE (im Hinblick auf den resultierenden pankreopriven Diabetes nur ausnahmsweise).
2. Belassen des Restpankreas ohne Anastomose und Zieldrainage an die Resektionsfläche [10].

Die Gangokklusion setzt eine perfekte Technik voraus, d. h., das Einbringen von Ethibloc® muß unter richtigem Druck und optimaler Dosierung erfolgen, da eine Überspritzung mit der Provokation einer Restpankreatitis verbunden ist [1]. Der Frage, ob die Okklusion zur Protektion der Anastomose und damit zur Minderung von Anastomosenkomplikationen beiträgt, muß weiter nachgegangen werden.

## Biliodigestive Anastomose

1. Hepatikojejunostomie bei DPE. Im Rahmen einer DPE ist die Gallenblase stets mit zu entfernen. Nach Wegfall des Sphinkter Oddi droht sonst früher oder später eine akute Cholezystitis.

   Für die Anastomose werden folgende Empfehlungen gegeben: termino-lateral, ca. 10 cm aboral der pankreatiko-jejunalen Anastomose; Naht der Hinterwand eventuell zweireihig, sonst einreihig; bei engem Gallengang Schienung der Anastomose und Herausleitung des verwendeten Röhrchens aus dem Jejunum im Witzelkanal nach außen (gleichzeitige Protektion der Teleskopanastomose durch Ableitung der Galle nach außen); bei der Naht Beachtung der benachbarten Leberarterie (tangentiales Anstechen kann zu Spätaneurysma mit Blutung führen).
2. Palliative biliodigestive Anastomose. Sie sollte prinzipiell in Form einer Hepatikojejunostomie erfolgen. Da die Einmündung des Ductus cysticus häufig frühzeitig vom Tumor erfaßt wird, sollte auf eine Cholezystojejunostomie verzichtet werden. Das gleiche gilt für eine Choledochoduodenostomie. Abschließend ist die Lage des transmesokolisch hochgezognen Jejunalsegments zu überprüfen. Es muß locker liegen und darf nicht infolge seiner Anspannung zu einer Duodenalkompression von außen im Bereich des absteigenden Duodenums führen.

   Eine gleichzeitige Gastroenterostomie sollte nur bei wirksamer Duodenalstenose (6,5%) erfolgen. Als Zweitoperation nach vorausgegangener biliodigestiver Anastomose ist eine Gastroenteroanastomose nur in weniger als 1% der Fälle notwendig.
3. PTCD und biliodigestive Anastomose. Bei weitem Gallengang und unproblematischer Anastomose kann der präoperativ eingelegte Katheter nach Kappung

seiner Spitze unter Sicht und gleichzeitiger Kontrolle seiner Eintrittsstelle in die Leber (Blutung) entfernt werden.

Bei engem Gallengang wird der Katheter zur Schienung der Anastomose belassen, er ermöglicht später eine Kontrastdarstellung und damit eine Kontrolle der Anastomose. Wie bereits betont, muß seine Entfernung durch den Radiologen erfolgen, insbesondere wenn ein selbsthaltender Schlaufenkatheter verwendet wurde.

## Magenresektion und DPE

Schon immer lag der Gedanke nahe, die Pankreaskopfresektion unter Erhaltung der Duodenalpassage durchzuführen bzw. das Ausmaß der Magenresektion bei der DPE zu begrenzen. Im Falle des Karzinoms kommt eine duodenumerhaltende Resektion aus onkologischen Gründen nicht in Betracht. Eine nicht hinreichende Magenresektion ist mit der Gefahr von Anastomosenulzera mit Blutung verbunden. Es wird daher eine ausreichende (⅔) Resektion mit breiter Braunscher Fußpunktanastomose empfohlen, die zur Entlastung des zur Teleskop- und Gallengangsanastomose hochgezogenen Jejunums beiträgt, vor allem in der frühen postoperativen Phase.

## Fehleinschätzung bei zystischen Geschwülsten

Ich habe wiederholt erlebt, daß ein Zystadenom bzw. ein Zystadenokarzinom, ja sogar „zystisch" imponierende hormonaktive Geschwülste des Pankreas nicht als solche erkannt, vielmehr als Pseudozysten angesehen und daher auf dem Wege einer inneren Zystendrainage mit dem Jejunum anastomosiert wurden. Unnötig festzustellen, daß eine solche „Drainage" zur Ineffektivität verurteilt ist. Vor Durchführung einer Zystendrainage sollte daher prinzipiell eine Probeexzision aus der Zystenwand entnommen werden zur Klärung der Dignität des pathologischen Prozesses [4].

## Abschlußkontrolle der Bauchhöhle nach DPE

Obschon nach jedem abdominalen Eingriff eine abschließende Kontrolle des Operationsgebietes unerläßlich ist, gilt dies ganz besonders nach dem ausgedehnten Eingriff einer partiellen oder totalen DPE.

Folgendes ist zu beachten:

a) Überprüfung der Darmdurchblutung;
b) Kontrolle der Lage des Roux-Y-Jejunalsegments (lockere Plazierung im ehemaligen Duodenallager, keine Stauung, Beachtung der Mesenterialachse im Hinblick auf ihre Verdrehung);

c) Kontrolle der Region des Treitzschen Bandes (Rekonstruktion durch Nähte, Verhinderung des Durchschlüpfens von Darmschlingen);
d) Kontrolle der Plazierung der Drainagen (auch bei partieller DPE Drainage des linken Subphreniums).

## Postoperative Komplikationen nach DPE

Folgende Komplikationen sind möglich:
1. Nahtinsuffizienz
   a) der pankreatiko-jejunalen Verbindung,
   b) der biliodigestiven Anastomose,
   c) der Magen-Darmnaht;
2. Entzündung im Restpankreas;
3. Nachblutung aus dem Operationsgebiet;
4. Streßulkusblutung.

Aufgrund dieser Komplikationen ist nach der partiellen bzw. totalen DPE in ca. 15% eine Reintervention nötig, die ihrerseits mit einer hohen Letalität von ca. 50% belastet ist. Nach DPE ist eine intensivmedizinische Überwachung bzw. -therapie angezeigt.

*Zu 1a):* Bleiben die Folgen der Insuffizienz lokal begrenzt, ist Abwarten gerechtfertigt, da Spontanheilung möglich. Bei Oberbauchperitonitis mit septischen Erscheinungen ist die frühzeitige Relaparotomie angezeigt. Sofern keine lokale Reparatur mit Übernähung des Lecks möglich: Restpankreatektomie.

*Zu 1b):* Bei partieller begrenzter Insuffizienz kann in den ersten zwei Tagen eine stärkere gallige Sekretion bestehen, die bei gut liegender Zieldrainage meist schnell spontan versiegt. Bei ausgedehnterer Insuffizienz und Zeichen von galliger Peritonitis: frühzeitige operative Revision. Auf die Vorbeugung der Insuffizienz durch Splintung der Anastomose bei engem Gang über einen Witzelkanal aus dem Jejunum nach außen wurde bereits hingewiesen.

Liegt eine Insuffizienz beider Anastomosen vor, besteht die Reparatur in der Restpankreatektomie und der Neuanlage der biliodigestiven Anastomose.

*Zu 2.:* Die akute Entzündung im Restorgan ohne bzw. mit gleichzeitiger Insuffizienz der Anastomose wird dokumentiert durch den lokalen Befund, die Laborparameter und die Darstellung im CT. Bei Fortschreiten des Entzündungsprozesses ist die Restpankreatektomie angezeigt.

*Zu 3.:* Im Hinblick auf das große intraabdominale Operationsgebiet besteht in den ersten 24–36 Stunden eine beträchtliche butig-seröse Exsudation, die Mengen von 500 bis 1500 ml/24 Std. erreichen kann, die jedoch in der Regel schnell rückläufig ist. Bei kreislaufwirksamer Blutung darf mit der Revision nicht gezögert werden.

*Zu 4.:* Nach DPE sollte prinzipiell zur Magenprotektion eine Streßulkusprophylaxe durchgeführt werden.

## Fisteln nach partieller/totaler DPE

Aus einer partiellen Insuffizienz der pankreatiko-jejunalen Anastomose kann eine persistierende Fistel hervorgehen, sofern das Leck sich nicht spontan schließt. Eine zunächst abwartende Haltung unter Kontrolle und Messung der Sekretmengen ist angezeigt. Bei Persistenz trägt die Kontrastmitteldarstellung über den Fistelgang zur Klärung des Befundes bei, ob ein kanalisierter Gang vorliegt oder ein Gangsystem mit Höhlenbildung und Detritus und kleinen Sequestern, ferner ob eine Verbindung zum Jejunum besteht. Der festgestellte Befund zeigt zugleich die Möglichkeiten einer Reparatur auf, die zwischen lokaler Übernähung, Neuanastomosierung und Restpankreatektomie liegen kann.

## Literatur


[1] Gebhardt, Ch., M. Stolte: Die Ausschaltung des exkretorischen Pankreasparenchyms durch intraductale Injektion einer schnell härtenden Aminosäurelösung. Chirurg **49** (1978) 428.

[2] Günther, R., K. Klose, W. Dähnert: Selbsthaltender Schlaufenkatheter zur perkutanen Gallenwegsdrainage. Fortschr. Röntgenstr. 138, **5** (1983) 541.

[3] Klotter, H. J., K. Rückert, F. Kümmerle: Intraoperative Ultraschalldiagnostik. Urban & Schwarzenberg, München – Wien – Baltimore 1985.

[4] Kümmerle, F., K. Rückert. Surgical Treatment of Pancreatic Cancer. World J. Surg. **8** (1984) 889.

[5] Kümmerle, F., K. Rückert, M. Neher et al.: Risiko und Prognose chirurgischer Eingriffe am Pankreas. Lebensversicherungsmedizin **7** (1984) 154.

[6] Kümmerle, F., M. Neher, K. Rückert. Pankreas. In: Intra- und postoperative Zwischenfälle. 3. Aufl. Georg Thieme Verlag, Stuttgart 1985.

[7] Rückert, K., F. Kümmerle: Totale Duodenopankreatektomie als Regeloperation beim Pankreaskarzinom. Chirurg **49** (1978) 162.

[8] Seifert, G., G. Klöppel: Diagnostic value of pancreatic Biopsy. Path. Res. Pract. **164** (1979) 357.

[9] Trede, M., G. Schwall: Nutzen und Risiko praeoperativer Gallendrainage aus chirurgischer Sicht. Dtsch. Med. Wochenschr. **110** (1985) 556.

[10] Funovics. J., E. Wenzl: Duodenopankreatektomie: Anastomosierung nicht notwendig. Langenbecks Arch. Chir. **366** (1985) 613.

# Können die bildgebenden Verfahren (Sonographie, CT) zur Fehlindikation der Whippleschen Operation führen?

*A. El Mouaaouy, A. Arlt, G. Breucha*

Operative Eingriffe am Pankreas erfordern wegen ihrer weitreichenden Konsequenzen für den Patienten eine genaue Indikation. Bei der Festlegung der Operationsindikation ist der Operateur auf die bildgebenden Verfahren angewiesen. Um den Stellenwert der Sonographie innerhalb der bildgebenden Verfahren zu ermitteln haben wir insgesamt 23 Patienten untersucht, die im Zeitraum 1983–1984 an der Chirurgischen Universitätsklinik Tübingen eine Duodenopankreatektomie erhielten.

Die Kriterien, auf die wir bei der sonographischen Pankreasuntersuchung besonders achten, sind in der Tabelle 1 zusammengestellt. Neben der Größe, der Form und der Kontur des Organs achten wir weiter auf die Lumenweite und den Verlauf des Ductus wirsungianus. Besonders wichtig ist es, bei der Sonographie auf heterogene Strukturen wie Verkalkungen, echoarme bzw. echodichte Raumforderungen und Zysten zu achten. Weiterhin muß nach parapankreanen Prozessen Lymphomen und Lebermetastasen gefahndet werden (Tab. 1 u. 2). Die Abbildung 1 zeigt einen unauffälligen sonographischen Pankreasbefund.

Die Ergebnisse der präoperativen Sonographie wurden mit den CT-Befunden, dem intraoperativen makroskopischen Befund und dem histologischen Ergebnis verglichen.

Tabelle 1 Sonographische Beurteilung der Pankreasloge

| | |
|---|---|
| Pankreas-Größe | Parapankreane Prozesse |
| -Form | Lymphome |
| -Struktur | Lebermetastasen |
| Heterogene Strukturen | Beziehung zu den Nachbarorganen |
| Verkalkungen | Aorta-Leber-Winkel |
| Raumforderungen | Pankreas-Atembeweglichkeit |
| Zysten | |
| Ductus pankreaticus | |
| Lumen | |
| Form | |
| Konkremente | |

Tabelle 2 Sonographische Beurteilung der Pankreasloge. Vergleich zwischen Pankreas-Ca und chronischer Pankreatitis

| | Pankreas-Ca | chron. Pankreatitis |
|---|---|---|
| Organvergrößerung | + + + | + + + |
| Organverkleinerung | – | + |
| angehobene Binnenreflexe | + | + + + |
| Binnenreflexe vergröbert | + | + + + |
| hypodense Binnenreflexe | + | (+) |
| zystische Veränderungen | (–) | + |
| erweiterter Pankreasgang | (–) | + + |
| Pseudozysten | – | + + |
| Verkalkungen | + | + + |
| isolierte Raumforderung | + + | (+) |
| homogene Raumforderung | + | (–) |
| sehr inhomogene Raumforderung | (+) | + + |
| Verdrängung der Nachbargefäße | + + | (–) |
| Cholestase | + | + |
| Gallensteine | + | + |
| Einschränkung der Atembeweglichkeit | + | + |
| Lymphome | + | – |
| Lebermetastase | + | – |
| Verbreiterung der Aorta-Leber-Winkel | + + | + + |

Die Indikation für 23 Duodenohemipankreatektomien waren im einzelnen: 13 chronische Kopfpankreatitiden, 7 Pankreaskopfkarzinome, 2 Papillenkarzinome und 1 Choledochuskarzinom (Tab. 3).

Bei 9 von 13 Patienten, bei denen intraoperativ eine Pankreatitis (Abb. 2) gesichert wurde, konnten wir anhand der Sonographiebefunde den gutartigen chronisch entzündlichen Prozeß diagnostizieren (Tab. 4). Jedoch wurde die Ausdehnung der Befunde in ⅓ der Fälle deutlich unterschätzt. Während sowohl sono- als auch computertomographisch die Cholestase und zystische Veränderungen eindeutig festgestellt werden konnten, war es mit beiden Verfahren bei 4 von 13 Fällen nicht möglich, hinsichtlich der Dignität eine eindeutige Aussage zu machen. Bei der Diagnose von Verkalkungen und der Ausdehnung der Pankreatitis war das CT der Sonographie überlegen.

Bei der Diagnose der 7 Pankreaskopfkarzinome (Tab. 5) waren CT und Sonographie weniger zuverlässig, da nur 2 Tumoren sonographisch und 1 Tumor computertomographisch festgestellt werden konnte (Abb. 3). Dabei war es auch

Tabelle 3 Postoperative Diagnosen von 23 duodenopankreatektomierten Patienten

| | |
|---|---|
| 13 × | Chron. Kopf-Pankreatitis |
| 7 × | Pankreas-Kopf-Ca |
| 2 × | Papillen-Ca |
| 1 × | Choledochus-Ca |

Tabelle 4 Chronische Kopf-Pankreatitis (n = 13)

| | | Sono + | Sono − | CT + | CT − |
|---|---|---|---|---|---|
| Cholestase | 8 × | 8 | 0 | 8 | 0 |
| zystische Veränderung | 5 × | 5 | 0 | 5 | 0 |
| benigner Befund | | 9 | 4 | 9 | 4 |
| Verkalkungen | 13 | 2 | 11 | 9 | 4 |

Tabelle 5 Pankreas-Ca (n = 7)

| | | Sono + | Sono − | CT + | CT − |
|---|---|---|---|---|---|
| Cholestase | 2 × | 2 | 0 | 2 | 0 |
| peripankreane Lymphome | 5 × | 0 | 5 | 0 | 5 |
| sichere Diagnose eines Pankreas-Ca | | 2 | 5 | 1 | 6 |
| falsch interpretierter benigner Befund | | 2 × | | 2 × | |
| Verdacht auf Pankreas-Kopf-Ca | | 3 × | | 4 × | |

nicht möglich, eine Zuordnung des Tumors zu Pankreas oder den Gallenwegen zu treffen. Ebenso konnte eine Organüberschreitung des Tumors mit Gefäßkontakt erst intraoperativ bei 2 Fällen nachgewiesen werden, so daß die Whipplesche Operation nicht mehr kurativ sein konnte. Bei 2 Patienten mit Papillenkarzinomen konnte sonographisch nur die Cholestase nachgewiesen werden. Computertomographisch wurde der Tumor zwar vermutet, konnte jedoch nicht vom Pankreas abgegrenzt werden. In einem weiteren Fall wurde ein Konkrement im Papillenbereich diskutiert. Auch intraoperativ konnten die Tumoren makroskopisch nicht eindeutig zugeordnet werden.

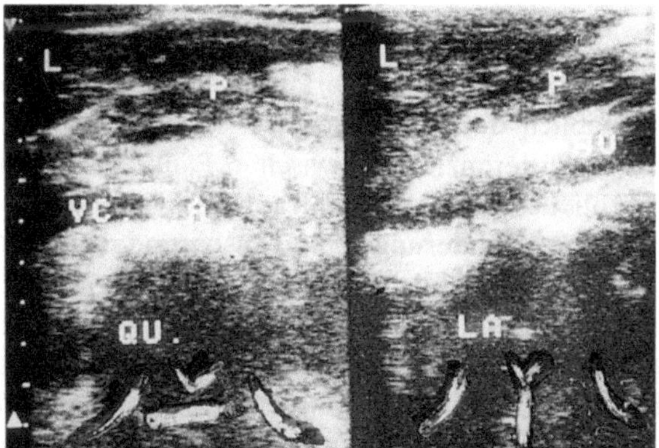


Abb. 1 Normale Pankreasloge. Qu = Querschnitt; La = Längsschnitt; L = Leber; P = Pankreas; Ao = Aorta; VC = Vena cava.

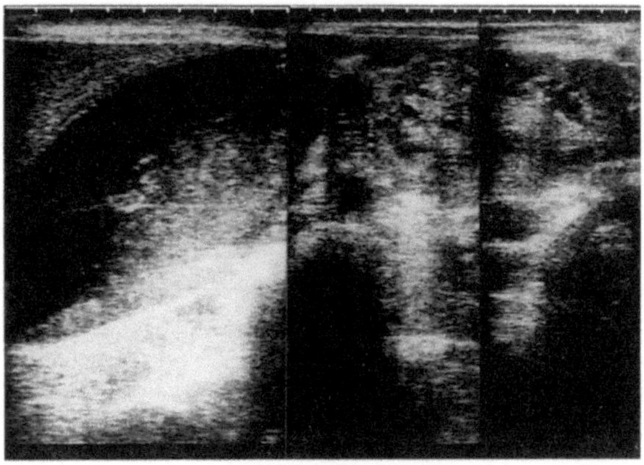

Abb. 2 Re.: Chronische Pankreatitis, Pankreasvergrößerung, zystische Veränderungen, Verkalkungen. Li.: Gallenblasenhydrops.

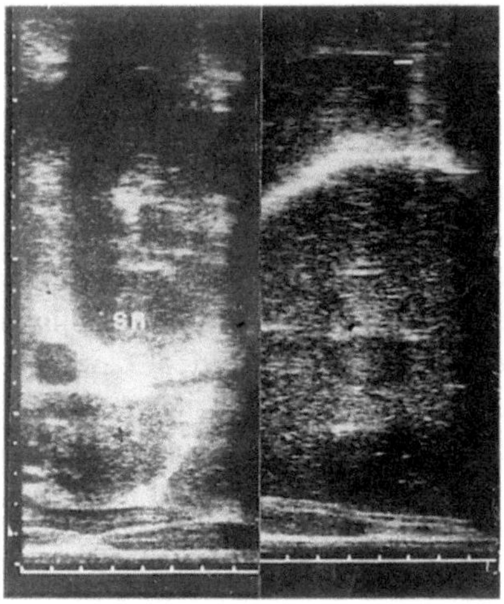

Abb. 3 → = Lebermetastase; + = Pankreas-Ca.

Trotz der Verbesserung der bildgebenden Verfahren durch Steigerung des Auflösungsvermögens einschließlich des dynamischen CT unter Kontrastmittelanwendung ist die präoperative Differenzierung zwischen Pankreaskarzinom und Pankreatitis noch schwierig geblieben. Aber auch intraoperativ kann die Lokalisation von pathologischen Pankreasveränderungen und insbesondere die Abgrenzung der Pankreatitis vom Karzinom erhebliche Probleme bereiten. Da Pankreaskarzinome und Adenome sehr klein und multipel vorkommen können, entziehen sie sich nicht selten dem Tastsinn. Blinde Biopsien zur Schnellschnittuntersuchung sind von geringem Wert. Hier stellt die intraoperative Ultraschalldiagnostik eine wesentliche Hilfe bei der Lokalisation und Differenzierung pathologischer Prozesse dar.

Bis vor 10 Jahren war die Pankreasregion noch ein weißer Fleck auf der diagnostischen Landkarte. Durch die beiden bildgebenden Verfahren Sonographie und Computertomographie gelingt es inzwischen zumindest pathologische Prozesse am Pankreas darzustellen. Eine Differenzierung zwischen Tumor und Entzündung bereitet mitunter immer noch erhebliche Probleme. Hier führte die intraoperative Ultraschalluntersuchung zu einem Durchbruch.

## Literatur

Wegner, O. H.: Ganzkörper-Computertomographie, S. 73–74. Schering AG, Berlin.

Claussen, C., B. Lochner: Dynamische Computertomographie. In: Die Radiologische Klinik, S. 89–105. Springer Verlag, Berlin – Heidelberg – New York – Tokyo 1985.

Sigel, B., J. Machi et al.: The Role of Imaging Ultrasound During Pancreatic Surgery. Ann. Surg. (Okt. 1984) 486–493.

Trede, M.: The surgical treatment of pancreatic carcinoma. Surgery (Jan. 1985) 28–34.

Brinton, M. H., C. A. Pellegrini et al.: Surgical Treatment of Chronic Pancreatitis. Am. J. Surg. (Okt. 1984) 754–758.

# Indikatorische und operative Fehler in der Chirurgie endokriner Pankreastumoren

*K. Rückert, F. Kümmerle*

## Einleitung

Eine vollständige endokrinologische Diagnostik und eine erfolgreiche präoperative Lokalisation sind die Voraussetzungen für eine rasche Heilung der Patienten mit endokrinen Pankreastumoren durch die chirurgische Entfernung. Bei etwa 10% der Patienten mit organischem Hyperinsulinismus und bei 30–60% der Patienten mit Zollinger-Ellison-Syndrom (ZES) entstehen intraoperativ Probleme bei der Auffindung eines Tumors. Gerade in dieser Situation gerät der Chirurg in Gefahr, Fehler zu begehen (Tab. 1).

## Indikatorische Fehler

Der klassische indikatorische Fehler in der endokrinen Chirurgie ist, Lokalisationsdiagnostik vor Sicherung des klinischen Syndroms zu betreiben. Stellt man die Indikation zur Operation wegen eines z. B. angiographisch vermeintlich sicher nachgewiesenen Insulinoms bei nicht ausreichender endokrinologischer Diagnostik, erleidet man Schiffbruch, wie wir im eigenen Krankengut in einem Fall erleben mußten.

Prinzipiell muß der operativen Behandlung eine vollständige und exakte Diagnostik durch einen Endokrinologen vorausgehen, d. h., klinische, hormonanalytische und röntgenologische Untersuchungen müssen eindeutig das Vorliegen eines organischen Hyperinsulinismus beweisen. Das ganze Spektrum der differentialdiagnostischen Möglichkeiten muß berücksichtigt werden [1, 2].

Tabelle 1 Endokrine Pankreastumoren (Chir. Univ.-Klinik Mainz, 1964–1984)

| | | |
|---|---|---|
| Insulinome | | n = 39 |
| Inselzell-Ca | | n = 16 |
| hormonaktiv | 4 | |
| hormoninaktiv | 12 | |
| Gastrinome | | n = 6 |
| Glukagonom | | n = 1 |
| PPOM | | n = 1 |

Ist die Indikation zum operativen Vorgehen bei jedem Insulinom gegeben, da dies die einzig mögliche kurative Behandlung darstellt, ist beim Gastrinom die Entscheidung nicht so einfach, da unter Einfluß der $H_2$-Rezeptor-Antagonisten das Operationskonzept in Fluß geraten ist.

Bei genügender Erfahrung des Operateurs in der endokrinen Pankreaschirurgie sehen wir es nicht als Fehler an, ohne invasive Lokalisationsdiagnostik (z. B. Angiographie) beim typischen Insulinom die Indikation zur Operation zu stellen, da die Finger des Chirurgen in der Lokalisation eines Inselzelltumors durch keine Methode übertroffen werden. Freilich sollten vor Ort intraoperative spezielle Untersuchungsverfahren bei okkultem Insulinom zur Verfügung stehen, wie z. B. der intraoperative Ultraschall.

## Operative Fehler

Beim Nicht-Auffinden des endokrinen Tumors trotz perfekter Rundumfreilegung und sicherer klinisch endokrinologischer Diagnose sollte zunächst eine PE aus suspekten Arealen erfolgen und vor allem eine intraoperative Ultraschalluntersuchung und/oder eine intraoperative selektive Blutentnahme aus den Pankreasvenen mit Hormonanalyse im Schnellradioimmunoassay. Der Nachweis einer sogenannten Inselzellhyperplasie in einer PE vom Pankreas ist ohne Bedeutung und es dürfen daraus keine operativen Konsequenzen gezogen werden. Die Inselzellhyperplasie beim Erwachsenen gibt es nicht als eigenständiges Krankheitsbild. Die mitgeteilten Fälle sind lediglich als Begleitphänomen bei nicht erkanntem endokrinen Tumor zu werten [4]. Eine sogenannte blinde Linksresektion im Ersteingriff ist fehlindiziert, vielmehr sollte der Eingriff als explorative Laparotomie beendet werden. Vor dem Wiederholungseingriff muß eine erneute klinisch endokrinologische Untersuchung und vor allem die Lokalisationsdiagnostik mit eventuell perkutaner transhepatischer Portographie durchgeführt werden [3]. Beim Nichtauffinden des endokrin aktiven Tumors ist es nicht angebracht, ohne nochmalige Lokalisationsdiagnostik nach einfachem Zuwarten zu relaparotomieren in der Hoffnung, daß der Tumor während der Wartezeit so viel an Größe zugenommen habe, daß er leichter auffindbar sei. Eş besteht keine Korrelation zwischen Dauer und Schwere des Krankheitsbildes einerseits und Tumorgröße andererseits. Insbesondere die benignen endokrinen Pankreastumoren haben nur eine geringe Wachstumstendenz.

Als weiterer operativer Fehler ist anzusehen, wenn bei benignem Insulinom im Kopfbereich der Drüse oder bei kleinem Gastrinom im Pankreaskopf eine Whipplesche Operation durchgeführt wird. Die Whipplesche Operation hat eine zu hohe Morbidität und Letalität, als daß sie bei einem benignem Grundleiden vertretbar wäre. Fast immer ist die Enukleation möglich und das Risiko der spontan versiegenden Pankreasfistel ist geringer als die Folgen der Duodenopankreatektomie.

Als fehlerhaft muß das Unterlassen einer Schnellschnittuntersuchung nach

Auffinden eines vermeintlich endokrinen Pankreastumors angesehen werden. Der Pathologe kann im Schnellschnitt nur beurteilen, ob endokrines Gewebe vorliegt oder nicht. Er kann keine Einschätzung der Dignität geben, vielmehr ist die Dignität nur intraoperativ zu beurteilen anhand des Nachweises oder Ausschlusses von Metastasen. Fatal ist der Irrtum des Pathologen, der – wie wir in einem eigenen Fall beobachten mußten – endokrines Pankreasgewebe im Schnellschnitt bestätigte und postoperativ im Paraffinschnitt erkennen mußte, daß es sich lediglich um einen Lymphknoten handelte.

Bei großen hormonaktiven Tumoren mit Metastasen im Sinne eines malignen endokrinen Pankreastumors ist das Unterlassen einer Tumorreduktion kontraindiziert. Beim hormonaktiven Tumor ist vielmehr so weit wie möglich die Reduktion des Primärtumors, als auch der Metastasen anzustreben, um den Hormonexzeß zu mildern. Die Prognose dieser Tumoren ist durchaus gut mit mehrjährigen Überlebenszeiten.

Ein problematischer operativer Fehler ist das Übersehen multipler Tumoren, die beim Insulinom in ca. 10% der Fälle vorkommen, beim Gastrinom bis zu 50% der Fälle. Unerläßlich ist daher immer die Rundumfreilegung mit exakter bidigitaler Palpation des gesamten Organs und die Durchführung einer intraoperativen Ultraschalluntersuchung. Beim Gastrinom ist besonders zu denken an die Tumoren in der Duodenalwand, die gegebenenfalls nur nach Duodenotomie palpiert werden können und an seltene ektopische Gastrinome z. B. in der Leber.

Die Chirurgie des endokrinen Pankreas ist eine überaus dankbare Aufgabe, die freilich am besten in entsprechenden Zentren – mit der Möglichkeit interdisziplinären Zusammenwirkens der beteiligten Fächer – erfolgen sollte, da sich sowohl hinsichtlich der Indikation als auch der Operation zahlreiche Gefahrenquellen auftun, die am besten durch erfahrene Spezialisten bewältigt werden.

## Zusammenfassung

Indikatorische Fehler in der operativen Behandlung endokriner Pankreastumoren sind: Lokalisationsdiagnostik vor Sicherung der klinischen Diagnose zu betreiben, zu operieren ohne sichere präoperative Lokalisation und zu operieren ohne Möglichkeiten der intraoperativen Lokalisationsdiagnostik (Ultraschall, Blutentnahme), (Tab. 2).

Zu den operativen Fehlern gehört beim Nichtauffinden des Tumors eine sogenannte blinde Linksresektion durchzuführen oder nach einem Intervall bei ver-

Tabelle 2 Indikatorische Fehler bei endokrinen Pankreastumoren

| |
|---|
| 1. Lokalisation vor Diagnose |
| 2. Operation ohne Lokalisation |
| 3. Operation ohne intraoperative Lokalisationsmethoden |

Tabelle 3 Operative Fehler bei endokrinen Pankreastumoren

1. »Blinde Linksresektion«
2. Intervall zur Größenzunahme des Tumors
3. Whipple bei benignem Kopftumor
4. Kein Schnellschnitt
5. Keine Tumorreduktion
6. Übersehen von multiplen und ektopischen Tumoren

meintlicher Größenzunahme des Tumors zu reintervenieren. Bei benignem endokrinen Tumor im Pankreaskopfbereich ist eine Whipplesche Operation nicht indiziert. Das Unterlassen des Schnellschnittes ist fatal ebenso wie der Irrtum des Pathologen im Schnellschnitt. Eine Tumorreduktion darf beim malignen metastasierten hormonaktiven Tumor nicht unterlassen werden und problematisch bleibt das Übersehen von Zweit- oder Drittumoren, bzw. von ektopisch gelegenen Tumoren (Tab. 3).

## Literatur

[1] Arnold, R.: Nicht Insulin produzierende Tumoren des Pankreas. Klinik, Diagnostik und konservative Therapie. In: Chirurgie des endokrinen Pankreas (Hrsg. F. Kümmerle, K. Rückert), S. 56. Georg Thieme, Stuttgart – New York 1983.

[2] Beyer, J.: Klinik und Diagnostik des Insulinoms. In: Chirurgie des endokrinen Pankreas (Hrsg. F. Kümmerle, K. Rückert), S. 44. Georg Thieme, Stuttgart – New York 1983.

[3] Günther, R.: Lokalisation von endokrinen Pankreastumoren. In: Chirurgie des endokrinen Pankreas (Hrsg. F. Kümmerle, K. Rückert), S. 80. Georg Thieme, Stuttgart – New York 1983.

[4] Klöppel, G., Ph. U. Heitz: Pancreatic pathology. Churchill Livingstone, Edinburgh – London – Melbourne – New York 1984.

# Pankreatitis

*M. Rothmund, G. P. Dzieniszewski, S. Frick*

Operative Maßnahmen im Rahmen der Behandlung der akuten und chronischen Pankreatitis gehören zu den schwierigen und differenzierten Eingriffen in der Chirurgie. Aufgrund des vielfältigen klinischen Spektrums beider Erkrankungen und der zahlreichen zur Verfügung stehenden Therapieverfahren sind Fehlermöglichkeiten in Indikationsstellung und operativer Behandlung häufig gegeben. Neben der richtigen Bewertung klinischer und laborchemischer Daten sowie der Ergebnisse bildgebender Verfahren ist hier besonders die Erfahrung des Chirurgen eine wichtige Voraussetzung zur Vermeidung von Behandlungsfehlern.

## Akute Pankreatitis

### Fehlermöglichkeiten bei der Indikationsstellung

Die akute Pankreatitis, insbesondere die hämorrhagisch-nekrotisierende Form der Erkrankung muß nach wie vor als eine der größten Herausforderungen in der Chirurgie gutartiger gastroenterologischer Erkrankungen gelten. Die postoperative Letalität von 30–70% belegt diese Aussage [1]. Fehler im Rahmen der Indikationsstellung könnten durch eine falsche Diagnosestellung, eine inkorrekte Klassifikation der Erkrankung, den zu früh oder zu spät gewählten Operationszeitpunkt und das Übersehen einer biliären Ursache erwachsen. Schließlich führt eine zu spät ausgeführte oder gar unterlassene Reoperation zu fatalen Folgen für den Patienten.

Zunächst muß gesichert werden, ob überhaupt eine akute Pankreatitis vorliegt und welchem Stadium der Erkrankung der jeweilige Patient angehört.

Sieht man sich die Liste der differentialdiagnostisch infrage kommenden Erkrankungen an, sind Fehlermöglichkeiten leicht erkennbar. Differentialdiagnostisch schwierig abzugrenzen sind vor allem die Ulkusperforation, der Mesenterialgefäßverschluß und die akute Appendizitis. Es ist auf jeden Fall nötig, neben der klinischen und laborchemischen Untersuchung die Diagnose durch bildgebende Verfahren zu sichern, wobei bei schwerer Verlaufsform der Computertomographie der Vorzug vor der Sonographie zu geben ist (Abb. 1). Auf diese Weise können Fehleinschätzungen des Krankheitsbildes vermieden und eine Klassifikation der Erkrankung zusammen mit den klinischen und laborchemischen Parametern vorgenommen werden.

Haben Sonographie oder Computertomographie eine ödematöse Pankreatitis

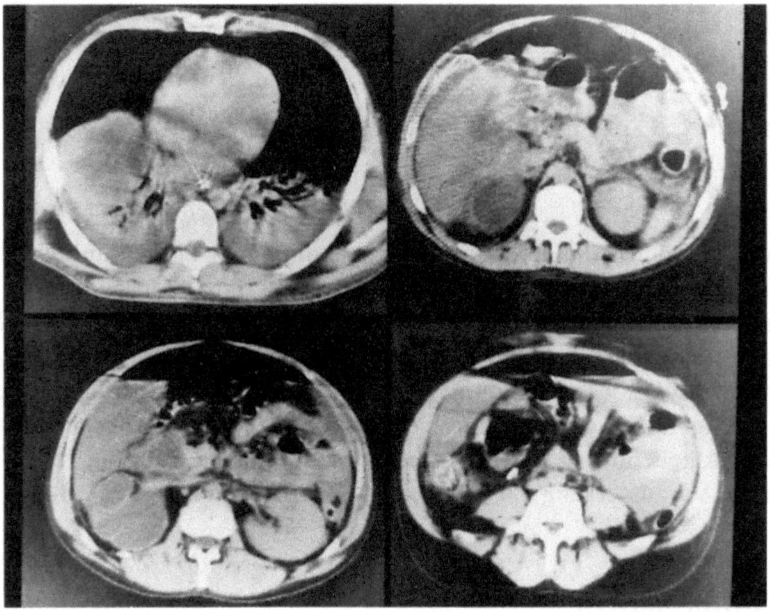

Abb. 1 Patient mit klinischen Zeichen der akuten Pankreatitis, respiratorische Insuffizienz, Oligo-Anurie, akutes Abdomen, Alkoholanamnese, extreme Amylase-Erhöhung im Aszites. Die CT-Untersuchung zeigt ein normales Pankreas und freie Luft. Postoperative Diagnose: Ulkusperforation.

(Stadium I) ergeben, sollte nicht operiert werden, da ein günstiger Verlauf unter konservativer Behandlung zu erwarten ist. Liegt ein Stadium II (partielle Nekrose) oder Stadium III (Totalnekrose) der Erkrankung vor (Abb. 2) und muß damit die Erkrankung als potentiell letal betrachtet werden, beginnt eine der klinischen Situation angemessene Intensivtherapie mit engmaschiger Kontrolle des klinischen Befundes und der relevanten Laborparameter und ständig neuer Überprüfung der Operationsindikation [2].

Fehlermöglichkeiten ergeben sich hier aus der Überbewertung von Sonographie und CT-Befunden gegenüber klinischen Parametern. Grundsätzlich gilt, daß für die Indikation zur Operation bei der akuten hämorrhagisch-nekrotisierenden Pankreatitis die klinischen Parameter ausschlaggebend sind. Es wäre falsch, einen Patienten zu operieren, weil im CT-Befund eine Pankreasnekrose, peripankreatisches Exsudat oder gar Nekrosestraßen diagnostiziert werden und der klinische Befund unter adäquater Therapie stabil ist. Umgekehrt wäre bei septischen Zeichen und Störungen von Vitalfunktionen bei im CT unauffälligen Pankreas ein Eingriff an der Bauchspeicheldrüse falsch (Abb. 3).

Die Frühoperation bei der akuten Pankreatitis, die nach wie vor eine hohe Letalität hat, ist nur dann indiziert, wenn septische Zeichen auf eine entsprechende Behandlung nicht besser werden oder wenn sich ein ungünstiger Verlauf durch Einschränkung der Lungen- und Nierenfunktion ankündigt. Hierbei ist zu beach-

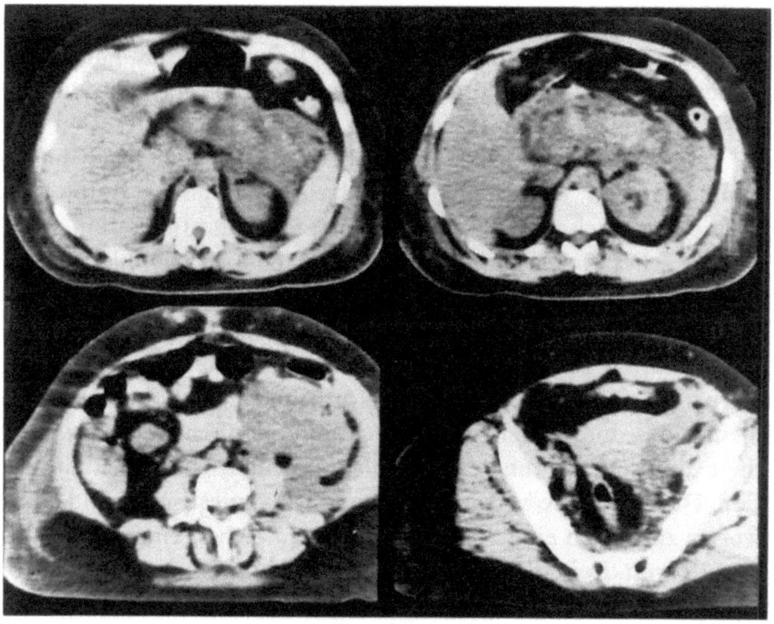

Abb. 2 Computertomographische Darstellung einerPankreatitis Stadium II–III mit subtotaler Nekrose, retrokolischer Nekrosestraße links bis ins kleine Becken und pararenal, potentiell letaler Verlauf.

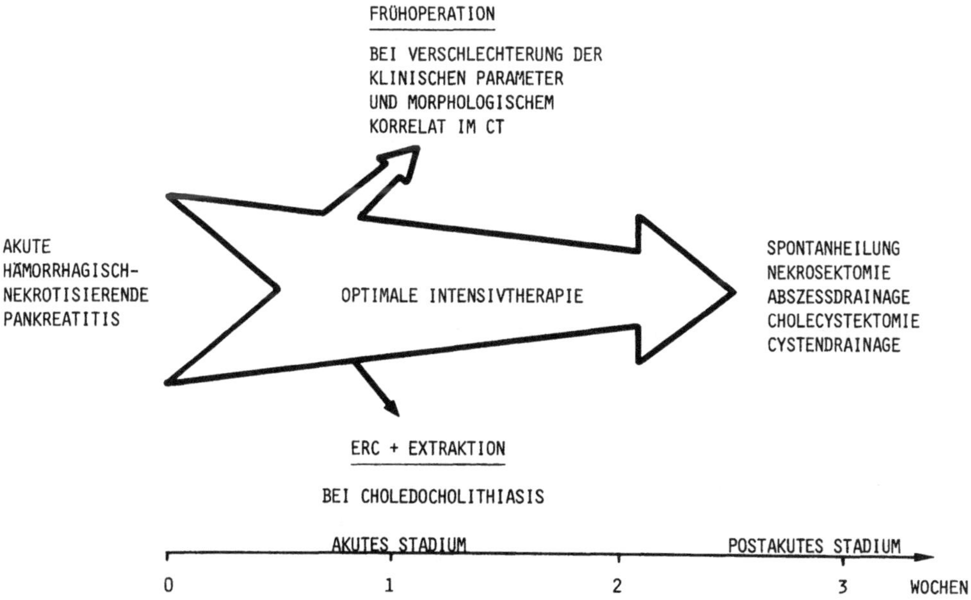


Abb. 3 Therapieschema bei akuter hämorrhagisch-nekrotisierender Pankreatitis.

ten, daß eine Erhöhung des Kreatinins und eine Einschränkung der Diurese allein durch einen Volumenmangel bedingt sein können, wobei beide Parameter innerhalb 24 Stunden bei adäquater Flüssigkeitszufuhr normalisiert werden.

Ziel der intensivmedizinischen Behandlung ist es, die Frühoperation zu vermeiden und die Patienten in das postakute Stadium zu bringen. Auch hier wäre es falsch, mit bildgebenden Verfahren dargestellte pathologische Befunde operativ anzugehen ohne entsprechende klinische Parameter. Eine Indikation zur Ausräumung hämorrhagischer Nekrosen und Nekrosestraßen ist auch hier nur bei septischen Zeichen, wie Fieber, Leukozytose, Einblutung, und selteneren Komplikationen, wie gastrointestinale Blutungen oder Fisteln, gegeben [1, 2].

Zu einer fehlerhaften Therapie führt das Übersehen einer biliären Ursache einer akuten Pankreatitis. Bei schwerer Verlaufsform und morphologischer Erfassung des Krankheitsbildes durch Computertomographie können wegen der schlechten Treffsicherheit dieses Verfahrens eine Cholezysto- und Choledocholithiasis nicht erfaßt werden. Deshalb sollte bei entsprechenden anamnestischen und laborchemischen Hinweisen zusätzlich eine Sonographie – bei Zeichen eines Verschlußikterus eine ERCP – erfolgen. Bei ödematöser Form der Erkrankung sollte das Abklingen der Pankreatitis abgewartet und während des gleichen stationären Aufenthaltes cholezystektomiert werden. Ebenso wird bei hämorrhagisch-nekrotisierender Pankreatitis vorgegangen, wenn die Sanierung der Gallewege nicht zusammen mit dem ohnehin notwendigen Eingriff am Pankreas erfolgt [3–5]. In der seltenen Situation einer obstruierenden Choledocholithiasis bzw. eines präpapillären Konkrementes ist die endoskopische Papillotomie und Steinextraktion die Methode der Wahl.

Neben der zu früh ohne entsprechende klinische Parameter gestellten Indikation kann die zu spät oder überhaupt nicht gestellte Indikation Ursache eines letalen Verlaufes sein. Es hat keinen Sinn, eine aufwendige Intensivtherapie einzuleiten oder fortzusetzen, wenn der septische Herd im Abdomen nicht bereinigt ist. Dies gilt vor allem für die Phasen nach erfolgtem Eingriff am Pankreas, wenn wieder septische Zeichen und Komplikationen auftreten. Im eigenen Krankengut mußte bei mehr als einem Drittel der Patienten reinterveniert werden, um Nekrosen und Abszesse zu beseitigen oder gastrointestinale Fisteln zu versorgen. In Einzelfällen kann auch die perkutane Abszeßdrainage zur Therapie ausreichen.

## Fehlermöglichkeiten bei der operativen Therapie

Obwohl CT und Ultraschall die Ausbreitung der Erkrankung in optimaler Weise zeigen, ist eine sorgfältige Exploration angebracht. Nach Absaugen des hämorrhagischen Exsudates sollte die Bursa omentalis eröffnet werden, um nicht einer Fehleinschätzung der Ausdehnung der Nekrosen zu unterliegen. Hierzu gehört auch die Revision der Nekrosestraßen retrokolisch rechts und links sowie in der Mesenterialwurzel (Abb. 4). Bei Kopfnekrosen kann ein vorsichtiges Kochermanöver die Beurteilung erleichtern. Grundsätzlich sollte auch die Gallenblase abgetastet werden, um eine Cholezystolithiasis nicht zu übersehen. Bei Verdacht

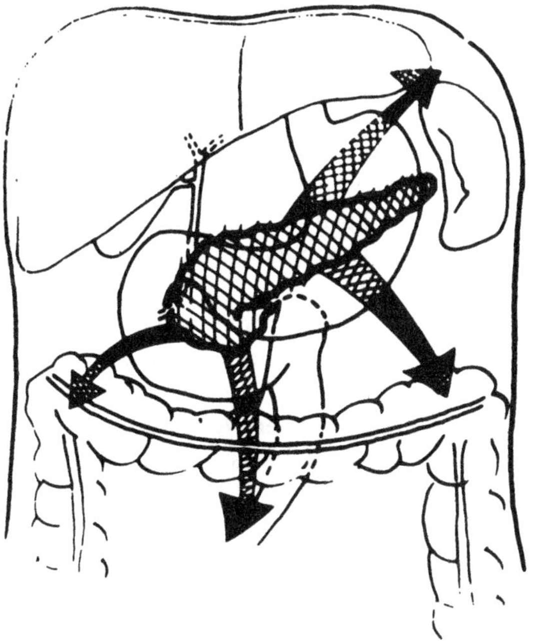

Abb. 4 Typische Nekrosestraßen bei akuter hämorrhagisch-nekrotisierender Pankreatitis.

auf Cholezysto-Choledocholithiasis ist auf jeden Fall eine Choledochusrevision und die Einlage einer T-Drainage angebracht, die jedoch bei ödematöser Infiltration von Duodenum und Ligamentum hepatoduodenale technisch schwierig sein kann.

Fehler bei der eigentlichen operativen Therapie können durch eine inadäquate Verfahrenswahl oder ein inadäquates Operationsausmaß entstehen.

**Inadäquate Verfahrenswahl**

Obwohl einige Arbeitsgruppen bei hämorrhagisch-nekrotisierender Pankreatitis im Kopfbereich die partielle Duodenopankreatektomie empfehlen, halten wir dieses Vorgehen für falsch, weil die Operationsletalität unverantwortbar hoch ist. Lediglich in Ausnahmefällen, wenn die Entzündung auf das Duodenum übergegriffen hat und dort breite Leckagen entstehen, ist ein solches Vorgehen als Ultima-Ratio-Methode indiziert. Ebenso wie den zu ausgedehnten Eingriff kann die zu kleine Maßnahme falsch sein. Eine solche Maßnahme wäre eine Drainage des Oberbauchs und der Bursa omentalis bei Vorliegen einer hämorrhagisch-nekrotisierenden Pankreatitis und zuvor durch klinische Parameter gegebene Operationsindikation. Auch hier ist die Letalität zu hoch, da die Nekrosen, die in etwa der Hälfte der Fälle infiziert sind [6] verblieben und dann der Katastrophenherd nicht ausgeräumt wird. Die adäquate Verfahrenswahl ist je nach lokaler Situation die Abräumung der Nekrosen, wenn nötig mit Übergang in eine Linksresektion bis zum Erreichen gesunden Gewebes im Kopfbereich [1, 7, 8].

**Inadäquates Operationsausmaß**

Entscheidend ist hier, ob es sich um eine Frühoperation oder eine verzögerte Operation handelt. Bei der Frühoperation wäre es falsch, sämtliche Nekrosen vollständig abtragen zu wollen. In dieser Phase ist es noch nicht zu einer Demarkation von Nekrosen und gesundem Gewebe gekommen, und das Risiko diffuser, schwer stillbarer Blutungen oder der Verletzung großer Gefäße, wie der Pfortader oder der V. mesenterica superior, ist zu hoch. Kommt man dennoch in diese Situation, kann man Umstechungen versuchen. Sind sie nicht effektiv, muß eine Tamponade des Operationsgebietes erfolgen.

Bei der verzögerten Operation ist die Nekrosektomie meist leicht. Häufig hat sich der Pankreassequester schon spontan von vitalem Gewebe getrennt und kann einfach entnommen werden. Fehler bei der Resektionstherapie sind eine unzureichende Resektion von links unter Belassung großer Nekrosezonen, eine Verletzung von A. colica media am Unterrand des Pankreaskopfes, der V. portae, der V. mesenterica superior oder auch seltener der A. hepatica.

Dem entzündlichen Pankreasprozeß benachbart sind vor allem Magen, Kolon und Duodenum. Hier kommt es häufig, im eigenen Krankengut in 15% der Fälle, zu Verletzungen oder Andauung mit Eröffnung des Lumens. Vor allem bei Koloneröffnungen wäre es falsch, lediglich zu übernähen, vor allem dann, wenn die Kolonwand durch das Übergreifen der Entzündung infiltriert und geschädigt ist (Tab. 1). Hier ist mindestens eine vollständige Kotabteilung durch eine vor der Eröffnungsstelle liegende doppelläufige Kolostomie oder besser eine Diskontinuitätsresektion notwendig. Magen- und Dünndarmfisteln heilen häufig spontan aus, vor allem, wenn es sich um »Einbahnstraßen« handelt (Abb. 5).

# Chronische Pankreatitis

## Fehlermöglichkeiten bei der Indikationsstellung

Bei der Indikationsstellung zu operativen Eingriffen wegen chronischer Pankreatitis können Fehler im Bereich von Diagnose und Differentialdiagnose im Rahmen der Indikation „Schmerz" und bezüglich der Verfahrenswahl vorkommen.

Tabelle 1 Therapie gastrointestinaler Fisteln bei akuter bzw. postakuter Pankreatitis (Chir. Univ.-Klinik Mainz 1967–1984)

| Lokalisation | n | Spontan-verschluß | Über-nähung | Aus-schaltung | Resektion |
|---|---|---|---|---|---|
| Magen | 12 | 4 | 1 | – | 7 |
| Duodenum | 6 | 3 | 1 | 1 | 1 |
| Dünndarm | 4 | 4 | – | – | – |
| Kolon | 18 | 2 | 1 | 2 | 13 |
| gesamt | 40 | 13 | 3 | 3 | 21 |

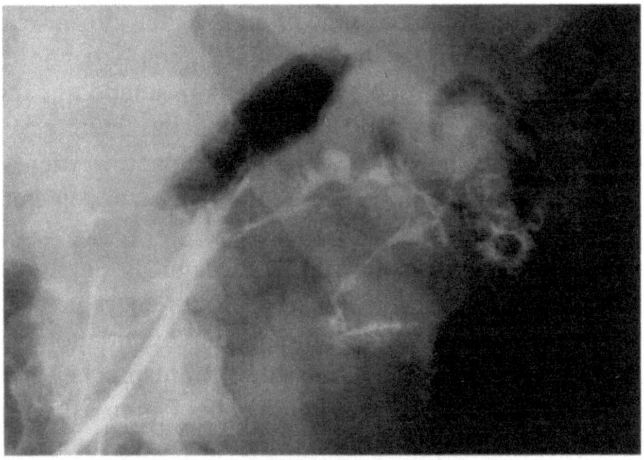

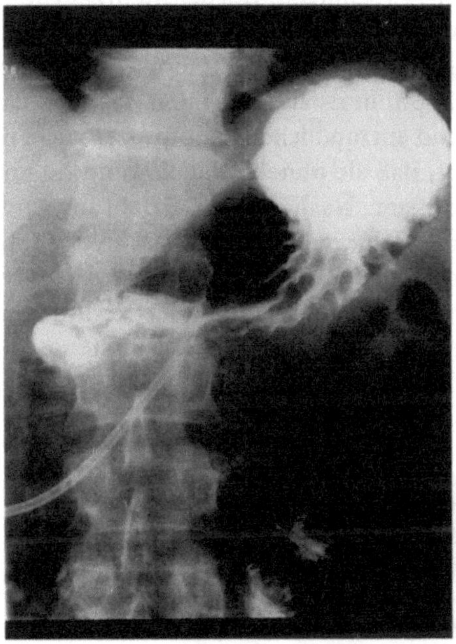

Abb. 5 Zustand nach Nekrosektomie bei akuter hämorrhagisch-nekrotisierender Pankreatitis. Kontrastmittelapplikation über eine eingelegte Drainage zeigt Dünndarmfistel (a). Beim gleichen Patienten am gleichen Tag belegt die Kontrastmittelgabe oral den „Einbahnstraßen"-Charakter der Fistel und den wahrscheinlich guten Verlauf unter konservativer Therapie (b).

Als Voraussetzung für eine gute Indikationsstellung bei der chronischen Pankreatitis muß eine adäquate Diagnostik gesehen werden. Neben Anamnese, Klinik und laborchemischen Daten sind Sonographie und ERCP als unabdingbar anzusehen. CT und Angiographie kommen fakultativ hinzu, wobei das letztere Verfahren als notwendig zu erachten ist, wenn Kopfresektionen geplant werden. Nur so können Varianten in der Gefäßanatomie erkannt und Verletzungen vermieden werden.

Fehlermöglichkeiten in der Differentialdiagnose und damit in der Indikationsstellung sind hin und wieder bei zystischen Pankreasprozessen gegeben, die für Pseudozysten gehalten werden, jedoch Zystadenomen oder Zystadenokarzinomen sowie Mesenterialzysten der obersten Dünndarmschlinge, entsprechen (Abb. 6).

Klinisch am wichtigsten ist jedoch die Unterscheidung bei Pankreaskopftumoren zwischen einer entzündlichen und neoplastischen Genese. Im allgemeinen reichen die oben genannten Verfahren aus, um sich bei 90% der Patienten vor der Operation vor diagnostischen Irrtümern zu schützen. Bei der Mehrzahl der übrigen 10% sind intraoperative Verfahren wie Exploration, Lymphknotenentnahme, Feinnadelbiopsie, eventuell vorsichtige Biopsie des Kopftumors selbst in der Lage, die Fehleinschätzung eines Pankreaskopftumors zu vermeiden. Ist auch dann eine Differenzierung zwischen malignem und entzündlichem Kopfprozeß nicht möglich, sind die Tumoren meist so ausgeprägt, daß sie ohnehin, auch wenn sie entzündlicher Natur sind, reseziert werden müssen. Nach eigener Erfahrung kommt ein Karzinom bei chronisch kalzifizierender Pankreatitis in etwa 2% vor (Tab. 2).

Indikationen zur Operation bei chronischer Pankreatitis sind vor allem rezidivierende oder persistierende Schmerzzustände, bei Ikterus oder Verdrängungssymptomen sowie morphologisch faßbare Befunde wie Choledochusstenose, Magenausgangsstenose, Pseudozysten, Verkalkungen und Wirsungianus-Stenosen. Feh-

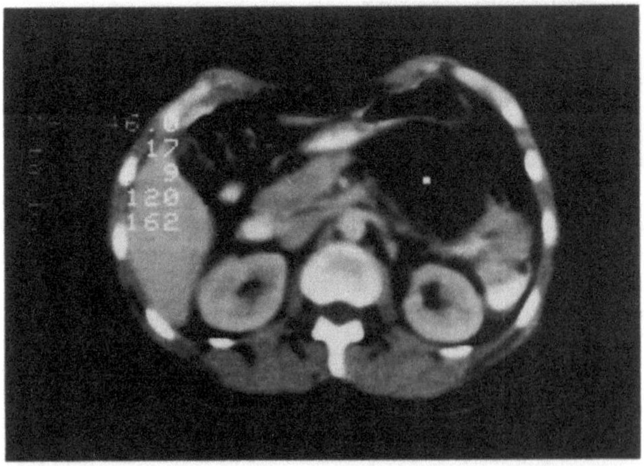

Abb. 6 Zyste im Pankreasbereich. Dichtemessung zeigt Fettwerte. Postoperative Diagnose: Große Mesenterialzyste in der ersten Jenunumschlinge.

Tabelle 2 Differentialdiagnostische Kriterien zur prä- und intraoperativen Sicherung von chronischer Pankreatitis bzw. Pankreaskarzinom

| präoperativ → → →<br>(in ca. 90%) | intraoperativ<br>(in weiteren 9%) |
|---|---|
| Anamnese | vollständige Exploration |
| Klinik | Feinnadelpunktion und Zytologie |
| Sonographie | Lymphknotenexstirpation |
| ERCP | Sonographie |
| CT | Probeexzision |
| Angiographie | |

ler in der Indikationsstellung können dann vorkommen, wenn man sich, beeindruckt vom Schmerzsyndrom des Patienten, bei fehlenden oder geringgradigen morphologischen Veränderungen zur Teilresektion der Bauchspeicheldrüse von rechts oder von links her verleiten läßt [9]. Dies ist vor allem der Fall, wenn Patienten nach langjährigem Analgetikaverbrauch medikamentenabhängig werden, weiter tatsächlich Schmerzen haben oder Schmerzen angeben, um Zugang zu den Medikamenten zu bekommen. Bei diesen Patienten ist ein Persistieren der Schmerzen auch nach großen resezierenden Eingriffen in hohem Prozentsatz zu erwarten. Abgesehen davon, sind Patienten, die abhängig von Medikamenten oder Alkohol sind, immer schlechte Kandidaten für einen größeren Eingriff am Pankreas vor allem dann, wenn ein postoperativer Diabetes resultiert und eine strenge Lebensweise zu Erlangung des Operationsziels gefordert werden muß. Auch unter diesem Aspekt sind resezierende Eingriffe im eigenen Krankengut bei chronischer Pankreatitis in den letzten Jahren seltener geworden [10].

Chronische Pankreatitiden können bei fortgeschrittenem Befund erhebliche operationstechnische Schwierigkeiten bieten, so daß z. B. eine geplante Kopfresektion technisch nicht möglich ist. Solche Situationen sind präoperativ erkennbar durch eine ausgeprägte portale Hypertension, eine Einengung und Umklammerung der V. portae durch den entzündlichen Prozeß und durch Infiltration der Entzündung in das Ligamentum hepatoduodenale (Abb. 7). Hier kann man sich durch eine präoperative Zöliakographie und die Beachtung der venösen Phase vor indikatorischen Fehlern schützen.

Neben der Indikation wird auch infolge der optimalen morphologischen Erfassung der Bauchspeicheldrüse durch die bildgebenden Verfahren schon präoperativ fast immer die Verfahrenswahl festgelegt. Über Zystendrainagen, biliodigestive Anastomosen, Gastroenteroanastomosen, Gangdrainagen und resezierende Verfahren kann fast immer präoperativ entschieden werden.

Hier sind Fehler möglich, wenn durch den geplanten Eingriff das zur Indikation führende Symptom nicht behandelt wird. Problematisch ist vor allem die Resektion von links bei Patienten mit Schwerpunkt des entzündlichen Geschehens im Pankreaskopf. Solche Eingriffe werden vor allem bei jungen Patienten mit der

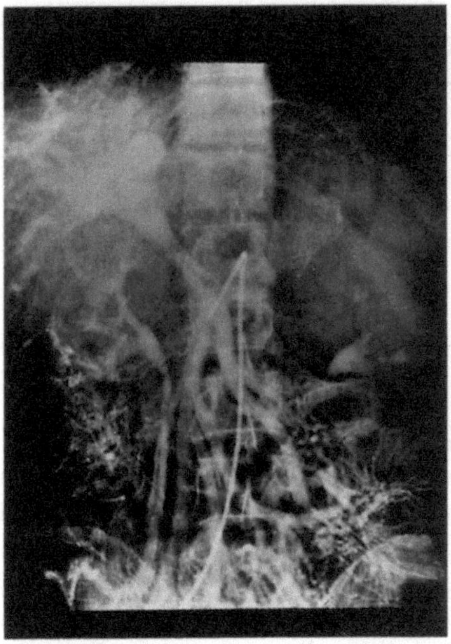

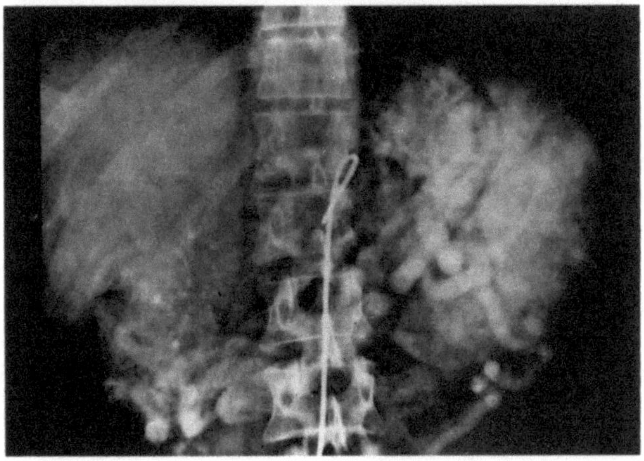

Abb. 7 Portale Hypertension bei chronischer Pankreatitis. Stenose der Pfortader (a) und ausgedehnte Venenkonvolute im rechten und vor allem linken Oberbauch (b).

Begründung, sie seien für eine Duodenokopfpankreatektomie noch nicht alt genug, hin und wieder durchgeführt. Dies geschieht zum Nachteil des Patienten, da hier häufig Reoperationen mit Entfernung des Pankreaskopfes notwendig sind und eine totale Pankreatektomie bei gutartigem Grundleiden resultiert (Abb. 8).

Als inadäquate Verfahrenswahl kann auch hier eine Zystendrainage bei Verschlußikterus und Lage der Zyste im Kopfbereich gelten, wenn sie nicht eindeutig den Ductus choledochus komprimiert. Ist dies zweifelhaft, reicht die alleinige

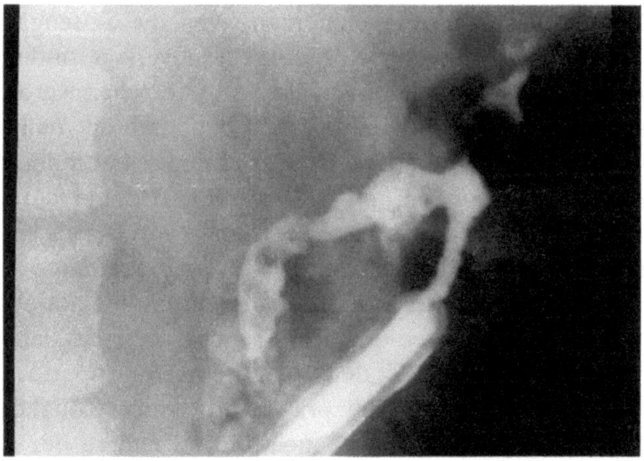

Abb. 8 Zustand nach Linksresektion wegen chronischer Pankreatitis, Pankreatikolithiasis im verbliebenen Wirsungianusabschnitt im Kopfbereich und Abflußstörung nach duodenal, Fistel der Abnaht nach Linksresektion.

Zystendrainage nicht aus und es muß eine zusätzliche biliodigestive Anastomose erfolgen, die durch Verbindung mit der gleichen nach Roux-Y ausgeschalteten Schlinge, die die Pseudozyste drainiert, angelegt werden kann.

## Fehlermöglichkeiten bei der operativen Therapie

Auf die Vermeidung von diagnostischen Fehlern in der Differentialdiagnose entzündlicher versus maligner Pankreaskopftumor wurde bereits eingegangen. Hier sollte noch einmal die hohe Wertigkeit der intraoperativen Feinnadelbiopsie und Zytologie unterstrichen werden, die eine Treffsicherheit zwischen 70 und 100% hat. Sie kann eventuell ultraschallgesteuert entscheidend zur Differentialdiagnose beitragen.

Die Anwendung inadäquater Verfahren bei chronischer Pankreatitis und Schmerzen stellen einen der Hauptfehler während der Operation dar. Wie aus der eigenen Erfahrung hervorgeht, werden häufig nicht relevante Eingriffe wie die Entfernung von steinlosen Gallenblasen, Magenresektionen ohne Ulkusleiden oder lediglich Probelaparotomien vorgenommen. Unter die Rubrik „fehlerhafte Verfahrenswahl" fallen auch Linksresektionen unter Belassung eines entzündlichen Herdes im Pankreaskopf. Nicht als grundsätzlich falsch bezeichnet werden kann die Seit-zu-Seit-Anastomose des Ductus Wirsungianus mit einer ausgeschalteten Jejunumschlinge. Zu achten ist jedoch hier auf eine adäquate Selektion von Patienten. Nicht jeder Ductus Wirsungianus ist drainagefähig. Geeignet sind Patienten, die eine homogene Dilatation des Ganges vom Kopf bis in den Schwanzbereich von etwa 1 cm und mehr haben. Hier kann das Verfahren angewandt und möglicherweise mit einer Papillotomie kombiniert werden [11]. Auch wenn diese Voraussetzungen gegeben sind, bleiben zwei Risiken.

Erstens das Risiko der Persistenz von Schmerzen, weil die Seitengänge des Ductus Wirsungianus obliteriert oder von Konkrementen verlegt sind und ein kleines Karzinom, das die Gangdilatation verursacht hat, übersehen werden kann [12]. Dies war im Krankengut von White bei 9 von 50 Patienten der Fall [13].

Bei Pankreasresektionen, vor allem bei Duodenokopfpankreatektomien, sollte man, um sich vor Fehlern zu schützen, im klaren sein, daß bei chronischer Pankreatitis immer eine schwierigere anatomische Situation vorliegt als bei malignen Pankreaskopftumoren. Der entzündliche Charakter der Erkrankung führt zur Pannusbildung und entzündlichen Infiltration des Ligamentum hepatoduodenale, des Retroperitoneums und des Gebietes um den Truncus coeliacus, ebenso zu einer Umklammerung der Pfortader und der V. mesenterica superior. Es ist unseres Erachtens falsch, in dieser Situation präoperativ keine Zöliakographie anzufertigen, die über den Verlauf der Oberbaucharterien und in der venösen Phase über Einbeziehungen von großen Venen in den entzündlichen Prozeß informiert. Verletzungen der A. hepatica, der Pfortader und von Nachbarorganen sind durchaus möglich und müssen nach gefäßchirurgischen Gesichtspunkten versorgt werden. Gelingt dies nicht, tragen sie entscheidend zur postoperativen Letalität bei (Tab. 3, [14]). Meist unproblematisch ist die pankreatikodigestive Anastomose, da die chronisch entzündlich veränderte Drüse ein gutes Nahtlager bietet. Insuffizienzen dieser Anastomose, die bei Pankreaskopfkarzinom, insbesondere jedoch beim Papillenkarzinom, ein Problem sind, kommen selten vor.

Weitere Fehlerquellen sind unzureichenden Behandlungen von Komplikationen. Pseudozysten haben meist erst nach 2–3 Monaten eine anastomosenfähige Wand und sollten dann erst operiert werden, wenn sie Symptome machen oder bei einer Größe von über 5–6 cm im Verlauf nicht kleiner werden. Sie sollten am tiefsten Punkt freigelegt und durch eine innere Drainage mit einer ausgeschalteten Roux-Schlinge versorgt werden. Vor diagnostischen Fehleinschätzungen schützt eine PE aus der Zystenwand, vor septischen Komplikationen ein Abstrich zur mikrobiologischen Untersuchung. Methode der zweiten Wahl ist die äußere Zystendrainage, die mit einer deutlich höheren Komplikationsrate als die innere Drainage belastet ist. Im eigenen Krankengut wurde bei 113 inneren Drainagen kein Todesfall beobachtet, bei 24 äußeren Zystendrainagen starben zwei Patienten.

Insgesamt kann man sich vor Fehlern bei Indikationsstellung und operativer

Tabelle 3 Intraoperative Komplikationen bei Resektion wegen chronischer Pankreatitis (Chir. Univ.-Klinik Mainz 1967–1984/n = 317)

| | n (†) | % |
|---|---|---|
| Verletzung von Pfortader oder V. mesenterica superior | 14 (3) | 4,4 |
| diffuse Blutungen | 12 (9) | 3,8 |
| Verletzung der A. hepatica | 2 (1) | 0,6 |
| Organverletzungen (Magen, Milz, Leber usw.) | 12 (2) | 3,8 |

Behandlung bei akuter und chronischer Pankreatitis schützen, wenn man die präoperativen diagnostischen Maßnahmen ausschöpft, die Verfahrenswahl anhand objektiver Parameter festlegt und das Operationsausmaß im Krankheitsprozeß entsprechend wählt.

## Literatur

[1] Kümmerle, F., G. P. Dzieniszewski: Hämorrhagisch-nekrotisierende Pankreatitis und bildgebende Verfahren. Dtsch. Med. Wochenschr. **14** (1985) 534.
[2] Rothmund, M., G. P. Dzieniszewski: Akute Pankreatitis – Chirurgische Therapie. Z. Gastroent. (im Druck).
[3] Acosta, J. M., R. Rossi, O. M. R. Galli et al.: Early surgery for acute gallstone pancreatitis: Evaluation of a systematic approach. Surgery **83** (1978). 367.
[4] Tondelli, P., K. Stutz, F. Harder et al.: Acute gallstone pancreatitis: best timing for biliary surgery. Br. J. Surg. **69** (1982) 709.
[5] Dzieniszewski, G. P., M. Neher, H.-D. Schmidt et al.: Cholelithiasis und akute Pankreatitis. Dtsch. Med. Wochenschr. **36** (1984) 1349.
[6] Büchler, M., S. Block, W. Krautzberger et al.: Nekrotisierende Pankreatitis: Peritoneal-Lavage oder Bursa-Lavage? Ergebnisse einer prospektiven konsekutiven kontrollierten Studie. Chirurg **56** (1985) 247.
[7] Gebhardt, Ch.: Chirurgie des exokrinen Pankreas. Thieme, Stuttgart – New York (1984).
[8] Kivilaakso, E., O. Fräki, P. Nikki et al.: Resection of the Pancreas for Acute Fulminant Pancreatitis. Surgery **152** (1981) 493.
[9] Warshaw, A. L.: Pain in Chronic Pancreatitis. Patients, Patience, and the Impatient Surgeon. Gastroent. **86** (1984) 987.
[10] Kümmerle, F., S. Frick, R. Günther: Tendenzen in der Chirurgie der chronischen Pankreatitis. Dtsch. Med. Wochenschr. **14** (1982) 531.
[11] Rumpf, K. D., R. Pichlmayr: Die chirurgische Behandlung der chronisch calcifizierenden Pankreatitis. Chirurg **53** (1982) 103.
[12] Gebhardt, Ch., F. P. Gall, H. Zirngibl: Chirurgische Behandlung der chronischen Pankreatitis. Dtsch. Ärztebl. **8** (1983) 17.
[13] White, T. T., R. G. Keith: Long Term Follow-up of Fifty Patients With Pancreaticojejunostomy. Surg. Gynecol. Obstet. **136** (1979) 353.
[14] Frick, S.: Komplikationen nach resezierenden Eingriffen bei chronischer Pankreatitis. Langenbecks Arch. Chir. **356** (1982) 83.

# Indikatorische und technische Fehler in der Chirurgie der nekrotisierenden Pankreatitis

*H. Köhler, A. Schafmayer, H.-J. Peiper*

Nach wie vor ist die hämorrhagische nekrotisierende Pankreatits von einer hohen Letalität belastet, und die chirurgische Behandlung dieser Erkrankung stellt damit weiterhin ein aktuelles Problem dar.

Schwierigkeiten in der Bestimmung des Schweregrades der Erkrankung, noch wenig belegte Fakten bezüglich des günstigsten Zeitpunktes eines chirurgischen Eingriffs und unterschiedliche Auffassung über die Art des operativen Vorgehens, machen Indikation und chirurgische Verfahrenswahl zu einem umstrittenen Problem, dessen Komplexität indikatorisch-diagnostische und technische Fehler verursachen kann [7, 8].

Dabei beschränken sich die Schwierigkeiten einer chirurgischen Intervention bei der nekrotisierenden Pankreatitis im wesentlichen auf 2 Probleme:

1. der Indikation und der Wahl des richtigen Zeitpunktes für eine Operation,
2. der Verfahrenswahl bei der chirurgischen Behandlung.

Ausgehend vom Krankengut unserer Klinik der letzten 10 Jahre möchten wir versuchen, anhand unserer Ergebnisse diese Fragen kritisch abzuwägen und mögliche Fehlerquellen darzulegen.

In den letzten 10 Jahren wurden an unserer Klinik 87 Patienten mit einer nekrotisierenden Pankreatitis im Stadium II und III (51 Männer, 36 Frauen) im Durchschnittsalter von 46 Jahren operiert.

## Indikation und Wahl des Operationszeitpunktes

Die Indikationsstellung zur Operation bei der akuten Pankreatitis gehört zu den schwierigsten Entscheidungen der Abdominalchirurgie [8]. Zum sinnvollen Erstellen der Operationsindikation ist die Beurteilung des Schweregrades der Pankreatitis wichtig [3, 7, 8]. Bei der Unterteilung der akuten Pankreatitis in 3 Schweregrade sind für den Chirurgen besonders bedeutungsvoll die Grade II und III [7]. Eindeutig erscheint uns die Indikation zur chirurgischen Intervention beim Grad III gegeben. Problematisch bleibt jedoch in vielen Fällen die Indikation zur Operation im Stadium II [7, 8]. Nach unseren Erfahrungen scheint die Prognose dieser Patientengruppe davon abzuhängen, den Zeitpunkt eines Übergangs von der ödematösen zur nekrotischen Form zu erfassen. Die von der Mainzer Gruppe aufgestellten Begriffe „frühzeitig“, „verzögert“ und „Sofortoperation“ erleichtern zwar die Verständigung, geben aber nicht den Eingang auf ein allgemein gültiges Konzept [6]. Es gibt kaum eine Studie, die es uns erlaubt, den besten Zeitpunkt zur chirurgischen Behandlung dezidiert zu bestimmen.

Die Entscheidung zur Operation hängt von einer Vielzahl von Einzelfaktoren ab, bei der sich indikatorische Fehlleistungen ergeben können. Ergreift man den Entschluß zur Operation zu früh, riskieren wir, daß zu diesem Zeitpunkt noch keine sinnvolle, das heißt den Verlauf der Krankheit entscheidend beeinflussende operative Maßnahme durchführbar und damit eine Sanierung nicht möglich ist. Auch kann die jetzt nicht mehr vorhersehbare weitere Entwicklung zu disproportionierten Handlungen verleiten [8]. Es kann eine frühzeitige Nekrosektomie zu massiven lebensbedrohlichen Blutungen führen, umgekehrt ein zu früher Eingriff mit noch nicht möglicher Nekrosenausräumung bedingt fast zwangsläufig Relaparotomien und eine erhöhte Letalität [3]. Wird umgekehrt zu spät eingegriffen und sind erst einmal irreversible Komplikationen wie respiratorische Insuffizienz, protrahierter Schock oder akutes Nierenversagen eingetreten, ist die Prognose extrem schlecht. Die bildgebenden Verfahren wie Ultraschall und Computertomographie haben in diesem Zusammenhang eine besondere Bedeutung erlangt, denn sie können wesentlich dazu beitragen, eine Operationsindikation zu erleichtern, indem sich damit nämlich die Möglichkeit eröffnet, rechtzeitig die Ausbildung von Nekroseherden zu erkennen und somit deren Entfernung vor Entstehen von septischen Zuständen zu ermöglichen [4].

Allerdings wäre es falsch, sich zu sehr auf technische Hilfsmittel zu verlassen, denn immer sollte der klinische Gesamtstatus den Ausschlag zur operativen Intervention geben (Tab. 1).

Uns hat sich in den letzten Jahren folgende Operationstaktik bewährt (Abb. 1): Prinzipiell beginnen wir mit einer umfassenden Intensivtherapie, da hierbei in den meisten Fällen eine primäre Stabilisierung und Ausbilanzierung erzielt werden kann, das Krankheitsbild damit klarer und abschätzbarer wird [3]. Eine Indikation zur Sofortoperation ist unseres Erachtens nur gegeben, wenn aufgrund des klinischen Bildes differentialdiagnostisch eine andere Ursache eines akuten Abdomens (z. B. Perforation) nicht ausgeschlossen werden kann. In allen anderen Fällen machen wir die Operationsindikation von dem Verlauf der Intensivbehandlung

Tabelle 1 Klinische Argumente für eine Operationsindikation bei nekrotisierender Pankreatitis

| |
|---|
| biliäre Pankreatitis |
| Versagen der Intensivmedizin |
| – protrahierter Schock |
| – Nierenversagen |
| – zunehmende Enzephalopathie |
| – zunehmende respiratorische Insuffizienz |
| Lebensbedrohliche Komplikationen |
| – Sepsis, Blutung, Perforation |

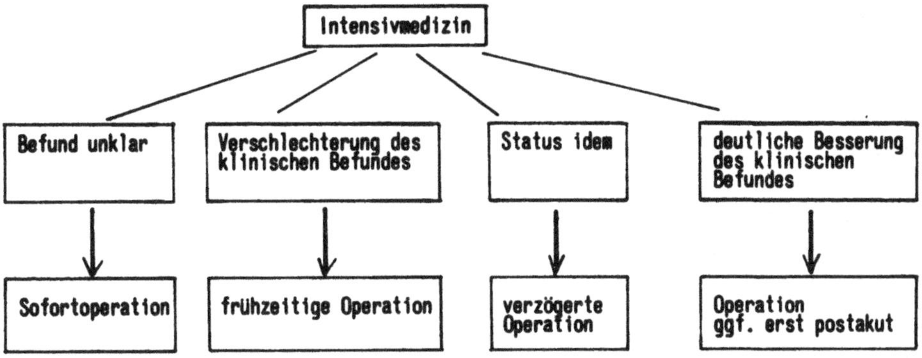


Abb. 1 Operationstaktik der Chir. Universitätsklinik Göttingen bei hämorrhagisch-nekrotisierender Pankreatitis.

abhängig. Wenn klinische Symptomatik, Lokalbefund und Laborchemie sich trotz Intensivmedizin verschlechtern, keine Besserung erzielt wird oder nach vorausgehender Besserung kein Rückfall eintritt, ergreifen wir rasch die chirurgische Initiative.

Bezüglich der Pankreatitis biliärer Genese: Die Indikation für die operative Gallenwegssanierung hängt vom Allgemeinzustand und insbesondere der Kreislaufsituation ab. Kann eine Gallenblasen- oder Gallenwegserkrankung nachgewiesen werden, befürworten wir im allgemeinen die rasche Sanierung, besonders auch dann, wenn die endoskopischen Möglichkeiten versagen. Besteht aber ein Schockzustand, behandeln wir zunächst diese Komplikation und operieren den Patienten erst nach Stabilisierung. Dabei wäre es ein Fehler, bestehende Möglichkeiten vorausgesetzt, bei sichergestellten Konkrementen im Papillenbereich oder Choledochus, die endoskopische Sphinkterotomie als die vernünftigere therapeutische Maßnahme auszuschließen, wodurch ein eventuelles, intraoperatives, transduodenales Vorgehen vermieden werden kann [8].

Wir versuchen, wenn möglich, den Operationstermin auf den 6.–10. Tag festzulegen, nach intensivmedizinischer Stabilisierung des Patienten und vor Eintritt möglicher Komplikationen unter Berücksichtigung möglichst vieler klinischer und anderer Parameter wie Labor, Computertomogramm. Zu diesem Zeitpunkt haben wir auch die niedrigste Todesrate beobachtet (Tab. 2).

Wir stimmen mit Beger [2] überein, daß die hohe Letalität bei Patienten, die frühzeitig operiert werden, gegen die vorzeitige chirurgische Therapie spricht.

Tabelle 2 Letalität bezogen auf den Zeitpunkt der Operation nach Krankheitsbeginn (n = 87)

| Tage nach Beginn | n | verstorben n | verstorben % | überlebt n | überlebt % |
|---|---|---|---|---|---|
| 0– 5 | 37 | 24 | 64 | 13 | 36 |
| 6–10 | 41 | 18 | 44 | 23 | 56 |
| 11 und später | 9 | 5 | 55 | 4 | 45 |

## Verfahrenswahl

Ziel der Operation ist die Entfernung möglichst aller irreversibler geschädigter Gewebsbezirke nach dem Motto „so viel wie nötig, so wenig wie möglich".

Folgende Operationsverfahren wurden an unserer Klinik angewandt (Tab. 3).

Die einfache Drainage bei der nekrotisierenden Pankreatitis hat sich uns wegen der enttäuschend hohen Letalität als falsch erwiesen (Tab. 4). Allenfalls erscheint sie uns noch durchführbar in den wenigen Fällen, bei denen eine Nekrosektomie noch nicht möglich ist. Bei den meisten dieser Patienten wird aber dann einige Tage später eine Relaparotomie mit Nekrosenausräumung erforderlich sein.

Wenn auch die partielle und totale Duodenopankreatektomie bei Kopfnekrose oder Totalbefund theoretisch sinnvoll erscheint [1], halten wir beide Verfahren zur Therapie der akuten Pankreatitis für nicht angemessen. Die extreme Gefahr für den Patienten bei solchen heroischen Eingriffen spiegelt sich auch eindrucksvoll in den Letalitätsraten wieder (Tab. 5 u. 6).

Da die Pankreasnekrose in 70% der Fälle segmental, das heißt im linksseitigen Pankreasabschnitt liegt (Tab. 7), haben wir uns, wenn immer möglich, für eine Linksresektion entschieden. Mit diesem Verfahren erzielen wir auch die besten Überlebensraten (Tab. 8). Dies galt auch für Fälle mit Totalnekrose.

Bezüglich der Nekrosektomie haben wir die Erfahrung gewonnen, daß es taktisch unklug ist, unter allen Umständen die totale Entfernung des nekrotischen

Tabelle 3 Angewandte operative Maßnahmen bei 87 Patienten mit nekrotisierender Pankreatitis

| OP-Verfahren | n | % |
|---|---|---|
| Drainage | 6 | 6,9 |
| Nekrosektomie | 24 | 27,6 |
| Linksresektion | 54 | 62,0 |
| Whipple | 2 | 2,3 |
| totale Pankreatektomie | 1 | 1,1 |
| Dekompression der Gallenwege | 29 | 33,0 |
| Cholezystektomie | 18 | 20,6 |

Tabelle 4 Ergebnisse der einfachen Drainage der Pankreasloge bei nekrotisierender Pankreatitis

| | n | verstorben | |
|---|---|---|---|
| | | n | % |
| Edelmann (1974) | 39 | 28 | 71 |
| Alexandre (1976) | 9 | 5 | 55 |
| Caix (1976) | 12 | 9 | 75 |
| Leger (1978) | 36 | 22 | 61 |
| Göttingen (1985) | 6 | 4 | 66 |

Tabelle 5 Ergebnisse der partiellen Duodenopankreatektomie bei hämorrhagisch-nekrotisierender Pankreatitis

| | n | verstorben n | % |
|---|---|---|---|
| Edelmann (1974) | 9 | 5 | 55 |
| Hollender (1980) | 3 | 2 | 66 |
| Göttingen (1985) | 2 | 1 | 50 |

Tabelle 6 Ergebnisse der totalen Pankreatektomie bei hämorrhagisch-nekrotisierender Pankreatitis

| | n | verstorben n | % |
|---|---|---|---|
| Edelmann (1974) | 8 | 6 | 75 |
| Leger (1978) | 2 | 2 | 100 |
| Hollender (1980) | 1 | 0 | 0 |
| Staudacher (1981) | 4 | 3 | 75 |
| Göttingen (1985) | 1 | 1 | 100 |

Tabelle 7 Lokalisation der Nekrosen im Pankreas bei 87 Patienten mit hämorrhagisch-nekrotisierender Pankreatitis

| | n | % |
|---|---|---|
| Totalbefall | 13 | 14 |
| Pankreaskopf | 10 | 12 |
| Korpus/Schwanz | 64 | 74 |

Tabelle 8 Ergebnisse der Pankreaslinksresektion bei hämorrhagisch-nekrotisierender Pankreatitis

| | n | verstorben n | % |
|---|---|---|---|
| Edelmann (1974) | 57 | 27 | 47 |
| Alexandre (1976) | 4 | 2 | 50 |
| Hollender (1980) | 35 | 13 | 37 |
| Göttingen (1985) | 54 | 24 | 46 |

Materials erzwingen zu wollen, da sonst nur schwer stillbare Blutungen provoziert werden und andererseits durch Hämatombildung neue Infektionsherde auftreten können (Tab. 9). Nekrosen sollten unseres Erachtens nur so weit entfernt werden, wie sie sich leicht von der Umgebung lösen lassen. Ist dies nicht möglich, stellen wir in solchen Fällen die Indikation zur Relaparotomie sehr großzügig.

Als Fortschritt hat sich uns eine Kompartmentisierung des Abdomens bewährt, wie sie auch kürzlich in Ulm von Hölscher aus der Siewertschen Klinik herausgestellt wurde. Sie stellt eine zur Bauchhöhle abgedeckelte, aber für häufige Revisio-

Tabelle 9 Ergebnisse der Nekrosektomie bei hämorrhagisch-nekrotisierender Pankreatitis

| | n | verstorben n | % |
|---|---|---|---|
| Edelmann (1974) | 74 | 25 | 34 |
| Leger (1978) | 11 | 8 | 72 |
| Mercadier (1981) | 16 | 8 | 50 |
| Gebhardt (1984) | 59 | 23 | 39 |
| Göttingen (1985) | 24 | 10 | 41 |

nen gut zugängliche Höhle dar, die für einen optimalen Abfluß von Sekret und Sequester nach außen sorgt [5].

Zusammenfassend läßt sich unsere operative Taktik in 5 Sätzen darlegen.

1. Zunächst prinzipiell umfassende Intensivbehandlung.
2. Frühzeitige Operation bei schwerem Verlauf nach vorhergehender Intensivmedizin, verzögerte Operation in der postakuten Phase vor Eintritt lebensbedrohlicher Komplikationen.
3. Ausbildung und Ausmaß der nekrotischen Veränderungen werden mittels Ultraschall und CT überwacht, damit in Kombination mit anderen Parametern die Indikation für eine chirurgische Intervention zum optimalen Zeitpunkt erfolgen kann.
4. Zu umfangreiche und zu aggressive Maßnahmen sollten vermieden werden.
5. Großzügige Bereitschaft zur Reintervention.

## Literatur


[1] Alexandre, J. H., M. T. Guerrieri: Role of Total Pancreatectomy in the Treatment of Necrotizing Pancreatitis. World J. Surg. **5** (1981) 369.

[2] Beger, H. G., S. Block, W. Krautzberger et al.: Die nekrotisierende Pankreatitis. Chirurg **53** (1982) 784.

[3] Gebhardt, Ch.: Chirurgie des endokrinen Pankreas. Springer, Berlin – Heidelberg – New York 1984.

[4] Gerhardt, P.: Indikation und Leistungsfähigkeit der Computertomographie in der chirurgischen Diagnostik. Dtsch. Ärztebl. **39** (1983) 24.

[5] Hölscher, M., H. Bartels: Compartimentierung des Abdomens mit Pankreaslinksresektion oder Nekrosektomie. Vortrag auf dem III. Internationalen Symposium »Akute Pankreatitis« auf Schloß Reissenburg 31. 10.–2. 11. 1985.

[6] Kümmerle, F.: Frühindikation der akuten Pankreatitis. Langenbecks Arch. Chir. **347** (1978) 563.

[7] Peiper, H. J.: Indikation und Verfahrenswahl aus chirurgischer Sicht. In: Notfalltherapie (Hrsg. J. R. Siewert, A. L. Blum, E. H. Farthmann, P. G. Lankisch), S. 532. Springer, Berlin – Heidelberg – New York 1982.

[8] Peiper, H. J.: Operative Therapie der akuten Pankreatitis. In: Pankreaschirurgie (Hrsg. L. F. Hollender, H. J. Peiper). Springer, Berlin – Heidelberg – New York (im Druck).

# Die frühe Operation bei akuter Pankreatitis – falsche Indikation?

*B. Semsch, R. Raschke, M. Heinen, R. Häring*

## Einleitung

Die akute nekrotisierende Pankreatits stellt für Chirurgen und Internisten gleichermaßen eine Herausforderung dar. Die Diagnose ist im Allgemeinen anhand der akuten Bauchsymptomatik und der erhöhten Pankreasenzymspiegel im Blut und Urin zu stellen. Bei zweifelhaftem Befund können nach Kontrastmittelapplikation im Computertomogramm früh und wiederholt Informationen über Perfusionsverhältnisse und Nekrosen gewonnen werden [1]. Klinik und Morphologie der Erkrankung folgen jedoch einer eigenen Dynamik, die häufig nicht mit dem initialen Krankheitsbild korreliert [5, 9].

Die akute Schmerzsymptomatik führt manchmal zu erheblichen differentialdiagnostischen Problemen. Schließlich soll keine Perforation übersehen und keine Peritonitis fehlgedeutet werden. Auch bei gesicherter Diagnose wird die Therapie der nekrotisierenden Pankreatitis kontrovers diskutiert: Konservative Behandlung einerseits [11], frühe operative Entfernung von Nekrosen und zerstörten Drüsenanteilen andererseits [6].

## Patientengut und Methodik

Anhand unseres eigenen Krankengutes aus den Jahren 1978 bis 1984 soll die Problematik der frühen Operation bei akuter Pankreatitis dargestellt werden (Tab. 1). 74 in diesem Zeitraum operierte Patienten wurden in einer retrospektiven Studie bezüglich der Charakteristika der Erkrankung, der Operation und des postoperativen Verlaufs untersucht. Es handelte sich um 50 Männer und 24 Frauen. Die Genese war in 45% alkoholisch, in 27% biliär, in 9% handelte es sich um seltene Ursachen und in 19% konnte keine Ursache gefunden werden. Der Gipfel der Erkrankungshäufigkeit lag zwischen 40 und 50 Jahren.

Der präoperative klinische Schweregrad der Pankreatitis wurde nach Kümmerle [7] und Hollender [4] bestimmt: 16% der Patienten zeigten ein Stadium I, 59% ein Stadium II und 24% ein Stadium III [Abb. 1]. Alle Patienten im Stadium III hatten ein Organversagen, ein Drittel von ihnen Mehrfach-Organversagen. Entsprechend dem Schweregrad der Erkrankung fand sich eine steigende Hospitalletalität:

Tabelle 1 Krankengut 1978–1984

| | | |
|---|---|---|
| Patienten | n = 74 | |
| Geschlecht | ♂ : n = 50 | ♀ : n = 24 |
| | 2,08 : 1 | |
| Genese | alkoholisch: | n = 33 (45%) |
| | biliär | n = 20 (27%) |
| | andere: | n = 7 ( 9%) |
| | davon | 3 × Nierentransplantat |
| | | 2 × postoperativ |
| | | 1 × Hyperlipidämie Typ IV |
| | idiopathisch: | n = 14 (19%) |

Stadium I = 8%, Stadium II = 42% und Stadium III = 78% [Abb. 1]. Die Gesamtletalität betrug in dem selektionierten Krankengut 41%.

Als frühe Operation haben wir die chirurgische Intervention innerhalb der ersten 72 Stunden nach Erkrankungsbeginn bezeichnet. In diesem Zeitraum wurden 30 Patienten laparotomiert. Das ist mit 41% ein sehr großer Anteil der Operierten. Ein wesentlich niedrigerer Gipfel der Operationsfrequenz lag in der 2. Erkrankungswoche.

Der dominierende intraoperative Befund war bereits innerhalb der ersten 3 Tage die Nekrose, die wir 10 × fanden, 6 × zusammen mit extrapankreatischen

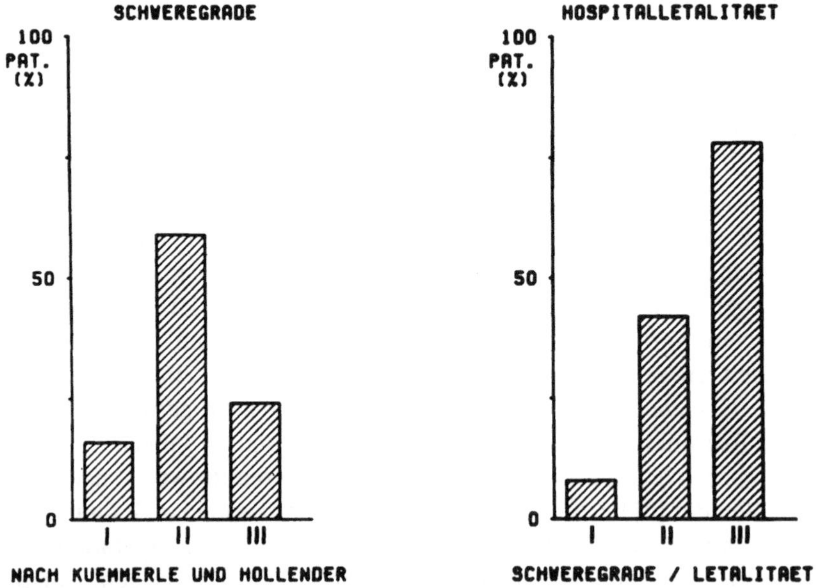


Abb. 1 Pankreatitis-Stadien und Hospitalletalität.

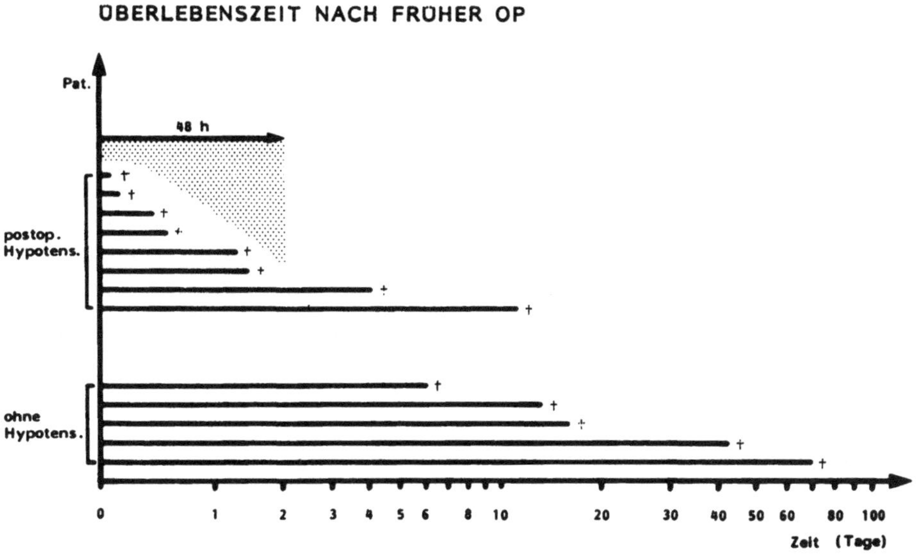


Abb. 2 Überlebenszeit nach früher Operation (bis 72 h). (Oben: verstorbene Patienten mit unmittelbar postoperativ aufgetretener Hypotension, unten: verstorbene Patienten ohne Hypotension.)

Nekrosen, 4 × zusammen mit einer diffusen Einblutung ins Parenchym und die Umgebung, 9 × stand die Blutung allein im Vordergrund, davon 4 × als massive Blutung.

## Ergebnisse

Die Analyse des postoperativen Verlaufs verdeutlicht die Gefahren der frühen Operation [Abb. 2]. In der vulnerablen ersten Erkrankungsphase findet sich ein typisches Komplikationsmuster: 8 von 23 Erkrankten mit einer schweren Pankreatitis – Stadium II und III – entwickelten unmittelbar postoperativ eine schwere protrahierte Hypotension, die katecholaminrefraktär war. Das sind ein Viertel der früh Operierten und zwei Drittel der davon Verstorbenen. Alle kamen an der Folge dieser Kreislaufdepression ad exitum. Nur bei 2 dieser 8 Patienten gelang es unter maximaler Intensivbehandlung, länger als 48 Stunden zu therapieren. Fritsch [3] berichtet über ähnliche Beobachtungen. Ein vergleichbares Phänomen sahen wir jenseits des 3. Krankheitstages nur in einem einzigen Fall als Folge des Ersteingriffes am 23. Krankheitstag bei einer Totalnekrose. Jedoch nach Relaparotomien, dann aber nur nach der notfallmäßig durchgeführten Operation aufgrund eines erneuten akuten Schubes, kam es bei 4 von 20 Patienten zu einem ähnlich fulminanten Kreislaufversagen.

Ranson [10] und Stone [12] konnten in kontrollierten Studien durch den Einsatz der therapeutischen Peritioneallavage die Operationsfrequenz in den ersten 2

Tagen erheblich senken und den Operationszeitpunkt hinauszögern. Einen Einfluß auf die Notwendigkeit zur chirurgischen Intervention oder die Letalität sahen sie jedoch nicht. Aus einer kürzlich von Meyer [8] veröffentlichten kontrollierten und randomisierten Studie über die Peritoneallavage zur Behandlung der schweren akuten Pankreatitis geht hervor, daß dieses therapeutische Vorgehen keinen Einfluß auf die Überlebenszeit oder die Entwicklung von Abszessen oder Pseudozysten hat. Eine Aussage über den Wert der Peritoneallavage in der frühen schockgefährdeten Phase dürfte jedoch aus dieser Untersuchung nicht möglich sein, da die Zuteilung zur Lavagegruppe mit einer medianen Zeit von 38 Stunden sehr spät erfolgte. Ein Großteil der Patienten hat zu diesem Zeitpunkt bereits den Höhepunkt der initialen hypotensiven Krise überwunden.

## Zusammenfassung

In der frühen vasoaktiv-toxischen Phase dominiert die gesteigerte Gefäßpermeabilität das pathophysiologische Geschehen [Abb. 3]. Eine diffuse Aktivierung der körpereigenen Enzymkaskaden [2] führt zu einer vulnerablen, kreislaufinstabilen Situation mit der Gefahr des Volumenmangelschocks (Tab. 2). Insbesondere bei sehr früher Operation steht die Blutung im Vordergrund. Nekrosen sind noch nicht demarkiert und somit nur mit großem Risiko zu entfernen. Wenn es mit intensivmedizinischen Maßnahmen und der Peritoneallavage gelingt, die frühe Phase zu überwinden, dann können diese überlebenden Patienten einer gezielten chirurgischen Therapie zugeführt werden.

Die frühe Operation birgt ein hohes unkalkulierbares Risiko, sie muß, wenn immer möglich, vermieden werden. Nur im Notfall soll innerhalb der ersten Erkrankungstage operiert werden. Bei der Operation in diesem Zeitraum war im

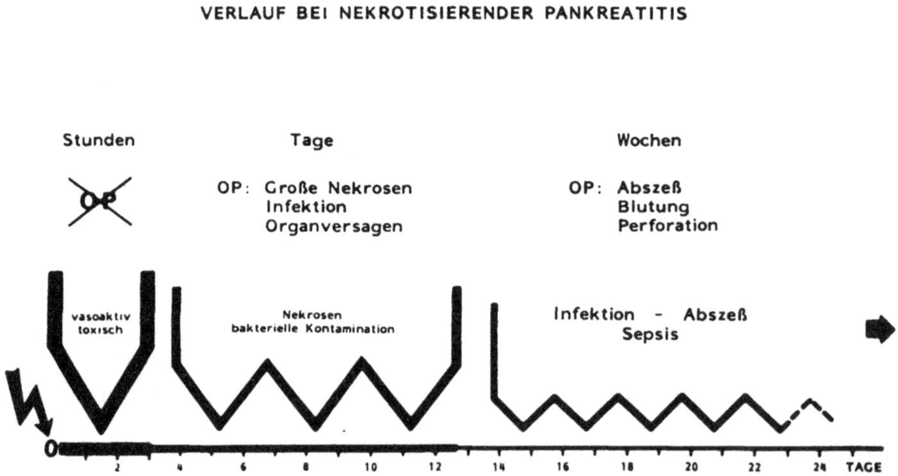

Abb. 3 Verlauf bei nekrotisierender Pankreatitis.

Tabelle 2 Pathophysiologie der akuten Pankreatitis

| | | |
|---|---|---|
| Pankreasenzymfreisetzung | | |
| führt zu → | direkter Zellschädigung intra/peripankreatisch und in Lunge, Leber, Niere, Herz, Gehirn | |
| → | zur Aktivierung weiterer Enzymkaskaden: | |
| | Kallikrein-Kinin-System | → Volumenverlust/Schock |
| | Kompliment-System | → Zellschädigung |
| | Blutgerinnung | → diffuse Thrombenbildung Verbrauchskoagulopathie |
| | Fibrinoanalyse | → Gerinnungsstörung |

eigenen Krankengut die postoperative Sterblichkeit durchweg höher: Stadium I = 14%, Stadium II = 42%, Stadium III = 91%, als bei den nach dem 8. Krankheitstag Operierten: Stadium I = 0%, Stadium II = 38%, Stadium III = 57% (Abb. 4). Der Operationszeitpunkt sollte so gewählt werden, daß die in der späten Phase gegen Ende der 2. Erkrankungswoche zunehmenden septischen lokal- und Allgemein-Komplikationen rechtzeitig behandelt werden [2]. Das therapeutische Vorgehen sollte sich dabei an der Dynamik der Erkrankung mit wiederholter und langanhaltender Nekrosenbildung orientieren und die Entfernung dieser Nekrosen gewährleisten.

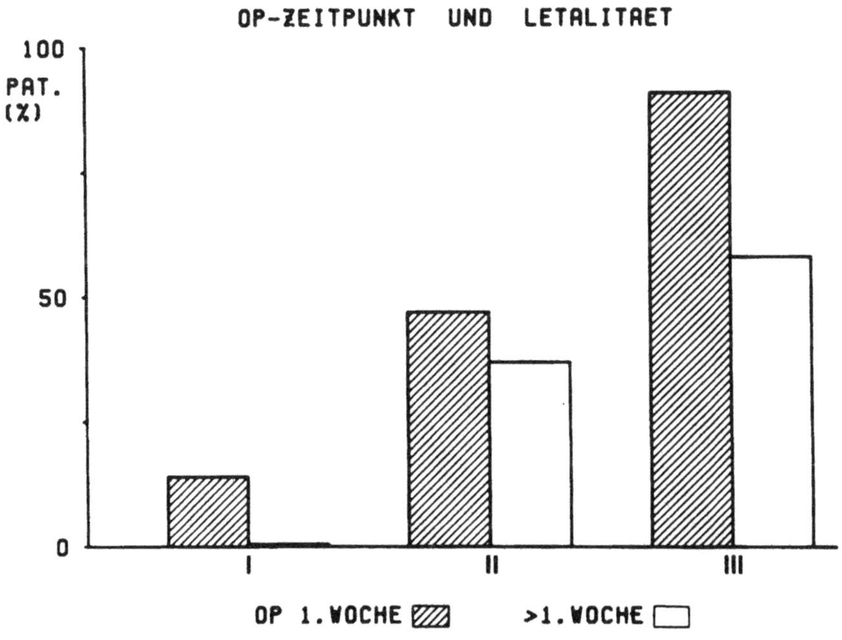


Abb. 4 Hospitalletalität. Bei Operation in der ersten Erkrankungswoche lag die Letalität bei allen Schweregraden höher.

## Literatur

[1] Block, S., W. Maier, M. Büchler et al.: Sensitivity of imaging procedures and clinical staging for necrotizing pancreatitis. Digestion **30** (1984) 102.
[2] Büchler, M., W. Krautzberger, S. Block et al.: Neue Aspekte in der Chirurgie der akuten Pankreatitis. Klinikarzt **14** (1985) 455.
[3] Fritsch, A.: Akute Pankreatitis – Indikationen, Verfahrenswahl und Ergebnisse der operativen Behandlung. Chirurg **41** (1980) 376.
[4] Hollender, L. F.: Akute hämorrhagisch nekrotisierende Pankreatits. Zbl. f. Chir. **109** (1984) 513.
[5] Imrie, C. W., A. S. Whyte: A prospective study of acute pancreatitis. Br. J. Surg. **62** (1975) 490.
[6] Kümmerle, F., M. Neher, H. Schönborn et al.: Vorzeitige Operation bei akuter hämorrhagisch-nekrotisierender Pankreatits. Dtsch. Med. Wochenschr. **100** (1975) 2241.
[7] Kümmerle, F., M. Neher: Indikationen und stadiengerechte Therapie der akuten Pankreatitis. In: Chirurgie der akuten und chronischen Pankreatitis (Hrsg. R. Häring). TM-Verlag, Bad Oeynhausen 1980.
[8] Mayer, A. D., M. J. McMahon, P. Corfield: Controlled clinical trial of peritoneal lavage for the treatement of severe acute pancreatitis. N. Engl. J. Med. **312** (1985) 399.
[9] McMahon, M. J., M. J. Playforth, I. R. Pickford: A comparative study of methods for prediction of the severity of attacks of acute pancreatitis. Br. J. Surg. **67** (1980) 22.
[10] Ranson, J. H. C., K. M. Rifkind, J. W. Turner: Prognostic signs and nonoperative peritoneal lavage in acute pancreatitis. Surg. Gynecol. Obst. **143** (1976) 209.
[11] Ranson, J. H. C.: Conservative surgical treatement of acute pancreatitis. World J. Surg. **5** (1981) 351.
[12] Stone, H. H., T. C. Fabian: Peritoneal dialysis in the treatement of acute alcoholic pancreatitis. Surg. Gynecol. Obst. **150** (1980) 878.

# Zur Problematik der inneren Drainage bei Pankreaspseudozysten

*U. T. Hopt, H. Bockhorn, G. H. Müller, B. Kurtz, W. Schareck, B. Greger*

## Einleitung

Pankreaspseudozysten entwickeln sich als typische Komplikation nach einer entzündlichen oder traumatischen Schädigung des Pankreas [8]. Die Häufigkeit derartiger Pseudozysten hat in den letzten Jahren deutlich zugenommen. Dies ist sicher unter anderem auf die enormen Fortschritte in der Diagnostik zurückzuführen. Die neueren bildgebenden Verfahren wie Sonographie und Computertomographie ermöglichen nicht nur eine frühzeitige Erkennung der Pankreaspseudozysten, sondern erlauben auch eine lückenlose und exakte Verlaufskontrolle dieser Patienten und damit Aussagen über Rückbildungstendenz oder Größenzunahme. Es besteht kein Zweifel, daß sich bis zu 25% der Pankreaspseudozysten spontan zurückbilden und damit keiner Therapie bedürfen [1, 8, 11]. Andererseits haben aber die Untersuchungen von Pollak [11] gezeigt, daß ein zu langes Zuwarten bei Persistenz der Pseudozysten mit einer erheblichen Komplikationsrate belastet ist.

In jüngster Zeit wurde immer wieder vorgeschlagen, die Pseudozysten sonographisch gesteuert zu punktieren oder mittels eines entsprechend plazierten Katheters nach außen zu drainieren [3, 6]. Dieses Verfahren ist zwar vor allem bei akuten Pseudozysten sehr erfolgreich, dennoch sind auch immer wieder Fehlschläge beschrieben worden [3]. Damit bleibt auch weiterhin für einen bestimmten Teil der Pankreaspseudozysten die Indikation zu operativen Sanierung bestehen. Von verschiedenen Autoren wird heute die innere Drainage der Pseudozysten generell als das operative Verfahren der Wahl angesehen [4, 13]. Klinische Erfahrungen sprechen aber dafür, daß die Indikation zur inneren Drainage noch differenzierter gestellt werden sollte. Dementsprechend wird auch weiterhin verschiedentlich die Pankreasteilresektion als Behandlung von Pseudozysten vorgeschlagen [9, 11]. Eine genaue Abgrenzung der Indikationsbereiche dieser beiden Therapieverfahren steht aber noch aus. In der folgenden retrospektiven Untersuchung wurde daher versucht, anhand der Langzeitverläufe nach innerer Drainage mögliche Fehler bei der Indikationsstellung zu eben dieser Operation genauer abzugrenzen.

## Patientengut

In der Chirurgischen Universitätsklinik Tübingen wurden von 1970–1982 59 Pankreaspseudozysten operativ versorgt. In 42 Fällen wurde eine innere Drainage zum Magen, zum Duodenum oder zu einer nach Roux ausgeschalteten Dünndarmschlinge angelegt. Der Verlauf in den Jahren nach der Operation wurde soweit als möglich anhand der Krankenunterlagen und durch Nachfrage bei den Hausärzten verfolgt. Bei 16 Patienten konnte eine aktuelle Nachuntersuchung durchgeführt werden.

## Ergebnisse

### Ätiologie der Pankreaspseudozysten

Ein Alkoholabusus war bei über 50% der Patienten nachweisbar und stand damit eindeutig an 1. Stelle der ätiologischen Faktoren. Bei über 20% der Patienten bestand eine Cholelithiasis. Etwa 5% der Patienten wiesen in ihrer Anamnese ein stumpfes Oberbauchtrauma auf. Bei fast 10% der Patienten bestand neben der Pankreaspseudozyste gleichzeitig ein Pankreasmalignom. Allerdings war nur bei 3 dieser Patienten die Diagnose Malignom prä- bzw. intraoperativ gestellt worden. Bei den restlichen 2 Patienten konnte die Koinzidenz von Malignom und Pankreaspseudozyste erst restrospektiv anhand des weiteren klinischen Verlaufs gesichert werden (Abb. 1).

### Rezidivhäufigkeit nach innerer Drainage

Von allen Patienten, die mittels einer inneren Drainage versorgt worden waren, entwickelten 12% ein Rezidiv einer Pseudozyste. Die Rezidivhäufigkeit wurde

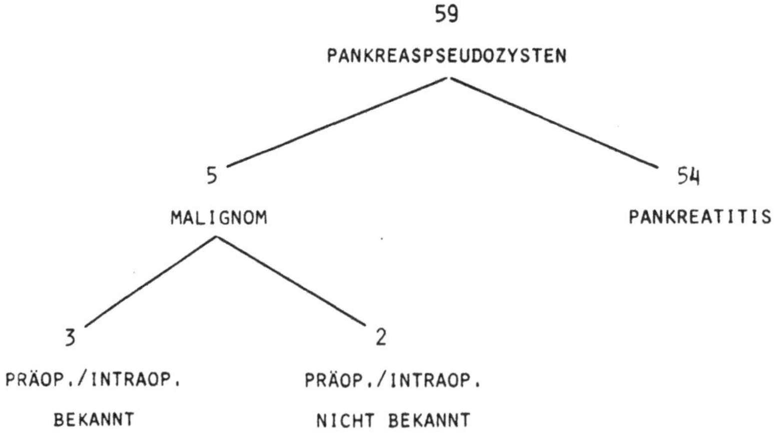


Abb. 1 Koinzidenz von Pankreaspseudozysten und Malignom.

Tabelle 1 Rezidivrate von Pankreaspseudozysten nach innerer Drainage bei Patienten mit und ohne chronischen Alkoholabusus

| | Chron. Alkoholabusus | kein Alkoholabusus |
|---|---|---|
| Patientenzahl | 23 | 19 |
| Rezidive | 4 | 1 |
| Rezidivrate (%) | 17 | 5 |

wesentlich von der jeweiligen Ätiologie der Pseudozyste beeinflußt. Bei Patienten mit nicht-äthylischer Genese der Pankreaspseudozyste lag sie bei nur 5%. Im Gegensatz dazu stieg bei chronischem Alkoholabusus die Rezidivhäufigkeit bis auf 17%, also auf mehr als das 3fache an (Tab. 1).

### Klinische Symptomatik nach innerer Drainage

Bei 73% der Patienten standen präoperativ mehr oder weniger stark ausgeprägte epigastrische Beschwerden im Vordergrund. Mehr als die Hälfte litt zusätzlich unter einem signifikanten Gewichtsverlust. Übelkeit, Ikterus, Aszites und Blutungen kamen präoperativ wesentlich seltener vor. Vor der Operation war die Häufigkeit dieser verschiedenen Symptome bei Patienten mit oder ohne chronischen Alkoholabusus praktisch gleich (Abb. 2). Postoperativ zeigten sich zwischen den beiden Gruppen aber erhebliche Unterschiede. Bei fehlender Alkoholanamnese stoppte die Drainageoperation den Gewichtsverlust in allen Fällen. Auch die epigastrischen Beschwerden gingen in der Mehrzahl der Fälle zurück. Im Gegensatz dazu erwies sich die innere Drainage der Pseudozysten bei chronischem Alkoholabusus als wesentlich weniger effektiv. Bei über 60% der Patienten mit chronischem Alkoholabusus bestanden postoperativ weiterhin erhebliche epigastrische Beschwerden. Außerdem litten mehr als 40% weiterhin an einem progredienten Gewichtsverlust (Abb. 2).

## Diskussion

Pankreaspseudozysten, die keine spontane Rückbildungstendenz zeigen, sondern eher größer werden und bereits eine Größe von mehr als 5 cm im Durchmesser erreicht haben, sollten drainiert werden. Bei zuwartender Haltung kommt es in einem hohen Prozentsatz der Fälle zu einer lokalen Infektion, zu Arrosionsblutungen oder zum Platzen der Zyste [11]. Welches Operationsverfahren bei Fehlschlagen der sonographisch gesteuerten Punktion, bzw. Drainage angewandt werden sollte, ist immer noch umstritten. Die Marsupialisation der Zyste nach außen wird bis auf wenige Ausnahmen von den meisten Autoren als Regeleingriff bei nicht infizierten Pseudozysten abgelehnt [10, 12]. Offensichtlich ist dieses Verfahren doch mit einer hohen Komplikationsrate belastet. Die innere Drainage der Zyste in den Magen, das Duodenum oder eine nach Roux ausgeschaltete Jejunum-

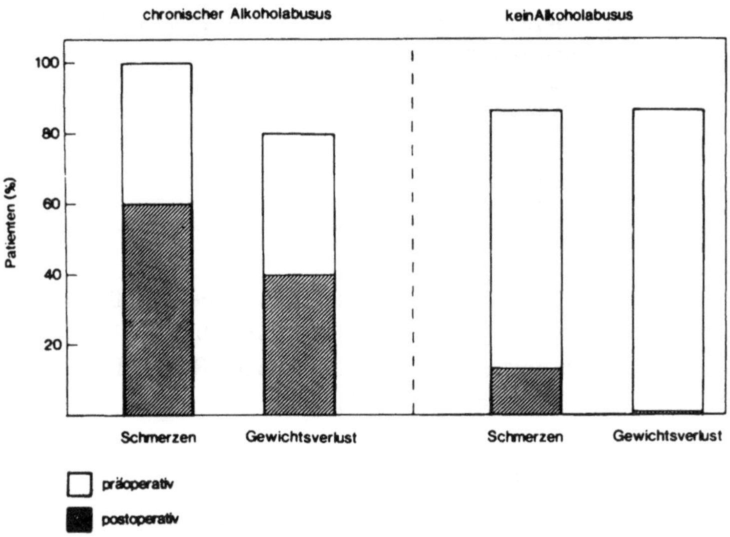


Abb. 2 Effekt einer inneren Drainage von Pankreaspseudozysten auf die klinische Symptomatik bei Patienten mit und ohne chronischen Alkoholabusus.

schlinge scheint dagegen ein wesentlich sichereres Verfahren zu sein [4, 9, 10, 14]. Morbidität und Letalität sind deutlich geringer. Die Resektion wird zwar ebenfalls teilweise befürwortet [9, 11, 14]. Gegen dieses Verfahren wird jedoch immer wieder eingewandt, daß es sich dabei um einen wesentlich größeren Eingriff als bei der inneren Drainage handelt. Bei richtiger Patientenselektion ist aber offensichtlich auch bei der Pankreasresektion die postoperative Morbidität und Letalität durchaus vertretbar [9]. Entscheidend für die Festlegung des Operationsverfahrens ist aber nicht nur die postoperative Komplikationsrate, sondern selbstverständlich auch die Effektivität des Verfahrens hinsichtlich der kurativen Behandlung des Grundleidens.

Erstaunlicherweise fand sich in unserem Patientenkollektiv bei fast 10% der Patienten eine Koinzidenz von Pankreasmalignom und Pankreaspseudozyste. Auf ein Malignom als ätiologische Ursache der Pankreaspseudozyste weisen auch andere Autoren hin [7, 8]. Bei nicht resezierbarem Tumor erscheint selbstverständlich die innere Drainage der Pseudozyste als symptomatische Therapie angezeigt. Von Bedeutung sind jedoch die kleinen Tumoren, die einerseits prä- und intraoperativ nur schwer diagnostizierbar sind, andererseits aber gerade wegen ihrer Kleinheit noch die Chance zur kurativen Resektion beinhalten. Eine ausschließliche innere Drainage der Pseudozyste bei derartigen Patienten kann zwar zunächst eine hervorragende Palliation der klinischen Symptomatik erreichen, hat aber möglicherweise quo ad vitam einen deletären Effekt. Bei Vorliegen einer Pankreaspseudozyste muß daher vor Durchführung einer inneren Drainage soweit als klinisch irgend möglich mittels CT, ERCP oder intraoperativer Punktion das gleichzeitige Vorliegen eines Pankreasmalignoms ausgeschlossen werden.

Rezidive von Pseudozysten nach Versorgung durch innere Drainage entstehen zum einen durch Verschluß der Drainageöffnung. Weitaus häufiger dürften sie aber aufgrund der weiterschwelenden Pankreatitis de novo in dem erkrankten Pankreasbereich entstehen. Die Rezidivrate nach innerer Drainage einer Pankreaspseudozyste liegt bei den meisten Autoren zwischen 5 und 15% [4, 8, 10]. Dem entspricht auch die von uns für das Gesamtkollektiv gefundene Rezidivrate von 12%. Diese Rezidive gehen aber hauptsächlich zu Lasten der Patienten, die an einem chronischen Alkoholabusus leiden. Ihre Rezidivrate liegt fast um das 4fache höher als bei den Patienten ohne chronischen Alkoholabusus. Entscheidend sind dabei vermutlich die aufgrund der chronischen Pankreatitis neu entstandenen Zysten. Ganz ähnliche Ergebnisse wurden von Zirngibl [14] berichtet. Bei chronischen alkoholkranken Patienten muß also nach innerer Drainage einer Pseudozyste doch in einem ganz erheblichen Prozentsatz der Fälle mit einem Rezidiv gerechnet werden.

Die in unserem Patientenkollektiv gefundene präoperative Symptomatik entspricht weitgehend den Angaben aus der Literatur [4, 9, 10]. Wichtig ist dabei vor allem, daß präoperativ die Symptomatik bei Patienten mit oder ohne Alkoholanamnese weitgehend gleich ist. Während der kurative Effekt der inneren Drainage hinsichtlich der beiden Kardinalsymptome »epigastrischer Schmerz« und »Gewichtsverlust« aber bei den Patienten ohne Alkoholanamnese ganz ausgezeichnet ist, scheint dies bei Alkoholikern nicht der Fall zu sein. Es wurde zwar auch bei diesen Patienten die Pseudozyste effektiv drainiert und saniert. Bei einem Großteil der Patienten mit chronischem Alkoholabusus blieb aber die Beschwerdesymptomatik unverändert. Auch Bodker [5] fand in einer umfangreichen Langzeitstudie, daß Patienten mit chronischem Alkoholabusus nach innerer Drainage einer Pankreaspseudozyste in einem hohen Prozentsatz der Fälle weiterhin unter intensiven epigastrischen Schmerzen leiden. Die innere Drainage der Pseudozyste kann demnach bei chronischem Alkoholabusus zwar die Spätkomplikationen wie Infekt, Blutung und Zystenperforation effektiv verhindern, die klinische Symptomatik wird aber oft nur unzureichend gebessert [2, 5]. Dies ist natürlich darauf zurückzuführen, daß epigastrische Schmerzen und Gewichtsverlust sowohl durch die Pankreaspseudozyste als auch durch die gleichzeitige chronische Pankreatitis hervorgerufen werden können. Dementsprechend fanden sich bei über 80% der Patienten mit Alkoholanamnese ausgeprägte intrapankreatische Verkalkungen als Zeichen der chronischen Pankreatitis. Bei diesen Patienten ist daher nur bei gleichzeitiger Behandlung der Pseudozyste und der zugrundeliegenden chronischen Pankreatitis mit einer Besserung der klinischen Symptomatik zu rechnen [2]. Aus diesem Grunde muß bei diesen Patienten präoperativ eine umfassende Voruntersuchung inklusive CT und ERCP erfolgen. Nur so kann abgeklärt werden, ob eine simultane Therapie von Pankreaspseudozyste und chronischer Pankreatitis durch eine Pankreasteilresektion oder eine Kombination von innerer Drainage und Dekompression des verbleibenden Pankreasganges möglich ist.

## Klinische Schlußfolgerungen

Die Indikation zur inneren Drainage bei Pankreaspseudozysten muß eingeschränkt werden. Grundsätzlich muß vor Durchführung der inneren Drainage soweit als irgendmöglich ausgeschlossen werden, daß kein kleines, noch kurativ resezierbares Malignom vorliegt. Nur bei nicht-resezierbaren malignen Tumoren ist die innere Drainage als symptomatische Therapie der Pseudozyste erlaubt. Bei Pseudozysten *nicht* äthylischer Ätiologie erscheint die innere Drainage als das operative Verfahren der Wahl. Bei Patienten mit chronischem Alkoholabusus sollte dagegen versucht werden, neben der Pseudozyste auch die chronische Pankreatitis soweit als möglich operativ zu sanieren. Dies dürfte zumindest in einem Teil der Fälle mit Hilfe einer Pankreasteilresektion oder einer Kombination von innerer Drainage der Pseudozyste und Dekompression des verbleibenden Pankreasganges möglich sein.

## Literatur

(1) Agha, F. P.: Spontaneous Resolution of Acute Pancreatic Pseudocysts. Surg. Gynecol. Obstet. **158** (1984) 22.
[2] Aranha, G. V., R. A. Prinz, R. J. Freeark et al.: Evaluation of Therapeutic Option for Pancreatic Pseudocysts. Arch. Surg. **117** (1982) 717.
[3] Barkin, J. S., F. R. Smith, R. Pereiras et al.: Therapeutic Percutaneous Aspiration of Pancreatic Pseudocysts. Dig. Dis. Sci. **26** (1981) 585.
[4] Beck, R., H. D. Fux: Pankreaspseudozysten: Behandlung und Ergebnisse. Fortschr. Med. **102** (1984) 421.
[5] Bodker, A., J. Kjaergaard, A. Schmidt et al.: Pancreatic Pseudocysts. Ann. Surg. **194** (1981) 80.
[6] Colhoun, E., J. J. Murphy, D. P. Macerlean: Percutaneous Drainage of Pancreatic Pseudocysts. Br. J. Surg. **71** (1984) 131.
[7] Julius, A. J., S. Meijer, H. F. W. Hoitsma et al: Surgical Treatment of Pseudoysts of the Pancreas – Guidelines for Management. Neth. J. Surg. **36** (1984) 93.
[8] Kane, M. G., G. J. Krejs: Pancreatic Pseudocyst. Adv. Intern. Med. **29** (1984) 271.
[9] Maruotti, R. A., P. Spina, P. Zannini et al.: Current Management of Pancreatic Pseudocysts. Int. Surg. **67** (1982) 299.
[10] Niederau, C., G. Strohmeyer, R. Siewert: Pankreaspseudozysten. Z. Gastroenterol. **12** (1981) 772.
[11] Pollak, E. W., C. A. Michas, E. F. Wolfman: Pancreatic Pseudocyst. Am. J. Surg. **135** (1978) 199.
[12] Eeftinck Schattenkerk, M., J. E. de Vries, H. A. Bruining et al.: Surgical Treatment of Pancreatic Pseudocysts. Br. J. Surg. **69** (1982) 593.
[13] Schramm, H., H. Bosseckert, Ch. Schleicher et al.: Postoperative Komplikationen und Spätergebnisse bei verschiedenen operativen Eingriffen wegen Pankreaspseudozysten. Zbl. Chirurgie **106** (1981) 1429.
[14] Zirngibl, H., Ch. Gebhardt, D. Fassbender: Drainagebehandlung von Pankreaspseudozysten. Langenbecks Arch. Chir. **360** (1983) 29.

# Zusammenfassende Diskussion: Pankreaschirurgie

*H. G. Beger*

Bei Patienten mit malignen **Pankreastumoren** ist eine resezierende Therapie nur in etwa 20% möglich, bei etwa 30% der Patienten wird eine Bypass-Operation erforderlich. Indikatorische Fehler können durch systematische Anwendung einer abgestuften präoperativen Diagnostik, die die Sonographie, ERCP, Computertomographie, Intestinalarterien-Angiographie und die sonographiegesteuerte, transabdominelle Pankreaspunktion einbeziehen sollte, vermieden werden (Kümmerle). Ziel der präoperativen Diagnostik ist die Klärung der Dignität des Tumors, einer Resektabilität des Malignoms und Objektivierung der Tumorausbreitung auf Nachbarorgane. Sonographie und einfache Computertomographie – anstatt eines kontrastmittelverstärkten CTs – führen häufig nicht zur Klärung der Dignität und Erkennung der Ausdehnung des Tumor; diese zwei Untersuchungsverfahren sind zur Vorbereitung einer operativen Therapie nicht ausreichend. Die resezierende Pankreasoperation ist mit Kenntnis des Gefäßverlaufs im Bereich der Bauchspeicheldrüse (Identifizierung der häufigen Gefäßanomalien) schneller und sicherer ausführbar; bei Patienten mit endokrin aktiven Pankreastumoren ist die Etagen-Angiographie mit Bestimmung von Konzentrationsgradienten von Pankreashormonen im Bereich der Pankreasabflußgefäße nicht selten die einzige Orientierungshilfe zur Lokalisation des Adenoms. Die Anwendung der intraoperativen Sonographie bietet Lokalisationsvorteile bei kleinen Pankreastumoren; bei Tumoren unter 5 mm ist die intraoperative Sonographie jedoch derzeit noch nicht zuverlässig genug. Zur Rekonstruktion der Oberbauchorgane nach partieller Duodenopankreatektomie stehen mehrere bewährte Verfahren zur Verfügung, so daß hier nicht von einem einzigen Standardverfahren zur Rekonstruktion gesprochen werden kann. Die gefährdete Anastomose stellt auch heute noch die Pankreasanastomose dar; zur Vermeidung langwieriger postoperativer Komplikationen sollte der Pankreasrest mit einer ausgeschalteten Jejunumschlinge anastomosiert werden.

Bei **akuter Pankreatitis** besteht eine Indikation zur operativen Therapie nur bei der nekrotisierenden Verlaufsform. Die Diagnose der nekrotisierenden Pankreatitis ist heute durch Anwendung der kontrastverstärkten Computertomographie und durch Überwachung von Serumparametern ($\alpha$1-Antitrypsin, $\alpha_2$-Makroglobulin und des CRP) mit großer diagnostischer Sicherheit möglich. Nach den Kriterien des klinischen Verlaufs muß eine nekrotisierende Pankreatitis angenommen werden, wenn trotz intensivmedizinischer Therapie pulmonale, renale und kardiozirkulatorische Funktionsstörungen auftreten oder sich eine akute abdominelle Symptomatik entwickelt. Die Indikation zur operativen Therapie ist gegeben, wenn eine ausgedehnte Nekrotisierung im Bereich der Bauchspeicheldrüse, Nekrosestraßen außerhalb der Bauchspeicheldrüse nachgewiesen werden können oder es zum Auftreten eines septischen Verlaufs bei schwerer akuter Pankreatitis kommt. Der günstigste Operationszeitpunkt liegt in der zweiten und dritten Woche nach Beginn der akuten Pankreatitis, da eine Markierung der Nekroseareale nach unseren bisherigen Kenntnissen 3–10 Tage dauert. Die vorzeitige operative Therapie der nekrotisierenden Pankreatitis, d. h. die Operation vor dem etwa 6. pankreatitischen Tag, sollte vermieden werden, da hier in dieser Phase die Letalität besonders hoch ist. Ziele der operativen Therapie sind die Entfernung nekrotischer Gewebsteile unter Schonung von vitalen, funktionsfähigen Pankreasparenchymarealen und Entleerung der toxische Substanzen enthaltenden Flüssigkeiten in der freien Bauchhöhle. Durch die Operation soll auch der Nekroseprozeß in der Bauchspeicheldrüse unterbrochen und die Freisetzung von Toxinen in die systemische Zirkulation blockiert werden. Bei bakterieller Kontamination der Pankreasnekrosen, die in 30–60% aller Patienten mit nekrotisierender Pankreatitis beobachtet werden, muß operiert werden, um das Verlaufsrisiko zu vermindern. Als Operationsverfahren hat sich bei nekrotisierender Pankreatitis die Nekrosektomie durchgesetzt. Die Pankreasresektion ist nur selten indiziert, technisch im klassischen Sinne ist eine Pankreasresektion meistens nicht mehr möglich und führt zu dem Nachteil einer Übertherapie, da meist gesundes Pankreasgewebe in das Resektat miteinbezogen werden muß.

# Indikatorische und operative Fehler in der Gallenchirurgie

*E. Kern*

## Indikatorische Fehler

Auf wenigen Gebieten der Chirurgie haben sich so große Änderungen und Fortschritte, aber auch Kontroversen ergeben wie im letzten Jahrzehnt in der Gallenchirurgie. War noch vor 10 Jahren die radiologische Kontrastmitteldarstellung von Gallenblase und Gallenwege die alleinige Methode für Stein- und Tumornachweis, so hat sich die Diagnostik heute weitgehend auf die Sonographie verlagert. Hier möchte ich gleich einhaken: Ist eine Operationsindikation allein aufgrund sonographischer Befunde korrekt und akzeptabel? Meines Erachtens ist dies bei *eindeutigem* Befund zu bejahen (Abb. 1). Andererseits muß man sich aber immer darüber im klaren sein, daß die Sonographie heute und auch in der Hand des Erfahrenen eine Trefferquote von 80 bis 85%, keineswegs aber von 100% hat [1]. In fraglichen Fällen empfiehlt es sich daher, auf die konventionelle radiologische und endoskopische Diagnostik zurückzugreifen. Kein Zweifel dürfte zum

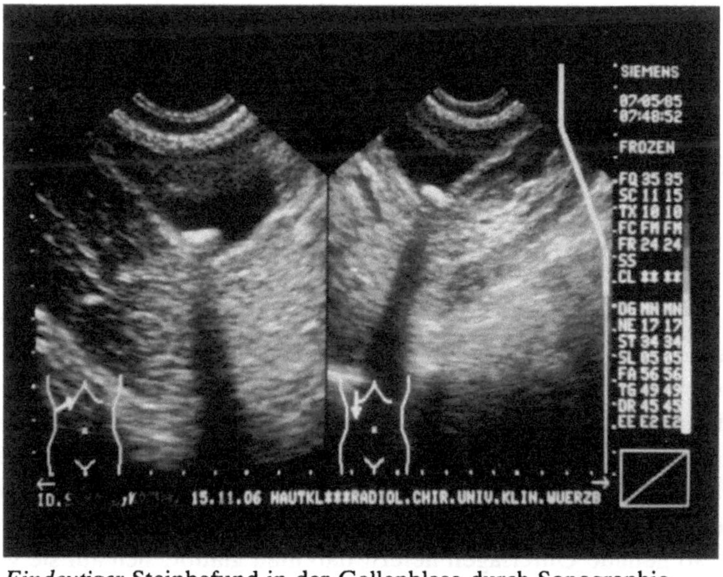


Abb. 1 *Eindeutiger* Steinbefund in der Gallenblase durch Sonographie.

heutigen Zeitpunkt an der Indikation zur *Frühoperation* bei der sogenannten akuten Galle bestehen, vor allem deswegen, weil die Funktion der Gallenblase nach einer solchen Attacke irreversibel geschädigt ist und daher das Organ entfernt werden sollte. Aus Zeitmangel darf ich hierzu auf die Diskussion am Deutschen Chirurgenkongreß 1984 verweisen [4].

Besonders kritisch muß die Indikation bei steinloser Gallenblase gestellt werden. Eine generelle Ablehnung einer solchen Indikation ist jedoch nicht gerechtfertigt. Wenn man nach langfristigen chronischen Gallenbeschwerden und eventuellen Koliken sich zur Cholezystektomie bei steinfreier Gallenblase entschließt, so finden sich fast immer bei der pathologischen-anatomischen Aufarbeitung der Gallenblase Befunde wie eine Cholesteatose, Polypen oder Abflußbehinderungen durch abnormalen Zystikusverlauf oder entzündliche Veränderungen und nicht ganz selten eben doch kleinste Konkremente, die der Diagnostik entgangen sind [2].

Kontroversen ergeben sich heute vorwiegend von der Endoskopie her. Hier stehe ich selbst auf dem Standpunkt, daß zwar die endoskopische Papillotomie in ausgewählten Fällen, z. B. postoperativ bei noch oder erneut nachweisbaren Choledochuskonkrementen, eine ausgezeichnete Methode ist, daß sie aber nicht angewendet werden sollte, solange die Gallenblase als Konkrementreservoir und -nachschub sich noch im Körper befindet. Das heißt, die Cholezystektomie sollte meines Erachtens heute immer noch der *erste* Eingriff sein.

Eine Steinzertrümmerung für Gallensteine ist noch nicht spruchreif – hauptsächlich wohl deswegen, weil zertrümmerte Nieren- und Urethersteine im Hauptschluß des ableitenden Flüssigkeitsstromes liegen und daher ausgespült werden, was bei der Gallenblase gar nicht und bei den Gallenwegen nur bedingt der Fall ist. Hinzukommt die Gefahr der Einklemmung auch kleiner Partikel, in der Papille mit allen lebensgefährlichen Komplikationen.

# Operative Fehler

## Operative Fehler aufgrund der anatomischen Verhältnisse

Der große Fortschritt der 50iger Jahre mit der intraoperativen Radiomanometrie (Abb. 2) bestand nicht nur darin, daß auch kleine Konkremente im Choledochus besser erkannt wurden, sondern vor allem darin, daß anatomische Varianten und Anomalien der Gallenwege, wie sie in mehr als 10% der Fälle vorkommen, bei Beginn der Operation zu erkennen und operative Fehlhandlungen damit zu vermeiden waren [5]. Ich habe den Eindruck, daß diese Methode heute mehr und mehr verlassen wird, wahrscheinlich deswegen, weil die internistische Vordiagnostik scheinbar so genaue Unterlagen liefert, daß man glaubt, sich auf sie verlassen zu können. Ich halte das für einen Trugschluß, denn wie will der Operateur *ohne*

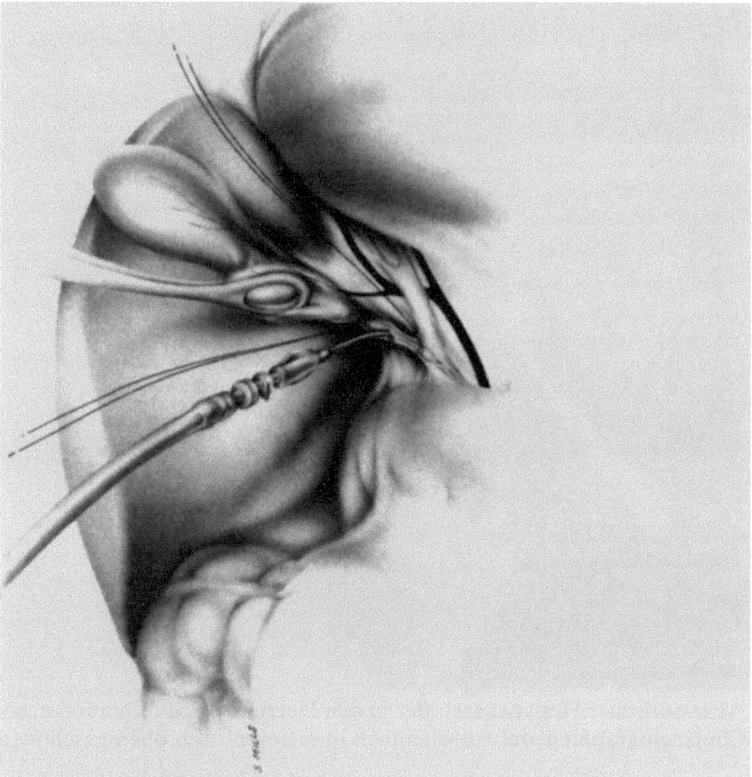

Abb. 2 Intraoperative Radiomanometrie als erster Akt bei jeder Gallenoperation; Einführung der Cholangiographienadel in den Ductus cysticus. (Wiedergabe mit freundlicher Genehmigung des Verlags Urban & Schwarzenberg, München.)

intraoperative Röntgendarstellung z. B. einen accessorischen Zystikus (Abb. 3) erkennen? Wird ein solcher accessorischer Gallengang unbemerkterweise durchschnitten, so zeigt der Patient eine unerklärliche postoperative Gallenfistel – darauf wird nochmals zurückzukommen sein! – falls der Gang unterbunden wurde, einen ebenso unerklärlichen postoperativen Ikterus. Zwar heilen solche Komplikationen meist spontan aus, jedoch nicht immer. Hier ein Beispiel einer solchen Gallenfistel durch einen accessorischen Hepaticus, der mir nach vielmonatiger Fistelung zur Nachoperation überwiesen wurde; der Patient konnte durch eine Roux-Y-Anastomose geheilt werden (Abb. 4).

Das Thema der anatomischen Variabilitäten ist in letzter Zeit auf Kongressen kaum noch erörtert worden – es war für jeden Chirurgen dank der intraoperativen Radiomanometrie eine Selbstverständlichkeit. Ich fürchte, es wird wieder zu einem wichtigen Thema werden, weil ja schlechte Ergebnisse immer zu Lasten des Operateurs gehen und das Gespenst des Postcholezystektomie-Syndroms auf diese Weise wieder auferstehen könnte!

Neben diesen accessorischen Gallenwegen gibt es weitere seltenere Anomalien,

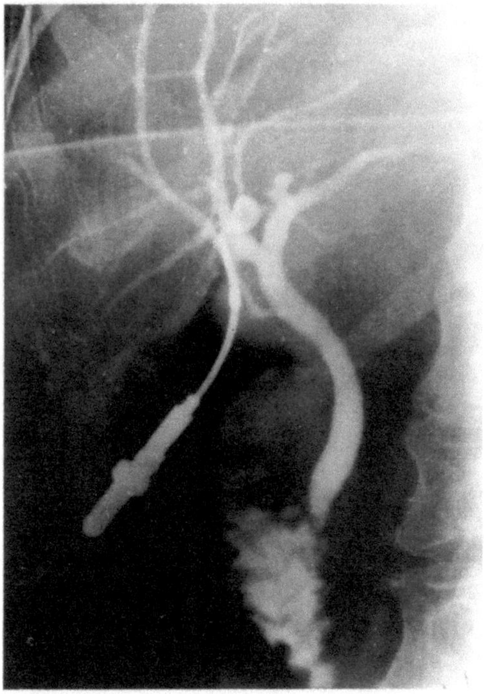

Abb. 3 Akzessorischer Hepaticusast, der in den Ductus cysticus einmündet, so daß sich die Cholangiographienadel versehentlich in ersteren nach oben geschoben hat!

wovon ich einige zeigen darf (Abb. 5). Sodann gibt es die iatrogen erzeugte Anomalie des langen Zystikusstumpfes, der erhebliche Beschwerden verursachen und weitere Operationen notwendig machen kann. Ein solcher Stumpf bleibt in der Regel nur dann bestehen, wenn die intraoperative Cholangiographie unterlassen wurde und der Zystikusverlauf, der präparatorisch bekanntlich oft recht schwer zu ermitteln ist, nicht bekannt war. Zur Anatomie gehören auch die variablen Gefäßverläufe.

## Operative Fehler aufgrund von Blutungen

Arterielle Blutungen bei Gallenoperationen müssen durchaus nicht immer auf präparatorischer Ungenauigkeit beruhen. Vor allem bei Schrumpfgallenblasen und bei schweren übergreifenden Entzündungen können die Gefäße stark verzogen und in den Schwarten so verborgen sein, daß ihre Präparation oder auch Umstechung sehr schwierig sein kann.

*Jeder* Operateur, der Gallenchirurgie betreibt, muß wissen was zu tun ist, wenn eine unerwartete, meist arterielle Blutung im Bereich des Leberhilus entsteht. Besser gesagt, er muß wissen, was unter keinen Umständen geschehen darf: Niemals dürfen Klemmen ungezielt gesetzt werden! Zu leicht werden dann weitere

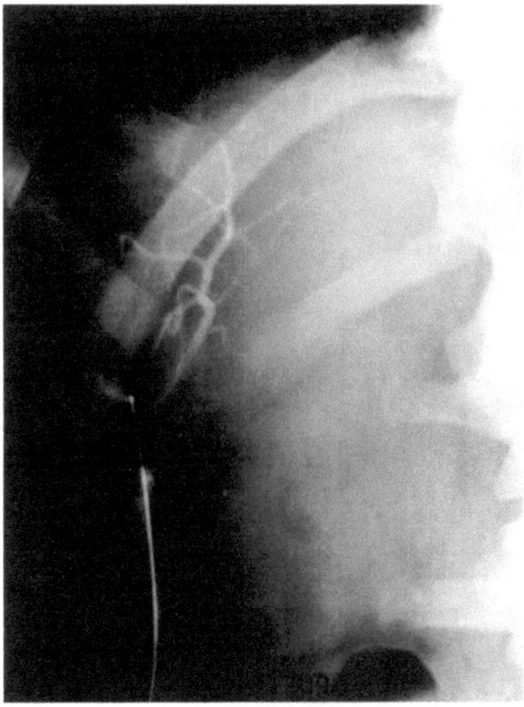

Abb. 4 Ausbildung einer persistierenden Gallenfistel wegen Durchtrennung eines akzessorischen Hepaticusastes bei Unterlassen einer primären intraoperativen Cholangiographie. Nachoperation durch Hepatico-Y-Jejunostomie, Heilung.

Strukturen gefaßt und verletzt bzw. durch die Umstechung eingeengt und verschlossen (Abb. 6). Wenn eine derartige Blutung nicht unter einwandfreier Sicht und Anatomie sofort gestillt werden kann, so ist die erste weitere Maßnahme immer die Abklemmung des Ligamentum hepatoduodenale zunächst durch 2 Finger und wenn notwendig durch eine weiche Klemme (Abb. 7). Dann hat man Zeit und Ruhe, die Blutungsquelle aufzusuchen, zu präparieren und sachgerecht zu stillen.

Verletzungen des Choledochus sind in der Mehrzahl der Fälle auf derartige Situationen zurückzuführen und nicht auf Manipulationen am Gallengang selbst.

## Operative Fehler aufgrund von Konkrementen

Hier gilt zunächst das schon oben bezüglich der intraoperativen Radiomanometrie Gesagte. Auch wenn man *weiß,* daß Choledochussteine vorhanden sind, sollte als erstes über den Zystikus geröntgt werden, damit man nämlich sieht, wieviele Steine vorhanden sind – das schützt vor nachherigem Suchen und Zweifel.

Bei Verwendung des Fogarty-Katheters muß unbedingt vermieden werden, daß man mit geschlossenem Ballon durch die Papille gleitet und beim Zurückziehen

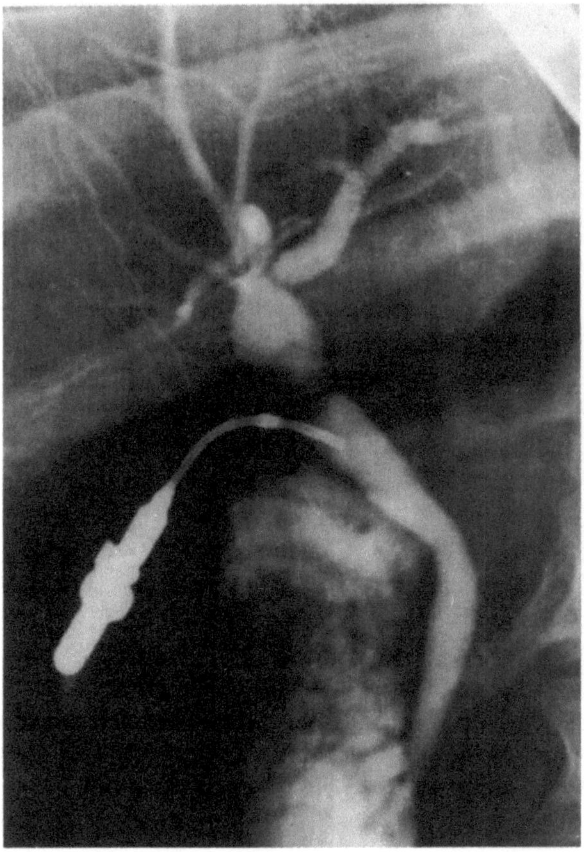

Abb. 5 Striktur des Hauptgallenganges durch eine *über* diesem verlaufende Arteria cystica.

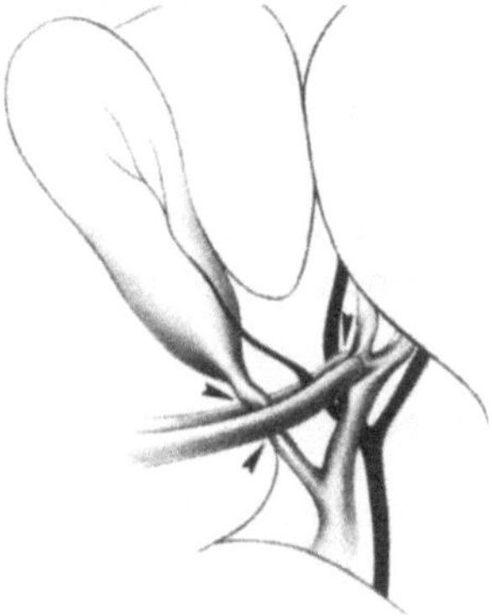

Abb. 6 Blutung der A. cystica (a); versehentliches Mitfassen des Hauptgallenganges beim Setzen einer Klemme (b); versehentliches Mitfassen der A. hepatica dexta (und evtl. auch des Hauptgallengangs) beim Klemmensetzen (b). (Wiedergabe mit freundlichen Genehmigung des Verlags Urban & Schwarzenberg, München.)

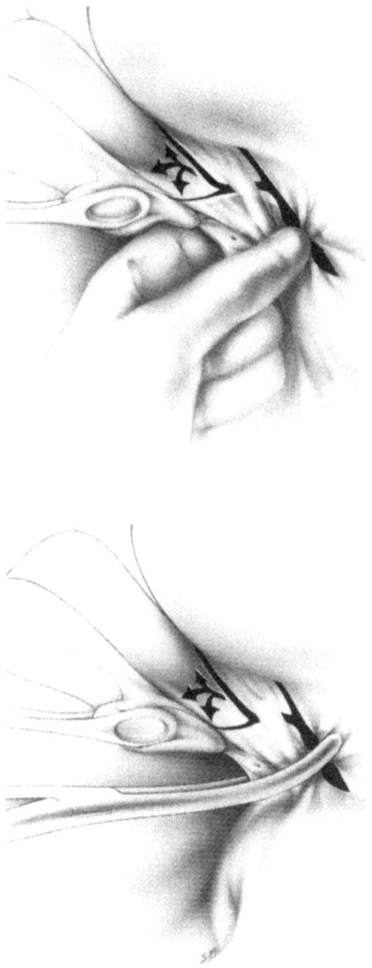

Abb. 7 Digitale Kompression des Lig. hepatoduodenale bei Blutung aus der A. cystica bzw. im Leberhilus (a); temporäre Abklemmung des Lig. hepatoduodenale mit einer *weichen* Klemme (b). (Wiedergabe mit freundlicher Genehmigung des Verlags Urban & Schwarzenberg, München.)

des nun im Duodenum aufgeblasenen Ballons die ganze Papillenregion ausreißt (Abb. 8). Eine Sondierung der Papille mit Hegarstiften vermeidet das Übersehen einer organischen Papillenstenose, die ja bekanntlich eine der häufigsten Ursachen des imaginären Postcholezystektomie-Syndroms ist.

Beim Einlegen einer dünnen T-Drainage (ich betone: einer *dünnen*, dicke T-Drainagen halte ich heute für obsolet!), muß das T-Rohr zur Schiene geschnitten werden (Abb. 9). Wird dies versäumt, so können bei Entfernung der T-Drainage große Lecks im Choledochus entstehen und Nachoperationen nötig werden. Beim Einnähen der T-Drainage bzw. beim Verschluß einer Choledochotomie muß man

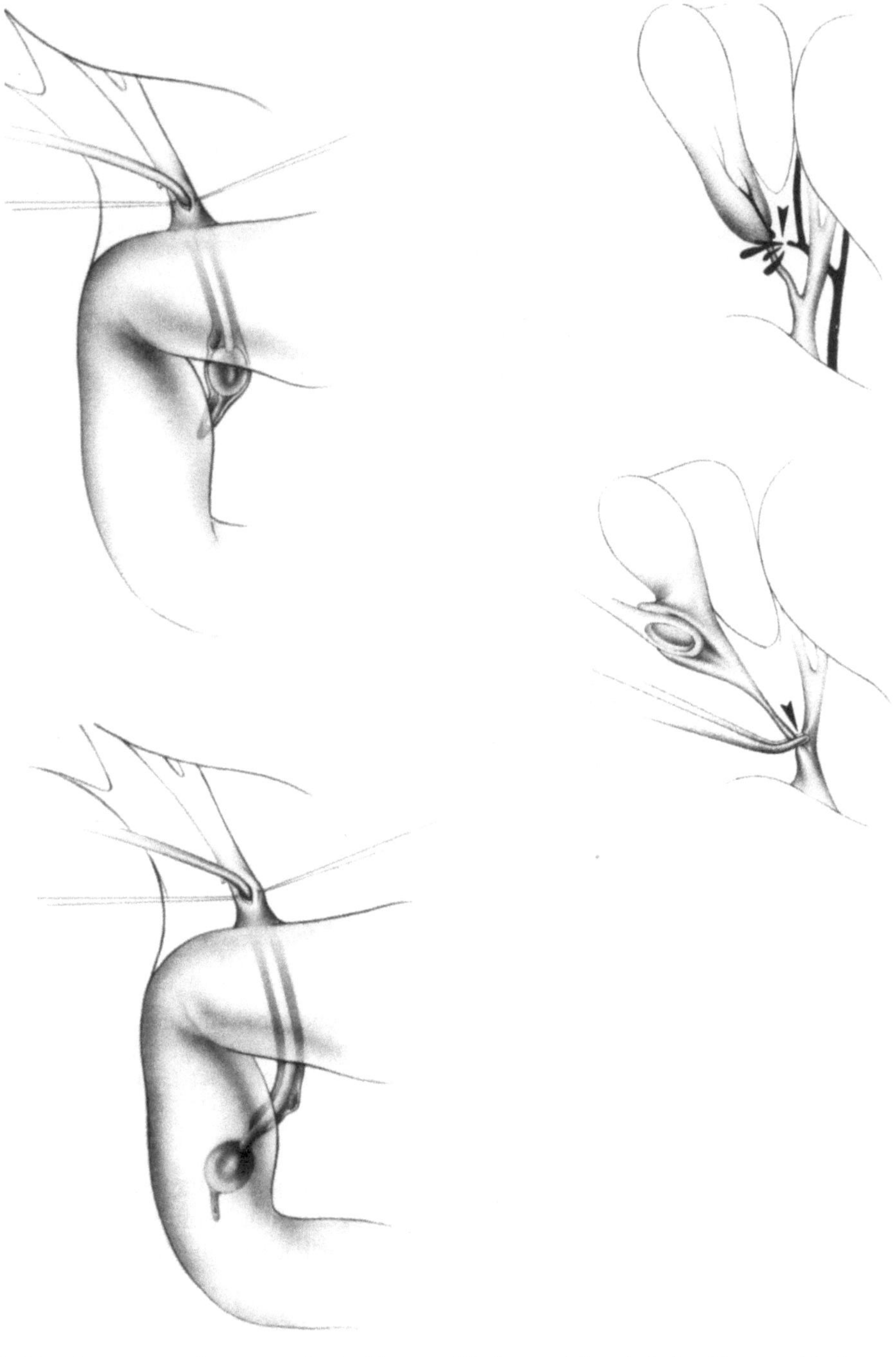

Abb. 8 Komkremententfernung mittels Fogarty-Katheter (a); wird der Fogarty-Katheter versehentlich durch die Papille geführt, so kann diese ein- und abgerissen werden (b)! (Wiedergabe mit freundlicher Genehmigung des Verlags Urban & Schwarzenberg, München.)

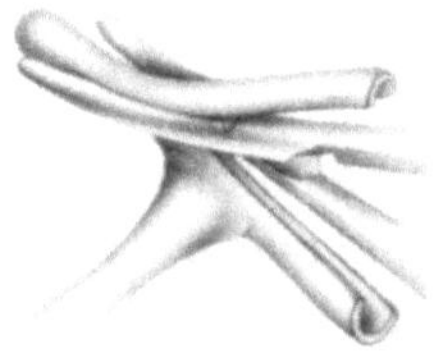

Abb. 9 Das T-Rohr wird zu einer Rinne geschnitten. (Wiedergabe mit freundlicher Genehmigung des Verlags Urban & Schwarzenberg, München.)

sich hüten, mehr als nur die Außenschichten des Choledochus zu fassen. Keinesfalls dürfen nicht-resorbierbare Fäden verwendet werden – erstaunlicherweise wird in manchen Operationslehren heute noch diese wichtige Tatsache ignoriert. Derartige Fäden wandern gern ins Lumen des Choledochus ein und bilden hier Kristallisationskerne für Konkrementneubildungen.

Bezüglich der transduodenalen Papillotomie muß man immer an die Gefahr einer postoperativen Pankreatitis denken, die vorzugsweise dann auftritt, wenn der Pankreasgang oder accessorische Pankreasgänge durch Nähte verschlossen werden [3]. Ich habe aus diesem Grund selbst niemals eine sogenannte Papillenplastik ausgeführt, sondern mich immer darauf beschränkt, die Papille mit dem elektrischen Messer bis auf die Weite des Choledochus über einer Sonde zu spalten und habe davon nie einen Nachteil gesehen. Übrigens verfährt die endoskopische Papillotomie ja in gleicher Weise, und auch dagegen sind nie Einwände erhoben worden. Die Schleimhaut heilt innerhalb von wenigen Tagen von selbst und ohne jegliche Naht, wie wir dies ja auch sonst im Gastrointestinaltrakt heute bei einreihiger Naht praktizieren.

Zu Ende einer Choledochotomie mit eingelegter T-Drainage muß eine Nachcholangiographie beweisen und vor allem auch dokumentieren, daß die Gallenwege steinfrei und der Gallenabfluß frei sind.

Unverständlich ist mir, daß in den letzten Jahren wieder Stimmen für die Choledochoduodenostomie als Beendigung einer normalen Choledochotomie hörbar werden. Früher war dieses Vorgehen berechtigt, als ohne intraoperatives Röntgen und Cholangioskopie keine Möglichkeit bestand, mit Sicherheit festzustellen, daß alle Steine aus dem Hauptgallengang entfernt waren. Es war damals eine Methode zur höheren Sicherheit, freilich auch des schlechten Gewissens. Ich selbst habe viele Dutzende solcher Anastomosen in Sekundäroperationen wieder aufgehoben – die Auffüllung der Gallenwege mit saurem Speisebrei führt, manchmal erst nach Jahrzehnten zur Cholangitis, zu erheblichen Beschwerden und bedarf dann einer erneuten Operation. Beim heutigen Stand der Technik halte ich bei benignen Ursachen einer Gallenoperation eine Anastomose nur ausnahmsweise für gerechtfertigt, z. B. wenn bei langer röhrenförmiger Stenose des Choledochus eine Papillotomie nicht durchführbar ist. Wenn überhaupt eine Anastomose gemacht werden muß, so halte ich die Choledochojejunostomie mit einer Y-Roux-Schlinge für weitaus besser und physiologischer als eine Choledochoduodenostomie.

## Fehler bezüglich der Endversorgung

Nachdrücklich und im Gegensatz zu manchen neueren Publikationen möchte ich dafür eintreten, daß in *jedem* Fall einer Gallenoperation, und mag es die simpelste Cholezystektomie sein, eine Wunddrainage eingelegt wird (Abb. 10). Ich habe noch in den letzten Jahren – wie auch schon früher, und jeder erfahrene Gallenchirurg wird mir zustimmen! – 3 Fälle beobachtet, bei denen nach einfacher Cholezystektomie sich für einige Tage große Mengen, bis 500 ml Galle, entleerten. Die Ursache eines solchen Vorkommnisses läßt sich nur selten aufklären, weil die Sekretion fast immer nach 2–3 Tagen nachläßt und verschwindet.

Nur bei einem dieser genannten Fälle mußte ich nachoperieren und fand einen nekrotisch gewordenen Zystikusstumpf bei einwandfrei liegender Umstechung. Ein solches Vorkommnis läßt sich ebensowenig vorhersehen oder ausschließen, wie die schon erwähnte Durchtrennung eines accessorischen Hepaticusastes z. B. im Gallenblasenbett, aus dem ebenfalls erhebliche Gallemengen abfließen können. Wenn das Wundbett ausreichend drainiert ist und die Galle nach außen abfließt, so gibt es keinerlei Komplikationen. Ist dies aber nicht der Fall, so ist die gallige, oft erst nach geraumer Zeit als solche erkannte und dann nicht selten tödliche Peritonitis unvermeidlich. Ich halte es für einen unverantwortlichen Euphimismus, ausgerechnet dieses gefährliche Vorgehen als „ideale Cholezystektomie“ zu bezeichnen!

Sicher liegt dieses Vorkommnis weit unter 1% – aber *jeder* Todes- oder auch nur Komplikationsfall aus dieser Ursache ist zu viel, weil einwandfrei vermeidbar. Man

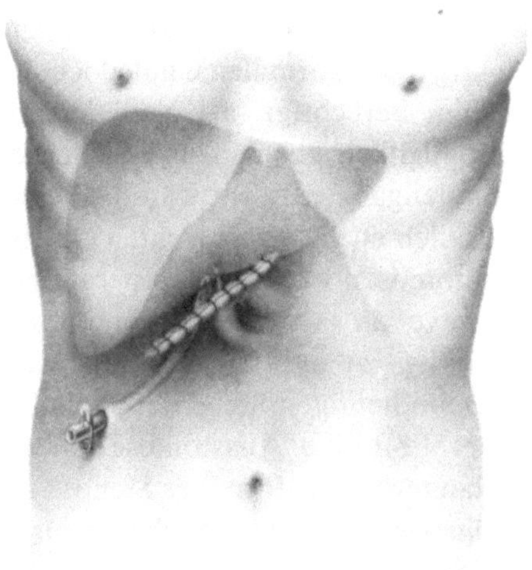

Abb. 10 Wundbettdrainage nach Gallenoperation jeder Art. (Wiedergabe mit freundlicher Genehmigung des Verlags Urban & Schwarzenberg, München.)

darf die Gallenbettdrainage nicht gleichsetzen mit der sogenannten Sicherheitsdrainage, z. B. nach einer Milzexstirpation, auf die ich regelmäßig verzichte. Denn hier fließt ja nur *Blut* aus. Es entsteht also keine chemische oder bakterielle und damit lebensgefährliche Peritonitis.

## Fehler allgemeiner Art

Auch auf allgemeine Fehler in der Gallenchirurgie muß speziell hingewiesen werden. Das betrifft einmal die Vorsichtsmaßnahmen bei der akuten Cholezystitis und vor allem beim Gallenblasenempyem. Hier müssen heute intraoperativ und prophylaktisch Antibiotika verabreicht werden, was in der elektiven Gallenchirurgie sicher unnötig ist. Auch die Sicherheitsabdeckung darf beim Empyem, etwa im Vertrauen auf die Antibiotika, nicht vernachlässigt werden.

Bei *jeder* Gallenoperation ist es indiziert, die übrige Bauchhöhle auszutasten. Das Übersehen z. B. eines Kolonkarzinoms bei einem Galleoperierten ist für Patienten wie für Arzt gleich unangenehm. Das bedeutet, die Inzision muß so groß angelegt werden, daß die Hand des Operateurs eingeführt werden kann. Den Schnitt hingegen, wie in manchen Büchern angegeben, so groß anzulegen, daß in jedem Fall ein Rochard-Haken eingesetzt werden kann, erscheint mir gänzlich unnötig und obsolet. Der Rochard-Haken ist ein hervorragendes Hilfsmittel für die Chirurgie des oberen Magendrittels – für die Gallenchirurgie ist er in der Regel unnötig.

Anknüpfend an die letzte Feststellung meine ich, das Wichtigste und auch gerade in der Gallenchirurgie ist und bleibt das NIHIL NOCERE: Schonend operieren, nichts Überflüssiges tun, zeitsparend arbeiten. Die Quintessenz der Gallenchirurgie läßt sich in einem Satz zusammenfassen: Bei Abschluß der Erstoperation muß der Operateur sicher sein, daß keine Konkremente zurückgeblieben sind, daß der Gallenabfluß frei ist und daß keine postoperativen Komplikationen entstehen können. Die beschriebenen Fehler lassen sich fast immer vermeiden, wenn man nur an ihre Möglichkeit denkt und ein klares Konzept für die Operationstaktik hat.

### Literatur


[1] Börsch, G., B. Wedmann, J. Brand et al.: Aussagefähigkeit der prä- und postoperativen Sonographie in der Gallenchirurgie. Dtsch. Med. Wochenschr. **110** (1985) 1359–1364.

[2] Böttger, T., P. Brandt, E. Ungeheuer: Cholecystektomie bei steinloser Gallenblase. Diagnostik **18** (1985) 13–19.

[3] Grill, W.: Die Papilla Vateri als intraoperatives Problem. Fortschr. d. Med. **96** (1978) 871.

[4] Kern, E.: Akute Cholecystitis – Frühcholecystektomie? Langenbecks Arch. Chir. **364** (1984) 393–396.

[5] Kern, E.: Gallenblase und Gallenwege. In: Chirurgie der Gegenwart, Bd. II. Urban & Schwarzenberg, München 1974.
[6] Kunz, H.: Eingriffe an der Gallenblase und an den Gallenwegen. In: Intra- und postoperative Zwischenfälle, Bd. II, 2. Aufl. G. Thieme, Stuttgart 1971.
[7] Schriefers, K. H.: Cholelithiasis. Aktuelle Diagnostik und Therapie. Urban & Schwarzenberg, München – Wien – Baltimore 1984.

# Vermeidung indikatorischer und intraoperativer Fehler in der Gallenwegschirurgie durch den gezielten Einsatz der Endoskopie

*W. Pimpl, M. Heinerman, H. W. Waclawiczek, O. Boeckl*

## Einleitung

Die Feststellung Kehrs, einem der frühen, erfolgreichen Gallenchirurgen, bei sorgfältiger Operation und – so muß man heute ergänzen – exakter, intraoperativer Diagnostik seien alle Nachoperationen zu vermeiden, ist auch heute noch nicht realisierbar.

So schwankt in einer Literaturzusammenstellung von Schriefers [5] der Anteil von Sekundäreingriffen am Gallenoperationsgut von 5% bis 13%. Rezidivsteine oder restierende Steine im Hauptgallengang stellen dabei den häufigsten Anlaß zur Reintervention dar [3, 5, 6].

Natürlich verlangt das Aufdecken eines Gallengangssteines oder einer Papillenstenose in der frühen oder späten, postoperativen Phase nach Gallenoperationen heute nicht mehr zwangsläufig eine Relaparotomie.

Neben seltener geübten Methoden wie die Litholyse oder Steinextraktion über ein liegendes T-Drain ist die wichtigste Alternative die endoskopische Papillenspaltung mit oder ohne Steinextraktion [2, 4].

Durch gezielten Einsatz der präoperativen ERCP versuchten wir, folgende Fragen zu beantworten:

1. Lassen sich alle Pathologien des Gallenwegssystems erkennen und damit operative Fehleingriffe im Rahmen der konsekutiven Cholezystektomie vermeiden?
2. Kann der Einsatz der operativen Endoskopie vor der geplanten Cholezystektomie die Zahl der chirurgischen Interventionen und Reinterventionen am Gallenwegssystem reduzieren?
3. Wird die Komplikations- und Letalitätsrate durch die operative Endoskopie gesenkt?

## Patienten und Methodik

464 Patienten mit der Verdachtsdiagnose Gallensteinleiden wurden einem primären Untersuchungsgang, bestehend aus Kolikanamnese, Labortests und Sonogra-

phie des biliären Systems, unterzogen und je nach Ergebnis folgenden drei Gruppen zugeordnet.

Gruppe A: Isolierte Cholezystolithiasis.

Gruppe B: Cholezystolithiasis mit Kolikanamnese und/oder laborchemischen Cholestasezeichen und/oder sonographischem Verdacht auf Gallenwegspathologie.

Gruppe C: St. p. Cholezystektomie mit Befunden wie in Gruppe B.

Die Patienten der Gruppe A wurden ohne weitere Diagnostik cholezystektomiert. Alle Patienten der Gruppen B und C wurden prinzipiell einer ERCP unterzogen. Erbrachte diese ein Abflußhindernis an der Papille oder Gallengangssteine, dann strebten wir die endoskopische Sanierung in gleicher Sitzung an. Die endgültige Beurteilung der Verhältnisse am Ductus hepatocholedochus erfolgte bei allen später operierten Patienten durch intraoperative Radiomanometrie [1].

## Ergebnisse und Diskussion

In Gruppe A (n = 289) erbrachte die intraoperative Diagnostik bei 25 Patienten (9%) eine zusätzliche Pathologie am Hauptgallengang mit entsprechender, chirurgischer Konsequenz.

In Gruppe B (n = 94) fanden sich bei der präoperativen ERCP 43 Pathologien (46%) am Gallesystem, die in 65% endoskopisch behandelt werden konnten. Bei allen diesen Patienten wurden anläßlich der Cholezystektomie einwandfreie Verhältnisse am Gallengang bestätigt. Bei 15 Patienten mit vielen bzw. zu großen Gallengangskonkrementen wurde an die Cholezystektomie 14mal eine transduodenale Papillenplastik und in einem Falle eine Choledochotomie angeschlossen.

Bei 81 Patienten der Gruppe C bestätigte die ERCP in 60 Fällen (74%) den sonographischen Verdacht auf Pathologien der Gallenwege und konnte diese in 59 Fällen definitiv sanieren. Die restlichen 21 Patienten hatten einen unauffälligen Ductus choledochus und wurden vor einem ungerechtfertigten, operativen Eingriff bewahrt.

In der Gruppe A führte die falsch negative Sonographie immerhin bei 25 Patienten (9%) zu einer für den Operateur überraschenden Eingriffserweiterung, was sich in einer deutlich höheren Komplikations- und Letalitätsrate von 20% bzw. 4% niederschlug.

In Gruppe B war in 35% eine Gallengangssanierung operativ erforderlich, wobei aufgrund des ERCP-Befundes bereits eine exakte, präoperative Planung der Eingriffsart möglich war. Die Letalität war in dieser Gruppe 0%.

Bei den Patienten mit Erkrankungen des Gallenwegssystems nach länger vorangegangener Cholezystektomie (Gruppe C) war die endoskopische Sanierung in 98% erfolgreich und somit eine chirurgische Intervention nicht mehr notwendig, was zu einer deutlichen Senkung der Komplikations- (2%) und Letalitätsrate (2%) führte (Tab. 1).

Tabelle 1 Anteil der Gallenwegspathologien (n = 128) bei Patienten mit Gallensteinleiden (n = 464) und deren Behandlung

| Gruppe | n | Gallenwegs-pathologien | Präop. Sanierung | Operative Sanierung | Postop. notwendige Therapie | Komplikationen | Letalität |
|---|---|---|---|---|---|---|---|
| A | 289 | 25 ( 9%) | – | 21 (84%) | 4 (16%) | 5/25(20%) | 1/25(4%) |
| B | 94 | 43 (46%) | 28 (65%) | 15 (35%) | 0 ( 0%) | 1/43( 3%) | 0/43 (0%) |
| C | 81 | 60 (74%) | 59 (98%) | 1 ( 2%) | 0 ( 0%) | 1/60( 2%) | 1/60 (2%) |

## Zusammenfassung

Der gezielte Einsatz der präoperativen Endoskopie ermöglicht eine exakte Gallenwegsdiagnostik, die eine optimale Planung für die Taktik beim konsekutiven, chirurgischen Eingriff zuläßt. Mittels der operativen Endoskopie können in einem hohen Prozentsatz Steinbefall bzw. Abflußhindernisse am Gallenwegssystem saniert werden. Dadurch ist konsekutiv lediglich die Cholezystektomie ohne zusätzlichen Eingriff am Ductus cholechochus notwendig, was in einer deutlich reduzierten Komplikations- und Letalitätsrate resultiert – eine Tatsache, die besonders für ältere und polymorbide Patienten von entscheidender Bedeutung ist.

## Literatur

[1] Boeckl, O., E. Hell: Intraoperative Gallenwegsdiagnostik mit Radio-Elektro-Manometrie. Dtsch. Med. Wochenschr. **12** (1967) 1708.

[2] Burhenne, H. S.: Non-operative extraction of retained bile duct stones. In: Rezidiv-Eingriffe an den Gallenwegen (Hrsg. H. D. Becker, H. J. Peiper, J. R. Siewert). Thieme Verlag, Stuttgart – New York 1980.

[3] Overbeck, W., E. Kern, W. Schwick: Rezidiveingriffe an den Gallenwegen. Langenbecks Arch. Chir. **312** (1965) 1.

[4] Safrany, L.: Endoskopic treatment of biliary-tract diseases. An international study. Lancet **II** (1979) 983–985.

[5] Schriefers, K. H., P. Gerometta: Sekundäreingriffe am Gallenwegssystem. Chirurg **53** (1982) 766–772.

[6] Strunk, E., G. Wittrin, M. Clemens: Nachoperationen an den Gallenwegen. Zentralbl. Chir. **103** (24) (1979) 1600–1609.

# Die inkomplette Resektion von Gallenblase und Ductus cysticus

*D. Maroske, H.-D. Röher*

## Einleitung

Das Erbgut in der operativen Behandlung von Gallenblasen- und Gallenwegserkrankungen wird von der Indikation zum operativen Eingriff, dem Operationszeitpunkt und nicht zuletzt von der Operationstaktik und -technik beeinflußt. Letzteres schließt eine sorgfältige intraoperative Diagnostik ein. Ist die Steingallenblase erst einmal symptomatisch geworden, so ist eine dauerhafte Beschwerdefreiheit kaum mehr zu erwarten. Andererseits ist die Operation bei vorhandenem Gallensteinleiden mit einer hohen Erfolgsrate von 98% verbunden [61]. Das Resultat der Cholezystektomie bei steinloser Gallenblase ist durch Andauern von Beschwerden in über 40% belastet [20], die steinfreie akute Cholezystitis als Operationsindikation ausgenommen [40].

Welche Bedeutung ist einem langen Zystikusstumpf und einer Restgallenblase, also den Folgen einer nicht adäquat durchgeführten Erstoperation, beizumessen, und ist es folgerichtig, die Indikation zu einer Relaparotomie aufgrund einer derartigen Befunderhebung zu stellen?

## Patientengut

Im Zeitraum vom 1. 1. 1969–30. 9. 1985 wurden 91 Patienten, 79 Frauen und 12 Männer, mit einem langen Zystikusstumpf oder einer Restgallenblase in der Chirurgischen Klinik Marburg einer Reoperation zugeführt. Die Indikation zur Relaparotomie erfolgte nach eingehender differentialdiagnostischer Abklärung der Beschwerden unter strengen Kriterien. Der Altersmedian unserer Patienten betrug 54 (27–82) Jahre. Alle Patienten wurden in den Jahren 1977–1985 nachuntersucht. Das Intervall zwischen Reoperation und Nachuntersuchung betrug im Median 7 Jahre (2 Monate bis 8 Jahre).

### Intervall bis zur Reoperation

Anamnestisch ergaben sich sehr unterschiedliche Zeiträume zwischen Erstoperation, der Cholezystektomie, und dem Auftreten erneuter Beschwerden, im Median 4,5 Jahre. Der Bereich betrug 4 Wochen bis 14,5 Jahre. Überraschenderweise verging nochmals ein fast gleich langer Zeitraum von 4 Jahren (2 Wochen bis 20 Jahre) bis die Patienten nach diagnostischer Abklärung ihrer Beschwerden dann auch den Entschluß zur Reoperation faßten. Heftige kolikartige Beschwerden, bereits 4 Wochen nach der Erstoperation auftretend, waren der Grund für die Frührelaparotomie bei gesichertem Steinnachweis in den Gallenwegen. Auch die zu Beginn erneuter Beschwerden gesicherte Diagnose und klare Indikationsstellung zur Reoperation veranlaßte bei 35 der 91 Patienten nicht dazu, ein längeres Intervall mit zum Teil heftigen Schmerzen und Ikterusschüben zu vermeiden. Die längsten beschwerdefreien Intervalle werden mit 30 Jahren angegeben, bis zur operativen Sanierung der Gallenwege vergingen bis zu 42 Jahre [6, 14, 29].

## Klinik des Zystikusstumpfsyndroms

Das Beschwerdebild unserer Patienten mit einem langen Zystikusstumpf bzw. Gallenblasenrest war dem vor der Cholezystektomie ähnlich. Im Vordergrund standen Speiseunverträglichkeiten (100%), insbesondere eine Fettintoleranz. Typische rechtsseitige Oberbauchkoliken gaben immerhin 92% der Patienten an, und Ikterusschübe, mit oder ohne Zeichen einer Cholangitis einhergehend, wurden bei 25 der 91 Patienten gesichert (28%). Die Trias: Speiseunverträglichkeit, Koliken und Ikterusschübe gaben nur 26% der Patienten an.

Eine Überraschung war der klinische Befund eines akuten Abdomens mit rechtsseitiger Oberbauchperitonitis bei 3 der 91 Patienten. Ursächlich fand man in allen 3 Fällen bei der dringend gebotenen und ausgeführten Operation überraschenderweise eine akute Cholezystitis, in zwei Fällen ohne Steinnachweis. Die Beteuerungen der Patienten, eine Cholezystektomie sei wegen einer Cholelithiasis bereits vor mehreren Jahren erfolgt (3 / 7 / 12), fanden ihre „Bestätigung" in der Niederschrift der angeforderten Operationsberichte. Eine makroskopische und mikroskopische Befunddokumentation durch einen Pathologen war nicht erfolgt.

Die erhobenen Laborparameter unserer Patienten waren in der Mehrzahl der Fälle wenig hilfreich. Nur 16 Patienten wiesen eine Erhöhung der Blutsenkung auf. Eine Leukozytose mit Werten zwischen 11,3 und 17,8 G/l beobachteten wir bei 18 der 91 Patienten zum Zeitpunkt der stationären Aufnahme. Elf Patienten wiesen einen Ikterus mit Werten zwischen 1,8 und 10,6 mg/dl für das Serumbilirubin auf; sie zeigten eine typische Cholostase. Eine Erhöhung der Serumtransaminasen bei Normwerten für die alkalische Phosphatase und das Serumbilirubin fanden wir bei 9 der 91 Patienten. In keinem Fall unserer Beobachtungen konnten wir eine Erhöhung der Amylase feststellen.

Die klinische Symptomatologie der Patienten mit einem langen Zystikusstumpf ähnelt der vor der Erstoperation. Kolikartige Oberbauchschmerzen, Übelkeit und Erbrechen, Speiseunverträglichkeiten, Fieber und Ikterus stehen im Vordergrund. Sie sind nicht spezifisch und können auch im Rahmen anderer Erkrankungen, eines Ulcus duodeni oder ventriculi, einer Cholangitis sowie einer Pankreatitis oder auch als Folge von Narbenbeschwerden auftreten.

# Diagnostik

Im eigenen Krankengut erfolgte die Diagnostik bis einschließlich 1976 durch eine intravenöse Cholangiographie unter Einschluß von Schichtaufnahmen (Abb. 1). Seit 1977 stand die endoskopische Diagnostik (ERCP) im Vordergrund, sie erfolgte bei 20 Patienten (Abb. 2 u. 3). Dabei ließen sich bei 38 Patienten Steine nachweisen (Zystikussteine 14/56, Steine im Gallenblasenrest 12/35, Choledochussteine 24/91). Die Indikation zur Reoperation nach Ausschluß anderer Erkrankungen fiel damit für diese 38 Patienten leicht.

Bei den übrigen 53 Patienten wurde die Indikation (Tab. 1) zur Resektion des langen Zystikusstumpfes bzw. Gallenblasenrestes auch erst nach gründlicher Durchuntersuchung und Ausschluß anderer Ursachen für das Beschwerdebild gestellt. Intraoperativ ergaben sich in keinem der 91 Fälle therapiebedürftige Veränderungen an der Papille. Die von uns beobachteten Papillenstenosen waren nur funktionell und als Begleitreaktion bei vorliegender Steinerkrankung aufgetreten. Steinfreiheit beobachteten wir in der Hälfte unseres Kollektivs. Damit können wir die Feststellungen in der Literatur bestätigen (Tab. 2).

Das intravenöse Cholangiogramm, gegebenenfalls durch Schichtaufnahmen ergänzt, war bis zur Einführung der endoskopischen Verfahren die Methode der Wahl [15, 16, 26, 41, 43, 49]. Dabei stellte die Differenzierung zwischen Gallenbla-

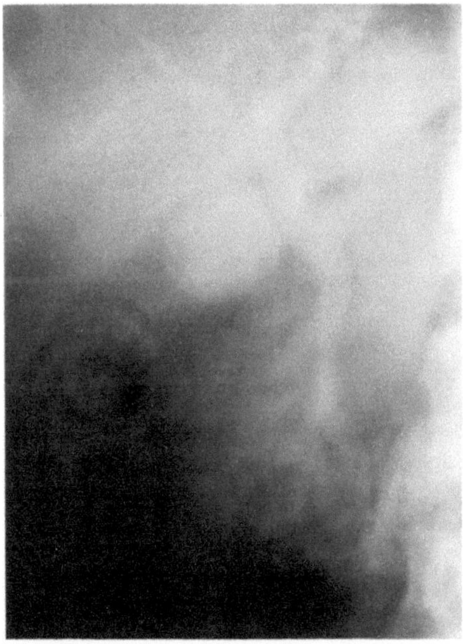

Abb. 1 Intravenöses Cholangiocholezystogramm mit Darstellung unauffälliger Gallenwege und steinloser Restgallenblase (Patientin M. E., 50 Jahre. 24 Jahre nach auswärts durchgeführter „Cholezystektomie").

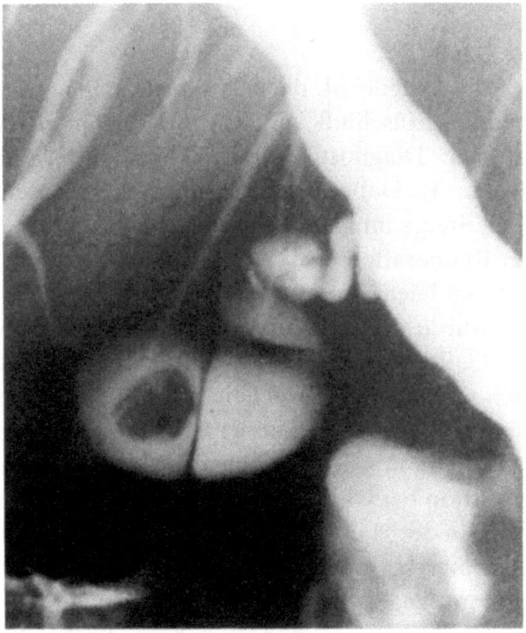

Abb. 2 Retrograde Cholangiographie mit Darstellung der nahezu erhaltenen Gallenblase und dort lokalisiertem Stein (Patientin Sch. G., 65 Jahre. 12 Jahre nach auswärts vorgenommener „Cholezystektomie").

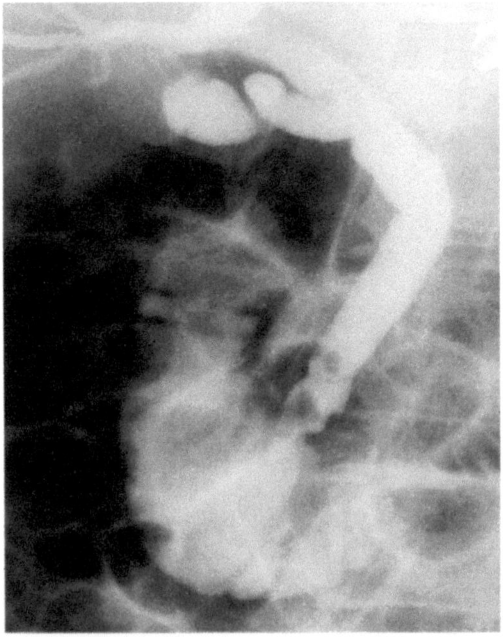

Abb. 3 Retrograde Cholangiographie mit Darstellung von praepapillären Konkrementen sowie einem geschlängelt verlaufenden Ductus cysticus und erhaltenem Gallenblasenhals (Patienten W. U., 41 Jahre. 7 Jahre nach auswärts erfolgter „Cholezystektomie").

Tabelle 1 Intraoperative Befunde bei 91 Patienten mit langem Zystikusstumpf (n = 56) und Gallenblasenrest (n = 35)

| | |
|---|---|
| akute Cholezystitis | 3/35 ( 9%) |
| Gallenblase vollständig | 15/35 (43%) |
| Choledochussteine | 26/91 (29%) |
| Zystikussteine | 17/56 (30%) |
| keine Steine | 46/91 (51%) |
| Leberzirrhose | 1/91 |

Tabelle 2 Häufigkeit der Residualsteine und einer Papillenstenose bei Patienten mit langem Zystikusstumpf (Literaturzusammenstellung)

| | |
|---|---|
| Steine im Zystikus | 117/637 (18%) |
| Steine im Ductus choledochus | 146/637 (23%) |
| Steine im Ductus choledochus und/oder Zystikus | 442/972 (46%) |
| Papillenstenose | 116/509 (23%) |

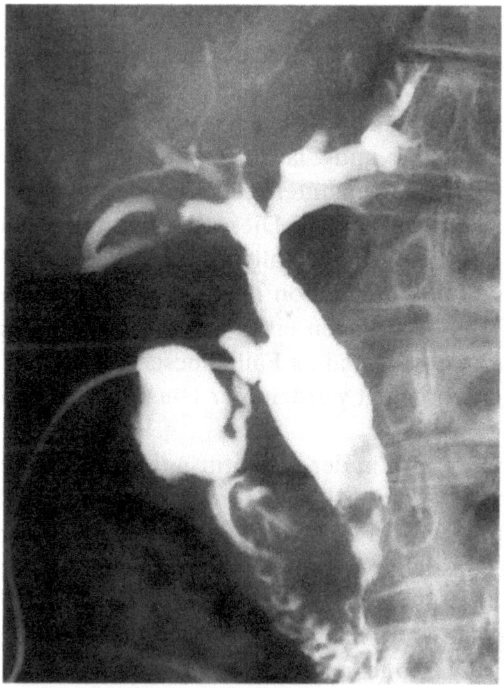

Abb. 4 Cholangiographie über das liegende T-Drain mit Darstellung einer inkompletten Gallenblase und praepapillärem Konkrement (Patientin E. A., 81 Jahre. 16 Jahre nach auswärts erfolgter „Cholezystektomie" und Rezidivoperation).

senrest und dem mit Kontrastmittel gefüllten Duodenum eine besondere Schwierigkeit dar [16, 26, 45]. Heute kommt der Sonographie eine große Bedeutung in der differentialdiagnostischen Abklärung bestehender Beschwerden zu, die Choleszintigraphie bleibt speziellen Fragestellungen vorbehalten [8, 60].

Funktionelle Oberbauchbeschwerden sind die häufigste Ursache für die nach einer Cholezystektomie geklagten Beschwerden [6, 30, 42]. Nur eine subtile Diagnostik vor einem operativen Eingriff kann uns in die Lage versetzen, die postoperative Beschwerdehäufigkeit zu verringern. Dies ist besonders zu berücksichtigen, bevor die Indikation zum Rezidiveingriff gestellt wird. Eine exakte Operationstechnik vorausgesetzt, wird bei klarer Operationsindikation zur Cholezystektomie mit einem Versagen nur selten zu rechnen sein. Eine intraoperative und gegebenenfalls die postoperative Röntgenkontrolle hat auch heute ihre Bedeutung [3, 35] nicht verloren (Abb. 4). Eine entscheidende Aussage kommt der endoskopisch-retrograden Cholangio-Pankreatikographie (ERCP) zu [1, 2, 7, 10, 11, 52, 57, 58, 63]. Sie hilft uns, Fehlindikationen zur Reoperation zu vermeiden und kann in geeigneten Fällen mit einem therapeutischen, endoskopischen Verfahren die Belastung für den Patienten verringern.

## Größe des Zystikusstumpfes/Gallenblasenrestes

Es besteht kein Zweifel darüber, daß eine inkomplett erfolgte Cholezystektomie, einen Gallenblasenrest oder einen langen Zystikusstumpf zurücklassend, Beschwerden verursachen kann und zum Zystikusstumpfsyndrom führt. Von einem Regenerat der Gallenblase zu sprechen [12], ist sicher unrichtig [46]. Experimentelle Untersuchungen durch von Haberer und Clairmont, Specht und Gohrbandt (s. [46]) belegen, daß es sich bei den sogenannten Gallenblasenregeneraten um Dilatationen eines langen Ductus cysticus handelt. Dies wird durch die Befunde in der Klinik eindeutig belegt. Der Operationsbericht allein kann dabei keine Beweiskraft erlangen, eine genaue Befunddokumentation durch den Pathologen halten wir für unabdingbar. Unsere 35 Beobachtungen einer Restgallenblase dürfen als Beweis gelten. Die Cholezystektomie war in allen Fällen beschrieben, nur 12 mal konnte ein Befund des Pathologen vorgelegt werden, der Ductus cysticus fehlte in den Angaben.

Die Länge eines Zystikusstumpfes wird in der Literatur mit großen Variationen angegeben, sie reicht von 0,5 bis 12,0 cm [4], im Durchschnitt werden Längen zwischen 3,2 und 5,8 cm genannt [14, 17, 18, 29, 32, 44]. Wir beobachten Zystikusstümpfe mit einer Längenausdehnung zwischen 0,5 und 7,5 cm (bis 1,0 cm : 5 mal, >1,0 bis 3,0 cm : 35 mal, >3,0 bis 6,0 cm : 43 mal, >6,0 bis 7,5 cm : 8 mal). Der größte von uns gemessene Durchmesser eines Zystikusstumpfes betrug 2,5 cm. Am häufigsten fanden wir Durchmesser des Zystikusstumpfes zwischen 1,0 und 1,5 cm (n = 56). In der Literatur werden Weiten des Ductus cysticus bis zu 4,0 cm [4] genannt, am häufigsten jedoch Durchmesser zwischen 0,5 und 2,0 cm beschrieben [6, 8, 32, 33, 36].

## Pathologische Befunde des Zystikusstumpfes

Die in der Literatur beschriebenen Befunde sind mannigfaltig:
- Akute Entzündungen
- Chronische Entzündungen
- Neurinome
- Fibrome
- Adenome
- Polypen
- Karzinome
- Obstruktionen des Ductus choledochus durch große Neurinome, Lymphknoten (M. Hodgkin), Prolaps der Zystikusschleimhaut
- Fistelbildungen
- Fadengranulome

Im Vordergrund stehen chronische Entzündungen des Zystikusstumpfes, sie werden in über 50% beschrieben (Literaturzusammenstellung: 156/303 [52%]). Akute Entzündungen, makroskopisch und mikroskopisch belegt, werden dagegen nur in 18% (55/303) festgestellt. Wir fanden drei akute Entzündungen eines Zystikusstumpfes unter 56 Patienten. Das Neurinom wird in einer sehr unterschiedlichen Häufigkeit genannt (39/303 [13%]). Eine exakte histologische Aufarbeitung der resezierten Zystikusstümpfe weist aber ein Neurinom in nahezu 100% auf (Tab. 3), ein Krankheitswert ist dieser Beobachtung jedoch nicht zuzumessen [5, 28, 29, 32, 39]. Tumoröse Veränderungen des Ductus cysticus sind selten, sie zu erfassen ist praeoperativ nahezu aussichtslos. Nur ausgesprochen selten kommt diesen Befunden eine ursächliche Bedeutung für geklagte Beschwerden zu.

Tabelle 3 Häufigkeit des Neurinoms bei Patienten mit langem Zystikusstumpf (Literaturzusammenstellung)

| Autoren | Zystikus-stumpf (n) | Neurinom (n) | (%) |
|---|---|---|---|
| Womack u. Crider [65] | 4 | 4 | 100,0 |
| Mallet-Guy u. Feroldi [38] | 3 | 3 | 100,0 |
| Stefanics et al. [54] | 8 | 6 | 75,0 |
| Salzer [48] | 8 | 6 | 75,0 |
| Larmi [34] | 8 | 2 | 25,0 |
| Bodvall u. Övergaard [6] | 93 | 9 | 9,7 |
| Mallet-Guy et al. [39] | 132 | 31 | 23,5 |
| Larmi et al. [32] | 42 | 8 | 19,0 |
| Bodner et al. [5] | 20 | 20 | 100,0 |
| Hopkins et al. [28] | 30 | 3 | 10,0 |
| Köle u. Müller [29] | 88 | 24 | 27,3 |
| Gesamt | 436 | 116 | 26,6 |

## Bedeutung des Zystikusstumpfes und Gallenblasenrestes

Der lange Zystikusstumpf ist keine häufige Beobachtung, bezogen auf die Anzahl durchgeführter Gallenwegseingriffe (Tab. 4). Anders sieht es aus, wenn man die Häufigkeit auf die Rezidiveingriffe an den Gallenwegen bezieht. Unter 2191 Wiederholungseingriffen in einer Literaturzusammenfassung stellte der lange Zystikusstumpf jedoch in einem Fünftel (21,9%) die Indikation dar. Die einzelnen Kollektive weisen dabei große Schwankungen zwischen 1 und 38,5% auf. Die gleiche Beobachtung ergibt sich für die Häufigkeit einer Restgallenblase (Tab. 5). Auf 116 Gallenblasenreste entfielen 451 lange Zystikusstümpfe. Wir beobachteten den Gallenblasenrest immerhin in 38% der Fälle.

Es wäre falsch, dem nachgewiesenen langen Zystikusstumpf oder Gallenblasenrest automatisch die Ursache bestehender Oberbauchbeschwerden nach vorausgegangener Cholezystektomie zuzusprechen [13, 56]. Dies haben Bodvall und Övergaard in einer eindrucksvollen Nachuntersuchung an 500 Patienten herausgearbeitet (Tab. 6). Eine gute Korrelation zwischen bestehenden Beschwerden und einem über 1,0 cm langen Zystikusstumpf konnten sie nur dann bestätigen, wenn Steine in den Gallenwegen aufgefunden wurden oder aber ausgeprägte Beschwerden im

Tabelle 4 Häufigkeit des langen Zystikusstumpfes in Relation zu Erst- und Wiederholungseingriffen (Re.-Eingriff) an der Gallenblase und den Gallenwegen in der Literatur

| Autoren | Zeitraum | Ersteingriffe a. d. Gallenwegen (n) | Re-Eingriffe n (%) | Zystikusstumpf n (% d. Re-Op) |
|---|---|---|---|---|
| Specht [53] | 1899–1919 | 3032 | 68 ( 2,2%) | 8 (11,8%) |
| Glenn u. Johnston [18] | 1932–1954 | 3862 | | 35 |
| Larmi u. Fock [33] | 1951–1957 | 1997 | 35 ( 1,7%) | 13 (37,0%) |
| Kourias et al. [31] | 1950–1955 | 525 | 36 ( 6,9%) | 1 ( 2,8%) |
| Larmi [34] | 1955–1962 | 1807 | 54 ( 3,0%) | 8 (14,8%) |
| Bodvall u. Övergaard [6] | 1950–1961 | 1930 | | 103 |
| Mallet-Guy et al. [37] | 1942–1966 | 5592 | 408 ( 7,3%) | 132 (32,4%) |
| Grill [23] | 1965–1973 | 1710 | 221 (12,9%) | 85 (38,5%) |
| Rückert u. Trede [47] | 1963–1972 | 3511 | 239 ( 6,8%) | 14 ( 5,9%) |
| Larmi et al. [32] | 1966–1972 | 2477 | 215 ( 8,7%) | 42 (19,5%) |
| Hess [26] | 1957–1976 | 1188 | 310 (26,1%) | 3 ( 1,0%) |
| Köle u. Müller [29] | 1961–1977 | 5020 | | 88 |
| Grill [24] | 1974–1979 | 3690 | 605 (16,4%) | 173 (28,6%) |
| Summe | | 36341 | | 705 |
| | | 25529 | 2191 ( 8,6%) | 479 (21,9%) |

Angegeben sind die Anzahl (n) der Erst- und Rezidiveingriffe sowie die Häufigkeit (%) der Rezidiv- zu Ersteingriffe. Die Zahl der Beobachtungen eines langen Zystikusstumpfes ist für die einzelnen Kollektive aufgezeigt, daneben ihre Häufigkeit im Kollektiv der Rezidiveingriffe. Den 36 341 Ersteingriffen standen 2 191 Rezidiveingriffe gegenüber.

Tabelle 5 Häufigkeit des Gallenblasenrestes in Relation zu Beobachtungen eines langen Zystikusstumpfes (Literaturzusammenstellung)

| Autoren | Anzahl (n) | Zystikus-stumpf (n) | Gallenblasen-rest (n) |
|---|---|---|---|
| Specht [53] | 9 | 3 | 6 |
| Womack u. Crider [65] | 4 | 3 | 1 |
| Garlock u. Hurwitt [17] | 30 | 29 | 1 |
| Glenn u. Johnson [18] | 35 | 26 | 9 |
| Larmi and Fock [33] | 13 | 11 | 2 |
| Lipton and Soule [36] | 4 | 3 | 1 |
| Salzer [48] | 17 | 16 | 1 |
| Larmi [34] | 8 | 4 | 4 |
| Bodvall u. Övergaard [6] | 103 | 82 | 21 |
| Mallet-Guy et al. [39] | 156 | 132 | 24 |
| Fiedler [14] | 4 | 2 | 2 |
| Larmi et al. [32] | 42 | 39 | 3 |
| Hess [26] | 31 | 28 | 3 |
| Bodner et al. [5] | 20 | 17 | 3 |
| Eigene Beobachtungen | 91 | 56 | 35 |
| Gesamt | 567 | 451 (79,5%) | 116 (20,5%) |

Tabelle 6 Häufigkeit des Zystikusstumpfes (> 1,0 cm) in Relation zu postoperativen Beschwerden und erhobenen Befunden (Ergebnisse von Bodvall u. Övergaard [6])

| | ohne Zystikusstumpf (Länge > 1,0 cm) | mit Zystikusstumpf (Länge > 1,0 cm) |
|---|---|---|
| Beschwerdefrei | 60 / 105 | 45 / 105 (43%) |
| Geringe Beschwerden | 132 / 212 | 80 / 212 (38%) |
| Steinnachweis in den Gallengängen | 12 / 55 | 43 / 55 (78%) |
| Ausgeprägte Gallenbeschwerden | 21 / 128 | 107 / 128 (84%) |
| Gesamt | 225 / 500 | 275 / 500 (55%) |

postoperativen Verlauf bestanden, den präoperativen Beschwerden gleichkommend. Eine Bestätigung dieser Befunde ergibt sich gewissermaßen durch die Befunde von Patienten mit einem Frührezidiv der Beschwerden nach einer Cholezystektomie. Die eingehende Analyse von 66 Krankheitsverläufen aus der Literatur und 7 eigenen Beobachtungen zeigt auf, daß das Beschwerdebild nur in 50 Prozent auf eine inkomplette Operation, vorwiegend auf Residualsteine und eine Papillenstenose (Tab. 7 u. 8) zurückzuführen ist. In gleicher Häufigkeit wurden die Beschwerden dagegen durch andere Erkrankungen, z. B. Ulcera duodeni oder ventriculi, eine Pankreatitis etc., verursacht (Tab. 8).

Tabelle 7 Häufigkeit der Papillenstenose bei Patienten mit einem langen Zystikusstumpf (Literaturzusammenstellung)

| Autoren | Zystikus-stumpf bzw. Gallen-blasenrest | Papillenstenose (n) | (%) |
|---|---|---|---|
| Hicken et al. [27] | 7 | 1 | 14,3 |
| Stefanics et al. [54] | 8 | 2 | 25,0 |
| Larmi [34] | 8 | 3 | 37,5 |
| Mallet-Guy et al. [39] | 132 | 17 | 12,9 |
| Larmi et al. [32] | 42 | 10 | 23,8 |
| Usbeck u. Friedrich [59] | 4 | 2 | 50,0 |
| Bodner et al. [5] | 20 | 3 | 15,0 |
| Köle u. Müller [29] | 88 | 8 | 9,1 |
| Grill [24] | 173 | 65 | 37,6 |
| Eigene Beobachtungen | 91 | 23 | 25,3 |
| Gesamt | 573 | 134 | 23,4 |

Tabelle 8 Ursachen für ein Frührezidiv der Beschwerdesymptomatik nach Cholezystektomie bei nachgewiesenem Zystikusstumpf (Zusammenstellung von 66 Fällen aus der Literatur und 7 eigenen Beobachtungen)

| | |
|---|---|
| 1. Inkomplette Operation (Residualsteine, Papillenstenose) | ≈ 50% |
| 2. Fehlindikation zur OP (Leberparenchymschaden, Pankreatitis, Ulcera duodeni/ventriculi etc. | ≈ 50% |

## Berichte der Erstoperation

Die Operationsberichte der Erstoperation von 74 unserer 91 Patienten konnten zur Auswertung herangezogen werden. Hier ergab sich zu unserer Überraschung, daß eine intraoperative Cholangiographie bzw. Manometrie nur 10 mal erfolgt war. In 51 Operationsberichten wurden makroskopisch normale extrahepatische Gallenwege beschrieben und palpatorisch Konkremente im Ductus choledochus ausgeschlossen. Intraoperative Schwierigkeiten wurden nur 13 mal aufgeführt. Die Auswertung von 17 Voroperationen mußte wegen nicht zugänglicher Krankenblattunterlagen unterbleiben.

## Nachuntersuchungen

Eine Nachuntersuchung der von uns wegen eines langen Zystikusstumpfes oder Gallenblasenrestes operierten Patienten führten wir in den Jahren 1977 bis 1985 durch. Es gelang dies für 90 der 91 Patienten. Das Intervall zwischen Rezidivoperation und Nachuntersuchung betrug im Median 7 Jahre (2 Monate bis 8 Jahre).

Beschwerdefreiheit gaben 81 Patienten (90%) an, eine deutliche Besserung ihrer Beschwerden über mindestens 3 Jahre, insbesondere den Wegfall der Nahrungsmittelunverträglichkeiten, beschrieben 4 Patienten. Unveränderte, z. T. erhebliche Beschwerden bestanden bei 5 der 90 Patienten (6%). Trotz eingehender Untersuchungen gelang es uns nicht, eine Klärung der diffusen, in den Oberbauch lokalisierten und zum Teil dauerhaften (3/5) bzw. rezidivierend auftretenden Schmerzen (2/5) zu erreichen. Diese 5 Patienten wurden aufgrund ihrer bereits vor der ersten Operation angegebenen Beschwerden operiert, ohne daß Steine in der Gallenblase und den Gallenwegen nachgewiesen worden waren.

Diese guten Ergebnisse im eigenen Krankengut werden in der Literatur nicht einheitlich mitgeteilt (Tab. 9). Grund dafür dürften die zum Teil lange zurücklie-

Tabelle 9 Ergebnisse der Rezidivoperation nach Cholezystektomie wegen eines langen Zystikusstumpfes

| Autoren | Gesamtzahl | Ergebnisse der Wiederholungs-Operation Beschwerdebild | | | |
|---|---|---|---|---|---|
| | | geheilt | gebessert | unverändert | Letalität |
| Gray u. Sharpe [21] | 44 | 23 | | 17 | |
| Womack u. Crider [65] | 4 | 4 | | | |
| Hicken et al. [27] | 6 | 6 | | | |
| Rathcke [46] | 19 | 7 | | 5 | 2 |
| Mallet-Guy u. Feroldi [38] | 3 | 2 | 1 | | |
| Garlock u. Hurwitt [17] | 25 | 21 | 2 | 2 | |
| Morton [44] | 20 | 18 | 2 | | |
| Glenn u. Johnson [18] | 30 | 19 | 5 | 3 | 3 |
| Larmi u. Fock [33] | 12 | 10 | 2 | | |
| Kourias et al. [31] | 1 | 1 | | | |
| Glenn u. Whitsell [19] | 4 | 3 | | 1 | |
| Lipton u. Soule [36] | 4 | 4 | | | |
| Larmi [34] | 8 | 6 | | | 2 |
| Bodvall u. Övergaard [6] | 103 | 61 | 7 | 30 | 5 |
| Mallet-Guy et al. [37] | 11 | 7 | 1 | 3 | |
| Fiedler [14] | 4 | 4 | | | |
| Rückert u. Trede [47] | 11 | | | | 3 |
| Larmi et al. [32] | 42 | 24 | 5 | 13 | |
| Köle u. Müller [29] | 88 | 86 | | 2 | |
| Agrawal et al. [2] | 1 | 1 | | | |
| Hopkins et al. [28] | 30 | 24 | | 6 | |
| Chandar u. Hookman [9] | 1 | 1 | | | |
| Eigene Beobachtungen | 91 | 81 | 4 | 5 | |
| Gesamt | 562 | 332<br>332/551<br>(60,0%) | 29<br>29/551<br>(5,3% | 86<br>86/532<br>(16,2%) | 16<br>16/562<br>(2,8%) |

Angegeben sind die Anzahl der Patienten in den einzelnen Kollektiven sowie die davon nach der Rezidivoperation als geheilt, als gebessert und als unbeeinflußt eingestuften Patienten sowie die mit der Wiederholungsoperation verbundene Letalität.

genden Operationen sein, die die heute möglichen diagnostischen Abklärungen noch nicht ausnutzen konnten.

Wird die Indikation zur Reoperation nach Gallenwegseingriffen streng gestellt – nicht der nachgewiesene Zystikusstumpf oder Gallenblasenrest sollte zwangsläufig eine Indikation zur Operation darstellen – und wird eine den hohen Ansprüchen an die Rezidivoperation gerechte Operationstechnik [22, 62] gewährleistet, so wird ein dauerhaftes gutes Endresultat eintreten.

## Schlußfolgerungen

1. Postcholezystektomiebeschwerden sind bei richtiger Indikation zur Cholezystektomie, richtiger präoperativer Abklärung und gegebenenfalls gleichzeitiger Behandlung anderer Erkrankungen (Ulcera duodeni/ventriculi etc.) auf ein Minimum zu reduzieren.
2. Der Zystikusstumpf und Gallenblasenrest sind Folge einer nicht exakten Operationstechnik und durch adäquate Maßnahmen bei der Primäroperation vermeidbar.
3. Die Auffindung eines Zystikusstumpfes / Gallenblasenrestes impliziert noch nicht, daß darin der Grund für ein postoperatives Beschwerdebild gegeben ist.
4. Frühbeschwerden (dem Beschwerdebild vor der Cholezystektomie ähnlich) sind zur Hälfte biliär bedingt (Residualsteine, Papillenstenose), zur anderen Hälfte aber auf nicht biliäre Ursache (Ulcera, Pankreatits etc.) zurückzuführen.
5. Ein ursächlicher Zusammenhang zwischen Beschwerden und Zystikusstumpf ist dann anzunehmen, wenn Steine im Zystikusstumpf oder der Restgallenblase nachgewiesen wurden, gelegentlich bei Vorliegen von makroskopisch und mikroskopisch bestehenden entzündlichen Veränderungen im Gallengang und seiner Umgebung.
6. Dem Stumpfneurinom ist keine kausalpathogenetische Bedeutung für ein Beschwerdebild beizumessen, Tumoren des Stumpfes sind selten.
7. Ein wahres Zystikusstumpfsyndrom kann nur dann postuliert werden, wenn die Resektion des Ductus cysticus (der Restgallenblase) ohne weitere operative Maßnahmen einen langfristigen Erfolg versprechen.
8. Eine operative Intervention bei bloßem Verdacht auf einen ursächlichen Zusammenhang zwischen Zystikusstumpf und postoperativen Beschwerden ist nicht gerechtfertigt. Eine Objektivierung der Beschwerden ist immer zu fordern.

### Literatur

[1] Äärimaa., P. Mäkelä: The Cystic Duct Stump and the Postcholecystectomy Syndrome. An Analysis of 54 Patient Subjected to ERCP. Ann. Chir. Gynaecol. **70** (1981) 297–303.

[2] Agrawal, R. M., R. Mitre, G. J. Brodmerkel jr. et al.: The Diagnosis of Post – Cholecystectomy Cystic Duct Fistula Utilizing Endoscopic Retrograde Cholangiopancreaticography. Endoscopy **3** (1979) 193–196.
[3] Bauer, W. B. A. I.: Postcholecystectomy Complications due to incomplete Removal of Gallbladder and Cystic Duct. Report of a Case of So-Called Reformed Gallbladder. Arch. Surg. **63** (1951) 612–615.
[4] Beye, H. L.: Complications after Cholecystectomy. Conditions Necessitating Surgery Following Cholecystectomy. Surg. Gynec. Obst. **62** (1936) 191–201.
[5] Bodner, E., M. Aufschnaiter, J. Hager et al.: Das Cysticusstrumpfneurom. Keine Erklärung für Nachbeschwerden nach Cholecystektomie. Chirurg. **49** (1978) 424–427.
[6] Bodvall, B., B. Övergaard: Cystic Duct Remnant After Cholecystectomy: Incidence Studied by Cholegraphy in 500 Cases, and Significance in 103 Reoperations. Ann. Surg. **163** (1966) 382–390.
[7] Brandstätter, G., P. Kratochvil, P. Wiedner: Die diagnostische Bedeutung der endoskopisch-retrograden Cholangio-Pankreatikographie beim sogenannten Postcholezystektomiesyndrom. Wien. Klin. Wochenschr. **88** (1976) 806–810.
[8] Braun B. und W. Schwerk: Ultraschalldiagnostik in der Differentialdiagnose des sogenannten Postcholezystektomie-Syndroms. MMW **119** (1977) 975–978.
[9] Chandar, V. P., P. Hookman: Choledochocolonic Fistula through a Cystic Duct Remnant. A Case Report. Am. J. Gastroenterol. **74** (1980) 179–181.
[10] Cooperman, M., J. J. Ferrara, L. C. Carey et al.: Endoscopic Retrograde Cholangiopancreatography, Its Use in the Evaluation of Nonjaundiced Patients with the Postcholecystectomy Syndrome. Arch. Surg. **116** (1981) 606–609.
[11] Deyhle, P., K. Stuby, S. Jenny et al.: Wert der endoskopischen retrograden Cholangiopankreatographie bei negativem oder nicht aussagekräftigem Cholezystocholangiogramm. Vorläufige Mitteilung. Schweiz. Med. Wochenschr. **106** (1976) 314–315.
[12] Dietrich, H. H.: Regenerat der Gallenblase. Zbl. Chir. **96** (1971) 1195–1198.
[13] Feldmann, M.: Postcholecystectomy Syndrome: With Special Reference to the Cystic Duct Remnant. Gastroenterology **34** (1958) 239–245.
[14] Fiedler, H. H.: Restgallenblase und Cysticusstumpf als Ursache für Rezidivbeschwerden nach Cholecystektomie. Chirurg **42** (1971) 283–285.
[15] Fried, L.: Zur Beurteilung des Zystikusstumpfes bei i.v.-Cholangiographie Röfo **85** (1956) 47–54.
[16] Frommhold, W.: Zur Frage der sog. „Gallenblasenregenerate“ nach Cholezystektomie. Röfo **85** (1956) 200–205.
[17] Garlock, J. H., E. S. Hurwitt: The Cystic Duct Stump Syndrome. Surgery **29** (1951) 833–841.
[18] Glenn, F., G. Johnson jr.: Cystic Duct Remnant, a Sequela of Incomplete Cholecystectomy. Surg. Gynec. Obstet. **101** (1955) 331–345.
[19] Glenn F., J. C. Whitsell: The Surgical Treatment of Cystic Duct Remnants. Surg. Gynec. Obstet. **113** (1961) 711–719.
[20] Graham, E. A., W. H. Mackey: A Consideration of the Stoneless Gallbladder. JAMA **103** (1934) 1497–1499.
[21] Gray, H. K., W. S. Sharpe: Biliary Dyskinesia: The Role Played by a Remnant of the Cystic Duct. Proc. Mayo Clin. **19** (1944) 164–168.
[22] Greenstein, A. J., D. A. Dreiling: The Normal Intravenous Cholangiogram Following Cholecystitis: A Clue to the Cystic Duct Stump Syndrome. Am. J. Gastroenterol. **59** (1973) 134–140.
[23] Grill, W.: Reintervention an den Gallenwegen. Chirurg **45** (1974) 163–167.
[24] Grill, W.: Der Beschwerdekomplex nach Gallenwegseingriffen (sog. Postcholezystektomie-Syndrom). Fortschr. Med. **98** (1980) 637–642.

[25] Heinivaara, O., A. Aho, K. Touru-Kaisila: The Postcholecystectomy Syndrome and Intravenous Cholangiography. Ann. Medicinae Internae Fenniae **47** (1958) 155–162.
[26] Hess, W. Nachoperationen an den Gallenwegen. Prakt. Chir., Enke Verlag, Stuttgart 1977.
[27] Hicken, N. F., L. B. White, Q. B. Coray: Incomplete Removal of the Cystic Duct as a Factor in Producing Postcholecystectomy Complications. Surgery **21** (1947) 309–320.
[28] Hopkins, S. F., B. A. Bivins, W. O. Griffen jr.: The Problem of the Cystic Duct Remnant. Surg. Gynec. Obstet. **148** (1970) 531–533.
[29] Köle, W., V. Müller: Sogenanntes „Zystikusstumpfsyndrom“ – eine kritische Analyse Zbl. Chir., **104** (1979) 551–556.
[30] Koslowsky, R.: Das Postcholezystektomie-Syndrom – Fehlintervention, Fehldiagnose oder Fehlinterpretation? Med. Welt **34** (1983) 70–74.
[31] Kourias, B., A. Sapkas, Chr. Athanassakos: Ein Beitrag zu den Gallennachoperationen (Ursachen, Indikationen, Ergebnisse). Chirurg **30** (1959) 1–10.
[32] Larmi, T. K. I., R. Mokka, P. Kemppainen et al.: A Critical Analysis of the Cystic Duct Remnant. Surg. Gynec. Obstet. **141** (1975) 48–52.
[33] Larmi, T. K. I., G. Fock: Cystic Duct Remnant: A Cause of Biliary Distress Following Incomplete Cholecystectomy. Acta Chir. Scand. **114** (1957) 361–378.
[34] Larmi, T. K. I.: Surgical Treatment of the Postcholecystectomy Syndrome. Ann. Chir. Gynaec. Fenn. **52**, Suppl. 126 (1963) 3–24.
[35] Lewicki, A. M., U. Kleinhaus, H. Ozer: Remnant Cystic Duct in T-Tube Cholangiography. Amer. J. of Roentgenology, Radium Therapy and Nuclear Medicine (Springfield) **119** (1973) 52–56.
[36] Lipton, H. P., A. B. Soule: The Reappearing Gallbladder. Amer. J. Roentgenol. **87** (1962) 752–759.
[37] Mallet-Guy, P., J. Murat, D. Bouillet: Le Devenir de la voie Biliaire Principale Apres Cholecystectomie. I.-Les resultats fonctionnels eloignes. Enquete sur cholecystectomies pour lithiase (1942–1964). Lyon Chir. **64** (1968) 184–192.
[38] Mallet-Guy, P., J. Feroldi: Le facteur „nevrome d'amputation“ dans le mecanisme de certaines recidives apres cholecystectomie. J. Mem. Acad. Chir. **76** (1950) 123–128.
[39] Mallet-Guy, P., J. Murat, M. Chrzanowska: Le facteur cystique dans le syndrome postcholecystectomie (documents). J. Mem. Acad. Chir. **27/28** (1968) 829–933.
[40] Maroske, D., M. Stroh, H.-D. Röher: Die Frühoperation der „akuten Galle“ als therapeutisches Prinzip. DMW **110** (1985) 1108–1114.
[41] Mc Clenahan, J. L., J. A. Evans, P. W. Braunstein: Intravenous Cholangiography in the Postcholecystectomy Syndrome. JAMA **159** (1955) 1353–1357.
[42] Miederer, S. E., W. Schepp: Die Diagnostik des Postcholezystektomie-Syndroms. Deutsches Ärzteblatt **80** (1983) 27–41.
[43] Millbourn, E.: On the Importance of the Remnant Cystic Duct in the Development of Post-operative Biliary Distress Following Cholecystectomy. A Study partly Based on a Cholangiography Series. Acra Chir. Scand. (Stockholm) **100** (1950) 448–465.
[44] Morton, Ch. B.: Postcholecystectomy Symptoms from Cystic Duct Remnant. Ann. Surg. **139** (1954) 679–682.
[45] Nägele, E., W. Huwe: Zur Differentialdiagnose der sogenannten Gallenblasenregenerate. Röfo **92** (1960) 65–71.
[46] Rathcke, L.: Die Nachoperation am Gallensystem, ihre Gründe und Vermeidung. Ferdinand Enke, Stuttgart 1949.
[47] Rückert, U., M. Trede: Zur Reoperation an den Gallenwegen. Brun's Beiträge Klin. Chir. **221** (1974) 281–291.
[48] Salzer, G.: Der lange Cysticusstumpf, eine Ursache des Postcholezystektomie-Syndroms? Langenbecks Arch. Klin. Chir. **299** (1962) 560–566.

[49] Samuel, E.: The Post-Cholecystectomy Syndrome. Brit. J. Radiol. **28** (1955) 482–494.
[50] Schwamberger, K., E. Troyer, H. Reissigl: Die ERCP beim Postcholezystektomie-Syndrom. Z. Allg. Med. **55** (1979) 442–444.
[51] Smith, P. L., F. H. Mirza: Percutaneous Removal of a Biliary Stone Impacted in a Cystic Duct Remnant. Radiology **140** (1981) 240–241.
[52] Sobbe, A., W. Voigt: Die endoskopische retrograde Cholangiographie. Röntgen-Bl. **30** (1977) 503–507.
[53] Specht, O.: Ein Beitrag zur Frage über die Neubildung der Gallenblase nach Cystektomie. Brun's Beiträge Klin. Chir. **123** (1921) 507–540.
[54] Stefanics, J., P. Görgö, S. Papp: Aus der Erkrankung des Zystikusstumpfes herrührende Beschwerden nach der Cholezystektomie. Zbl. Chir. **83** (1958) 1241–1251.
[55] Stibenz, J., U. Kretschmar, W. Künzel et al.: Amputationsneurom als seltene Ursache eines sogenannten Postcholecystektomiesyndroms. Z. ges. Inn. Med. **39** (1984) 206–208.
[56] Tondelli, P., M. Famos, J. P. Schuppisser: Postcholecystektomie-Syndrom. Häufigkeit und Ursachen. Fortschr. Med. **103** (1985) 335–338.
[57] Triller, J., T. Coray, M. Kapeller et al.: CT und ERCP als Kombinationsuntersuchung bei Erkrankungen der Gallenwege. Fortschr. Röntgenstr. **142** (1985) 138–145.
[58] Tulassay, Z., J. Papp, E. Kollin et al.: Postcholezystektomiesyndrom: Endoskopische und radiologische Aspekte. Wien Klin. Wochenschr. **93** (1981) 55–60.
[59] Usbeck, W., U. Friedrich: Restgallenblasen. Dt. Gesundh.-Wesen **31** (1976) 172–175.
[60] Weissmann, H. S., M. L. Gliedman, P. J. Wilk et al.: Evaluation of the Postoperative Patient with 99 m Tc-IDA Cholescintigraphy. Seminars in Nuclear Medicine **12** (1982) 27–52.
[61] Whipple, A. O.: Surgical Criteria for Cholecystectomy. Am. J. Surg. **40** (1926) 129–131.
[62] White, Th., T. R. C. Harrison: Reoperative Gastrointestinal Surgery. Little, Brown and Company, Boston 1973.
[63] Whiteside, C., Frieman, J. M., J. J. Connon: Retrograde Cholangiography in the Postcholecystectomy Syndrome. Canad. med. Assoc. **125** (1981) 597–599.
[64] Willson, S. A., R. R. Mason: Inaccessible Stone in the Cystic Duct Remnant – A Cause of Failure of Percutaneous Extraction. Brit. J. Radiol. **56** (1983) 492–494.
[65] Womack, N. A., R. L. Crider: The Persistence of Symptoms Following Cholecystectomy. Ann. Surg. **126** (1947) 31–55.

# Iatrogene Gallenwegsverletzungen: Symptomatik, Diagnostik, Therapie, Ergebnisse

*E. Pratschke, J. Witte*

## Einleitung

Die iatrogene Verletzung des Ductus hepatocholedochus stellt ein lebensbedrohendes Ereignis dar, das bei bis zu 30% der Betroffenen einen letalen Ausgang nimmt. Die Angaben zur Häufigkeit schwanken zwischen einer Choledochusverletzung auf 200–600 Cholezystektomien bzw. 600–800 Magenresektionen [1, 6].

## Symptomatik

Wird die Gallengangsläsion nicht sofort bemerkt, was nur in 5–20% der Fall ist, stellen Gallefisteln, Cholaskos, Ikterus und Hömobilie die wichtigsten Symptome dar. Ein 2–3 Tage postoperativ bemerkter, progredienter Ikterus mit acholischem Stuhl ist nahezu beweisend für die vollständige Choledochusligatur. Eine anhaltende, massive Gallefistelung, wenige Tage nach der Operation beginnend, ist verdächtig auf eine Choledochusdurchtrennung. Dagegen führt die abgeglittene Zystikusligatur in den meisten Fällen zu einer rückläufigen Fistelmenge. Strikturen nach Wandschädigung oder End-zu-End-Anastomosen bereiten zunächst uncharakteristische Symptome, wie Schmerzen, subfebrile Temperaturen und Pruritus, bei laborchemischen Zeichen der Cholestase [5, 8].

## Diagnostik

Mit Hilfe der endoskopisch retrograden Cholangiographie (ERC) lassen sich eine Vielzahl der Gallenwegsläsionen rasch und nichtinvasiv abklären. Bei den hilusnahen Verletzungen des Ductus hepaticus ist die perkutane transhepatische Cholangiographie (PTC) der ERC überlegen [3]. Durch die präoperative Kenntnis von Verletzungsart und Lokalisation wird so die Planung und Durchführung der operativen Revision erleichtert. Komplexere Verletzungen erfordern gelegentlich neben der Darstellung des Gallengangs sogar die Arterio- und Splenoportographie [5].

So zeigte die retrograde Cholangiographie einer Patientin einen Abbruch des Ductus Choledochus unmittelbar supraduodenal (Abb. 1), während mit Hilfe der PTC bei der gleichen Patientin der Abbruch der Gallenwege im Hilus nachgewiesen werden konnte (Abb. 2). Es lag also eine Choledochusresektion und zusätzlich eine Ligatur der A. hepatica propria vor (Abb. 3).

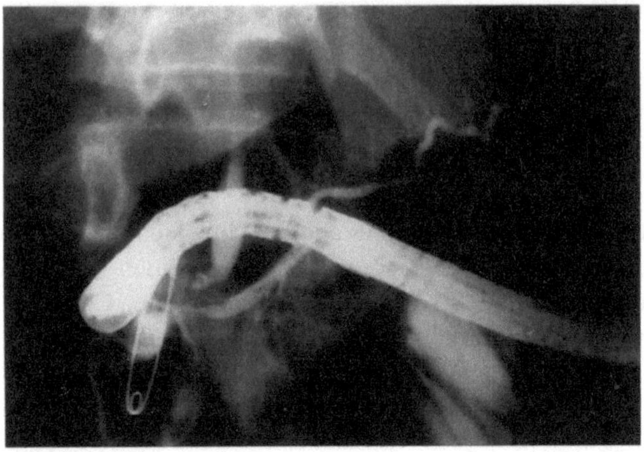

Abb. 1 ERC bei 26jähriger Patientin mit versehentlicher Choledochusresektion: Supraduodenaler Abbruch des Ductus choledochus.

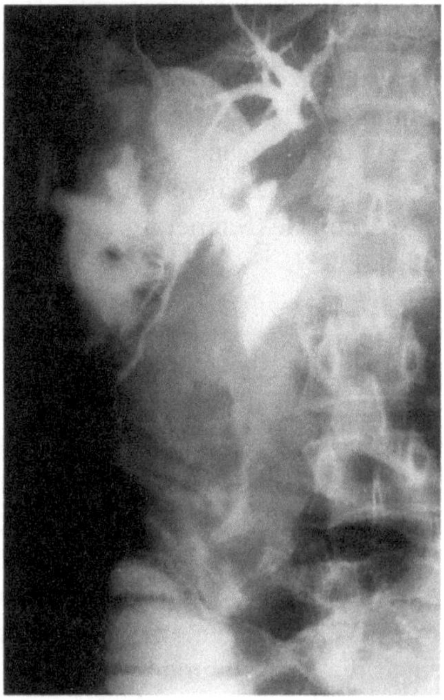

Abb. 2 PTC bei gleicher Patientin: Hilusnaher Abbruch des Ductus hepaticus.

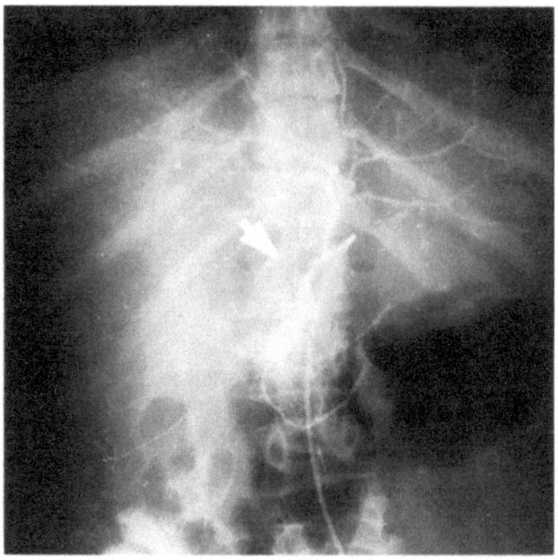

Abb. 3 Selektive Zöliakographie der gleichen Patientin: Abbruch der Arteria hepatica propria.

## Therapie

Eigentlich nur bei intraoperativ bemerkter frischer Teil- oder vollständiger Durchtrennung des Ductus hepatocholedochus ohne Gewebsverlust wird die direkte, spannungsfreie, einreihige Naht mit resorbierbaren Einzelknopfnähten der Stärke 4/0 empfohlen [4, 5, 12]. Eine T-Drainage wird obligat eingelegt. In seltenen Fällen kann die Rekonstruktion durch einen Zystikusflap bzw. einen gestielten Dünndarmpatch erfolgen. Bei nicht sofort bemerkten Läsionen zwingen nur schwere Komplikationen, wie vollständige Ligatur des Gallengangs; Abszeßbildung und Peritonitis, zur raschen Reintervention. Der alleinige Austritt von Gallenflüssigkeit aus der Wunddrainage läßt eine abwartende Haltung zu. Bei älteren Verletzungen und deren Folgen mit Stenosebildung halten wir die Cholangio-Jejunostomie mit dem linken Ductus hepaticus für das überlegene Operationsverfahren [3, 6, 11]. Neuerdings finden sich Mitteilungen über Abheilungen von teildurchtrennten Gallengängen durch innere Schienung mit endoskopisch retrograden [9, 10] und perkutan transhepatisch [7] gelegten Drainagen. Die Neigung zur Strikturbildung nach innerer Schienung kann derzeit noch nicht beurteilt werden (Tab. 1).

Tabelle 1 Behandlungsverfahren bei iatrogenen Gallenwegsverletzungen

| |
|---|
| – direkte Naht |
| – plastische Rekonstruktion unter Papillenerhaltung (Zystikusflap, gestielter Dünndarmpatch) |
| – Hepatico-Jejunostomie |
| – endoskopische oder transhepatische Schienung (Alternative) |

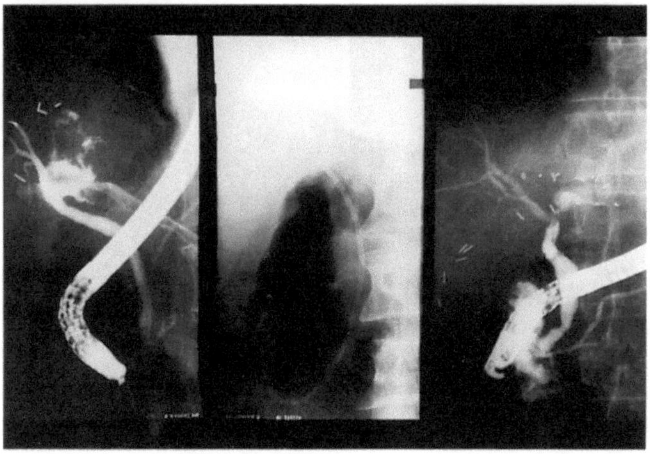

Abb. 4 ERC eines 56jährigen Patienten 10 Tage nach Entfernung einer hilusnahen Lebersolitärmetastase eines Kolonkarzinoms.
Links: großes Gallenleck im Bereich der Hepaticusgabel; Mitte: endoskopisch gelegte innere Schienung in situ (Pig-tail-Drainage); rechts: Kontrolle nach Entfernung der 3 Wochen zuvor gelegten inneren Schienung.

Bei einem 56jährigen Patienten wurde 10 Tage nach Entfernung einer hilusnahen Lebermetastase eines kolorektalen Karzinoms endoskopisch retrograd ein Galleleck am Hilus diagnostiziert (Abb. 4). 3 Wochen nach endoskopischer innerer Schienung mit einer Pig-tail-Drainage war es praktisch zur Abheilung der Verletzung gekommen. Der Patient ist seither 9 Monate beschwerdefrei.

Nur die seltene, alleinige Hämobilie nach Perforation bei der Revision des Gallengangs erlaubt eine konservative Therapie.

# Eigenes Krankengut

An der Chirurgischen Universitätsklinik München wurden von 1960 bis zum 31. 10. 1985 insgesamt 88 Patienten mit iatrogenen Gallenwegsverletzungen behandelt.

Bei den Grunderkrankungen der Patienten handelt es sich zu über 70% um Gallensteinleiden und in 13% um Ulcera ventriculi- bzw. Ulcera duodeni-Erkrankungen (Tab. 2). Die klinische Symptomatik entwickelte sich bei 60% der Patienten erst in einem Abstand von 4 Wochen zur Erstoperation. Nur bei einem Drittel der Patienten kam es in der unmittelbaren postoperativen Phase zu Komplikationen.

Leitsymptome waren überwiegend Abflußbehinderung mit Ikterus sowie Gallefisteln, teilweise mit Ikterus, teils mit lokaler Peritonitis. Bei 11 Patienten lag eine diffuse Peritonitis vor, 4 Patienten zeigten nach Verletzung der intrahepatischen, 1

Patient nach Verletzung der extrahepatischen Gallenwege mit dem Fogarty-Katheter eine Hämobilie (Tab. 3).

Nur bei 14 (15,9%) Patienten wurde intraoperativ eine Läsion bemerkt und eine direkte Rekonstruktion als definitive Therapie durchgeführt (Tab. 4). Die Mehr-

Tabelle 2 Grundkrankheiten der 88 behandelten Patienten mit iatrogenen Gallenwegsverletzungen 1. 1. 1960–31. 10. 1985 (Chir. Univ.-Klinik München, Klinikum Großhadern)

| Grundkrankheiten | n | % |
|---|---|---|
| Cholelithiasis | 54 | 61,4 |
| Ulcus ventriculi bzw. duodeni | 12 | 13,6 |
| Gallenblasenempyem | 8 | 9,1 |
| Chron. Cholelithiasis | 8 | 9,1 |
| Andere | 6 | 6,8 |
| gesamt | 88 | 100,0 |

Tabelle 3 Symptome der Patienten mit iatrogenen Gallenwegsverletzungen

| Symptome | n | % |
|---|---|---|
| keine (= intraoperativ versorgt) | 11 | 12,5 |
| Ikterus | 42 | 47,8 |
| Gallefistel (blande) | 11 | 12,5 |
| Gallefistel mit Ikterus | 8 | 9,1 |
| Gallefistel mit diff. Peritonitis | 11 | 12,5 |
| Hämobilie | | |
| – intrahepatisch | 4 | 4,5 |
| – extrahepatisch | 1 | 1,1 |
| gesamt | 88 | 100,0 |

Tabelle 4 Behandlungsverfahren und Frühergebnisse der Patienten mit iatrogenen Gallenwegsverletzungen

| Behandlung | n | Ergebnis | | |
|---|---|---|---|---|
| | | gut | unverändert | Ex. let. |
| keine | 1 | – | – | 1 |
| konservativ | 5 | 4 | – | 1 |
| operativ: | | | | |
| – direkte Rekonstruktion | 14 | 11 | 1 | 2 |
| – Hepatico-Jejunostomie | 57 | 36 | 3 | 13 |
| – Choledocho-Duodenostomie | 8 | 4 | 1 | 2 |
| – Hepato-Jejunostomie | 3 | 2 | – | – |
| gesamt | 88 (100%) | 57 (64,8%) | 5 (5,7%) | 20 (22,7%) |

zahl, nämlich 68 Läsionen wurden später entdeckt und definitiv mit dem Anlegen einer biliodigestiven Anastomose behandelt. 6 Patienten wurden nichtoperativ behandelt, davon 5 Patienten mit einer Hämobilie konservativ. Bei 1 Patienten konnte ein teildurchtrennter Ductus choledochus, der zwei Wochen nach portokavaler Shuntanlage erkannt wurde, durch innere Schienung einer endoskopisch gelegten Pig-tail-Drainage zur Abheilung gebracht werden. Bei knapp ⅔ unserer Patienten waren postoperativ die Ergebnisse gut. 22,7% unserer Patienten verstarben an den Komplikationen der Gallenwegsläsion. Dabei konnte der Prozentsatz letaler Ausgänge durch verbesserte perioperative Maßnahmen in den letzten Jahren von 25% auf 12,5% gesenkt werden. Zu erwähnen ist, daß bei insgesamt 68 Patienten mit der Anlage einer biliodigestiven Anastomose als definitiv letztem Eingriff in 19 Fällen ein Versuch einer direkten Naht vorausgegangen war. Von diesen 19 Patienten aber verstarben noch 10 (52,6%) während des stationären Aufenthaltes.

Die Analyse unseres Krankengutes läßt 3 Folgerungen zu:

1. Eine konservative Therapie kommt nur bei intrahepatischer Hämobilie in Frage. Neuerdings sollten bei postoperativ bemerkten Gallengangsläsionen endoskopisch gelegte innere Ableitungen erwogen werden.

2. Für die Wahl des Operationsverfahrens und die Operationstaktik, sowie für das Operationsergebnis nach iatrogener Gallenwegsläsion ist die präoperative Kenntnis von Verletzungsart und Lokalisation wertvoll.

3. Nur bei frischen Verletzungen ohne Gewebeverlust kann die direkte Anastomose versucht werden. Bei älteren Verletzungsfolgen mit Stenosebildung ist die Cholangiojejunostomie unter Benutzung des linken Ductus hepaticus das überlegene Operationsverfahren.

## Literatur

[1] Becker, H. D.: Intraoperative Fehlleistungen bei Eingriffen an den Gallenwegen. In: Rezidiv-Eingriffe an den Gallenwegen (Hrsg. H. D. Becker, H.-J. Peiper, J.-H. Siewert), S. 4. Thieme, Stuttgart – New York 1980.

[2] Conn, H. O.: PTC versus ERC – an editor's dream. Gastroenterology **71** (1976) 520.

[3] Hepp, J.: Hepaticojejunostomy using the left biliary trunk for biliary lesions: the french connection. World J. Surg. **9** (1985) 507.

[4] Hess, W.: Nachoperationen an den Gallenwegen. Enke, Stuttgart 1977.

[5] Hess, W.: Akzidentielle und iatrogene Verletzung der Gallenwege. Helv. Chir. Acta **41** (1974) 639.

[6] Hermann, R. E.: Manual of surgery of the gallbladder, bile ducts and exocrine pancreas. Springer, Berlin – Heidelberg – New York 1979.

[7] Kaufmann, S. L., S. Kadir, S. E. Mirchell et al.: Percutaneus transhepatic biliary drainage for bile leaks and fistulas. Amer. J. Radiol. **144** (1985) 1055.

[8] Keminger, K., A. Tuchmann: Intraoperative Gallengangsverletzungen Chirurg **49** (1978) 1.

[9] Rösch, W.: Innere Schienung zur Behandlung postoperativer Gallefisteln. Fortschr. d. gastroenterolog. Endoskopie **13** (1984) 167.

[10] Sauerbruch, T., M. Weinzierl, J. Holl et al.: Treatment of postoperative bile fistulas by internal endoscopic biliary drainage. Gastroenterology (im Druck).
[11] Schildberg, F. W., F. L. Rueff, J. Witte et al.: Relaparotomie nach iatrogener Gallengangsverletzung. In: Postoperative Komplikationen, Prophylaxe und Therapie (Hrsg. R. Pichlmayr), S. 68. Springer Verlag, Berlin – Heidelberg – New York 1976.
[12] Smith, R.: Reconstruction of the damaged bile duct. In: Rezidiv-Eingriffe an den Gallenwegen (Hrsg. H. D. Becker, H.-J. Peiper, J. R. Siewert), S. 106. Thieme Verlag, Stuttgart – New York 1980.

# Die Refluxcholangitis als Folge indikatorischer und operativer Fehler

*C. E. Zöckler, K. Draese, J. Schopohl*

Der Reflux von Duodenalinhalt in die Gallenwege ist bei der Choledocho-Duodenostomie sowie bei der transduodenalen Sphinkterotomie unvermeidbar, es sei denn, die Anastomose schrumpft, oder entzündliche Veränderungen führen zu einer Einengung der vorher sehr weiten Papillenöffnung.

Während diese Beobachtung in den letzten Jahren unter den Chirurgen unbestritten ist, wird die klinische Bedeutung des Refluxes nach endoskopischer Papillotomie (EPT) noch diskutiert [15].

Einig ist man sich darüber, daß es nach einer Hepatico-Jejunostomie oder Choledocho-Jejunostomie dann zu einem Reflux kommen kann [6], wenn die nach Roux ausgeschaltete Jejunumschlinge 30 cm oder kürzer ist oder, wenn die Hepatico-Jejunostomie nicht mit einer Jejunumschlinge ausgeschaltet, sondern mit Braunscher Anastomose angelegt wurde.

Nicht der Reflux an sich [1], sondern die von ihm ausgelöste Cholangitis ist Gegenstand der Diskussion über indikatorische und operative Fehler. So ist bis heute die Diskussion darüber nicht abgeschlossen, ob dieser Reflux überhaupt eine Krankheitsbedeutung für den Patienten haben kann, wenn bei einer weiten Anastomose oder einer weiten Papillenöffnung die eingedrungenen Ingesta ohne Schwierigkeiten das Gallengangssystem in einer Art „Pendelbewegung" wieder verlassen können.

Aufgrund eigener Erfahrung bei 98 Patienten mit Refluxcholangitis, die operiert wurden, führt jeder über Monate anhaltende Reflux zu einer Cholangitis, zumindest in den extrahepatischen und in größeren cholangioskopisch einsehbaren Gallenwegen. Die auf die Cholangitis zurückzuführenden Beschwerden der Patienten, die schließlich auch Anlaß zur Reintervention sind, sind Zeichen von uncharakteristischen dyspeptischen Beschwerden und leichten Schmerzen bis zu fieberhaften cholangitischen Schüben mit Übelkeit und schwerem Krankheitsgefühl.

Über die Indikationen zur operativen Behandlung der Refluxcholangitis herrschen sehr unterschiedliche Meinungen. Gründe dafür sind folgende:

1. Das Krankheitsgeschehen kann nicht allein durch die Erhöhung der Cholestase-Enzyme beurteilt werden. Alkalische Phosphatase, Gamma-GT und Transaminasen sowie das Bilirubin steigen oft nur intermittierend an und können sich so in den oft längeren freien Intervallen der Beurteilung entziehen.
2. Die Cholangitis kann in vielen Fällen monate- oder jahrelang auf die großen

Gallenwege beschränkt sein, hier allerdings bis zu schweren Formen der fibrinösen Veränderung in Erscheinung treten und mit erheblichen Beschwerden vergesellschaftet sein, ohne daß dieser Befund erfaßt werden kann.

3. Die Entwicklung einer schweren Cholangitis, die sich auch histologisch bis zur Umwandlung in eine Fibrose und schließlich cholangitische Zirrhose darstellt, kann über Jahre dauern.

Daraus ergibt sich, daß die Entwicklung einer Refluxcholangitis bis hin zu schweren Leberschädigungen in vielen Fällen eine Frage der Zeit ist, wobei die intrahepatische Lithiasis, der Schlammfang im ausgeschalteten Choledochus bei Choledocho-Duodenostomie und die Anwesenheit von Zellulose eine wesentliche Rolle spielt.

In unserem Krankengut fanden wir bei 96 Fällen 2 cholangitische Zirrhosen. Alle diese Zirrhosen haben sich erst allmählich, bis zu 10 Jahren nach der Erstoperation, entwickelt. Wir fanden erhebliche Diskrepanzen zwischen dem klinischen Bild der Cholangitis, den Cholestase-Enzymen und schließlich dem histologischen Bild.

Die Therapie der Refluxcholangitis besteht bei allen biliodigestiven Anastomosen vermutlich in einer Wiederherstellung der Passage nach exakter Beurteilung der Sphinkterfunktion, anderenfalls im Anlegen einer Hepatico-Jejunostomie oder in der Verlängerung einer zu kurzen Rouxschen Schlinge. Die Therapie nach einer transduodenalen Sphincterotomie und nach der EPT besteht ebenfalls in einer Hepatico-Jejunostomie, die bei nicht erweiterten Gallenwegen von uns in Form einer sogenannten Einstülpplastik hergestellt wird.

Die Refluxcholangitis ist eine Erkrankung, die in der überwiegenden Mehrzahl der Fälle auf einer falschen Indikationsstellung zur Erstoperation beruht oder aber durch eine falsche chirurgische Strategie verursacht wird.

1. Die Choledocho-Duodenostomie ist eine obsolete Operationsmethode, abgesehen von speziellen Formen inoperabler Karzinome [3]. Sie führt bei weiter Anastomose immer zu einem Reflux.
2. Die transduodenale Sphinkterotomie sollte nur unter strengster Indikation durchgeführt werden. Die routinemäßig durchgeführte Sphinkterotomie bei prä- oder intrasphinkteren Steinen halten wir für falsch, weil in der Regel eine Entfernung des Konkrementes auch durch vorsichtige Manipulationen auf dem natürlichen Wege, d. h. über die Choledochusinzision, möglich ist [5].
3. Für die endoskopische Papillotomie gelten die gleichen strengen Indikationskriterien wie für die transduodenale Sphinkterotomie.

Die Folgen einer kritiklosen Anwendung dieses ausgezeichneten Verfahrens sind in der Klinik nicht zu übersehen. Angesichts der weniger radikalen Durchtrennung des Sphinkters gegenüber der chirurgischen Spinkterotomie sind die Refluxerscheinungen weit geringer, können aber dennoch nicht verharmlost werden.

Die taktischen operativen Fehler, welche zu einer Refluxcholangitis führen, sind:

1. Die zu kurze nach Roux ausgeschaltete Jejunumschlinge. Die Schlinge sollte etwa 40–50 cm lang sein [4].
2. Die Anwendung der Jejunumschlinge, kombiniert mit einer Braunschen Anastomose, welche sehr viel häufiger zu einem Reflux führt als die ausgeschaltete Schlinge nach Roux.
3. Die End-zu-Seit-Hepatico-Jejunostomie, wobei im „ausgeschalteten Choledochus“ ein Schlammfang entsteht.

**Eigenes Krankengut**

Operationen bei Refluxcholangitis.

| | |
|---|---|
| 1. Zustand bei Choledocho-Duodenostomie (58 Patienten) | |
| Steine und Grieß | 26 |
| Zellulose | 12 |
| *Histologie:* | |
| Unspezifische Reaktionen | 11 |
| Leichte Cholangitis | 10 |
| Cholangitis mit Fibrose | 11 |
| Cholangitische Zirrhose | 7 |
| *Therapie:* | |
| Hepatico-Jejunostomie | 25 |
| davon Einstülpplastik | 4 |
| Rückverlagerung | 33 |
| Todesfälle | 3 |
| 2. Cholangitis bei transduodenaler Sphinkterotomie (25 Patienten) | |
| Cholangitis nach endoskopischer Papillotomie (5 Patienten) | |
| Steine – Grieß – Zellulose | 15 |
| *Histologie:* | |
| Leichte Cholangitis | 12 |
| Schwere Cholangitis mit Fibrose | 1 |
| *Therapie:* | |
| Hepatico-Jejunostomie | 30 |
| davon Einstülpplastik | 7 |
| 3. Reflux bei kurzer „Roux-Schlinge“ | 4 |
| Reflux bei End/Seit-Hepatico-Jejunostomie | 4 |
| Reflux bei Hepatico-Jejunostomie mit Braunscher Anastomose | 2 |
| *Therapie:* | |
| Hepatico-Jejunostomie End/End mit 50 cm langer ausgeschalteter Schlinge | |

## Literatur

[1] Bodner, E., S. Platzer, H. J. Födisch, et al.: Über den duodenobiliären Reflux nach totaler Sphinkterotomie. Zbl. Chir. **99** (1974) 788.

[2] Herzog, K. H., J. Voss, P. Pietsch: Fehlergebnisse nach Choledochoduodenostomie. Zbl. Chir. **99** (1974) 818.
[3] Hess, W.: Die Erkrankungen der Gallenwege und des Pankreas. Thieme, Stuttgart 1961.
[4] Hess, W.: Nachoperationen an den Gallenwegen. Praktische Chirurgie, Heft 91. Enke, Stuttgart 1977.
[5] Kern, E.: Zur Operationstaktik bei Eingriffen wegen Steinleidens der Gallenwege. Unter Auswertung von 1639 Operationen. Chirurg **35** (1964) 57.
[6] Seifert, E.: Endoskopische Papillotomie. Vortrag auf Gemeinsamer Jahrestagung Deutsch. Ges. f. Verdauungs-/Stoffwechs.-Krh., Österreich. Ges. Gastroent., Schweiz. Ges. gastroenterol. Endoskopie, Basel, 17.–19. 9. 1981.

# Der vergessene Gallenwegsstein

*H. Denck, F. Veit, F. Olbert, F. X. Pesendorfer*

Es ist kein Zufall, daß die Gallenwegschirurgie in den letzten Jahrzehnten an Gefährlichkeit verloren hat. Auch der sogenannte vergessene Gallenstein (Residualstein) nach Cholezystektomie oder Eingriffen am Ductus choledochus hat durch die moderne interventionelle Radiologie [13] und die endoskopischen Techniken [2–4, 9, 11, 14 16, 18] wesentlich an Schrecken verloren, und es ist nur noch außerordentlich selten notwendig, beim Residualstein ohne sonstige Komplikationen wie Gallengangsstenosen, Abszessen etc. an den Gallenwegen neuerlich zu operieren [8, 9, 12, 18].

Die chirurgische Therapie der Gallengangssteine ist heute nicht einheitlich, während nämlich manche Autoren die Steinextraktion und vorsichtige Sondierung und Dehnung empfehlen [15], wird von anderen Autoren auch heute noch der (wohl etwas eingeschränkten) transduodenalen Sphinkterotomie vorwiegend mit T-Rohr der Vorzug gegeben [5], wobei bei ausgeweitetem Ductus choledochus zusätzlich eine Anastomose angelegt wird. Den alleinigen biliodigestiven Anastomosen wird vorwiegend von angloamerikanischen Chirurgen der Vorzug gegeben [1, 8, 10, 18]. Einzelne Autoren sanieren primär den Gallengang endoskopisch um sekundär zu cholezystekomieren [7].

Selbstverständlich ist die *Prophylaxe* des Residualsteines ein wichtiges Anliegen, welches neben einer exakten präoperativen Diagnostik intraoperativ mittels digitaler Exploration, Sondierung, Manometrie, Cholangiographie und Choledochoskopie erreicht wird.

Grosse [6] sieht in Cholesterolsteinen im Gallengang die übersehenen Steine, in den Pigmentsteinen oft neuentstandene Steine nach einer Cholezystektomie. Rezidivsteine sind allerdings seltener als Residualsteine. Intrahepatische Steine sind in unseren Breiten selten, z. B. bei hämolytischen Anaemien.

Bei liegendem T-Rohr kann ein Residualstein einerseits durch Spülung und lytische Behandlung mit Gallensalzen aufgelöst werden, soweit nicht verkalkte Steine, eine Leberzirrhose oder ein Verschlußikterus vorliegen [12], ansonsten kann das Verfahren von Burhenne mittels interventioneller Radiologie angewandt werden.

Wurde der Ductus choledochus primär verschlossen, kommt die perkutane Extraktion und Dilatation einer etwaigen Stenose in Frage, respektive die EPT mit Steinextraktion mit oder ohne Choledochoskopie.

Wir selbst verfügen über ein Krankengut von 5181 Eingriffen an den Gallenwegen seit 1957, welches in Tabelle 1 aufgezeigt ist.

Tabelle 1 Eingriffe an den Gallenwegen bei benignen Erkrankungen 1957–1985 (I. Chir. Abt. Krankenhaus Wien-Lainz)

| | | |
|---|---|---|
| einfache Cholezystektomie | | 4560 |
| Letalität bis 1971 | 3,8% | |
| Letalität bis 1985 | 2,4% | |
| Eingriffe am Ductus choledochus | | 621 |
| Letalität bis 1971 | 11,0% | |
| Letalität bis 1985 | 3,8% | |
| Eingriffe an den Gallenwegen | | n = 5181 |

Tabelle 2 Eingriffe an den Gallenwegen 1979–1985 (I. Chir. Abt. Krankenhaus Wien-Lainz)

| | n | gestorben |
|---|---|---|
| einfache Cholezystektomie | 890 | 4 (0,4%) |
| TD Papillotomie ohne T-Rohr | 116 | 2 (2,1%) |
| TD Papillotomie mit T-Rohr | 52 | – |
| Choledocho-Jejunostomie | 6 | – |
| gesamt | 1064 | 6 |

2 × endoskopische T-Rohrentfernung

Zwischen 1979 und 1985 haben wir über 1000 Eingriffe an den Gallenwegen durchgeführt, wobei aus der Tabelle 2 hervorgeht, daß wir immer noch der transduodenalen Papillotomie vorwiegend ohne T-Rohr den Vorzug geben mit einer relativ niedrigen Letalität von 2,1%, wobei allerdings in letzter Zeit wieder häufiger, wie in früheren Jahren, ein T-Rohr eingelegt wird (52 Fälle ohne Letalität), und daß wir zur primären Anastomose nur selten Grund hatten. 2 unserer T-Rohre sind beim Herausziehen abgerissen und mußten endoskopisch entfernt werden.

Bei den erwähnten 1064 Fällen haben wir nur 8mal bisher einen Residualstein diagnostiziert, was 7,4‰ entspricht. 6mal war die endoskopische EPT und Steinextraktion ohne Todesfall erfolgreich, 1mal mußten wir bei Zustand nach B II reoperieren und einen Stein extrahieren. Ein zweiter Fall von inkarzeriertem peripher gelegenen Stein im Ductus hepaticus ist nach 3 hintereinander folgenden Operationen an septischer Cholangitis und kardialem Versagen (79 Jahre) verstorben.

Zusammenfassend kann gesagt werden, daß mit unserer einfachen Technik der Palpation, Sondierung und prinzipiellen Cholangiographie die Zahl der Residualsteine mit 7,4‰ außerordentlich gering war und daß diese größtenteils mit endoskopischer Technik durch F. X. Pesendorfer extrahiert werden konnten. Die großen Erfolge der interventionellen Radiologie und vor allem endoskopischer Sanierung brachten eine wesentliche Verbesserung bei der Behandlung von Residualsteinen, d. h. wir müssen nur mehr in Ausnahmefällen operieren und können für gewöhnlich die Gallenwege endoskopisch ohne Belastung des Patienten sanieren. Wie erwähnt, führen die Erfolge der endoskopischen Gallengangssteinbehandlung manchen Chirurgen dazu, auf die Intervention am Ductus hepatocholedochus zu verzichten, diesen primär endoskopisch zu sanieren und sekundär die Steingallenblase zu entfernen. Ob dieses Vorgehen auch zweckmäßig ist, wird weiteren Diskussionen anheimgestellt.

## Literatur


[1] Anderberg, B., S. Bolin, R. Heumann, et al.: Choledochoduodenostomy for Choledocholithiasis, indications and functional results. Acta Chir. Scand. **150** (1984) 75–78.

[2] Askew, Ar., M. Ward, A. E. Cowen: Endoscopic sphincterotomy for common bile duct calculi. Aust. NZ. J. Surg. **54** (1984) 457–459.

[3] Caspary, W. F.: Konservative Therapie beim Gallensteinleiden. In: Chirurgische Gastroenterologie (Hrsg. M. Allgöwer, F. Harder, L. F. Hollender, H. J. Peiper, J. R. Siewert), S. 844. Springer Verlag, Berlin–Heidelberg–New York 1981.

[4] Excourrou, J., J. A. Cordova, F. Lazorthes, et al.: Early and late complikations after endoscopic sphincterotomy for biliary lithiasis with and without the gall bladder „in situ". Gut **25** (1984) 598–602.

[5] Fritsch, A., F. Schulz, R. Függer: Die transduodenale Sphincterotomie – ihre Indikation, Frequenz und Abgrenzung gegenüber dem endoskopischen Verfahren. Chir. Gastroenterol. Heft 1 (1985) 41.

[6] Grosse, H.: Über Strukturunterschiede zwischen den bei der Cholecystektomie übersehenen und den erst später gebildeten Gangsteinen. Dtsch. Z. Verdau. Stoffwechselkr. **44** (1984) 161–6.

[7] Heinermann, M., W. Pimpl, O. Boeckl: Kombiniertes chirurgisch-endoskopisches Verfahren zur Behandlung des Gallensteinleidens. In: Kongreßbericht der 26. Tagung der österr. Gesellschaft für Chirurgie (Hrsg. F. Helmer, E. Horcher), S. 39. Verlag Styria, Graz 1985.

[8] Heiss, F. W., R. L. Rossi, F. J. Scholz, et al.: Common bile duct. calculi, 1. Surgical therapy. Postgrad. Med. **75** (1984) 88–94, 99–104.

[9] Kouzu, T., H. Sato: Endoscopic laser treatment of intrahepatic stones. Prog. Clin. Biol. Res. **152** (1984) 321–332.

[10] Lygidakis, N. J.: Surgical approaches to recurrent choledocholithiasis. Choledochoduodenostomy versus T-Tube drainage after Choledochotomy. Am. J. Surg. **145** (1983) 636–639.

[11] Mazzeo, R. J., F. T. Jordan, S. R. Strasius: Endoscopic papillotomy for recurrent common bile duct stones and papillary stenosis. A community hospital experience. Arch. Surg. **118** (1983) 693–695.

[12] Peiper, H. J.: Reinterventionen bei Folgeerscheinungen nach Eingriffen an den Gallenwegen (inklus. postoperative Syndrome). In: Chirurgische Gastroenterologie (Hrsg. M. Allgöwer, F. Hardes, L. F. Hollender, H. J. Peiper, J. R. Siewert), S. 883. Springer Verlag, Berlin–Heidelberg–New York 1981.

[13] Reichenbach, F.: Interventionsradiologische Eingriffe an den Gallenwegen als Alternative zur Reoperation. Zentralbl. Chir. **108** (1983) 1007–1016.

[14] Safrany, L., B. Schrameyer: Endoskopische Papillotomie – eine Standortbestimmung. Chir. Gastroenterol. Heft 1 (1985) 47.

[15] Schmidt, H. D., F. Kümmerle: Der Stellenwert der Papillendilatation bei der chirurgischen Behandlung von Galleabflußstörungen. Chir. Gastroenterol. Heft 1 (1985) 33.
[16] Swobodnik, W., J. G. Wechsler, U. Klueppelberg, et al.: Auflösung von Rezidivsteinen im Choledochus durch modifizierte Spülbehandlung über eine nasobiliare Verweilsonde. Dtsch. Med. Wochenschr. **109** (1984) 1232–1236.
[17] Turunen, M. T., H. J. Jaervinen, J. Haestbacka: Choledochoscopy versus postexploratory cholangiography in prevention of retained common duct stones. Ann. Chir. Gynaecol. **73** (1984) 249–252.
[18] Vennes, J. A.: Management of calculi in the common duct. Semin liver dis. **3** (1983) 162–171.

# Das ungelöste Problem der Behandlung intrahepatischer Steine als Folge fehlerhafter Indikation und Operationstaktik

*C. E. Zöckler, K. Draese, J. Schopohl*

Klinik und Therapie der intrahepatischen Steine hängen wesentlich davon ab, ob es sich um aus der Gallenblase dislozierte Cholesterinsteine handelt oder um Steine, die vor einer Stenose, infolge eines Refluxes oder in intrahepatischen Gallengangszysten, gebildet werden.

1. Dislozierte Cholesterinsteine werden in der Regel bei exakter intra- und präoperativer Diagnostik erkannt und können, wenn sie nicht in entfernten Gallengangsegmenten eingeklemmt sind, was selten der Fall ist, ohne wesentliche Schwierigkeit mit Hilfe Fogarty-Katheter und Spülungen intraoperativ entfernt werden.

   Zum Problem werden diese Steine, wenn es sich um „vergessene" Steine handelt. Sofern noch eine T-Drainage liegt, ist die Auflösung mit Hilfe von GMOC, eventuell kombiniert mit EDTA, dann möglich, wenn die Spülflüssigkeit einen Stein über die T-Drainage erreicht [2, 3]. Ist das nicht der Fall, so kann versucht werden, über die T-Drainage einen Spülkatheter gezielt in das intrahepatische Gallenwegssystem zu plazieren. Die Steine sind dann innerhalb von 2 Wochen aufgelöst, sofern der Patient die Spülbehandlung toleriert. Ist das nicht der Fall, so gehen wir nach folgendem Therapieplan vor:

   a) Anwendung der Burhenne-Technik über das T-Drain [1],
   b) endoskopische Papillotomie und Extraktion der Steine,
   c) operative Entfernung. Letztere hat den Vorteil, daß der Sphincter Oddi nicht beeinträchtigt wird.

2. Im Gegensatz zu den dislozierten Steinen handelt es sich bei den prästenotischen Steinen und Steinen, die bei Reflux und in Gallengangszysten entstehen, vielfach um Bilirubinat- und Cholesterinsteine. In sehr vielen Fällen sind diese Steine lehmiger Konsistenz, vergesellschaftet mit Grieß und Schlamm. Sie füllen vielfach ganze Gallengangssegmente aus und können somit vielfach nicht bei einer einmaligen Reintervention radikal entfernt werden. Zudem sind sie sehr viel schwerer auflösbar als der Cholesterinstein. Hier ist in jedem Falle die Kombination von GMOC und EDTA angezeigt.

## Konservative Behandlung

Spülbehandlung über endoskopisch eingeführte transnasale biliäre Katheter.

Leider ist es mit der endoskopischen Methode nicht möglich, Katheter gezielt in die entsprechenden Gallengangssegmente einzuführen, so daß die steinnahe Plazierung dieser Sonden mehr oder weniger dem Zufall überlassen bleibt. Nur diese steinnahe Plazierung gewährleistet die Möglichkeit einer Litholyse.

## Chirurgische Behandlung

1. Extraktion intrahepatischer Steine unter endoskopischer Sicht, eventuell mit Hilfe von Fogarty-Kathetern und intraoperativer Spülung.
2. Freilegung der Hepaticusgabel und der weiteren Nebenäste durch Aufklappen der Leber im Sulcus sagittalis, wodurch eine bessere Einsicht und gezielte Einführung von Kathetern in die Gallennebenäste möglich ist.
3. Keilresektionen in der Leberperipherie, um den Zugang zu peripheren Ästen zu ermöglichen mit Installation von Spülkathetern über eine Hepato-Jejunostomie.
4. Resektion von peripheren Lebersegmenten, vorwiegend links, insbesondere auch beim Vorliegen eines Caroli-Syndromes.
5. Die intraoperative Einführung von Drainagen von der Leberpforte aus, ebenfalls mit Anschluß an eine Hepatico-Jejunostomie.

## Kombiniertes chirurgisches und konservatives Vorgehen

Litholyse nach operativer Katheterisierung der steingefüllten Gallengänge.

Da man bei einem ausgedehnten Steinbefund in der Leber damit rechnen muß, daß man mit einer einmaligen Reintervention nicht zum Ziele kommt, müssen Drainagen eingelegt werden, über die eine Dauerspülung möglich ist und deren Lokalisation auch postoperativ verändert werden kann. Für dieses Verfahren, das grundsätzlich eine Hepatico-Jejunostomie voraussetzt, bieten sich die „Endlosdrainagen“ an, auch dann, wenn diese nicht exakt in die mit Steinen ausgefüllten Gallengangssegmente eingeführt werden können. Die Perforationen in diesen Endlosdrainagen können so angelegt werden, daß von ihnen aus die retrograde Spülung benachbarter Segmente möglich wird. 3 Wochen nach der Operation kann man nach Plazierung eines Führungsdrahtes die Stellung der Drainage beliebig verändern und das mit Perforationen versehene Drain gegen eine endständige Drainage austauschen, über die man mit Druck an jeder beliebigen Stelle Spülungen durchführen kann.

Endständige Dauerspüldrainagen können auch dann nach Keilresektionen in periphere Gallengänge eingeführt werden, wenn die Anlage einer Endlosdrainage nicht möglich ist.

Trotz all dieser Maßnahmen müssen einige Patienten 2- und 3mal nachoperiert werden, wenn man mit dieser Dauerspülung bei ausgedehnten Steinbefunden nicht zum Ziele kommt.

Mindestens 80% aller Hepaticusstenosen, die nach einem Eingriff an der Gallenblase und den Gallenwegen auftreten, sind Folgen unseres operativen Vorgehens, also iatrogen. Das gleiche gilt für Zellulose, Steine, Grieß und Schlamm im Zusammenhang mit einer Refluxcholangitis, die in vielen Fällen Folge einer falschen Indikation und taktischer Fehler ist. Die Entfernung dieser intrahepatischen Steine ist auch heute noch ein zum Teil ungelöstes Problem. Um so schwerer wiegen unsere eigenen Fehler.

## Eigenes Krankengut

| | |
|---|---|
| *Intrahepatische Steine* | |
| *Zahl der Patienten* (1975–1984) | 28 |
| *Ursache der Steinbildung* | |
| Caroli-Syndrom | 5 |
| Prästenotische Steinbildung | 9 |
| Refluxcholangitis | 9 |
| Dislozierte Steine | 5 |
| *Therapie* | |
| Hepatico-Jejunostomie mit Endlosdrainagen | 25 |
| Spülung mit GMOC + EDTA | 8 |
| Teilresektionen der Leber | 4 |
| davon mit Longmire-Operation | 2 |

## Literatur

[1] Burhenne, H. J.: The technique of biliary duct stones extraction. Radiology **113** (1974) 567.

[2] Leuschner, U., H. Baumgärtel, D. Wurbs: Auflösung von Cholesterin-Gallengangssteinen mit einer modifizierten Capmul 8210-Emulsion und einer EDTA-Gallensalzlösung. Leber, Magen, Darm **10** (1980) 284.

[3] Leuschner, U., et al.: Alternating treatment of common bile duct stones with a modified glyceryl-1-monoctanoate preparation and a bile acid-EDTA solution by nasobiliary tube. Scand. J. Gastroent. **16** (1981) 497.

# Fehlinterpretation eines Schwangerschafts-ikterus als posthepatischer Verschluß*

* Herrn Prof. Dr. med. Dr. med. h. c. H.-W. Altmann zum 70. Geburtstag gewidmet.

*P. Kujath, R. Arbogast, P. Wünsch*

## Einleitung

Das Auftreten eines Ikterus in der Schwangerschaft wird in der Literatur mit 1,2–40 auf 10 000 Schwangerschaften angegeben [5]. Der Ikterus führt, bedingt durch den Anstieg von Gallen- und Fettsäuren zu einer Tonussteigerung der Uterusmuskulatur. So können gehäuft vorzeitige Wehen auftreten [3]. Jeder Ikterus begründet somit eine Risikoschwangerschaft. Die Gefahren konzentrieren sich eindeutig auf das Kind, dessen Prognose deutlich schlechter ist.

Die differentialdiagnostischen Erwägungen ziehen auf die Abklärung des Icterus in gravitate: das sind hauptsächlich eine Hepatitis und ein extrahepatischer Verschlußikterus und dem gegenüber die Schwangerschaftscholestase, der Icterus ex gravitate, der also durch die Schwangerschaft bedingt ist. Der Nachweis einer Hepatitis dürfte über den laborchemischen Nachweis der Transaminasenerhöhung und die Antigenserologie unproblematisch sein. Schwieriger ist die Abklärung eines extrahepatischen Verschlusses, da Röntgenaufnahmen wegen der Schwangerschaft nicht durchgeführt werden sollten und bei einem Bilirubin über 4 mg% wenig aussagekräftig sind.

Die Fehlinterpretation eines Schwangerschaftsikterus wird in der folgenden Kasuistik dargestellt.

## Kasuistik

Eine 25jährige Erstpara ist im 4. Monat schwanger. Zwei Monate zuvor hatte sie einen heftigen Pruritus entwickelt. Dieses ganz wesentliche pathognomonische Zeichen war schon während der Schwangerschaft der Mutter aufgetreten. Bei zunehmendem Ikterus (Gesamt-Bilirubin von 4 mg%) konnte eine Hepatitis serologisch ausgeschlossen werden. Jetzt waren Durchfall, Erbrechen und Koliken im rechten Oberbauch aufgetreten, was zur stationären Aufnahme führte. Die Sonographie hatte drei kleine Konkremente in der Gallenblase gezeigt; der Choledochus war normal weit. Eine Operation wurde von chirurgischer Seite primär abgelehnt und die Patientin wieder entlassen. Nach Verstärkung der Symptomatik im rechten Oberbauch kam die Patientin zwei Wochen später erneut zur Aufnahme. Bei Zunahme des Ikterus auf 8,0 mg% Gesamt-Biliribin entschloß man sich zur Operation unter der Verdachtsdiagnose eines Verschlußikterus. Bei der Cholezystektomie fand man drei stecknadelkopfgroße Konkremente in der Gallenblase. Da ein Konkrement im Choledochus nicht 100%ig auszuschließen war, wurde der äußerst zarte Ductus Choledochus eröffnet und gespült. Die Papille war bis Hegar 7 sondierbar. Konkremente fanden sich nicht. Es wurde eine intraoperative Leberpunktion durchgeführt. Der postoperative Verlauf war komplikationslos, insofern aber überraschend, da es zehn Tage später zum Bilirubinabfall auf 2,0 mg% kam und die klinikinterne Diskussion über die fehlerhafte Indikation von neuem einsetzte.

Klärung brachte eindeutig die feingewebliche Befundung der intraoperativen Menghinipunktion: Das Leberpunktat zeigte eine gehörige Architektur des Parenchyms mit normal gelagerten und normal gestalteten periportalen Feldern, in denen keine nennenswerten entzündlichen Infiltrate anzutreffen waren. In den kleineren portalen Feldern fehlte ein Ödem, ebenso wie eine Erweiterung kleinster Gallengänge (Abb. 1). Im Läppcheninneren sah man um die Zentralvene eine deutliche Cholestase in Gestalt von interzellulären Gallenausgüssen, die eine bräunlich-gelbe, aber nicht eigentlich grüne Farbe aufwiesen. Die dazu gehörigen Leberepithelien waren entweder normal gebildet oder etwas aufgehellt. Die Gallenausgüsse reichten nie bis an das periportale Feld hinan. Gelegentlich war in der einen oder anderen geschwollenen Sternzelle bereits ein phagozytierter Gallenthrombus zu sehen und gelegentlich gab es zentral einen Zelluntergang und ein kleines resorbierendes Sternzellknötchen (Abb. 2). Diese Veränderungen sind äußerst charakteristisch für das Vorliegen eines Schwangerschaftsikterus [1]. Mit dem histologischen Befund konnte also der Verschlußikterus sicher ausgeschlossen werden.

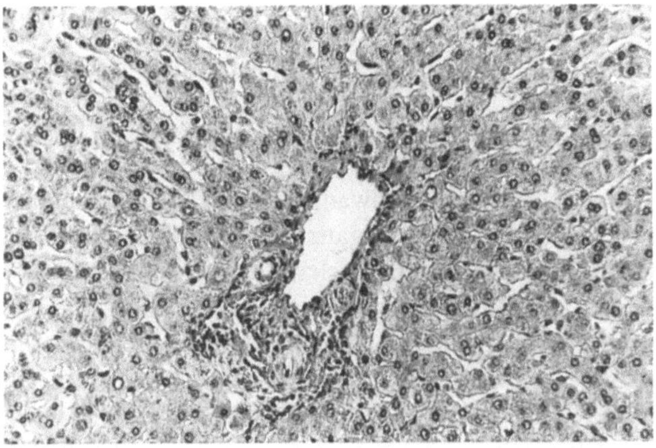

Abb. 1 Histologie einer intraoperativ entnommenen Leberpunktion (Ladewig, Vergrößerung 1:240). Entzündungsfreies Periportalfeld mit unauffälligen, nicht erweiterten Gallengängen.

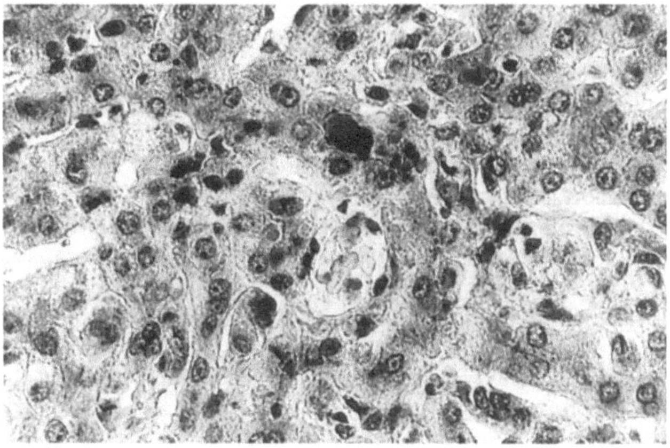

Abb. 2 Histologie einer intraoperativ entnommenen Leberpunktion (Ladewig, Vergrößerung 1:385). Läppchenzentrum mit interzellulären Gallenthromben und leichtem Ödem in den Epithelien. Typisches Bild eines sogenannten Schwangerschaftsikterus.

# Diskussion

Häufigste Ursache des Ikterus in der Schwangerschaft ist die Virushepatitis mit 61% [2]. Die Choledocholithiasis wird als zweithäufigste Ursache angegeben. Medikamente oder Hämolysen als Ursache des Icterus in gravitate sind Raritäten. 21% aller Ikterusfälle fallen auf die rezidivierende intrahepatische Schwangerschaft-Cholestase. Diese muß als die häufigste Form des Icterus in gravitate angesehen werden [3]. Das Syndrom hat ein breites Spektrum vom Pruritus gravidarum bis zum starken Ikterus, der am ehesten im letzten Trimenon auftritt. Selten steigt das Bilirubin über 6 mg%. Erhöht ist immer die konjugierte Form. Die Transaminasen sind meist erhöht, jedoch selten über 300 U/l [3]. Als Ursache wird eine Stoffwechselstörung im Östrogenabbau, oder was wahrscheinlicher ist, eine hepatische Sekretionsstörung im Bereich der interzellulären Canaliculi diskutiert [4]. Die Erkrankung disponiert zu Gallensteinen, was im vorliegenden Fall zu differentialdiagnostischen Problemen führte. Die Sonographie ergab zwar kleine Konkremente in der Gallenblase, konnte aber bei den klinischen Symptomen (Schmerzen im Oberbauch/Ikterus) den Verdacht auf ein Choledochuskonkrement nicht entkräften. Bewiesen wurde die krankhafte Störung durch die histologische Befundung der intraoperativ entnommenen Leberpunktion. Durch diese kann ein extrahepatischer Verschluß sicher von einem intrahepatischen Ikterus abgegrenzt werden. Durch eine präoperative Leberpunktion wäre der Patientin die Laparotomie mit Cholezystektomie und Choledochusrevision in der Schwangerschaft erspart geblieben. Bei schwierigen differentialdiagnostischen Erwägungen von Lebererkrankungen bleibt die Leberpunktion die Methode der Wahl.

## Literatur

[1] Altmann, H. W.: Drug – induced liver reactions: A morphological approach. In: Current topics in pathology, vol. 69. (Hrsg. E. Berry, W. Grundmann, H. Kirsten). Springer Verlag, Berlin–Heidelberg–New York 1980.
[2] Haemmerli, U. P.: Jaundice during pregnancy. In: Diseases of the liver (Hrsg. L. Schiff), S. 1336. Lippincott, Philadelphia 1975.
[3] Reichen, J., R. F. Siman: Cholestasis. In: The Liver: Biology and Pathobiology (Hrsg. J. Arias, H. Popper, D. Schachtner, D. A. Shafritz), S. 785. Raven Press, New York 1982.
[4] Schaffner, F., H. Popper: Classification and Mechanism of Cholestasis. In: Liver and Bil ary Diseases (Hrsg. R. Wright, K. G. Alberti), S. 296. Saunders, Toronto 1976.
[5] Scholtes, G.: Intrahepatische Schwangerschafts-Cholestase: Gefahren für das Kind. Mk. Ärztl. Fortbildung **22** (1983) 29.

# III Gefäßchirurgie

# Indikatorische und operative Fehler in der Karotischirurgie

*D. Raithel*

Die Chirurgie der supraaortalen Äste hat in den letzten Jahren eine enorme Zunahme erfahren, und der Eingriff an der Halsschlagader gehört heute in den USA bereits zu der dritthäufigsten Operation [1]. Auch in der Bundesrepublik Deutschland ist dieser Trend zur Karotischirurgie nachvollziehbar, einerseits bedingt durch die bessere Aufklärung der Bevölkerung und die operativen Möglichkeiten bei der Karotisinsuffizienz, andererseits auch durch die Zunahme der nichtinvasiven bzw. semi-invasiven Untersuchungsmethoden, wie der digitalen Angiographie [4, 5]. Leider wird aber auch mit steigender Operationsfrequenz eine Zunahme der Komplikationsrate erwartet werden müssen, denn es ist damit zu rechnen, daß die Karotischirurgie auch Eingang in kleinere gefäßchirurgische Abteilungen findet, die sicher nicht diese Erfahrung haben wie eine Abteilung, an der täglich mehrere Karotisrekonstruktionen durchgeführt werden. Zahlen aus den USA beweisen dies mit einer deutlich erhöhten Schlaganfall- und Mortalitätsrate in den sogenannten Community Hospitals, wobei diese Komplikationsraten bis auf über 21% ansteigen [3].

Mangelnde operative Erfahrung wird also der größte Fehler in der Karotischirurgie bleiben, d. h. wenn eine Karotis an einer Abteilung operiert wird, welche in einem Jahr nur eine Frequenz von vielleicht 15–20 Operationen im Bereich der Halsschlagader vorweisen kann.

## Indikatorische Fehler

Die Indikation in der Karotischirurgie ist heute klar abgegrenzt, was die Stadieneinteilung anbetrifft. Ich möchte mich hierbei an die von Vollmar [6] vorgeschlagene 4-Stadien-Einteilung halten, wobei ich mir bewußt bin, daß im Einzelfall hier eine differenzierte Unterteilung sinnvoll wäre, um manche Patienten speziell noch einer Untergruppe zuzuordnen.

Eine klare Operationsindikation ist heute gegeben im Stadium II der klassischen transitorisch-ischämischen Attacke. Des weiteren im Stadium IV bei Patienten mit leichteren neurologischen Ausfällen bzw. Patienten mit einem durchgemachten Schlaganfall, bei denen sich die neurologische Symptomatik völlig zurückgebildet hat.

Kontroverse Ansichten bestehen bezüglich der Indikation im Stadium I. Hier glauben wir heute, daß eine Operation nur gerechtfertigt ist bei Patienten mit kontralateralem Internaverschluß bzw. filiformer Stenose oder bei Patienten mit ulzerierten embolisierenden Plaques. Ansonsten sind wir zurückhaltender geworden mit der Operation im Stadium I und wollen abwarten, was die bundesweite Multicenter-Studie mit einer Randomisierung dieser Patientengruppe bringt.

Hält man sich streng an diese 4-Stadien-Einteilung, so dürfte eigentlich die Indikation zur Karotisrekonstruktion nicht schwierig werden, d. h., der klinisch-neurologische Befund wird in Verbindung mit der Dopplersonographie, dem Computertomogramm und der Angiographie dem Operateur die Indikation zur Operation erleichtern.

Leider unterlaufen einem immer wieder indikatorische Fehler und hier besonders häufig in der Fehlinterpretation des Dopplerbefundes und der digitalen Angiographie. Einige Kollegen operieren nur aufgrund des Dopplerbefundes und angiographieren den Patienten überhaupt nicht. In diesen Fällen können meiner Ansicht nach operationswürdige Einstromengen oder Stenosen an der kontralateralen Seite übersehen werden, wobei ich mir bewußt bin, daß die Trefferquote der Dopplersonographie abhängig ist von der Erfahrung des Untersuchers.

Bei diesem Patienten haben wir wegen rezidivierender linkshirniger Attacken eine hochgradige Gabelstenose links saniert. In der Dopplerkontrolle fand sich rechts im Echoflow ein unauffälliger Befund im Bereich der Carotis interna bei hochsitzender Gabel (Abb. 1). Die DSA zeigt jedoch eindeutig eine mit Thromben eingelagerte, zirkuläre Internastenose knapp hinter der Gabel (Abb. 2), welche auch im Operationsbefund bestätigt werden konnte.

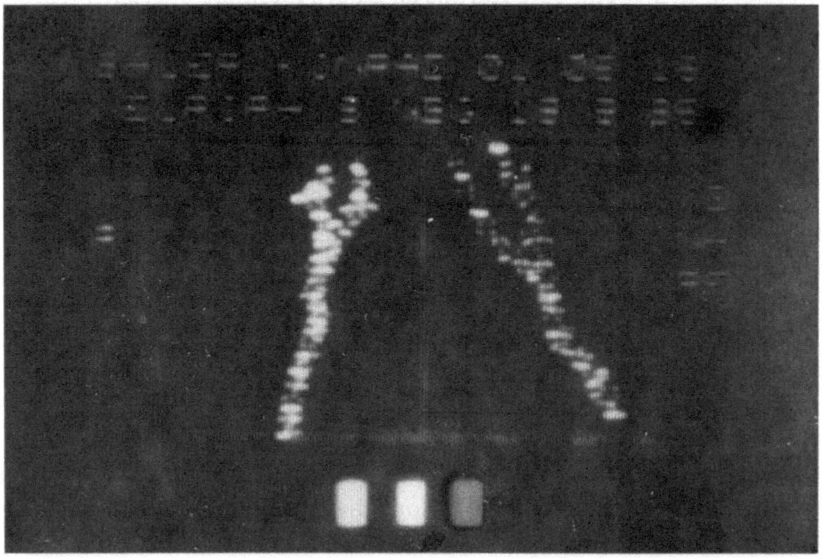

Abb. 1

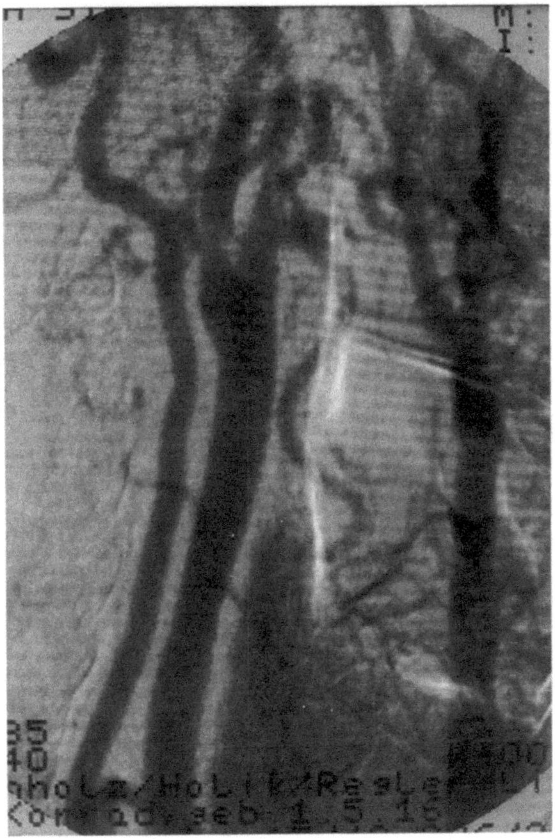

Abb. 2

Nicht immer ist jedoch die digitale Angiographie so aussagekräftig wie bei diesem letzten Patienten und in einigen Fällen muß arteriell nachangiographiert werden, am besten auch mit digitaler Bildtechnik.

Als Beispiel möchte ich ihnen das Angiogramm dieses Patienten mit einem Karotis-interna-Verschluß der linken Seite zeigen, bei dem auf der Gegenseite der Verdacht eines ulzerierenden Plaques bestand (Abb. 3). Dieser Befund eines ulzerierenden Plaques wäre eine klare Operationsindikation gewesen. Bei der arteriellen digitalen Kontrollangiographie (Abb. 4) konnte dieser Befund jedoch nicht bestätigt werden, so daß diesem Patienten eine unnötige Operation erspart wurde.

In Zweifelsfällen ist also immer eine arterielle Angiographie empfehlenswert, wie bei diesem Patienten mit rechtshirnigen Attacken und fraglichem DSA-Befund rechts mit Engstellung der nachgeschalteten Interna (Abb. 5). Die intraarterielle Angiographie erbrachte ein völlig unauffälliges extra- und intrakranielles Karotisstromgebiet beiderseits (Abb. 6).

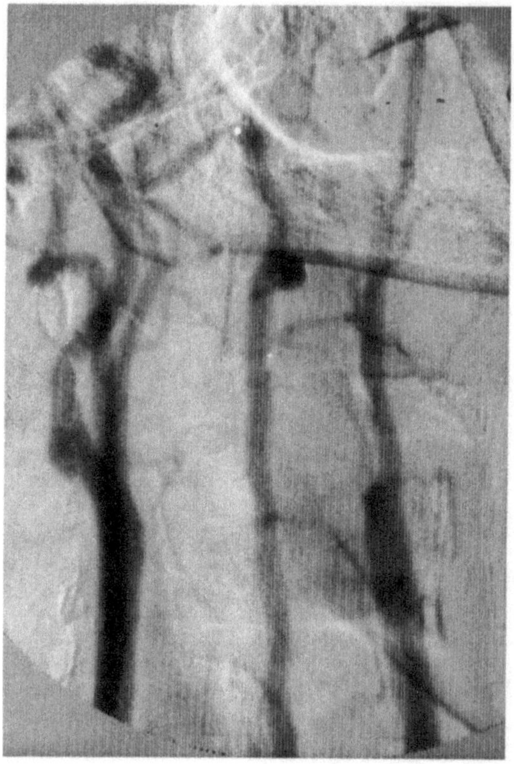

Abb. 3

Auch Dopplerbefunde, welche einen Verschluß vermuten lassen im Sinne einer sogenannten Pseudookklusion sollten operativ freigelegt werden, da man diesem Patienten durch Verzicht auf die Operation schaden kann, wenn dieser subtotale Verschluß in einen Komplettverschluß übergeht.

Das gleiche gilt für Patienten, bei denen man angiographisch oder auch mittels Doppler einen Komplettverschluß der A. Carotis communis vermutet. Hier sollte eine Probefreilegung unbedingt erfolgen, da in vielen Fällen im Gabelbereich die A. Carotis interna oder die A. Carotis externa frei sind. In diesen Fällen kann man durch eine retrograde Desobliteration der A. Carotis communis einen Einstrom in die Interna oder auch in die Externa erreichen nach Desobliteration im Karotisgabelbereich.

Ein weiterer indikatorischer Fehler in der supraaortalen Gefäßchirurgie ist die Korrektur einer Subklavialäsion bei gleichzeitiger Karotisstenose. In diesen Fällen hat die Korrektur einer Karotisläsion Priorität vor einer Subklaviarekonstruktion. Desgleichen ist es notwendig, daß Einstromhindernisse im Karotisstrombahngebiet, d.h. Stenosen oder Verschlüsse des Truncus brachiocephalicus oder Abgangsstenosen an der A. carotis communis, vor Korrektur einer Karotisgabelstenose beseitigt werden.

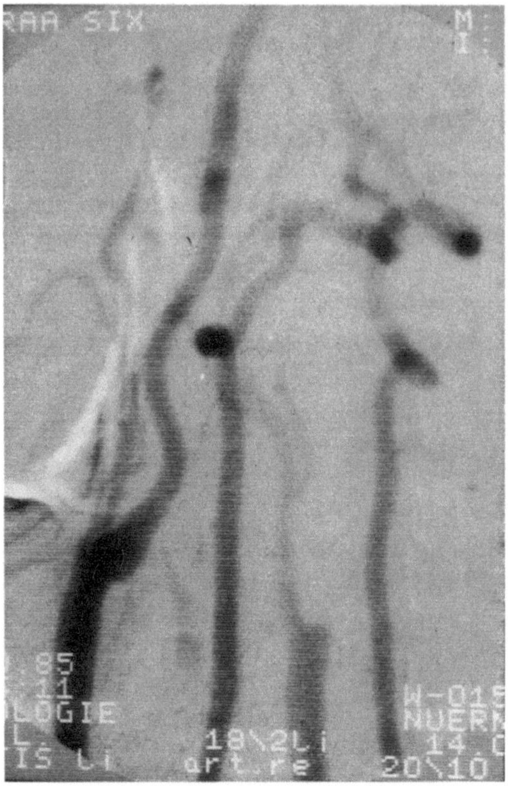

Abb. 4

Weitere indikatorische Fehler in der Karotischirurgie sind die Operationen einer symptomatischen Seite bei höhergradiger Stenose auf der kontralateralen Seite. Hier ist die Abklemmphase mit einem erhöhten neurologischen Risiko behaftet. Falls die Angiographie keine eindeutige Zuordnung erlaubt, gibt hier der Doppler bzw. eine Aufnahme der Karotisgabel in 3 Ebenen eine Entscheidungshilfe.

Das Belassen einer nicht hämodynamisch wirksamen, jedoch symptomatischen Seite ist ebenso ein Fehler, da der Patient sonst von dieser Stenose ausgehend erneut symptomatisch werden kann (Tab. 1).

Tabelle 1 Indikatorische Fehler in der Carotischirurgie

- Operation der symptomatischen Seite bei höhergradiger Stenose der kontralateralen Seite
- Belassen der nicht hämodynamisch wirksamen, jedoch symptomatischen Karotisstenose
- Operation bei Fehlinterpretation der Symptomatik (z. B. intrakranieller Tumor; subdurales Hämatom)
- Nichtbeachtung der zerebralen Reparationsphase nach Hirninfarkt (Operation einer Karotisstenose bei kontralateralem Verschluß mit höhergradiger Externastenose?)
- Mangelndes Einfühlungsvermögen in die Problematik der Karotischirurgie

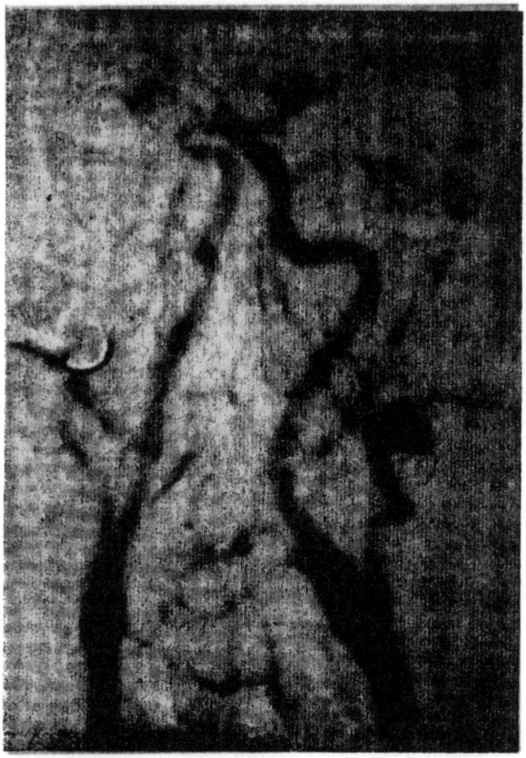

Abb. 5

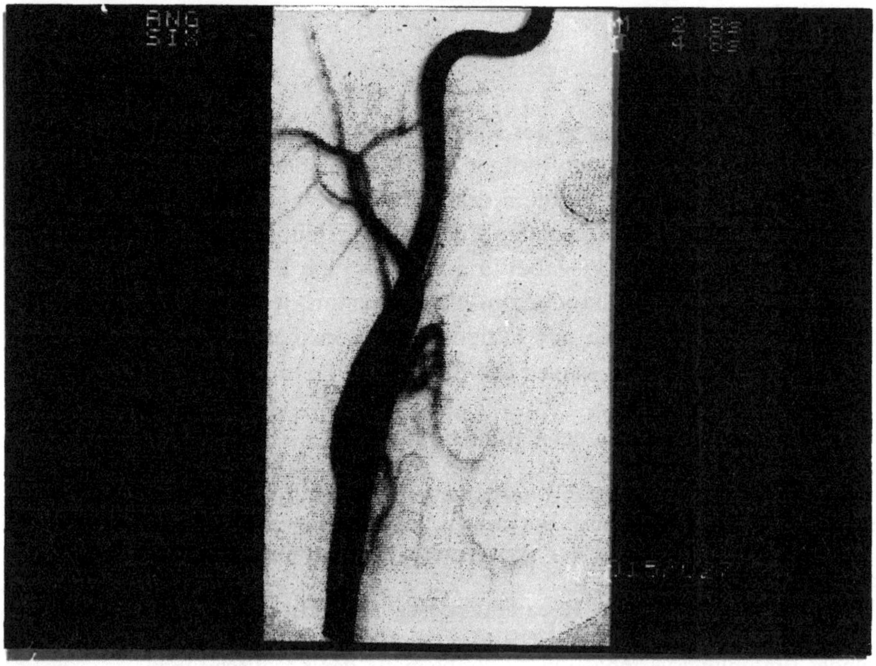

Abb. 6

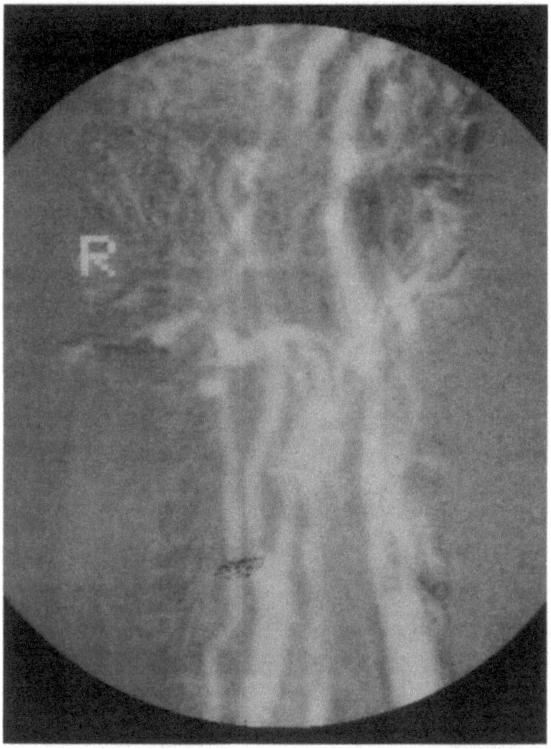


Abb. 7

Wichtig erscheint mir auch eine Karotisoperation bei Fehlinterpretation der neurologischen Symptomatik. Als Beispiel ein Patient mit rezidivierenden transitorisch-ischämischen Attacken und gesicherter Karotisgabelstenose links (Abb. 7). Im CT jedoch suspekter Befund auf einen Hirntumor (Abb. 8), welcher sich dann in der intraarteriellen Angiographie bestätigt. Wie wichtig das CT ist, sollen zwei weitere Beispiele zeigen: Patienten mit rezidivierenden TIAs und ulzeröser Karotisgabelstenose beiderseits. Im CT findet sich jedoch ein subdurales Hämatom. Dieses Hämatom wurde vor der Karotisrekonstruktion ausgeräumt und die Karotis dann im Intervall operiert. Wir haben inzwischen 3 weitere solcher Fälle. An diese Möglichkeit sollte zumindest gedacht werden.

Sicherlich ist die Nichtbeachtung der zerebralen Reparationsphase nach einem Hirninfarkt genauso ein indikatorischer Fehler wie eine Operation im Stadium des frischen Hirninfarktes, und hier ist doch ein gewisses Einfühlungsvermögen des Operateurs in die Problematik der Karotischirurgie notwendig.

Als Beispiel möchte ich ihnen diesen Patienten zeigen, welcher uns vom Neurologen wegen gehäufter rezidivierender TIAs in den letzten Tagen angeboten wurde. Die Indikation zur sofortigen Gefäßrekonstruktion wäre gegeben aufgrund des angiographischen Befundes. Im CT fand sich jedoch insbesondere nach der

Kontrolle nach 2 Tagen ein ischämischer Bezirk (Abb. 9), obwohl der Patient neurologisch völlig unauffällig war. Hier hätte eine sofortige Operation in der Akutphase sicherlich eine Einblutung in den ischämischen Bezirk bedeutet.

Im Stadium III des frischen Schlaganfalles bedeutet eine Kontraindikation zur Operation eine Eintrübung bzw. Bewußtlosigkeit oder die Operation ist kontrain-

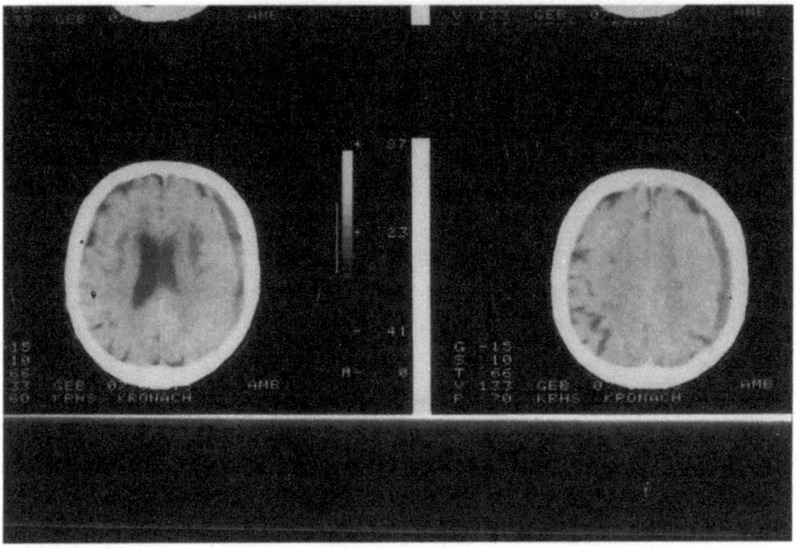

Abb. 8

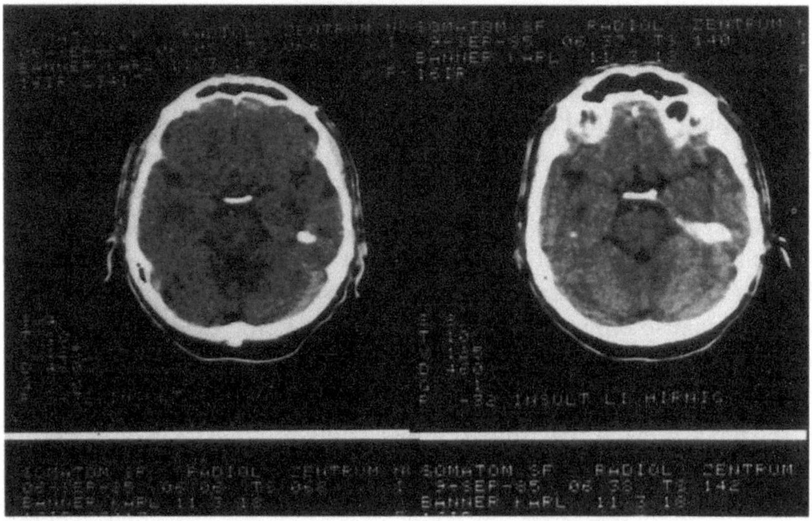

Abb. 9

diziert, wenn im CT Zeichen einer ischämischen Läsion zu sehen sind. Hier ist die Operation im Intervall von 4–8 Wochen angezeigt. Bei solchen filiformen Stenosen (Abb. 10) wird eventuell unter engmaschiger CT-Kontrolle früher nach Ablauf von 3–5 Wochen bereits operativ interveniert.

Inwieweit die Operation einer Karotisstenose bei kontralateralem Verschluß mit höhergradiger Externastenose vor Korrektur dieser Externastenose ein indikatorischer Fehler ist, möchte ich hier nicht zur Diskussion stellen. Wir neigen heute dazu, solche höhergradigen Externastenosen dilatieren zu lassen und operieren dann im Intervall die gegenseitige Gabelstenose.

Besonders sollte auch darauf geachtet werden, daß bei Patienten mit gesicherter Karotisstenose und Nierenarterienstenose die Karotisläsion vor der Nierenarterienrekonstruktion saniert wird. Wir haben dies bei einer jungen Patientin gesehen, deren fibromuskuläre Dysplasie in der renalen Gefäßetage beseitigt wurde. Eine fibromuskuläre Dysplasie der Karotis wurde übersehen, und diese Patientin entwickelte postoperativ einen Schlaganfall.

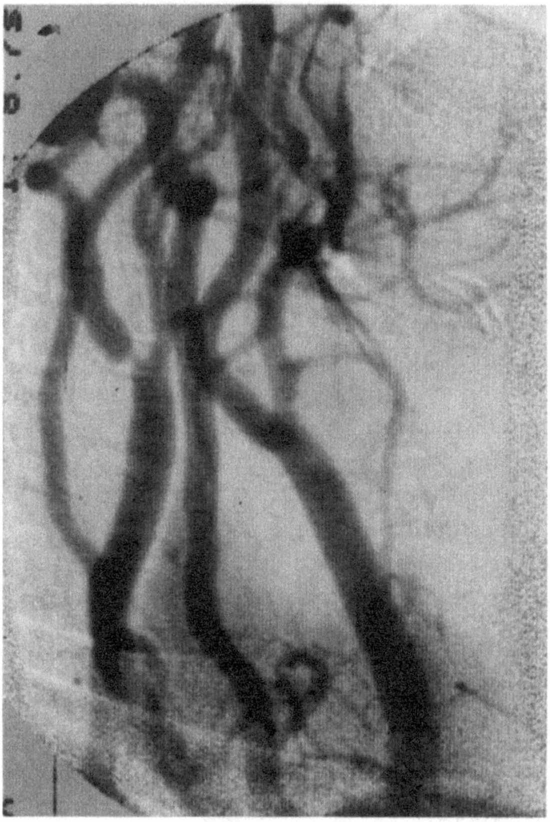

Abb. 10

## Operative Fehler

Die operativen Fehler in der Karotischirurgie beginnen bereits bei der Präparation der Karotisgabel. Hier können bei der Freilegung zahlreiche Nerven geschädigt werden. Eine zu hohe submandibuläre Schnittführung kann den Ramus mandibularis des N. facialis schädigen.

Der N. hypoglossus läßt sich in der Regel leicht identifizieren. Sein deszendierender Ast wird manchmal jedoch verwechselt mit dem N. vagus, der atypisch häufiger als man erwartet, nicht hinten zwischen der A. carotis und V. jugularis liegt, sondern manchmal vorne vor der Carotis communis. Sorgfältige Präparation läßt diese Nervenschädigung vermeiden.

Bewußt kann man im Einzelfall den deszendierenden Ast des N. hypoglossus durchtrennen. Die Operation der Gegenseite sollte jedoch dann erst nach einem längeren Intervall durchgeführt werden, da diese Patienten aufgrund ihrer Schluckbeschwerden teilweise erheblich behindert werden. Eine doppelseitige Durchtrennung des deszendierenden Astes des N. hypoglossus in einem zu kurzen Zeitintervall hätte eine entsprechende Beeinträchtigung des Schluckaktes zur Folge.

Die Präparation der Karotisgabel hat sorgfältigst zu erfolgen, um beim ulzerösen Plaque eine Embolisation bei der Präparation zu vermeiden. Dasselbe gilt auch bei der Anwendung des intraluminalen Shunts, wobei es bei Einführen dieses Shunts leicht zu einer peripheren Embolisation oder auch Dissektion der Intimastufe kommen kann.

Es soll an dieser Stelle nicht näher darauf eingegangen werden, ob die Anwendung oder Nicht-Anwendung des Shunts einen operationstechnischen Fehler darstellt.

Wenn man jedoch einen Shunt anwendet, so glaube ich, daß er nur dann eingelegt werden darf, wenn zwanglos die Intimastufe nach kranial ausgeschält werden kann. Es ist sicherlich ein Fehler, wenn nicht unter Sicht diese periphere Intimastufe entfernt wird. Hier können zurückbelassene Intimastufen später dissezieren. An gleicher Stelle können sich auch Thromben bilden mit der Möglichkeit einer zerebralen Embolisation. Die Ausschälung sollte sorgfältigst vorgenommen werden, um keine Intimastufe zurückzubelassen. Beim Verschluß später sollte der Patch etwa 0,5–0,8 cm die Intimastufe überragen.

Nur radikale Beseitigung aller proximalen und distalen Intimapolster bringt in Verbindung mit einem Patchverschluß ein befriedigendes Spätergebnis. Wird die Ausschälung zu knapp bemessen, so führt dies mit Sicherheit zu Restenosen, meist in Höhe des kranialen Patchendes. Kommt es zu Blutungen oder zum Einriß im Bereich der Gefäßwand, so darf in keinem Falle stenosierend umstochen werden, da dies unweigerlich zu einer Restenose führt.

Besonders problematisch sind Rekonstruktionen bei Karotiskinking. Hier hat sich gezeigt, daß beim reinen Coiling nach Teilresektion der termino-terminalen Einzelknopfnaht der Vorzug zu geben ist. Eine fortlaufende End-zu-End-Naht führt zu Restenosen im Anastomosenbereich. Handelt es sich um eine Karotisknickstenose, so sollte nach Endarteriektomie das Gefäß nicht nur mit einem Patch verschlossen werden, da dies sehr leicht zu einem Knick nach Ende der Patchplastik führt. Besser ist es bei diesen Knickstenosen, nach der Endarteriektomie der Gabel die Interna zu resezieren und nach termino-terminaler Hinterwandnaht die Vorderwand mit einem Patch zu verschließen.

Besonders beachtet werden sollten bei der Operation stabile Kreislaufverhältnisse, insbesondere Blutdruckwerte, die nicht unter die präoperativen absinken sollten. Nur bei entsprechendem Blutdruckverhalten können auch längere Abklemm-Zeiten in Kauf genommen werden, ohne daß dies dem Patienten schadet. In der postoperativen Phase kommt es leicht zu Blutdruckschwankungen und insbesondere zu hypertonen Krisen mit der Möglichkeit der Nachblutung bzw. zerebralen Einblutung. Eine kontinuierliche Kreislaufüberwachung kann die Inzidenz dieser postoperativen Komplikationsrate senken. Insbesondere sei darauf hingewiesen, daß der Patient postoperativ lückenlos neurologisch überwacht wird. Kommt es postoperativ plötzlich zu einer Hemiparese bzw. wenn der Patient aus der Narkose aufwacht, so ist eine unverzügliche Revision anzuraten. Wir verzichten heute ganz auf eine Dopplerkontrolle der rekonstruierten Gefäßstrombahn und lassen den Patienten auch nicht mehr angiographieren.

Wird der Patient paretisch oder wacht er bereits mit einer Halbseitensymptomatik aus der Narkose auf, so muß unverzüglich revidiert werden. Diese Revision belastet den Patienten nicht. Die erneute operative Freilegung der Karotisgabel ist sicherer und geht schneller als jede Doppler- oder angiographische Kontrolle. Wir haben in unserem Krankengut gesehen, daß diese Sofortrevisionen alle zum Erfolg geführt haben, wenn es sich um ein operationstechnisches Problem im Karotisgabelbereich gehandelt hat, d. h. um eine Thrombose oder um ein partielles Einflußhindernis in die nachgeschaltete Interna.

Nur sorgfältigste Indikationsstellung, Einfühlungsvermögen des Operateurs und oft gefühlsmäßiges Vorgehen in seiner Indikationsstellung machen die Karotisoperation zu einem risikoarmen Eingriff. Operationstechnische Fehler, welche im peripheren Stromgebiet toleriert werden, können an der A. carotis zu fatalen Folgen führen.

Kritische Auswahl der Patienten in Form einer sorgfältigen Indikationsstellung und exaktes Operieren führen zu einer Reduzierung der Komplikationsrate und damit auch der Letalität nach Karotisrekonstruktion. Unter diesen Gesichtspunkten kann heute die Operation auch alten Patienten vorbehaltlos empfohlen werden. So betrug der Anteil der über 70jährigen in unserem Krankengut (1. 8. 84–31. 7. 85) knapp 50%, und im Vergleich zu früheren Untersuchungen aus der Erlanger Klinik haben wir eine deutliche Zunahme der operierten Patienten in der Altersklasse zwischen 70 und 80 Jahren zu verzeichnen (Tab. 2).

Aufgrund des sehr hohen Durchschnittsalters haben wir bei diesen Patienten erwartungsgemäß eine erhebliche Vorbelastung durch Begleiterkrankungen, wie absolute Arrhythmie, koronare Herzkrankheit, etc.

Tabelle 2 Altersverteilung der vom 1. 8.1984–31. 7. 1985 an der Gefäßchirurgischen Abteilung Nürnberg operierten Patienten

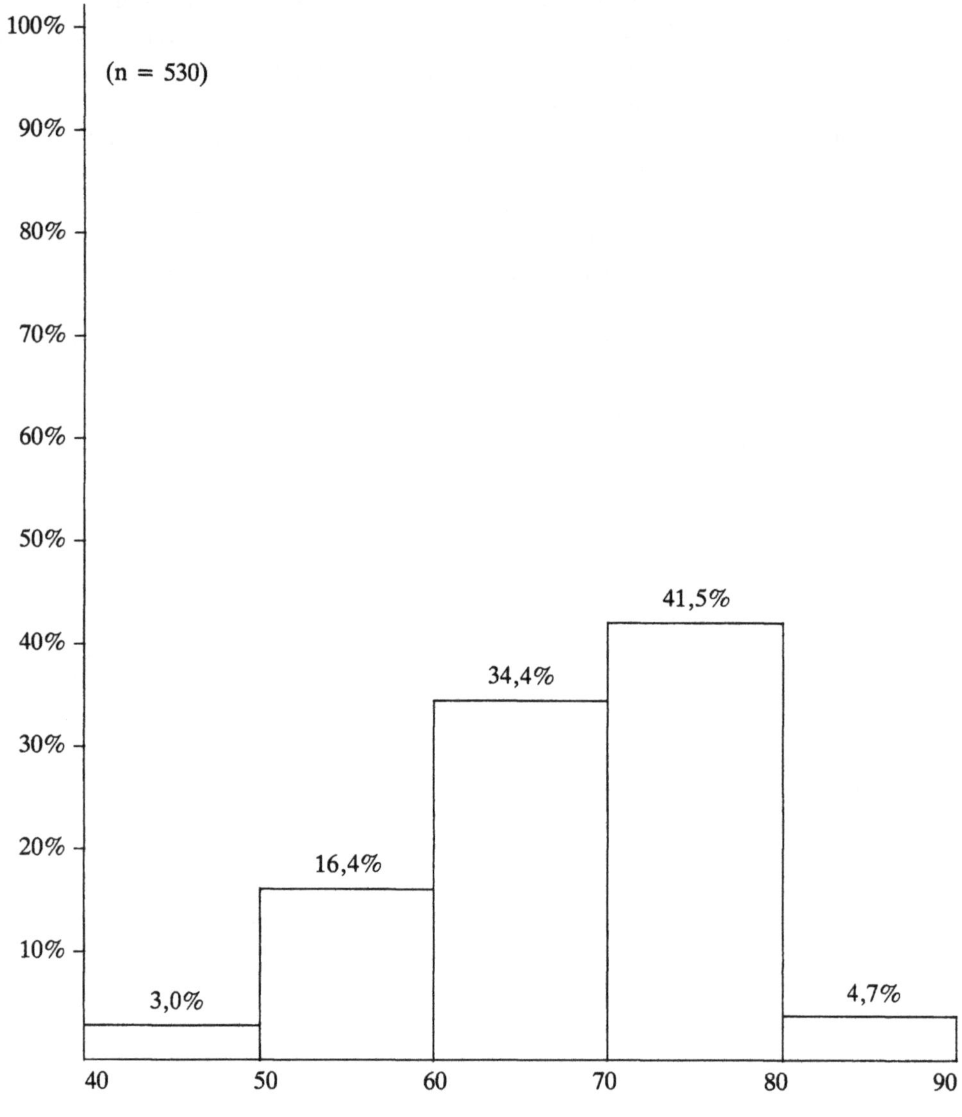


Altersverteilung (n = 530)

| Jahre | Anzahl der Patienten (n) | Relativer Anteil |
|---|---|---|
| 40–49 | 16 | 3,0% |
| 50–59 | 87 | 16,4% |
| 60–69 | 182 | 34,4% |
| 70–79 | 220 | 41,5% |
| 80–89 | 25 | 4,7% |

Tabelle 3 Postoperative Komplikationen von 619 an der A. carotis operierten Patienten (1. 7. 1984–31. 7. 1985)

| Zustand | Enflurane (n = 400) | Tramal (n = 219) | Gesamt (n = 619) |
|---|---|---|---|
| Pulmonal insgesamt | 6 | 4 | 10 |
| – Lungenembolie | 2 | 0 | 2 |
| – Lungenödem | 2 | 0 | 2 |
| – Atemstillstand | 2 | 4 | 6 |
| Kardiozirkulatorisch insgesamt | 82 | 33 | 105 |
| – Krisenhafter Hypertonus | 19 | 10 | 29 |
| – Nachblutung: konservative Behandlung | 54 | 14 | 68 |
| – Nachblutung: Revisionsbedürftig | 6 | 5 | 11 |
| – Asystolie (erfolgreiche Reanimation) | 1 | 0 | 1 |
| – Post OP-Herzinfarkt (letal) | 2 | 0 | 2 |
| Neurologisch insgesamt | 16 | 3 | 19 |
| – Neurologisches Defizit: passager | 7 | 0 | 7 |
| – Neurologisches Defizit: OP-Revision | 2 | – | – |
| – Bleib. neurologische Verschlechterung | 0 | 2 | 2 |
| – Periphere Nervenverletzung | 5 | 0 | 5 |
| – Zerebrale Massenblutung (letal) | 0 | 1 | 1 |
| Sonstige, Pharynx-Hämatom | – | 1 | 1 |
| – Gesamte Letalität | 2 = 0,5% | 1 = 0,5% | 3 = 0,5% |
| – Gesamte Morbidität | 5 = 1,3% | 2 = 0,9% | 7 = 1,1% |

Tabelle 4 Frequenz der Rezidivstenosen nach Karotisendarteriektomie

| Autor | Operationen | Follow-up Jahre | Rezidivstenosen A. carotis Häufigkeit (%) | Asymptomatisch (%) | Reoperation (%) |
|---|---|---|---|---|---|
| *Klinisch/Angio* | | | | | |
| Cossmann et al. (1978) | 361 | 2 | 3,6 | – | 3,6 |
| Stoney et al. (1976) | 1654 | 13 | 1,5 | 0,1 | 1,5 |
| Cleveland Clinic (1979) | 1250 | 13 | 1,2 | 0,2 | 1,2 |
| Hertzer (1985) | 1726 | 16 | 2,5 | 1,9 | 2,5 |
| Raithel (1985) | 3280 | 12 | 2,1 | – | 0,1 |
| *Nicht-invasiv* | | | | | |
| Baker et al. (1983) | 133 | 4 | 9,7 | 8,3 | 2,6 |
| Cantelmo et al. (1981) | 199 | 8 | 12,1 | 7,5 | 2,0 |
| Colgan et al. (1984) | 80 | 4 | 12,5 | 11,2 | – |
| Kremen et al. (1979) | 173 | 12 | 9,8 | 8,1 | 2,3 |
| Thomas et al. (1984) | 257 | 5 | 14,8 | 13,2 | 2,3 |
| Turnipseed et al. (1980) | 80 | 3 | 8,8 | 8,8 | – |
| Zierler et al. (1982) | 89 | 4 | 14,6 | 5,6 | – |

In Anbetracht des hohen Alters dieser Patientengruppe und der hohen durchschnittlichen Vorbelastung haben wir jedoch eine relativ geringe Gesamtletalität von 0,5% (Tab. 3). In der Erlanger Klinik hatten wir noch eine Letalität im Gesamtkrankengut von 1,6%. Das postoperative neurologische Defizit war mit den ehemals vorgelegten Studien an der Erlanger Klinik vergleichbar.

Kommt es postoperativ zu Rezidivstenosen, so ist die Frequenz der symptomatischen Rezidivstenosen relativ gering, obwohl bei gezielter klinischer Nachuntersuchung in Verbindung mit nicht-invasiven Untersuchungsmethoden wie Doppler, Duplex-Scan und digitale Angiographie doch mehr Rezidivstenosen beobachtet werden, wie die Tabelle 4 zeigt [2].

Im eigenen Krankengut fanden wir bei über 3000 Karotisrekonstruktionen und einem Nachbeobachtungszeitraum von bis zu 12 Jahren durch regelmäßige Nachkontrollen in 2,1% eine Rezidivstenose, in 0,1% wurde eine Reoperation erforderlich. Die häufigsten Restenosen wurden nach direktem Gefäßverschluß mit fortlaufender Naht gesehen, und wir glauben aus diesem Grunde, daß der Patchverschluß immer anzustreben ist, da hierdurch die Rezidivstenosen reduziert werden können.

Sorgfältige Indikationsstellung und saubere diffizile Operationstechnik können viele Patienten vor erneuten TIAs bzw. einem Schlaganfall bewahren. Nur dadurch kann die Morbiditäts- und Letalitätsrate gesenkt werden. Wir Gefäßchirurgen können auch dann die Neurologen überzeugen, daß die Karotisoperation mit einem minimalen Risiko angeboten werden kann, und daß unsere Spätergebnisse mit denen der konservativen Behandlungsgruppe konkurrieren können. Ob dies im Stadium I zutrifft, wird die Multicenter-Studie zeigen.

## Literatur

[1] Barnett, H. J. M., et al.: Carotid endarterectomy – an expression of concern. Stroke **15** (1984) 941.

[2] Hertzer, N. R.: Recurrent Carotid Stenosis. Vortrag, gehalten auf dem 12th Annual Symposium on Current Critical Problems in Vascular Surgery, 14.–16. November 1985 in New York.

[3] Kempczinski, R. F.: Carotid Endarterectomy: A Community Wide-Survey. Vortrag, gehalten auf dem 12th Annual Symposium on Current Critical Problems in Vascular Surgery, 14.–16. November 1985 in New York.

[4] Raithel, D., et al.: Stellenwert der digitalen Angiographie in der Diagnostik der Karotis-Stenose. Angio Band B/**54** (1985) 268.

[5] Turnipseed, W. D., et al.: A comparison of standard cerebral arteriography with noninvasive Doppler imaging and intravenous angiography. Arch. Surg. **117** (1982) 419–421.

[6] Vollmar, J.: Rekonstruktive Chirurgie der Arterien. Georg Thieme Verlag, Stuttgart–New York 1982.

# Ist die Operation bei fortschreitendem Schlaganfall ein Fehler?

*H. Denck*

Als wir vor rund einem viertel Jahrhundert mit der Chirurgie der extrakraniellen Hirnschlagader begonnen haben, wurden uns von den Neurologen fast ausschließlich Patienten mit frischem fortschreitendem Schlaganfall zur Operation zugewiesen. Die Ergebnisse waren schlecht, so daß wir, wie weltweit auch die meisten anderen Chirurgen, die therapeutische Indikation zunächst aufgegeben haben, ja es wurde vielfach im Stadium des frischen und fortschreitenden Schlaganfalls nicht einmal angiographiert.

Im Laufe der Jahre haben wir gelernt, daß es Patienten mit langsam fortschreitendem oder instabilem neurologischen Defizit gibt, die bei sorgfältiger Indikationsstellung in einem hohen Prozentsatz voll remittiert werden können. Diese Beobachtung wurde auch von vielen anderen Autoren gemacht, so daß heute wiederum die Diskussion über die Operationsindikation bei instabilem oder progressivem neurologischen Defizit diskutiert wird [3, 5, 4, 6, 7].

Der vielfach ablehnenden Haltung gegenüber der Operation im Akutstadium müssen wir einige Tatsachen entgegenhalten, zum Beispiel, daß die ischämische Toleranz des Gehirns bis unter 18 ml Durchfluß pro 100 Gramm Gewebe pro Minute geht und daß Totalokklusionen je nach Kollateralkreislauf auf 1 bis 2 Stunden und auch mehr bis zum Auftreten irreversibler Veränderungen vertragen werden [5, 7, 8]. Auch wird weltweit beim stumpfen und scharfen Trauma der Halsschlagader mit dem relativ guten Ergebnis von 34% Remissionen operiert [1, 8].

Die akute Reintervention beim akuten postoperativen oder postangiographischen Verschluß ist weltweit anerkannt und auch erfolgreich. Mehr wie bisher muß der Hämodynamik im Bereich des Circulus Willisi Beachtung geschenkt werden.

Von den in den Jahren 1961 bis 1985 durchgeführten 1764 Operationen an den extrakraniellen Hirnschlagadern, waren 1556 an der extrakraniellen A. carotis (Tab. 1).

Unsere Einstellung zur Karotischirurgie geht aus Tabelle 2 hervor, nur 70 oder 4,5% unseres Krankengutes wurde im Stadium des frischen fortschreitenden Schlaganfalls operiert (Tabelle 2).

Die Ursachen, soweit analysierbar, für den frischen Schlaganfall der von uns operierten 70 Patienten gehen aus Tabelle 3 hervor.

Die Ergebnisse bezüglich Zeitintervall und Remission sind in Tabelle 4 aufgezeichnet, wobei sich zeigt, daß der entscheidende Knick bereits bei 12 Stunden,

Tabelle 1 Operationen an den Hirnschlagadern (Gefäßchir. Zentrum Wien 1961–1985)

| | |
|---|---|
| n = 1612 Patienten | |
| 1764 Operationen | |
| Arteria carotis extrakraniell | 1556 (1405 Patienten) |
| EIA | 44 |
| Arteria vertebralis | 6 |
| zentral u. extra-anatomisch | 157 |
| | 1763 |

Tabelle 2 Karotischirurgie nach Stadien (nach Natalie u. Vollmar)

| | |
|---|---|
| n = 1556 (1405 Patienten) | |
| I | 180 (11,5%) |
| II | 1197 (77,0%) |
| III | 70 ( 4,5%) |
| IV | 109 ( 7,0%) |
| Total | 1556 |

Tabelle 3 Ursachen – Stadium III n = 70 (Operationen)

| | | Stenose | Verschluß |
|---|---|---|---|
| spontan | 47 | 14 | 33 |
| postoperativ | 16 | 1 | 15 |
| post-angio | 4 | 2 | 2 |
| Trauma | 3 | – | 3 |
| | 70 | 17 (24%) | 53* (76%) |

* 10 inoperable Verschlüsse

Tabelle 4 Zeitintervall und Remission – Stadium III

| Zeitintervall in Stunden | n | Voll-remission | Teil-remission | ver-schlechtert | gestorben |
|---|---|---|---|---|---|
| 0–12 | 39 | 21 (54%) | 11 (29%) | 5 (12%) | 2 ( 5%) |
| 12–24 | 20 | 8 (40%) | 7 (35%) | 2 (10%) | 3 (15%) |
| 24–72 | 11 | 4 (36%) | 1 ( 9%) | – | 6 (55%) |
| gesamt | 70 | 33 (47%) | 19 (27%) | 7 (20%) | 11 (16%) |

Tabelle 5 Bewußtseinslage und Remission – Stadium III

| | n | Voll-remission | Teil-remission | verschlech-tert | gestorben |
|---|---|---|---|---|---|
| Bewußtsein erhalten | 50 | 35 (70%) | 12 | 3 | 3 ( 6%) |
| bewußtlos | 20 | 2 (10%) | 7 | 11 | 8 (40%) |

Tabelle 6 Indikationen zur „therapeutischen“ Notoperation bei Läsionen der Arteria carotis

| |
|---|
| 1. Traumatische Verletzungen |
| 2. Postoperativer Verschluß |
| 3. Drohender Schlaganfall (Pseudo-Verschluß) |
| 4. Stadium III |
| Patient bei Bewußtsein |
| Zeitintervall 12–24 Stunden |
| Läsion und klinische Symptome übereinstimmend |

spätestens jedoch bei 24 Stunden liegt, bei später durchgeführten Rekonstruktionen ist das operative Risiko beträchtlich.

Ganz wesentlich ist es, unsere Ergebnisse mit der Bewußtseinslage in Einklang zu bringen und die Tabelle 5 zeigt, daß, wenn bei erhaltenem Bewußtsein operiert wurde, eine Remissionsrate von 70% bei einem vertretbaren Operationsrisiko von 6% erreicht werden konnte. Schlecht sind die Ergebnisse dann, wenn im bewußtlosem Zustand operiert wurde.

Aufgrund unserer hier kurz aufgeführten Erfahrungen sehen wir daher heute die in Tabelle 6 dargestellten dringlichen therapeutischen Operationsindikationen.

Tödliche Blutungen in einen Erweichungsherd haben wir nur 2mal und zwar 1972 und 1985 erlebt, wenn wir, wie im ersten Fall im bewußtlosen Zustand und im 2. Fall bei schwerer Sonolenz operierten.

Selbstverständlich bleiben bei jedem frischen Insult Erweichungsherde verschiedener Größenordnung zurück, wobei die Größe des Erweichungsherdes unserer Meinung nach auch noch von der erfolgreichen extrakraniellen Rekonstruktion und von der Ausdehnung der intrakraniellen Gefäßveränderung und von den jeweils individuellen hämodynamischen Verhältnissen abhängt.

Aufgrund unserer Erfahrungen glauben wir, daß beim instabilen und fortschreitenden neurologischen Defizit eine therapeutische Operationsindikation dann gegeben ist, wenn innerhalb der ersten 24 Stunden bei erhaltenem Bewußtsein operiert werden kann. Eine Bestätigung dieser Anschauung erhielten wir am 9. 11. 1985 aufgrund der von W. D. Heiss vom Max-Planck-Institut Köln vorgetragenen Ergebnisse der Untersuchungen mit der Positronen-Emissions-Tomographie, wonach die Reversibilität ischämischer Veränderungen zweifelsfrei gesichert ist.

Großräumige Studien zu dieser Frage sind notwendig und zur Zeit von Courbier, Fiorani, Greenhagh und unserer Arbeitsgruppe vorgesehen.

## Literatur

[1] Brown, M. F., J. M. Graham, D. V. Feliciano, et al.: Carotis artery injuries. Am. J. Surg. **144** (1982) 748–753.

[2] Courbier, R. (Ed.): Basis for a classification of cerebral arterial diseases. Current Clinical Practice Series 22. Excerpta Medica, Amsterdam 1985.

[3] Denck, H.: Technische und indikatorische Fehler bei Eingriffen an der Arteria carotis und Arteria subclavia. Angiology **42** (1984) 209–224.
[4] Kwaan, J. H., J. E. Connolly, J. B. Sharefkin: Successful managment of early stroke after carotid endarterectomy. Ann. Surg. **190** (1979) 676–678.
[5] Lindberg, B.: Acute carotid occlusion, Indication for surgery? J. Cardiovasc. Surg. (Torino) **21** (1980) 325–330.
[6] Mentzer, R. M. jr., B. A. Finkelmeier, I. K. Crosby et al.: Emergency carotid endarterectomy for fluctuating neurologic deficits. Surgery **89** (1981) 60–66.
[7] Najafi, H., H. Javid, W. S. Dye, et al.: Emergency Carotid Thrombendarterectomy. Arch. Surg. **103** (1971) 610–614.
[8] Unger, S. W., W. S. Tucker, M. A. Mrdezna et al.: Verletzungen der Arteria carotis. Surgery **87** (1980) 477–487.
[9] Wylie, E. J., M. F. Hein, J. E. Adams et al.: Intracranial Hemorrhage Following Surgical Revascularization of Treatment of akute Stroks. J. Neurosurg. **21** (1964) 212–215.

# Soll man im Stadium des frischen ischämischen zerebralen Insultes operieren?

*W. Hepp, U. Schultz*

## Einleitung

Allgemein besteht Einigkeit darüber, daß eine Karotisoperation im Stadium des frischen Insultes mit einer hohen Operationsletalität und -mobidität verbunden ist [4, 5]. Der frische Insult stellt daher in vielen Arbeitsgruppen keine Operationsindikation dar [4]. Andererseits wird aber von manchen Autoren zugestanden, daß eine Notfalloperation mit dem Ziel einer Restitutio ad integrum bei einigen wenigen Patienten gerechtfertigt sein kann [1, 2, 4, 5].

## Patienten – Operationsindikation – Ergebnisse

In den letzten drei Jahren wurden 21 Patienten im Stadium III operiert (Tab. 1). Darunter waren neun Patienten (2,9%), bei denen im Stadium des frischen Insults innerhalb der ersten 12 Stunden der Eingriff vorgenommen wurde (Tab. 2).

Tabelle 1 Rekonstruktive Karotiseingriffe (1. 1. 1982–30. 6. 1985)

| Stadium | n | % |
|---|---|---|
| I | 109 | 34,93 |
| II | 127 | 40,71 |
| III | 21 | 6,73 |
| IV | 55 | 17,63 |
| Gesamt | 312 | 100,00 |

Tabelle 2 Aufschlüsselung der Eingriffe im Stadium III (1. 1. 1982–30. 6. 1985)

| Operationszeitpunkt | n | % |
|---|---|---|
| Innerhalb der ersten 12 Stunden | 9 | 42,86 |
| Bei progredientem Insult (> 12 h) | 2 | 9,52 |
| Nicht früher als 4 Wochen nach Insult | 10 | 47,62 |
| Gesamt | 21 | 100,00 |

Ein strenges, aber klares Indikations- und Diagnostikschema erscheint hierbei unabdingbar [2] (Tab. 3). Vorrangig muß gefordert werden, daß keine Eintrübung des Bewußtseins vorliegen darf, keine andere wesentliche Grunderkrankung besteht und die Operation innerhalb von 8 bis maximal 12 Stunden nach erstem Insultzeichen durchgeführt werden kann. Das heißt, es hängt ganz entscheidend von der Weichenstellung des Aufnahmearztes ab, ob ein operatives Vorgehen überhaupt realisierbar ist. Von der Gefäßmorphologie her ist nur der Internaverschluß bzw. die filiforme Stenose eine Operationsindikation im frischen Stadium. An diagnostischen Maßnahmen fordern wir direkte und indirekte Dopplersonographie, Angiographie, Computertomographie (zum Ausschluß eines protrahierten Geschehens!) und „last but not least" ein internistisch-neurologisch-chirurgisches Konsil.

Während von 1971–1981 die Operationsletalität noch 15,4% (2 von 18 Patienten) betrug, verstarb seit 1982 kein Patient innerhalb der 30-Tagesfrist. Drei Viertel der Patienten wurden post operationem neurologisch beschwerdefrei oder deutlich gebessert. Lediglich zwei Patienten zeigten keine Verbesserung ihres präoperativen neurologischen Defizites, jedoch auch keine Verschlechterung (Tab. 4). Einer dieser Patienten erlitt am dritten postoperativen Tag ohne neuerliche Symptomatik einen Reverschluß, der nicht mehr korrigiert wurde.

Zwei weitere Patienten (0,64%) wurden bei progredienter neurologischer Symptomatik am 7. bzw. am 16. Tag nach Insult operiert bei nachgewiesenem kleinem Herdbefund. Der erste Patient wurde rasch neurologisch völlig beschwerdefrei. Der zweite Patient zeigte für etwa 24 Stunden eine dezente Verstärkung seiner brachiofazial betonten Halbseitensymptomatik mit dann rasch einsetzender weitgehendster Restitution seines präoperativen neurologischen Defizites.

Tabelle 3 Operationsindikation beim frischen Insult

- Keine Beeinträchtigung des Bewußtseins
- Allgemeine Operabilität
- Zeitlimit: 12 Stunden
- Carotis-interna-Verschluß
- Hochgradige (> 90%) Stenose
- Supraaortische Mehrgefäßerkrankung

Tabelle 4 Operationsergebnisse beim frischen Insult

| Postoperativer neurologischer Status | n |
|---|---|
| post operationem unauffällig | 3 |
| post operationem gebessert | 4 |
| post operationem = prae operationem | 2 |
| Gesamt | 9 |

## Diskussion

Das operative Vorgehen im Stadium des frischen Insultes ist dadurch etwas in Mißkredit geraten, daß im letzten Jahrzehnt die Operationsindikation oft zu großzügig gestellt wurde, was zum Teil die sehr hohe Letalität von bis zu 80% bedingte [2, 3]. Auch für das eigene Patientengut gilt dies, so daß diese Zeit von einer Phase absoluter Restriktion beim frischen Insult gefolgt war.

Dies konnte aber in keiner Weise befriedigen. Zu häufig wird der Gefäßchirurg erst im Stadium IV zum Patienten gerufen. Im eigenen Operationskollektiv sind das 17,63% der Patienten. In Wirklichkeit liegt die Zahl wesentlich höher, da bei unzureichender Rückbildung des neurologischen Defizites die Operationsindikation verneint wird [4]. Zu groß ist auch der Anteil der Patienten, die der Chirurg erst mit älterem oder nicht mehr ganz frischem Carotis interna-Verschluß sieht (18,9% im eigenen Patientenkollektiv). Bei etwa der Hälfte dieser Patienten war der Gefäßverschluß symptomatisch aufgetreten. Diese Karotis ist für operative Maßnahmen im extrakraniellen Gebiet unwiderruflich verloren.

Bei der Entscheidung pro oder contra notfallmäßiges Vorgehen steht man drei Problemen gegenüber (Tab. 5). Das erste ist darin zu sehen, daß die erforderliche Diagnostik, oft auch noch zu Zeiten der Bereitschaftsdienste, häufig nicht rasch genug abgewickelt werden kann. Zum zweiten kann beim frischen Insult in den ersten 6–8 Stunden nicht entschieden werden, ob der weitere Spontanverlauf im Stadium III verbleibt oder aber letztendlich in ein Stadium IV mit Defektheilung übergeht. Bei ersterem bräuchte man nicht notfallmäßig zu intervenieren, in letzterem Stadium sollte man es. Das dritte Problem besteht darin, daß man beim üblichen Zuwarten der 4-Wochenfrist bei der Karotisstenose das morphologische Risiko eines zwischenzeitlichen Internaverschlusses und das klinische Risiko einer Progression des neurologischen Defizites eingehen muß. Interveniert man erst dann, so ist das Risiko unvergleichlich höher.

Alles in allem hat sich unseres Erachtens die Praxis der letzten Jahre trotz kleiner Fallzahl bewährt und sollte daher bei dieser strengen Indikationsstellung beibehalten werden.

Die Standpunkte bezüglich eines operativen Vorgehens beim „progressive stroke" sind fast noch kontroverser als beim frischen Insult. Hierzu haben in jüngster Zeit die Gruppen um Mannick [5] in Boston und Greenhalgh [1] in

Tabelle 5 Probleme bei der Entscheidung pro und contra operatives Vorgehen beim frischen Insult

| *Problem* |
|---|
| – rasche Diagnose möglich? |
| – weiterer Spontanverlauf? (Stadium III/IV) |
| – progrediente Symptomatik? |

London über ein kleines Patientenkollektiv berichtet (28 bzw. 12 Patienten). Bei allen Patienten bestanden dezente neurologische Ausfälle (sog. „small fixed neurologic deficits" mit oder ohne Herdbefund) mit Progression der neurologischen Symptomatik. Kein Patient verstarb, überwiegend wurde eine Besserung bzw. Beschwerdefreiheit post operationem rasch erreicht. Auch die beiden vorgestellten Patienten zeigten ein sehr zufriedenstellendes Ergebnis. Die Verfasser sind aber dennoch der Meinung, daß dieses Vorgehen noch mehr als die Operation des frischen Insultes die Ausnahme unter strengster Indikationsstellung bleiben sollte. Im Zweifelsfall muß die Entscheidung immer gegen ein operatives Vorgehen fallen.

In den vergangenen Monaten wurde auf gefäßchirurgischen und berufspolitischen Sitzungen viel darüber geredet, durch wen und wo Karotischirurgie betrieben werden sollte. Daß die geschilderten Eingriffe nur da vorgenommen werden dürfen, wo Karotischirurgie einen Schwerpunkt darstellt und sämtliche heute üblichen diagnostischen Möglichkeiten vorhanden sind, erscheint den Autoren als unabdingbare Voraussetzung.

## Zusammenfassung

Seit Anfang 1982 wurden neun Patienten (2,9%) im Stadium des frischen Insultes operiert. 77,8% (7 Patienten) wurden rasch neurologisch beschwerdefrei bzw. zeigten bis zur Entlassung eine deutliche Besserung ihres neurologischen Defizites. Zwei Patienten (22,2%) zeigten keine Verbesserung ihrer präoperativen neurologischen Ausfälle. Kein Patient verstarb post operationem.

Die Operationsindikation wurde sehr streng gehandhabt. Wesentlich ist, daß keine Eintrübung des Bewußtseins vorliegen darf und der Eingriff innerhalb von acht bis maximal 12 Stunden nach Insultbeginn durchgeführt werden kann.

In seltenen Fällen kann auch der „progressive stroke" jenseits der zwölften Stunde und vor Ablauf von vier Wochen eine Operationsindikation darstellen. Dies wurde bei zwei Patienten (0,6%) mit gutem Erfolg so gehandhabt. Der Eingriff zu diesem späten Zeitpunkt wird und muß aber in Anbetracht des trotz eigener guter Erfolge hohen Letalitäts- und Morbiditätsrisiko die Ausnahme bleiben.

## Literatur

[1] Greenhalgh, R. M., C. N. McCollum, B. M. Bourke, et al.: 12 th Annual Symposium on Current Critical Problems in Vascular Surgery. New York 1985.

[2] Hepp, W., K. Haar, E. Becker, et al.: Entwicklung der Karotis-Chirurgie im Klinikum Charlottenburg seit 1971. DBÄ **22** (1985) 192.

[3] De Vleeschauwer, P., Th. Schmitz-Rixen, A. Kraus, et al.: Die Frühmorbidität und Letalität nach Karotisdesobliteration. Zbl. Chirurgie **110** (1985) 463.

[4] Vollmar, J. F.: Rekonstruktive Chirurgie der Arterien. Thieme, Stuttgart–New York 1982.
[5] Whittemore, A. D., S. T. Ruby, N. P. Couch et al.: Early carotid endarterectomy in patients with small fixed neurologic deficits. J. Vasc. Surg. **1** (1984) 795.

# Intraoperative Kriterien zur Shuntanlage in der Karotischirurgie

*G. Fraedrich, W. Russ, K. Ratthey, F. W. Hehrlein*

## Einleitung

Die chirurgische Behandlung der Karotisstenose dient überwiegend der Prophylaxe eines ischämischen Hirninfarktes. Trotz zahlreicher Fortschritte in Indikationsstellung, Diagnostik, Operationstechnik und Intensivmedizin ist jedoch die operative Rekonstruktion der extrakraniellen A. carotis noch immer mit dem Risiko passagerer oder permanenter neurologischer Defizite behaftet; es liegt zwischen 2,4% [1] und 8,1% [6]. Verschiedene anästhesiologische [2] oder medikamentöse [5] Maßnahmen zur Hirnprotektion wurden angegeben und insbesondere die Einlage eines intraluminären Shunts empfohlen [4]. Die obligatorische Shunteinlage wird jedoch nach wie vor kontrovers diskutiert, da es hierdurch zur Ablösung von Plaques oder Gerinnseln mit nachfolgender Embolisation kommen kann und nach allgemeiner Auffassung lediglich ca. 10–16% der Patienten einer solchen Protektion bedürfen (10).

Zur intraoperativen Erfassung von Ausfällen, insbesondere im gefährdeten Gebiet der A. cerebri media, wurden deshalb zahlreiche Verfahren beschrieben, wobei sich weder die EEG-Registrierung [6], die Durchblutungsmessung mit Xenon [10] noch die Stumpfdruckmessung [7] als zuverlässige Indikatoren zur Shunteinlage bewährt haben. Wir haben deshalb zwei intraoperative Registrierungsverfahren vergleichend untersucht [8, 9].

## Methodik

### EEG-Spektralanalyse (CSA)

Das Prinzip der seitengetrennten 2kanaligen EEG-Spektralanalyse, in unserem Fall mittels eines Neurotrac®-Systems (Fa. Interspec), in Form des CSA (compressed spectral array) beruht auf der Wiedergabe transformierter Spektren eines veränderbar langen EEG-Abschnittes, wobei als Kenngröße die spektrale Eckfrequenz (SEF) gesondert ausgewiesen wird. Sie kommt als schwarzer Balken zur Darstellung und wird als die Frequenz definiert, bei der noch 5% der Energie nachweisbar ist. d. h. 95% der Gesamtenergie ist in der CSA-Darstellung links der SEF vorhanden (Abb. 1). Die Ableitung erfolgte mittels EEG-Elektroden, die

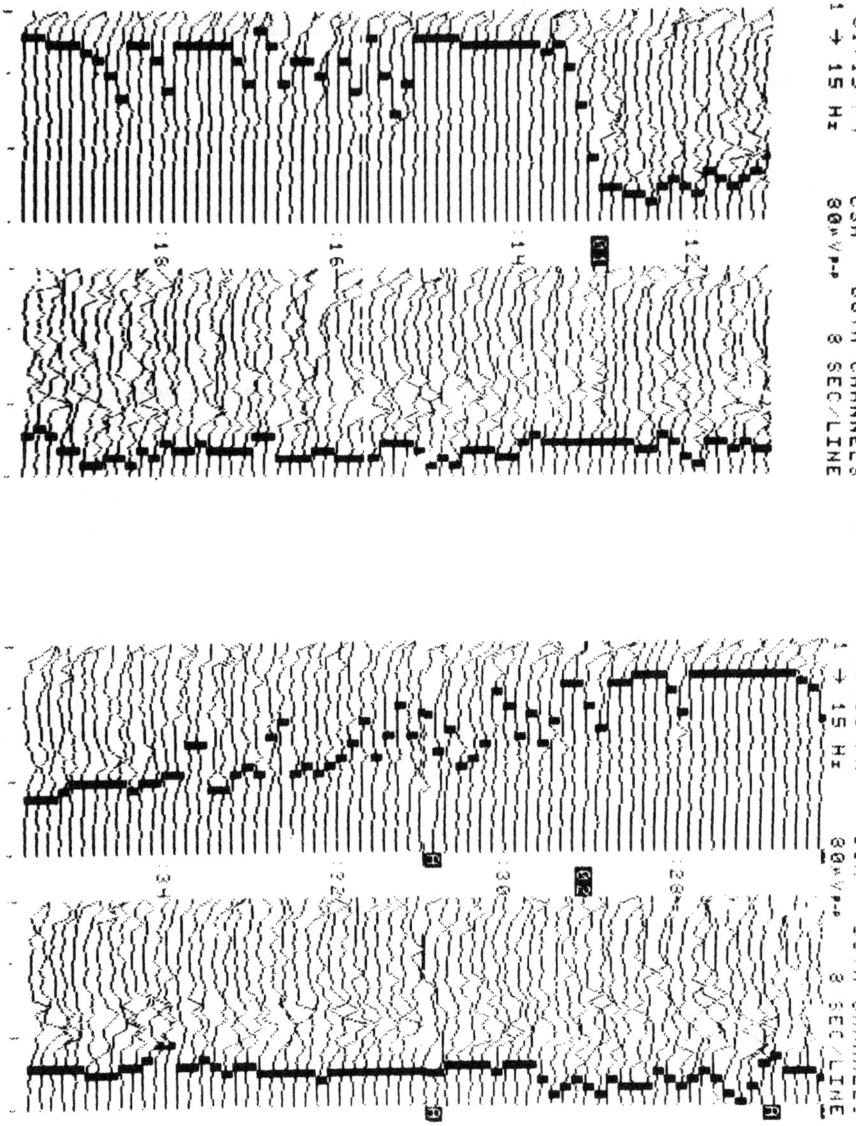


Abb. 1 Spektral-EEG einer 63jährigen Patientin. a = Seitengleiches, bimodales Spektrum. Die SEF geht nach Abklemmen der linken A. carotis interna (01) von 12 auf 2 Hz zurück; b = nach Endarterektomie mit Erweiterungsplastik und Freigabe des Blutstroms (02) bilden sich die EEG-Anteile über der linken Hemisphäre wieder aus.

bipolar an den Punkten $Fp_1$ und $A_1$ sowie $Fp_2$ und $A_2$ bzw. $F_z$ (Internationales Ten-Twenty-System) angebracht wurden [9]. Die Elektroden wurden vor Operationsbeginn angelegt, das CSA mit SEF bis zum Aufwachen der Patienten kontinuierlich registriert, alle Patienten prä- und postoperativ neurologisch untersucht.

## Somatosensorisch evozierte Potentiale (SEP)

Die Registrierung einer kortikalen Antwort auf Reizung eines sensiblen Nerven wird von reizunabhängigen EEG-Schwankungen überlagert, die jedoch durch Aufsummation und Mittelwertbildung von 128 bzw. 256 Einzelimpulsen neutralisiert werden, so daß eine typische zervikale oder kortikale Antwort entsteht. Wir nahmen die Stimulation des zur operierenden Seite kontralateralen N. medianus vor und leiteten die Antworten des Cortex über $C_3$ und des Halsmarks über $C_2$ bzw. $F_z$ als Referenzpunkt ab (Internationales Ten-Twenty-System). Reproduzierbare Antworten stellten die Latenzen N 14, N 20, P 25, N 30, und P 40 (ms), die Amplituden N 20–P 25, und N 30–P 40 (μV), sowie die Überleitungslatenz N 20–N 14 (CCT = central conduction time) dar (Abb. 2) [8]. SEPs wurden zu Narkosebeginn, während der Präparation, in 2minütigem Abstand während der Karotisabklemmzeit sowie nach Abschluß der Arteriennaht und Freigabe des Blutstroms aufgezeichnet. Bei allen Patienten wurde prä- und postoperativ ein neurologischer Status erhoben.

Beide Untersuchungsverfahren wurden überwiegend synchron vorgenommen (n = 40); das operative Vorgehen bestand überwiegend in Thrombendarteriektomien, wobei in ca. 40% der Fälle eine zusätzliche Patcherweiterungsplastik vorgenommen wurde. Vor Abklemmen der Gefäße wurden 100 IE Heparin/kg KG verabreicht.

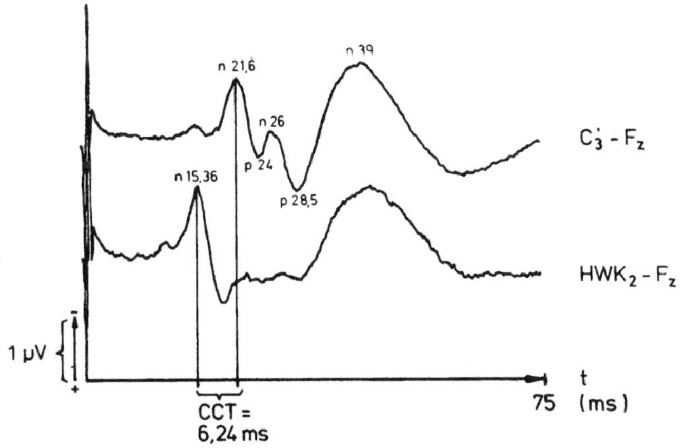


Abb. 2 Somatosensorisch evoziertes Potential nach Stimulation des N. medianus eines 58-jährigen Patienten: kortikale ($C_3$–$F_z$) und cervikale ($HWK_2$–$F_z$) Antwort.

## Ergebnisse

Bei 11 Patienten (26%) von 43 (6 Stadium I nach Vollmar, 19 IIa, 11 IIb, 7 IV) wurden intraoperativ Veränderungen im CSA, insbesondere ein Rückgang der SEF beobachtet (s. Abb. 1), jedoch wiesen noch 2 dieser Patienten postoperativ ein neurologisches Defizit auf: in einem Fall eine reversible brachial betonte Hemiparese und einmal ein letaler Hirninfarkt. Hieraus ergibt sich beim Fehlen falsch negativer Ergebnisse eine Sensitivität der Methode von 100%, jedoch in Anbetracht der falsch positiven Veränderungen lediglich eine Spezifität von 70% und eine Vorhersagbarkeit von 40%.

Bei 123 Patienten (18 Stadium I, 58 IIa, 26 IIb, 21 IV) wurden SEPs abgeleitet. In 99 Fällen (80%) traten keinerlei Veränderungen der Latenzen, Amplituden oder des CCT auf; 18 Patienten (14,6%) zeigten einen Rückgang der mittleren Latenzen, eine Amplitudenreduktion N 20–P 25 oder eine Verlängerung des CCT – die primäre kortikale Antwort war jedoch immer nachweisbar. Im postoperativen Verlauf traten keine neurologischen Defizite auf. In 5 Fällen trat eine reduzierte Amplitude N 20 und ein verlängertes CCT sofort nach Abklemmen auf; nach 4 Minuten war keine elektrische Antwort mehr nachweisbar. Sie wiesen ebenso wie ein weiterer Patient mit Verminderung von N 20, Verlust der mittleren Latenzen und Verlängerung des CCT postoperativ neue neurologische Defizite auf, die in 3 Fällen (2,4%) reversibel, in 2 Fällen (1,6%) permanent und bei 1 Patienten (0,8%) letal war. Bei 7 weiteren Patienten wurde die Indikation zur Shunteinlage aus dem SEP-Monitoring abgeleitet; die elektrischen Veränderungen waren danach vollständig reversibel (Abb. 3). Insgesamt erfolgte eine intraluminäre Shunteinlage bei 24 Patienten (19,5%), die Indikation richtete sich nach dem präoperativen angiographischen Bild oder der zu erwartenden Ischämiezeit. Bei 1 der 123 Patienten fehlte N 20 von Beginn an, ohne daß ein Infarkt auftrat. Bei Zugrundelegung des Verschwindens von N 20 als einzigem Kriterium ergibt sich hieraus eine Sensitivität von 88%, eine Spezifität von 99% und eine Vorhersagbarkeit von 88%.

## Diskussion

Das Risiko einer persistierenden zerebralen Ischämie nach Abklemmen der Karotisgabel scheint lediglich in 10–16% der Fälle gegeben [10], so daß die obligatorische Shuntanlage [4], ein ebenfalls mit Risiken behaftetes Verfahren, von vielen Arbeitsgruppen abgelehnt wird. Verschiedene Maßnahmen zur intraoperativen Erfassung neurologischer Ausfälle wurden zwar beschrieben [6, 7, 10], sie konnten sich jedoch nicht als zuverlässige Indikatoren bewähren, so daß uns die Entwicklung oder Erprobung neuer aussagekräftiger, von Narkose- oder Medikamenteneinflüssen weitgehend unabhängigen und mit geringem operativen Aufwand vorhandenen Monitoring-Verfahren sinnvoll erschien [8, 9].

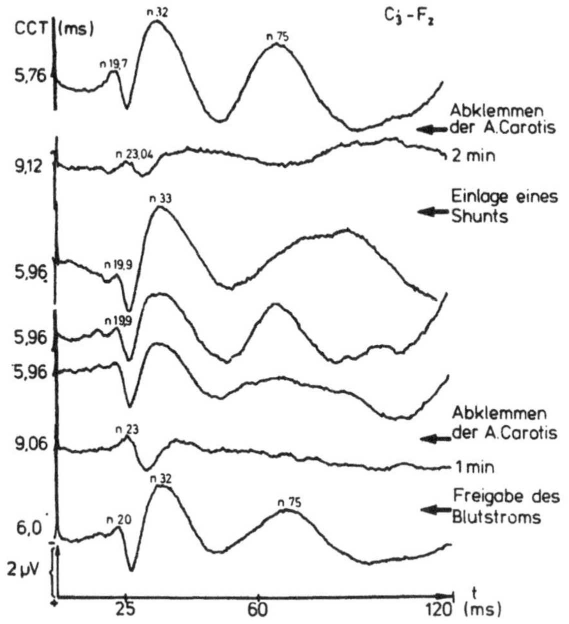


Abb. 3 Kortikales SEP eines 52-jährigen Patienten: Abnahme der Latenzen und Zunahme des CCT 3 Minuten nach Abklemmen, Normalisierung nach Shuntanlage, erneute Verschlechterung nach Shuntentfernung und Normalisierung nach Freigabe des Blutstroms.

Obwohl die EEG-Spektralanalyse [6], insbesondere in Form der CSA bei Zugrundelegung eines Rückgangs der SEF um mehr als 50% für mindestens 5 Minuten [9] ein Verfahren darstellt, bei dem falsch negative Ergebnisse nicht auftreten, erscheint es aufgrund seiner Spezifität und Vorhersagbarkeit nur mit Einschränkungen geeignet.

Die Ableitung somatosensorisch evozierter Potentiale hingegen hat sich als Verfahren zur Detektion zerebraler Minderdurchblutung bewährt. Der Zusammenhang zwischen CCT und zerebralem Blutfluß wurde aufgrund experimenteller Ergebnisse bewiesen [3], aufgrund unserer Untersuchungen erscheint die progrediente Abnahme der Amplitude N 20 bis zu ihrem vollständigen Verlust ein prognostisch sicheres Kriterium darzustellen [8]. Da jedoch unmittelbar nach Abklemmung der Karotisgabel eine genaue Aussage über Zunahme oder Reversibilität der SEP-Veränderungen nicht möglich ist, sollte unseres Erachtens der vollständige Verlust von N 20 nach Ischämiebeginn, eine mehr als 50% Abnahme der Amplitude N 20–P 25 oder eine Verlängerung des CCT auf über 7,6 ms als Indikation zur Shuntanlage angesehen werden.

Bei signifikant überlegener Treffsicherheit stellt die Ableitung somatosensorisch evozierter Potentiale im Vergleich zur EEG-Spektralanalyse ein zuverlässiges Verfahren zur intraoperativen Erstellung von Kriterien zur Shuntanlage in der Karotischirurgie dar.

## Literatur

[1] Chiappa, K. H., S. Burke, R. R. Young: Results of Elektroencephalic Monitoring during 367 Carotid Endarterectomies. Stroke **10** (1979) 381.

[2] Erwin, D., M. J. Pick, G. W. Taylor: Anaesthesia for Carotid Artery Surgery. Anaesthesia **35** (1980) 246.

[3] Hargadine, J. M., N. M. Symon Branston: Central Conduction Time in Primate Brain Ischemia – A Study in Baboons. Stroke **11** (1980) 637.

[4] Javid, H., O. C. Julian, W. S. Dye et al.: Seventeen year Experience with Routine Shunting in Carotid Artery Surgery. World J. Surg. **3** (1979) 167.

[5] Moffat, J. A., M. J. McDougal, D. Brunet et al.: Thiopental Bolus during Carotid Endarterectomy – rational Drug Therapy? Can. Anaesth. Soc. J. **30** (1983) 615.

[6] Rampil, I. J., J. W. Corell, S. M. Rosenbaum et al.: Computerized Electroencephalogram Monitoring and Carotid Artery Shunting. Neurosurgery **13** (1983) 276.

[7] Ricotta, J. J., M. H. Charlton, J. A. De Weese: Determining Criteria for Shunt Placement during Carotid Endarterectomy. EEG versus Back Pressure. Ann. Surg. **198** (1983) 642.

[8] Russ, W., G. Fraedrich, F. W. Hehrlein et al.: Intraoperative Somatosensory Evoked Potentials as a Prognostic Factor of Neurologie State after Carotid Endarterectomy. Thorac Cardiovasc Surgeon **33** (im Druck).

[9] Russ, W., D. Keing, W. Krumholz et al.: Erfahrungen mit einem neuen EEG-Spektralanalysator in der Karotischirurgie. Anästhesist **34** (1985) 85.

[10] Sundt, T. M.: The Ischemic Tolerance of Neural Tissue and the Need of Monitoring and Selective Shunting during Carotid Endarterectomy. Stroke **14** (1983) 93.

# Zusammenfassende Diskussion: Supraaortische Äste, Gefäßchirurgie

*H. Denck, A. Hirner*

In der knapp 50minütigen Sitzung konnten indikatorische und operative Fehler nur stichwortartig beleuchtet werden. Insbesondere wurde bei vielen, schon seit längerer Zeit kontrovers beurteilten Verfahrensweisen auch heute keine Einigung erzielt.

**Kontrovers beurteilte Verfahrensweisen:**

- Indikatorische Reihenfolge bei gleichzeitigen, jeweils symptomatischen Karotis- und Koronarläsionen;
- Intervention bei asymptomatischem A. carotis communis-Verschluß: Raithel (Nürnberg) bejaht dies; die überwiegende Mehrheit der Anwesenden verneint dies, wobei insbesondere die vorgeschlagene Technik (retrograde, geschlossene Ringstripper-TEA) abgelehnt wurde;
- indikatorische Reihenfolge bei symptomatischem Ulkus (ohne wesentliche Stenose) und kontralateraler asymptomatischer (hochgradiger) Stenose;
- Lokalanästhesie (Denck, Wien) versus Allgemeinanästhesie (überwiegende Mehrheit);
- Einlage eines intraluminalen Shunts: grundsätzliches Nein durch Raithel (Nürnberg) versus Einlage nach/vor TEA (kürzeste Ischämiezeit von ca. 60–90 sec.) versus Einlage auf Bedarf in Abhängigkeit zerebraler Funktionsveränderungen bei entsprechendem Monitoring (fakultative Einlage durch Denck, Wien und Fraedrich, Gießen);
- besteht direkt postoperativ nach Narkoseausleitung ein zur Operationsseite korrelierendes neurologisches Defizit, sofortige Reintervention *ohne jegliche apparative Diagnostik:* Raithel bejaht dies, viele der Anwesenden verneinen dies wegen der Erfahrung, daß für die meisten intraoperativen Ischämien (iatrogene) Mikroembolien aufgrund der Präparation der Karotisgabel verantwortlich sind;
- über die Notwendigkeit einer exakten präoperativen Darstellung der intrazerebralen Gefäße wurde nicht gesprochen: Entsprechend anderer Kongresse wird sie von der Mehrzahl gefordert (hieraus ergeben sich u. U. Kontraindikationen), nur von einzelnen Zentren als nicht notwendig angesehen.

**Empfehlungen und Trends:**

- Indikatorische Zurückhaltung im Stadium I, bis die bundesweite Multicenter-Studie eindeutige Ergebnisse gebracht hat;

- im Zweifel immer präoperative (konventionell-arterielle) Angiographie, insbesondere, wenn der Doppler-Befund und die arterielle digitale Subtraktionsangiographie keine eindeutigen Ergebnisse erbracht haben;
- extreme Wichtigkeit eines exakten anästhesiologischen Monitorings, insbesondere der kontinuierlichen arteriellen blutigen Druckmessung;
- langsame Auflockerung der bisherigen Ablehnung, im frühen Stadium III bei erhaltenem Bewußtsein zu operieren; für die 6-Stunden-Angabe gibt es keine harte Beweisführung: nach Denck und Hepp kann sie durchaus bis 12, unter Umständen sogar bis 24 Stunden verlängert werden;
- Durchführung der Karotischirurgie nur in solchen Zentren, wo einerseits alle diagnostischen Möglichkeiten vorhanden sind, andererseits eine Minimal-OP-Frequenz nicht unterschritten wird.

**Allgemein anerkannte indikatorische Fehler:**
- Korrektur einer Subklavialäsion bei gleichseitiger, nicht korrigierter Karotisstenose;
- Karotisgabel-TEA bei weiterbestehenden Einstromhindernissen in der vorgeschalteten Strombahn (z. B. Truncusabgänge);
- Karotisoperation ohne vorherige CT-Durchführung;
- Nichtbeachtung der zerebralen Reparationsphase nach Hirninfarkt (ca. 3- bis 6wöchige Wartezeit empfehlenswert);
- kausale Operation eines renovaskulären Hochdrucks (z. B. Nierenarterienstenose) vor Operation einer Karotisstenose.

**Allgemein anerkannte operative Fehler:**
*Zugangsprobleme* umfassen die zu hohe submandibuläre Schnittführung (Schädigung des Ramus mandibularis facialis), die doppelseitige Durchtrennung des deszendierenden Astes des N. hypoglossus mit konsekutiver Beeinträchtigung des Schluckaktes, ungenügende Exposition der Karotisgabel und eine nicht sorgfältig genug durchgeführte Präparation der Karotisgabel mit konsekutiver intraoperativer Mikroembolie ausgehend von ulzerösen Plaques.

Eigentliche *rekonstruktive Fehler* umfassen eine nicht radikal genug durchgeführte Thrombendarteriektomie, die Nichtverwendung eines Patches, die Nichtbeachtung der Forderung, daß ein Patch die nach kranial hin bestehende Intimastufe um 5–8 mm überspannen soll und die Vermeidung stenosierender Umstechungen bei Einriß der zarten Gefäßwand. Bei Reanastomosierung unbedingt Einzelknopfnähte!

Wie weiter oben angedeutet, wird vereinzelt im Stadium III eines akuten Schlaganfalles operativ vorgegangen. Es wäre *fehlerhaft,* wenn hierbei unter folgenden Bedingungen operiert würde: Bei eingetrübtem Bewußtsein, bei Vorhandensein anderer wesentlicher Grunderkrankungen, bei Vorliegen nur unspezifischer Karotis interna-Veränderungen (es muß gefordert werden ein Interna-Verschluß bzw. eine filiforme Stenose!) und bei Verzicht auf Doppler-Sonographie, Angiographie und Computertomographie.

# Thorakale Aortenaneurysmen

*W. J. Stelter*

Der Allgemeinchirurg mit Interesse für Thorax- und Gefäßchirurgie begegnet Aneurysmen der thorakalen Aorta meistens mit gewisser Scheu und Zurückhaltung. Diese Operationen sind relativ selten. Sie sind mit größerem Aufwand verbunden und gelten daher als besonders risikoreich. Ich überblicke persönlich auch nur 112 Operationen an der thorakalen Aorta während einer über 11jährigen Tätigkeit an der Chirurgischen Universitätsklinik München; dazu kommen 4 weitere Eingriffe an der Chirurgischen Klinik des Städtischen Krankenhaus Ffm.-Höchst seit dem 1. 9. 1984.

Aneurysmen der Aorta ascendens und des Aortenbogens werden heute zumeist in herzchirurgischen Kliniken unter Anwendung der Herz-Lungen-Maschine operiert. Dem Allgemeinchirurgen bleiben rekonstruktive Eingriffe an der Aorta descendens, auf die ich mich heute beschränken will, ferner der thorako-abdominalen Aorta und in wenigen Ausnahmen noch des Aortenbogens. Bei der Besprechung von Aneurysmaoperationen an der thorakalen Aorta muß unbedingt nach der Aneurysma-Ätiologie unterschieden werden (Abb. 1). Von größter Bedeutung für den Allgemeinchirurgen ist hierbei das Trauma, da er jederzeit damit konfrontiert werden kann.

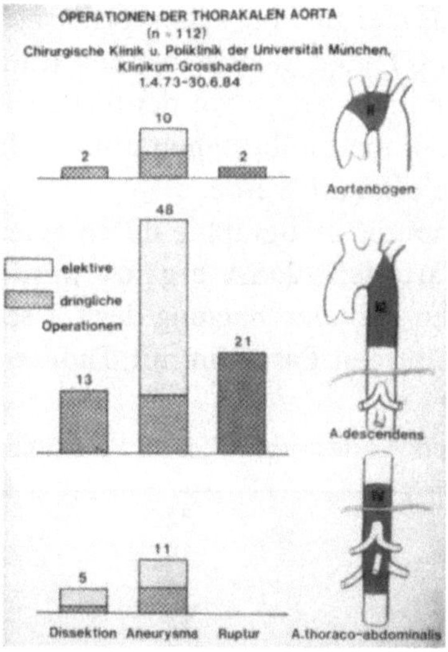


Abb. 1 Lokalisation und Ätiologie bei 122 Aneurysmaoperationen der thorakalen Aorta (n = 112 Chir. Univ. Klinik München, 1. 4. 1973–30. 6. 1984).

Ein adäquates Trauma kann akut eine *Aortenruptur* verursachen, die nach 6 Wochen definitionsgemäß in ein traumatisches Aneurysma spurium übergeht. Die Aortenruptur gehört aus systematischen und operationstechnischen Gründen in das Kapitel der Aortenaneurysmen [5, 6]. Hierbei überblicke ich 37 Fälle unserer Klinik, von denen ich 22 persönlich operiert habe. Dies ist im Vergleich zu anderen Kliniken eine relativ große Gruppe, da man nur selten solche Patienten zu Gesicht bekommt. Nach meiner Erfahrung sind hier eine Reihe von Fehlern bei der Indikation und davor noch bei der Diagnostik bereits im Vorfeld der Operation möglich. Die in der Klinik überwiegend am Aortenisthmus gelegenen queren Ein- oder kompletten Durchrisse werden auch nach adäquatem stumpfen Thorax- oder Abdominaltrauma häufig übersehen. Anders wäre es auch nicht zu erklären, daß immer noch die Zahl der chronischen traumatischen Aneurysmen an den entsprechenden Kliniken die Zahl der akuten Rupturen übersteigt. Das Leitsymptom „weites Mediastinum" wird nicht genügend beachtet. Ein weites Mediastinum muß jedoch nicht *immer* erkennbar sein (Tab. 1).

In allen unseren Fällen ohne deutlich erweitertes Mediastinum fand sich jedoch eine sonst unerklärte Hypertonie oder eine Blutdruckdifferenz zwischen Armen und Beinen. *Auf dieses sogenannte Pseudo-Koarktationssyndrom ist nach jedem stumpfen Körpertrauma sorgfältig zu achten, und sein Auftreten sollte immer zu gezielter Diagnostik hinsichtlich einer Aortenverletzung veranlassen.* Bei Verdacht auf Aortenverletzung erscheint uns heute die Computertomographie mit Gabe von Kontrastmittel der geeignetste diagnostische Schritt nach Anfertigen einer Thoraxübersichtsaufnahme. Die Auswertung dieser im Bereich des Aortenbogens in 5-mm-Schichten angefertigten Computertomogramme muß sehr subtil von einem Erfahrenen vorgenommen werden. So wurde bei uns bei einer 17jährigen Polytraumatisierten mit weitem Mediastinum ein CT vom diensthabenden Radiologen als unverdächtig befundet, obwohl klar erkennbar an einem deutlichen Kalibersprung des Lumens ein großes pulsierendes Hämatom bestehen mußte, das dann auf der von uns angeforderten Aortographie erkannt wurde.

Im geringsten Zweifelsfalle sollte die Computertomographie durch eine Angiographie, heute auch eventuell durch eine arterielle DSA ergänzt werden. Die Angiographie kann auch vor der umgekehrten Fehleinschätzung des CT schützen. So wurde beispielsweise bei einer unter 30jährigen Patientin mit Thoraxschmerz

Tabelle 1 Symptome der traumatischen thorakalen Aortenruptur bei 36 Patienten

| | |
|---|---|
| Weites Mediastinum | 32 |
| Hämatothorax | 19 |
| RR-Differenz (Arm-Bein) | 14 |
| Hypertonus | 14 |
| Anurie | 2 |
| Ischämie der unteren Extremitäten | 1 |
| Paraplegie | 1 |
| Hämatemesis | 1 |

und einem Thoraxtrauma in der Anamnese im CT eine kontrastmittelanreichernde, weit nach vorne ausladende Verschattung gefunden, die als eine gedeckte Aortenruptur gedeutet wurde. Obwohl das computertomographische Bild keineswegs als typisch dafür angesehen werden konnte, wurde ohne weitere Diagnostik thorakotomiert und dann ein Tumor im Oberlappenhilus mit Atelektase festgestellt, die der nach vorne ausladenden und kontrastmittelanreichernden Verschattung entsprach. Die Operation wurde als Probethorakotomie beendet. Bei einem Reeingriff wurde schließlich eine ausgedehnte Lungenresektion wegen eines Karzinoids vorgenommen. Wäre dies nicht im eigenen Hause vorgefallen, wo alle chirurgischen Spezialitäten in einer Klinik gepflegt werden, könnte man glauben, diese Patientin sei in eines jener modernen Zentren für Chirurgie eingeliefert worden, wo Thorax-, Gefäß-, Abdominal-, Herz- und Unfallchirurgische Kliniken jeweils unabhängig nebeneinander geführt werden.

Aber auch trotz Einsatz von Computertomographie mit Kontrastmittelgabe und Angiographie kann es zu folgenschweren Fehlinterpretationen kommen.

Bei zwei unserer Patienten glaubte man im Angiogramm eine Aortenruptur an typischer Stelle zu erkennen (Abb. 2). In Wahrheit lag jedoch ein Einriß einmal bis in den Aortenbogen reichend (Abb. 2a) und einmal im Aortenbogen zwischen Truncus brachiacephalicus und linker Carotis communis vor (Abb. 2b); sie führten intraoperativ beim Versuch den Aortenbogen freizulegen zur unkontrollierten tödlichen Verblutung. Obwohl eine Aortenruptur nachgewiesen ist, wird die Indikation immer noch häufig als nicht dringlich angesehen. In renommierten herzchirurgischen Kliniken wird die Meinung vertreten, man solle mit der Operation warten, bis das Stadium des chronischen Aneurysma mit weitaus geringerem Operationsrisiko erreicht sei. Hierbei übersieht man jedoch lange bekannte Tatsachen: Schon 1968 zeigte Heberer [3] in seiner allseits bekannten Untersuchung über die Überlebenszeit nach Aortenruptur, daß 80% der Verletzten am Unfallort versterben, jedoch 20% der Verletzten den Unfall lange genug überleben um eine Klinik zu erreichen. In der Folgezeit versterben jedoch die meisten an der zweizeitigen Ruptur innerhalb der nächsten Tage und Wochen, bis nur noch ca. 3–5% das Stadium des chronischen Aneurysma spurium erreichen. In einer identischen Studie eines früheren Mitarbeiters aus dem Münchner Gerichtsmedizinischen Institut zeigte sich ebenfalls, daß viele der Patienten mit Aortenruptur zum Teil noch nach Tagen sekundär verblutet sind [6]. Schließlich zeigt die Analyse unserer Todesfälle, daß 6 Patienten an der Verblutung verstarben, noch bevor die definitive Versorgung der Aortenruptur vollendet war. Weitere 5 Patienten verstarben postoperativ an den Folgen ihrer Begleitverletzungen, des Beckens, der Leber, Lunge, des Schädel-Hirns und 1 Patient an einer ungeklärten Hyperfibrinolyse (Tab. 2). Alle diese Todesursachen hatten keinen direkten Zusammenhang mit der Aortenrekonstruktion.

Bezüglich der Operationstechnik herrscht heute weitgehend Übereinstimmung, daß die Wiederherstellung unter einfacher Abklemmung der Aorta descendens ohne weitere Hilfsmittel zur temporären Blutumleitung erfolgen kann [4]. Die

Anwendung von Pumpenumleitungen mit der hierfür erforderlichen Heparinisierung ist nach unserer Erfahrung sehr komplikationsträchtig, insbesondere bei einem Mehrfachverletzten, wo es zu erheblichen Blutungen beispielsweise aus Beckenfrakturen oder retroperitonealen Hämatomen etc. kommen kann. Auch temporäre Schlauchumleitungen mit der hierfür erforderlichen Kanülierung des Aortenbogens oder der Aorta ascendens oder Aa. subclavia und der Aorta descendens sind beim frischen Trauma nicht unproblematisch und können nach unserer Erfahrung zu höherem Blutverlust als die eigentliche Aortenrekonstruktion führen. Daher halten wir die einfache Abklemmung für das sicherste Verfahren, unter der Voraussetzung, daß ein routinierter Anästhesist die Hämodynamik während der Abklemmphase beherrscht. In den meisten Fällen gelingt nach unserer Erfahrung auch noch Tage nach der Ruptur die schnellere direkte Naht mit Hilfe eines monofilen Fadens. Wenn dabei ein Teil der noch erhaltenen Zirkumferenz die

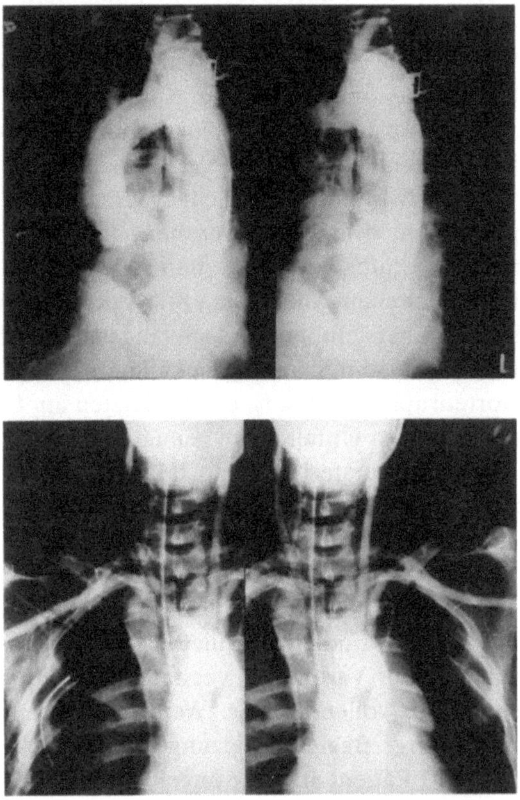

a

b

Abb. 2 Aortogramm einer traumatischen Aortenruptur; a = die von der Aorta descendens in den Aortenbogen hineinreichende (55jährige Patientin); b = die dorsal im Aortenbogen zwischen Truncus brachiocephalicus und linker Arteria carotis communis gelegen war (19jähriger Patient). Bei beiden Patienten wurde thorakotomiert unter der Annahme einer Ruptur an typischer Stelle. Beide Patienten verstarben beim Versuch der Aortenbogenfreilegung an einer unkontrollierbaren Blutung.

Tabelle 2 Sterblichkeit bei Operationen der akuten thorakalen Aortenruptur

| | n | verstorben vor Rekonstr. | verstorben p. op. |
|---|---|---|---|
| Chir. Univ. Klinik Köln (1965-März 1973) | 11 | 3 | 3 |
| Chir. Univ. Klinik München (April 1973–15. 3. 1983 | 25 | 3 | 2 |
| gesamt | 36 | 6 | 6 |

Übersicht auf die darunter oder gegenüber liegende Ruptur stört, kann man die stehende Brücke rasch durchtrennen und den Einriß in einen übersichtlich anastomosierbaren kompletten Abriß verwandeln.

Beim chronischen traumatischen thorakalen Aortenaneurysma sollte mit der Diagnose auch die Operationsindikation gestellt werden [5]. Auch hier hat sich die Computertomographie zur Abklärung der zunächst unklaren Mediasinaltumore und/oder der von hier aus entstehenden Symptome sehr bewährt. So kennen wir einen 72jährigen Patienten, bei dem 11 Jahre nach Sturz von einem Baum Thoraxschmerz auftrat; ein in der Übersicht erkennbarer Mediastinaltumor schien angiographisch keinen Zusammenhang mit der Aorta zu haben. Erst durch die Computertomographie mit Kontrastmittelgabe zeigte sich eindeutig ein Kontrastmittelaustritt durch eine alte Teilruptur. Die immer wieder vertretende Meinung, daß kleinere traumatische Aneurysmen mit Wandverkalkungen insbesondere bei jungen Patienten belassen werden könnten, widerspricht allen vernünftigen Auffassungen von dieser Erkrankung, die praktisch immer zu Komplikationen führt, wenn man nur lange genug abwartet [6]. Wir beobachteten einen Patienten, bei dem 49 Jahre nach einer akuten kompletten Aortenruptur schließlich die gedeckte Ruptur zur akuten respiratorischen Insuffizienz mit notwendig werdender Intubation führte. 10 Jahre lang war er wegen immer heftigerer Bronchospastik und rezidivierender Pneumonien links basal wiederholt stationär behandelt worden, obwohl bereits 1947 in amerikanischer Gefangenschaft die Diagnose eines traumatischen thorakalen Aneurysma aufgrund der pathognomonischen Kalksichel im Aortenkopf gestellt wurde. Dieses ist unseres Wissens das längste je beobachtete Intervall zwischen Aortenruptur und Komplikation des daraus entstandenen traumatischen Aneurysmas. Um eine komplette Aortenabklemmung bei dem jetzt 76jährigen mit einer Reihe von Risikofaktoren zu vermeiden, wählten wir ein atypisches Vorgehen (Abb. 3). Nach Anlage einer Dacron-Prothese jeweils End-zu-Seit von der Aorta ascendens zur Aorta descendens wurde die Aorta beiderseits des Aneurysma quer abgeklemmt und die Stümpfe durch Naht verschlossen. Der Patient starb nach 3 Monaten permanenter antibiotischer Behandlung seiner hartnäckigen linksbasalen Pneumonie an einer fulminanten, nicht sofort erkannten Kolitis durch Clostridium difficile.

Bei **arteriosklerotischen** thorakalen Aneurysmen ist die Indikation wegen des höheren Alters und der vermehrten Risikofaktoren etwas problematischer, aber spätestens bei Auftreten des Symptomes Schmerz gegeben [6]. Zur Diagnostik gehört die Aortographie mit einwandfreier Darstellung der Topographie der Aortenbogenarterien.

So schien bei einem 72jährigen Patienten mit Rückenschmerzen eine nicht sehr optimale Aortographie ein Descendensaneurysma mit Hochdrängen der Aa. subclavia zu zeigen. Nach typischer Linksthorakotomie fand sich jedoch ein Aortenbogenaneurysma, das dann mittels eines Umwandlungsverfahrens ausgeschaltet werden mußte.

Für die Ausschaltung aller Arten von Descendsaneurysmen bevorzugen wir generall die einfache Aortenabklemmung. Dabei wird unter strenger Vermeidung einer Hypovolämie und eher unter einem Volumenüberschuß der Blutdruck proximal der Klemme durch Zufuhr von Natriumnitroprussid gesenkt, jedoch auf übernormalen Werten gehalten. Unter dieser Behandlung kann man eine Steigerung des Herzminutenvolumens beobachten, die die beste Garantie für eine ausreichende Perfusion der unteren Körperhälfte ist [7]. *Nitroglyzerin ist nicht geeignet* für eine adäquate Reduzierung des After-load unter diesen Bedingungen.

Neuerdings scheinen sich auch Kalziumantagonisten zu bewähren. Eine Überlegenheit der immer wieder diskutierten Hilfsmittel zur temporären Blutumleitung, mit denen wir zum größten Teil noch persönliche Erfahrung haben, läßt sich nicht

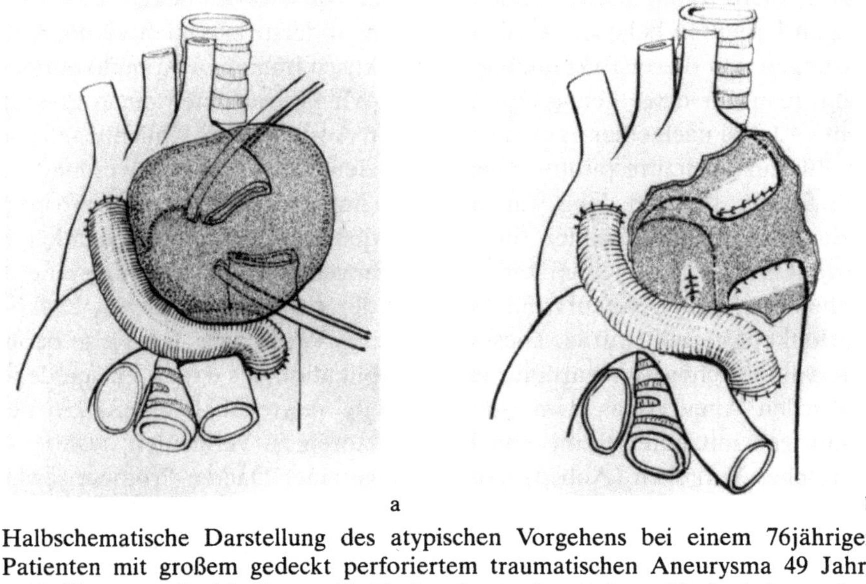

a b

Abb. 3 Halbschematische Darstellung des atypischen Vorgehens bei einem 76jährigen Patienten mit großem gedeckt perforiertem traumatischen Aneurysma 49 Jahre nach Trauma mit zirkulärem Abriß der Aorta descendens. Nach Anlage einer Prothese von der Aorta ascendens zur Aorta descendens (a) wurden die Aortenstümpfe abgeklemmt und nach Eröffnung des Aneurysmasackes übernäht (b). Daneben wurde noch eine Perforation in die linke Arteria pulmonalis übernäht.

nachweisen [1]. Insbesondere die Häufigkeit der gefürchteten ischämischen Rükkenmarkschäden ist mit ca. 3% in großen Vergleichsgruppen erstaunlich konstant. Die uniformste Gruppe bilden Patienten mit traumatischen Aneurysmen oder Aortenrupturen, da hier keine nennenswerten Interkostalarterien geopfert werden müssen.

Wir beobachteten unter 16 Patienten mit traumatischen Aneurysmen nach einfacher Abklemmung zweimal eine irreversible Rückenmarksschädigung (Tab. 3). Einmal kam es beim Freilegen zur freien Ruptur eines in den Oberlappen penetrierten Aneurysma; die Aorta mußte wegen des einsetzenden Blutverlustes rasch proximal der Aa. subclavia abgeklemmt werden, wobei der Blutdruck teilweise auf unter 90 mm/hg systolisch fiel. Der Patient war hypovolämisch. Beim zweiten Patienten wurde der Blutdruck während der 60 Minuten langen Abklemmzeit mit Nitroglyzerin gesenkt; auch er war hypovolämisch.

Nach der Versorgung von 25 akuten Rupturen unter einfacher Abklemmung trat einmal ein spinalis-anterior-Syndrom nach 60minütiger Abklemmung ebenfalls unter Drucksenkung mittels Nitroglyzerin auf.

Die problematischste Gruppe stellen die Patienten mit Aortendissektion dar. Bei der akuten Dissektion und stabiler Klinik unternehmen wir zunächst den Versuch einer konservativen drucksenkenden Behandlung auf der Intensivstation [5]. Wird keine Schmerzfreiheit erzielt, oder bestehen Zeichen der Progression und drohenden Ruptur, versuchen wir einen möglichst langstreckigen Abschnitt der thorakalen Aorta descendens durch eine Dacron-Prothese zu ersetzen. Systematische computertomographische Nachkontrollen haben gezeigt, daß in über 80% distal der Anastomose nach kurzstreckigem Prothesenersatz die Dissektion trotz Naht der dissezierten Wandschichten fortbesteht oder wieder auftritt [2, 8]. Häufig ergeben sich aber technische Probleme in der Gegend des Aortenbogens distal des Ursprungs der linken Aa. subclavia. In solchen Fällen hat sich uns die bereits erwähnte operationstechnische Variante bewährt, die sich an das früher häufiger geübte Umwandlungsverfahren zum Aortenbogenersatz anlehnt: nach Eröffnung des Herzbeutels wird die Prothese zunächst proximal End-zu-Seit an die gesunde Aorta ascendens anastomosiert; weiter distal kann dann oberhalb des Zwerchfells eine weitere Anastomose am besten End-zu-End erfolgen. Danach

Tabelle 3 Sterblichkeit und Paraplegierate nach Operation von akuter Aortenruptur und chronisch traumatischem Aneurysma (Chir. Univ. Klinik München 1.4.1973–14.3.1984)

| | n | einfache Abklemmung | verst. | irreversible Paraplegie |
|---|---|---|---|---|
| Akut (Ruptur) | 25 | 24 | 5 | 1 |
| Chronisch (Aneurysma sp.) | 32 | 16 | 2 | 2 |
| gesamt | 57 | 40 | 7 | 3 |

wird die deszendierende Aorta retrograd bis zum Aortenbogen abgetragen und gegebenenfalls sogar proximal der linken A. subclavia blind verschlossen. Nach zu weitgehender Abtragung der Aortenwand verloren wir 1 Patienten an den Folgen einer Nachblutung aus dem offenbar stark vaskularisierten Gewebe des Aortenlagers. Die A. subclavia kann über ein Protheseninterponat wieder revaskularisiert werden.

Bei allen Operationen an der thorakalen Aorta hat sich die Ausschaltung des linken Lungenflügels aus der Ventilation durch entsprechende Intubationstechniken bewährt. Man hat eine gute Übersicht, und die Lunge muß nicht durch brüsken Spateldruck unnötig traumatisiert werden.

Lassen Sie mich nach dieser anekdotenhaften Darstellung in Stichworten nennen, was ein Allgemeinchirurg über die Behandlung von Aneurysmaerkrankungen der thorakalen Aorta gelernt hat:

1. Bei allen Arten akuter und chronischer thorakaler Gefäßerkrankungen hat sich die Computertomographie mit Kontrastmittelgabe als das Diagnostikum der 1. Wahl bewährt. Man muß sich die Bilder jedoch in Ruhe anschauen.
2. Die Folgen eines thorakalen Aortentraumas sollten immer so schnell wie möglich repariert werden.
3. Ein gut eingespieltes Anästhesistenteam nimmt dem Chirurgen den linken Lungenflügel aus dem Weg und steuert sicher die Hämodynamik während der Aortenabklemmung. Dadurch wird der komplikationsträchtige Einsatz von temporären Umleitungen überflüssig.
4. Dem Chirurgen tut es gut, wenn er sich zuweilen an ältere Techniken der Aortenrekonstruktion erinnert, die ihm gelegentlich gut weiter helfen können.

## Literatur


[1] De Bakey, M. E., C. H. McCollum, J. M. Graham: Surgical treatment of aneurysms of the descending thoracic aorta. Long-term results in 500 patients. J. Cardiovasc. Surg. **19** (1978) 571.

[2] Guthauer, D. F., D. C. Miller, J. F. Silvermann et al.: Fate of the false lumen following surgical repair of aortic dissections: an angiographic study. Diagnostic Radiology **133** (1978) 1.

[3] Heberer, G.: Beurteilung und Behandlung von Verletzungen des Brustkorbes und der Brustorgane im Rahmen der Mehrfachverletzungen. Langenbecks Arch. Klin. Chir. **322** (1968) 268.

[4] Roberts, A. J., L. L. Michaelis: The use of bypass techniques and other forms of organprotection during thoracic aortic cross clamping. In: Surgery of the aorta and its body branches (Eds. J. J. Bergan, J. S. T. Yao), S. 109. Grune and Stratton, Orlando, FL – London 1979.

[5] Stelter, W. J., F. W. Schildberg, H. Imig: Arterielle Aneurysmen. In: Chirurgie der Gegenwart, Bd. 7 (Hrsg. R. Zenker, F. Deucher, W. Schink), S. 1. Urban und Schwarzenberg, München – Wien – Baltimore 1981.

[6] Stelter, W. J., H. M. Becker, G. Heberer: Rupturen und traumatische Aneurysmen der Aorta. Chirurg **54** (1983) 135.

[7] Stelter, W. J.: Organfunktionen und ihre Beeinflussung während Operationen bei Aortenaneurysma. In: Anaesthesiologische Probleme in der Gefäßchirurgie (Hrsg. E. Martin, F. Jesch, K. Peter), S. 93. Springer Verlag, Berlin – Heidelberg, New York – Tokyo 1985.

[8] Turley, K., D. J. Ullyot, J. D. Godwin et al.: Repair of dissection of the thoracic aorta. Evaluation of false lumen usilizing computed tomography. J. Thorac. Cardiovasc. Surg. **81** (1981) 61.

# Indikatorische und operative Fehler in der Chirurgie des Bauchaortenaneurysmas

*M. Trede, L. W. Storz, Ch. Petermann*

## Diagnostische Fehler

Am 15. April 1955 wurde ein 76jähriger Mann als Notfall in das Princeton Hospital eingewiesen. Die Diagnose lautete „akute Cholezystitis". Er hatte eine palpable Gallenblase mit Abwehrspannung im rechten Oberbauch. 3 Tage später war er tot. Sein Name: Albert Einstein. Die wahre Diagnose: „rupturiertes Aortenaneurysma – mit Blutung in die Gallenblasengegend" [1].

Und die Lehren aus diesem Fall?:

1. Heute würde man das Aneurysma rechtzeitig und elektiv ausschalten (bei Einstein war es immerhin schon 10 Jahre lang bekannt und symptomatisch gewesen). Allerdings war die erste Aneurysmaoperation gerade erst 4 Jahre zuvor gelungen [2].
2. Jeder akute Bauchschmerz bei einem Patienten mit möglichem Bauchaortenaneurysma muß zuerst den Verdacht auf eine Ruptur lenken. Man muß daran denken – auch an das eher seltene „Einstein Sign".

So sind wir auch schon mitten im ersten Abschnitt: bei den diagnostischen Fehlern. In einer Zeit, wo der ubiquitäre Ultraschall uns immer mehr asymptomatische Aneurysmen beschert, sind die Fehldiagnosen beim symptomatischen und rupturierten Bauchaortenaneurysma so zahlreich wie eh und je. Tabelle 1 zeigt die häufigsten.

*2 Beispiele*

1. Ein 58jähriger Mann wird auswärts mit akutem Abdomen aufgenommen und unter Appendizitisverdacht operiert. Der Wurmfortsatz ist gesund, so daß man sich zu einer zweiten Laparotomie veranlaßt sieht und jetzt erst das wahre Übel erkennt. Dieser Patient wurde dann mit 2 frischen Narben und mit einem

Tabelle 1 Häufige Fehldiagnosen beim symptomatischen und rupturierten Bauchaortenaneurysma

| |
|---|
| 1. Nierenkolik |
| 2. Akute Appendizitis |
| 3. Bandscheibenvorfall |
| 4. Divertikulitis |
| 5. Herzinfarkt oder Lungenarterienembolie |

Tabelle 2 Wert der Aortographie beim Aortenaneurysma

| | |
|---|---|
| Nierenarterien | – stenotisch |
| | – akzessorisch |
| | – in Bauchaortenaneurysma einbezogen |
| Mesenterialgefäße | – stenotisch |
| Periphere Arterien | – stenotisch |
| | – okkludiert |
| Harnwege | – Ureterverdrängung |
| (in Spätphase) | – Hufeisenniere |

inzwischen gedeckt rupturierten Bauchaortenaneurysma in die Chirurgische Klinik verlegt.

2. Ein 60jähriger Mann war bereits 3 Tage lang mit Verdacht auf Ureterkolik untersucht worden, bevor ein Flankenhämatom als Zeichen der retroperitonealen Ruptur unübersehbar und der Chirurg gerufen wurde.

Dabei hätte in beiden Fällen die einfache klinische Untersuchung – nicht Ultraschall, nicht CT oder Aortographie, sondern das „Handauflegen" – genügt, um die Diagnose zu sichern.

Beim geschlossenen, nicht rupturierten Bauchaortenaneurysma hat zweifellos der Ultraschall unter den 3 genannten bildgebenden Verfahren Vorfahrt. Er ist schonend, risikolos, relativ preiswert und beliebig wiederholbar. Trotzdem schleichen sich diagnostische Fehler ein, würde man auf die Aortographie (oder zumindest auf eine schonende digitale Subtraktionsangiographie) ganz verzichten (Tab. 2). Nur die Angiographie läßt die Beschaffenheit der zu- und abführenden Strombahn sowie Gefäßanomalien erkennen.

In 10–20% der Fälle finden sich entweder Nierenarterienstenosen oder akzessorische Nierenarterien, die aus dem Aneurysma entspringen und bei der Operation nicht einfach geopfert, sondern reimplantiert werden sollten.

Bei 10% liegen Stenosen der Eingeweideschlagadern vor und hier gilt unser Augenmerk ganz besonders der A. mesenterica inferior, die ja zwangsläufig ihren Ursprung aus der Aneurysmawand nimmt.

Schließlich kann das Urogramm (in der Spätphase der Aortographie) Harnleiterverdrängung durch das Aneurysma [3] oder eine seltene, aber für das Operationsvorgehen bedeutsame Hufeisenniere aufdecken [4]. Auf der anderen Seite kann die alleinige Aortographie irreführen, denn sie bringt ja nur das durchströmte Lumen zur Darstellung.

## Indikatorische Fehler

Beim rupturierten Bauchaortenaneurysma gibt es kaum indikatorische Fehlermöglichkeiten. Die sofortige Operation ist des Patienten einzige und letzte Chance. Das große und/oder symptomatische Aneurysma bietet ebenfalls kaum Probleme.

Hier folgen alle Chirurgen dem Leitsatz: Die Operationsindikation wird mit der Diagnose gestellt.

Fehlindikationen kann es aber geben, wenn wir uns schematisch nach diesem Grundsatz richten, auch dann, wenn das Aneurysma klein und asymptomatisch und der Patient voller Risiken ist. Tabelle 3 zeigt eine Liste der Risiken, um die es geht. Klinische Erfahrung und gegebenenfalls Zurückhaltung sind besonders gefragt, wenn es um die Einschätzung der Risikofaktoren Zerebralsklerose, Adipositas und hohes biologisches Alter geht. (Es wäre sicher ein Fehler, das große asymptomatische Aneurysma bei einem Patienten angehen zu wollen, der 3 Jahre nach Pneumonektomie wegen Bronchialkarzinom an einer erheblichen Ruhedyspnoe leidet.)

Um hier Fehler zu vermeiden, empfehlen wir, das kleine asymptomatische Bauchaortenaneurysma beim Risikopatienten unter engmaschiger Ultraschallkontrolle (alle 3 Monate) zu beobachten. Dabei rechnet man mit einer jährlichen Zunahme des Durchmessers um ca. 0,4 cm. Sobald sich ein Faktor ändert: das Aneurysma wird symptomatisch, es erreicht einen Durchmesser von über 6 cm oder das Operationsrisiko ist geringer geworden (etwa durch Abmagerung), kann die Operationsindikation überprüft werden. Die Beboachtungen von Bernstein und Mitarbeiter [5] bestätigen uns die Richtigkeit dieser differenzierten Operationsindikation (Tab. 4).

Indikatorische Probleme bereitet immer wieder die Koinzidenz von Aneurysmen mit anderen Erkrankungen. So sahen wir z. B. fünfmal das gleichzeitige Vorliegen von Bauchaortenaneurysma und Kolonkarzinom. Kein Wunder, wenn man bedenkt, wie beide Erkrankungen zunehmen.

Tabelle 3 Risikofaktoren

| | |
|---|---|
| 1. Adipositas! | 4. Andere |
| 2. Hypertonie | – Diabetes |
| 3. Koronare Insuffizienz | – Karzinom (bes. Kolon!) |
| Renale Insuffizienz | 5. Hohes Alter |
| Zerebrale Insuffizienz | |
| Pulmonale Insuffizienz | |

Tabelle 4 Verlauf (1–11) von 99 Patienten mit kleinem, asymptomatischem Bauchaortenaneurysma und hohem Operationsrisiko

| | | n | verstorben |
|---|---|---|---|
| Leben ohne Operation | | 21 | – |
| verstorben an anderen Ursachen | | – | 34 |
| BAA | elektiv | 41 | 2 |
| OP | ruptur. | 3 | 2 |
| Gesamt | | 61* | 38 |

Grundsätzlich hat hier die symptomatische Läsion Vorfahrt, z. B. das rupturierte Aneurysma vor dem zufällig entdeckten Kolonkarzinom. Aber ist es ein Fehler, beides – die aseptische Aneurysmaausschaltung und die kontaminierte Kolonresektion – gleichzeitig durchzuführen?

Als Antwort im Staatsexamen wahrscheinlich „ja" (!). Aber in der Praxis gibt es Ausnahmen wie jene 82jährige, rüstige Dame, bei der gleich beide – ein Zökumtumor und ein Aneurysma – symptomatisch und durch die dünne Bauchdecken sichtbar waren. Nach sorgfältiger und (im nachhinein) korrekter Einschätzung des Risikos sowie Aufklärung der Patientin entschlossen wir uns, Aneurysmaausschaltung und Hemikolektomie in einer Sitzung durchzuführen. Die Patientin ist inzwischen 85 und versorgt weiterhin ihren Haushalt.

Die Lehre aus diesem Fall wird unterstrichen durch einen weiteren Patienten mit Rektumkarzinom und Aneurysma. Hier war es (im nachhinein) ein Fehler, bei der Rektumamputation nicht zugleich das große asymptomatische Aneurysma zu beseitigen. Denn 6 Wochen nach der Krebsoperation wurde der Patient im Schock mit Aneurysmaruptur eingeliefert, deren Versorgung er dann nur noch wenige Tage überlebte.

Die Ergebnisse einer differenzierten Indikation bei 188 Bauchaortenaneurysmen in den letzten 13 Jahren zeigt die Abbildung 1.

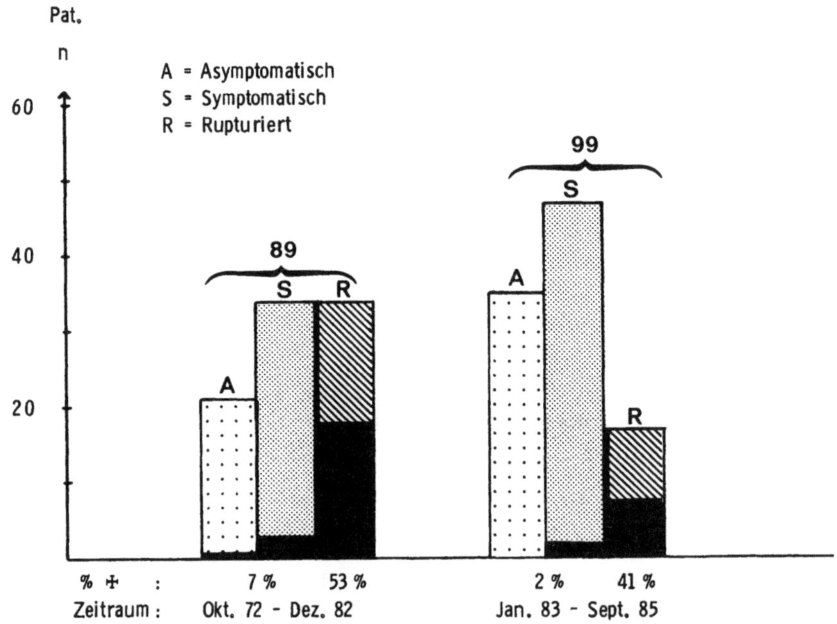


Abb. 1 Eigene Operationsergebnisse (188 Bauchaortenaneurysmen – Chir. Univ.-Klinik Mannheim).

3 Punkte sind hervorzuheben:

- In den letzten 2½ Jahren wurden mehr Aneurysmen operiert als in den 10 Jahren zuvor.
- Der Anteil rupturierter Aneurysmen ist von 38% auf 17% abgesunken und
- die Gesamtletalität konnte von 25 auf 9% reduziert werden. Für die Elektivoperationen nicht-rupturierter Bauchaortenaneurysmen beträgt sie derzeit noch 2,4%. Wird der richtige Operationstermin verpaßt, dann schnellt die Sterblichkeit beim rupturierten Aneurysma auf über 40%.

# Operative Fehler

In einer Analyse der vermeidbaren Todesursachen nach Aneurysmaruptur entdeckten die Gefäßchirurgen von U.C.L.A. 4 Hauptbehandlungsfehler [6]. Das Stichwort heißt Zeitverlust, sei es um Jahre oder Monate (weil die rechtzeitige elektive Operation versäumt wird) oder Stunden, die wegen einer Fehldiagnose oder Minuten, die wegen langwieriger Anästhesievorbereitung verloren gehen.

*Beispiel:* Ein 72jähriger Mann kollabiert auf der Straße und wird mit Blaulicht in eine Innere Klinik gebracht. Die Diagnose lautet „Lungenarterienembolie". 20 Stunden später hat sich das Geschehen so eindeutig in den Bauch verlagert, daß nun die Verlegung in die Chirurgische Klinik mit der Diagnose „akutes Abdomen" erfolgt. Inzwischen ist der Mann puls-, druck- und bewußtlos und anurisch. Das Narkoseprotokoll zeigt auf, daß innerhalb von 8 Minuten intubiert, laparotomiert und die Aorta infrarenal abgeklemmt werden konnte. Das vorrangige Ziel ist die proximale Blutungskontrolle. Jetzt erst kann Volumensubstitution (in diesem Fall: 15 Blut- und 16 Plasmakonserven) die Wende bringen. Dieser Patient erholte sich vollkommen.

Die Hauptfehler beim rupturierten Aortenaneurysma verstoßen gegen das Gebot der Vereinfachung – von Vollmar treffend und neudeutsch als das „3-S-Prinzip" (Safer-Shorter-Simpler) ausgedrückt [7].

Es ist ein Fehler, Zeit zu vergeuden durch untaugliche Versuche, den Patienten „vorzubereiten", den Blutdruck zu normalisieren oder einen Pulmonaliskatheter zu legen. (Beim elektiven Eingriff ist es ein Fehler, derartige Vorbereitungen zu unterlassen [8].

Es ist ein Fehler, die Blutungskontrolle durch indirekte und oft komplizierte Verfahren anzustreben; etwa durch transbrachiale Ballontamponade oder transthorakale Abklemmung der Aorta descendens. Derartige Manöver bleiben seltenen Patienten vorbehalten, bei denen multiple Voroperationen (mit Verwachsungen) den Zugang zur abdominalen Aorta erschweren könnten.

Es ist ein Fehler, durch gefährliche Anschlingmanöver, besonders am Aneurysmahals, eine Verletzung der V. cava, Beckenvenen oder der kreuzenden linken Nierenvenen zu riskieren. Ist die letztere wirklich einmal sehr im Wege, so kann sie folgenlos unterbunden und durchtrennt werden [9].

Tabelle 5 Das „inflammatorische“ Bauchaortenaneurysma

| |
|---|
| 1. Starke Rückenschmerzen – selten Ruptur |
| 2. BKS erhöht |
| 3. Ureterstenosen bzw. mediale Verziehung |
| 4. CT: Antero-laterale Verdickung |

Vor diesem Fehler sei ganz besonders beim sogenannten „inflammatorischen“ Aneurysma gewarnt. Es ist ein Fehler, die Verdachtsmomente zu verkennen und ein derartiges Aneurysma unvorbereitet anzugehen (Tab. 5).

Bei einer elektiven Aneurysmaoperation ist es in aller Regel falsch, die saubere und komplette Resektion eines Aneurysmas zu versuchen. Das Ergebnis kann zwar ästhetisch befriedigen, rechtfertigt aber nicht die potentielle Gefahr für benachbarte große Venen, Duodenum und Sigma. Auch ist meistens die Anastomosierung einer Bifurkationsprothese überflüssig und zeitraubend. Heute wird, wenn immer möglich, die „Straight-Tube-Interposition“ bevorzugt und zwar mit einer gewebten und deshalb primär dichten Prothese.

Die komplette Aneurysmaresektion ist auch deshalb fatal, weil dann Material zur Einkleidung des Kunststoffrohres fehlt – eine Absicherung, die besonders im Bereich der proximalen Anastomose unmittelbar hinter dem Duodenum von entscheidender Bedeutung sein kann (aorto-duodenale Fistel) [10].

Eine Ischämie vornehmlich der linken Kolonhälfte kann bei fehlerhafter Einschätzung der Darmdurchblutung nach Aneurysmaresektion fatale Folgen haben. Dies ist viel häufiger als allgemein angenommen und kam in einer Serie von 50 Aneurysmarupturen aus Seattle in 32% der Fälle vor [11].

Bei elektiven Eingriffen gibt das präoperative Angio Auskunft über Durchgängigkeit der A. mesenterica inferior und ihrer Kollateralen. Ist sie okkludiert, darf diese Arterie natürlich auch unterbunden werden – aber dicht am Abgang aus dem Aneurysma, um kollaterale Zubringer (vor allem die A. colica sinistra) nicht zu gefährden. Ist die Arterie offen, so prüfen wir die Pulsationen der Randarkaden im Sigma vor und nach Abklemmung bzw. die Rückblutung aus der A. mesenterica inferior. Das ist mindestens so aufschlußreich wie die viel aufwendigere intraoperative Dopplerflußkontrolle oder Registrierung des Mesentericastumpfdrucks.

Zur Vermeidung dieses Fehlers ist vor allem die Schonung der Kollateralen im Mesosigma und zumindest einer A. iliaca interna wichtig (Tab. 6). Dieser Forderung wird ja gerade durch die „Straight-Tube-Rekonstruktion“ Rechnung getragen.

Die postoperative Überwachung mit partieller Koloskopie und im Zweifelsfall Relaparotomie (einschließlich Ausschaltung des ischämischen Kolonabschnitts) kann den Schaden manchmal noch in Grenzen halten.

Dieser Katalog von Fehlern schließt mit einer Warnung vor der seltenen Komplikation des sogenannten „Trash Foot“. Sie ist umso tragischer, wenn sie bislang gut durchblutete Gliedmaßen betrifft. Ursache ist offenbar eine periphere

Tabelle 6 Prophylaxe der Kolonischämie bei BAA-Operation

1. Unterbindung der A. mes. inf. *direkt* am Abgang
2. Sicht-(Doppler) Kontrolle der Randarkaden
3. A. mes. inf. – Stumpfdruck (> 40 mm Hg)
   – Rückblutung
4. Mesosigma (Kollateralen) – schonen!
5. Wenigstens *eine* A. iliaca int. – schonen!
6. Post-op. – auf Malaena achten
   – Rekto-Sigmoidoskopie
   – „Second-look" P. L.

Embolisation von thrombotischem Aneurysmainhalt. Dieser Fehler kommt trotz rechtzeitiger Abklemmung der Peripherie, Heparin-Instillation sowie sorgfältiges „Flushing" vor Freigabe des Blutstroms vor. 8 von 10 Fällen einer Serie aus Adelaide mündeten in einer Teilamputation [12].

## Literatur

[1] Chandler, J. J.: The Einstein Sign: The Clinical Picture of Acute Cholecystitis Caused by Ruptured Abdominal Aortic Aneurysm. New Engl. J. Med. **310** (1984) 1538.
[2] Dubost, Ch., H. Allary, N. Oeconomos: Aneurysme de l'aorte abdominale traité par resection et greffe. Arch. Mal. Coeur **44** (1951) 848.
[3] Pahira, J. J., A. J. Wein, C. F. Barker et al.: J. Urol. **121** (1979) 103.
[4] Schwilden, E. D., M. Barwegen, R. J. A. M. van Dongen: Aortenaneurysma und Hufeisenniere – Kasuistik und Literaturübersicht. Langenbecks Arch. Chir. **346** (1978) 135.
[5] Bernstein, E. F., E. L. Chan: Abdominal Aortic Aneurysm in High-risk Patients. Outcome of Selective Management Based on Size and Expansion Rate. Ann. Surg. **200** (1984) 255.
[6] Hiatt, J. C., W. F. Barker, H. I. Machleder et al.: Determinants of Failure in the Treatment of Ruptured Abdominal Aortic Aneurysm. Arch. Surg. **119** (1984) 1264.
[7] Vollmar, J.: Das Bauchaortenaneurysma. Wandel in der Diagnostik und chirurgischen Therapie. Chirurg **56** (1985) 238.
[8] Becker, H., H. Brinkmann, J. R. Allenberg: Die Bedeutung der hämodynamischen Folgen der Aortenabklemmung beim infrarenalen Bauchaortenaneurysma. Chirurg **56** (1985) 522.
[9] Adar, R., I. Rabbi, A. Bass et al.: Left Renal Vein Division in Abdominal Aortic Aneurysm Operations. Effect on Renal Function. Arch. Surg. **120** (1985) 1033.
[10] Altstaedt, H. O., M. Trede: Aortointestinale und paraprothetische Fisteln. Eine seltene Differentialdiagnose der gastrointestinalen Blutung. Dtsch. Med. Wochenschr. **110** (1985) 758.
[11] Bandyk, D. F., M. G. Florence, K. H. Johansen: Colon Ischemia Accompanying Ruptured Abdominal Aortic Aneurysm. J. Surg. Res. **30** (1981) 297.
[12] Miller, J. H.: „Trash foot". 1st International Vascular Symposium, London 1981.

# Indikatorische und operative Fehler beim infrarenalen Aortenaneurysma

*J. Ennker, D. Schaps, C. Gimbel, F. Wadouh*

Wir möchten über Erfahrungen im Zehnjahreszeitraum zwischen 1975 und 1984 mit 460 aufgrund eines Bauchaortenaneurysma operierten Patienten berichten. Dieses Krankengut wurde im Hinblick auf die Verbesserung der chirurgischen Therapie durch Vermeidung von indikatorischen und operativen Fehlern durchgesehen. Hierbei möchten wir uns angesichts der hier präsentierten Beiträge auf einige uns wesentlich erscheinende Punkte beschränken.

Als Fehler im Bereich der Indikationsstellung sind eine Fehlbewertung von Anamnese bzw. Vorerkrankungen zu nennen. Die Belastbarkeit des Patienten für einen operativen Eingriff bzw. eine Erweiterung desselben war nicht immer gegeben. So verstarb ein Patient nach elektiver Aneurysmaresektion an den Folgen an einer in ihrer Tragweite nicht richtig eingestuften Leberinsuffizienz. Bei einer 80jährigen Patientin wurde neben einem Bauchaortenaneurysma ein up-side-down stomach korrigiert. Die Patientin verstarb postoperativ an einer respiratorischen Insuffizienz.

Ein entscheidender Punkt war eine zu späte Indikationsstellung zur Operation. So kamen 27,2% unseres Krankengutes mit rupturiertem Aneurysma zum operativen Eingriff. Aus anderen Zentren werden Zahlen von bis zu 5% hinab genannt [1, 2]. Patienten wurden trotz diagnostiziertem Aneurysma nicht zum Elektiveingriff gesandt und später in schwerstem Schock mit rupturiertem Aneurysma eingewiesen [3]. Dies trifft insbesondere für ältere Patienten zu. Eine rechtzeitige Operationsindikation auch bei asymptomatischer Anamnese sowie bei älteren Patienten stellt unseres Ermessens derzeit einen Hauptangriffspunkt zur Verbesserung des chirurgischen Behandlungsergebnisses bei infrarenalem Aortenaneurysma dar. Die Bedeutung dieser Aussage mag die Tabelle 1 erläutern.

Diese Zahlen zeigen, daß

1. für die Gesamtletalität der Chirurgie des Aortenaneurysma in erster Linie Patienten mit rupturiertem Aneurysma verantwortlich sind sowie
2. daß das operative Risiko für Patienten jenseits des 75. Lebensjahres nicht wesentlich größer ist als für jüngere.

Als Fehler bei der Vorbereitung zur Operation muß eine inkonsequente Verbesserung des präoperativen Zustandes bei Elektivpatienten genannt werden. So wurde eine antihypertensive Therapie, eine Digitalisierung bei Herzinsuffizienz, eine medikamentöse Therapie bzw. Schrittmacherimplantation bei Rhythmusstörungen nicht immer durchgeführt. Atemgymnastik, Einhaltung von Nikotinabsti-

Tabelle 1 Chirurgie des infrarenalen Aortenaneurysma

| | Alter < 75 Jahre<br>n = 391<br>x̄ = 64,3 | Alter 75–88 Jahre<br>n = 69<br>x̄ = 78,2 Jahre |
|---|---|---|
| Letalität | | |
| elektiv | 5,0% (12/238) | 4,3% ( 1/23) |
| dringlich | 13,4% ( 7/52) | 13,6% ( 3/22) |
| rupturiert | 44,6% (45/101) | 54,2% (13/24) |

Tabelle 2 Anästhesiologische Risikomomente

| | |
|---|---|
| Narkoseeinleitung<br>akute Hypotonie<br>Abklemmen der Aorta<br>Zunahme der afterload<br>Überlastung des linken Ventrikels<br>Störung der myokardialen Sauerstoffbilanz | Öffnen der Aortenklemme<br>akute Hypotonie<br>„declamping shock"<br>große Blutverluste |

nenz und bei noch nicht rupturgefährdeten Patienten präoperative Gewichtsabnahme hätten teilweise konsequenter durchgeführt werden müssen.

Peri- und intraoperatives Mißmanagement von anästhesiologischer bzw. chirurgischer Seite durch verzögerte Narkoseeinleitung bzw. Aortenabklemmung wirkte sich bei Patienten mit marginalem Kreislaufzustand deletär aus (Tab. 2).

Bei fast allen Patienten mit Bauchaortenaneurysma lag eine manifeste oder latente Hypertonie vor, und eine koronare Herzerkrankung war, wenn nicht bereits manifest, so doch wahrscheinlich oder potentiell. Bei unbehandelten Hypertonikern waren die Kreislaufregulationsstörungen, die unvermeidbar beim Abklemmen der Aorta auftraten, viel ausgeprägter: Systemwiderstand, mittlerer arterieller Druck und pulmonal-kapillärer Druck stiegen an, während der Herzindex absank. Die massive Erhöhung des afterload stellte nicht nur eine Belastung, sondern auch eine Störung der Sauerstoffbilanz des Myokards dar, die bei Vorliegen einer koronaren Herzerkrankung die Herzökonomie weiter verschlechterten [4].

Akute Hypotonie, große Blutverluste und die herabgesetzte venöse Compliance eines Hypertonikers boten auch beim Wiedereröffnen der Aortenklemme dem Anästhesisten genügend Probleme, die Patienten im „steady state" zu halten. Von entscheidender Bedeutung war hierbei ein hohes Maß an Zusammenarbeit mit den Chirurgen um einen „declamping shock" durch abruptes Öffnen der Klemme zu vermeiden.

Als operative Fehler des Bauchaortenersatzes sind zu nennen (Tab. 3): Eine mangelhafte Präparation des Aneurysmahalses bzw. der Iliakalgefäße, die zu Problemen beim Setzen der Gefäßklemmen führte, eine Verletzung von V. cava,

Tabelle 3 Operative Fehler des Bauchaortenersatzes

| |
|---|
| Mangelhafte Präparation des Aneurysmahalses bzw. der Iliakalgefäße |
| Verletzung von V. cava, V. iliaca, Gefäßvarianten |
| Verzicht auf intraoperative Heparinisierung<br>- Mikrozirkulationsstörung<br>- intravasale Thrombenbildung |
| Überflüssige Präparation des Aneurysmasackes<br>- Kolonischämie<br>- Potenzstörung |
| Ureterläsion |

V. iliaca sowie Gefäßvarianten. Der Verzicht auf eine intraoperative Heparinisierung, die zu einer Mikrozirkulationsstörung bzw. zur intravasalen Thrombenbildung führte. Weiterhin ist eine überflüssige Präparation des Aneurysmasackes mit der Folge von Potenzstörungen bzw. Kolonischämien zu nennen. Eine Ureterläsion durch Setzen von Klemmen in unübersichtlichen Verhältnissen bzw. nicht schonende Präparation sollte immer vermieden werden (Abb. 1).

40 der 460 Aneurysmapatienten (8,7%, 37 Männer, 3 Frauen, $\bar{x}$ 65,6 ± 8,4 Jahre) mußten nachoperiert werden (Tab. 4). Insgesamt zeigte sich, daß bei Reoperation früh postoperativ Nachblutungen und Thrombenembolien, letztere insbesondere vor der Zeit der routinemäßigen systemischen Heparinisierung, im

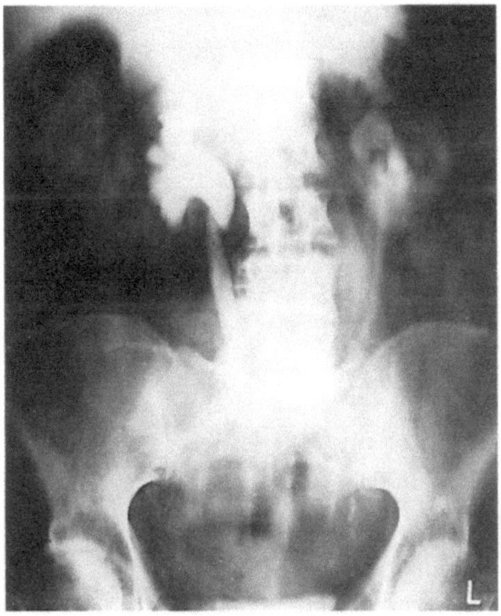


Abb. 1 Hydronephrose nach Ureterpräparation aufgrund aneurysmatisch erweiterter Iliacalgefäße bei Bauchaortenaneurysma.

Vordergrund standen. Seit der Einführung von fibringeklebten oder in jüngster Zeit kollagenbeschichteten Prothesen konnten die Blutungskomplikationen von 2,2% (4/171) auf 0,3% (1/286) gesenkt werden (Tab. 5). Bei Implantation einer Bifurkationsprothese waren thrombembolische Komplikationen mit 7,3% (20/273) deutlich häufiger als nach alleinigem Aortenersatz 1,6% (3/187).

Diese Ergebnisse zeigen, daß die Beschränkung auf den alleinigen Ersatz des infrarenalen Aortensegmentes wo möglich, sowie die Implantation von primär dichten Kollagenprothesen, die eine Systemheparinisierung erlauben, das adäquate Vorgehen um Fehler und Komplikationsrate klein zu halten, derzeit darstellen (Abb. 2).

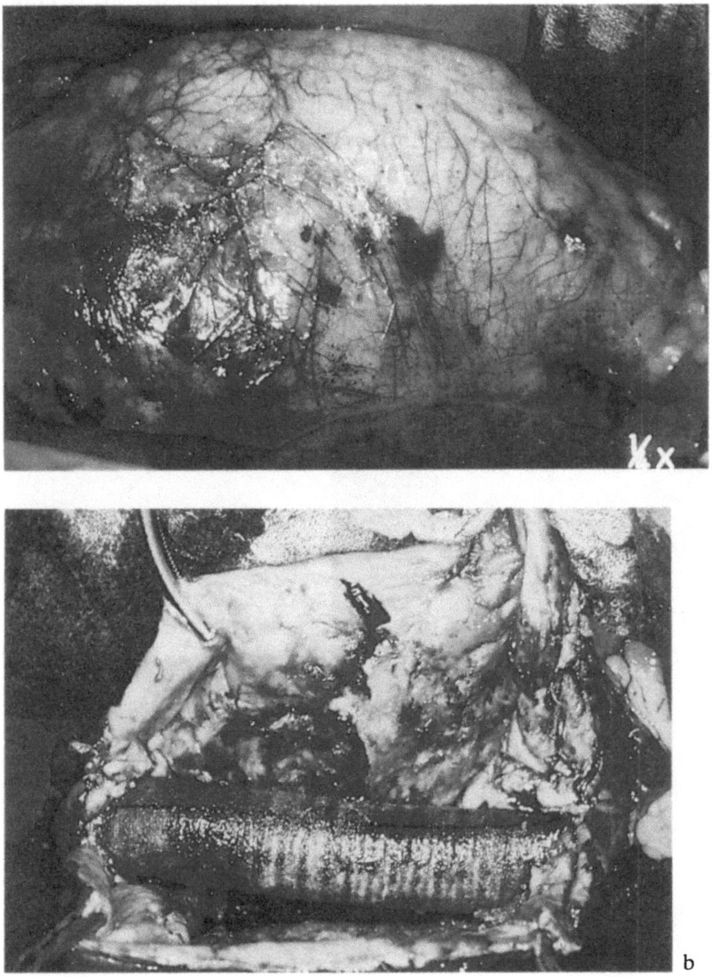

a

b

Abb. 2 Bauchaortenaneurysma (a); Ersatz des infrarenalen Aortensegmentes durch Kollagenprothese (b).

Tabelle 4 Reoperation nach infrarenalem Aortenersatz wegen Aneurysma (40/460; 37 Männer, 3 Frauen, $\bar{x}$ = 65,6 ± 8,4 Jahre)

| Frühreoperation | | Spätreoperation | |
|---|---|---|---|
| Thrombembolien | 23 | Protheseninfektion | 4 |
| Nachblutungen | 5 | Thrombembolie | 3 |
| Protheseninfektion | 3 | Leistenaneurysma | 2 |
| Gesamt | 31 | | 9 |

Tabelle 5 Reoperation nach infrarenalem Aortenersatz wegen Aneurysma (40/460; 37 Männer, 3 Frauen, $\bar{x}$ = 65,6 ± 8,4 Jahre)

| | Mit Eigenblut geklebte Prothesen | primär dichte Prothesen |
|---|---|---|
| Blutungskomplikationen | 2,2% 4/174 | 0,3% 1/286 |
| | Bifurkationsprothesen | alleiniger Aortenersatz |
| thrombembolische Komplikationen | 7,3% 20/273 | 1,6% 3/187 |

Unter Beachtung der zuvor genannten Aspekte konnte zwischen November 1983 und Ende 1984 die Letalität bei elektiv operierten Patienten auf 4,1% (2/49), bei dringlich operierten Patienten auf 6,25% (1/16) sowie bei Patienten mit rupturiertem Aortenaneurysma auf 33% (8/24) gesenkt werden.

## Literatur


[1] Darling, R. C., D. C. Brewster: Elective Treatment of Abdominal Aortic Aneurysms. World J. Surg. **4** (1980) 661–667.

[2] Lawrie, G. M., E. S. Crawford, G. C. Morris jr. et al.: Progress in the Treatment of Ruptured Abdominal Aortic Aneurysm. World J. Surg. **4** (1980) 653–680.

[3] Pasch, A. R., J. J. Ricotta, A. G. May et al.: Abdominal aortic aneurysm: the case for elective resection. Circulation Vol. **70,** Suppl. I (1984) 1–4.

[4] Saleh, S. A.: Anesthesia and Monitoring for Aortic Aneurysm Surgery. World J. Surg. **4** (1980) 685–692.

# Diagnostische und indikatorische Fehler bei traumatischer Ruptur und posttraumatischem Aneurysma der thorakalen Aorta

*K. L. Lauterjung, K. H. Orend, L. Sunder-Plassmann, D. Hahn*

Im Zeitraum vom 1.4.1973 bis zum 31.10.1985 wurden 61 traumatische Rupturen und Aneurysmen der thorakalen Aorta operiert (Abb. 1). Das häufigste Leitsymptom der Ruptur des Aneurysmas waren die auf der Röntgenaufnahme des Thorax festzustellende Mediastinalverbreiterung, gefolgt von einem Hämothroax, einer Blutdruckdifferenz zwischen Extremitäten und einer arteriellen Hypertonie (Abb. 2).

Die Verdachtsdiagnose wurde vorzugsweise mittels Computertomographie unter Kontrastmittelgabe und Aortenbogenangiographie gesichert. Gleichzeitig erbrachten diese bildgebenden Verfahren die für die Operation notwendige Lokalisationsdiagnostik. Anhand von 4 Patientenbeispielen soll gezeigt werden, daß eine hinreichende diagnostische Sicherheit nur durch Kombination der zur Verfügung stehenden diagnostischen Verfahren zu erreichen ist.

Bei einem 50jährigen Patienten wurde aufgrund einer Röntgenreihenuntersuchung der Verdacht auf ein Bronchialkarzinom im linken Oberlappen geäußert (Abb. 3a). Bei der in einem auswärtigen Krankenhaus durchgeführten Thorakotomie konnte die Diagnose nicht bestätigt werden. Es fand sich ein Aneurysma der thorakalen Aorta mit seinem Ursprung am Abgang der linken A. subclavia. Nach Verschluß der Thorakotomie wurde der Patient uns zuverlegt. Die Diagnose

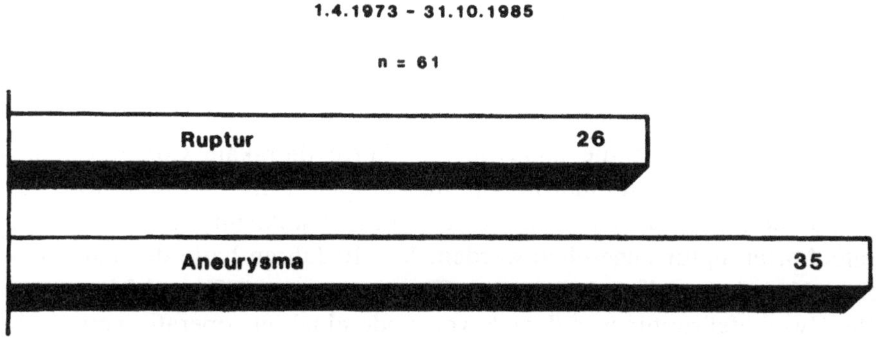


Abb. 1 Operativ behandelte traumatische Rupturen und posttraumatische Aneurysmen der thorakalen Aorta.

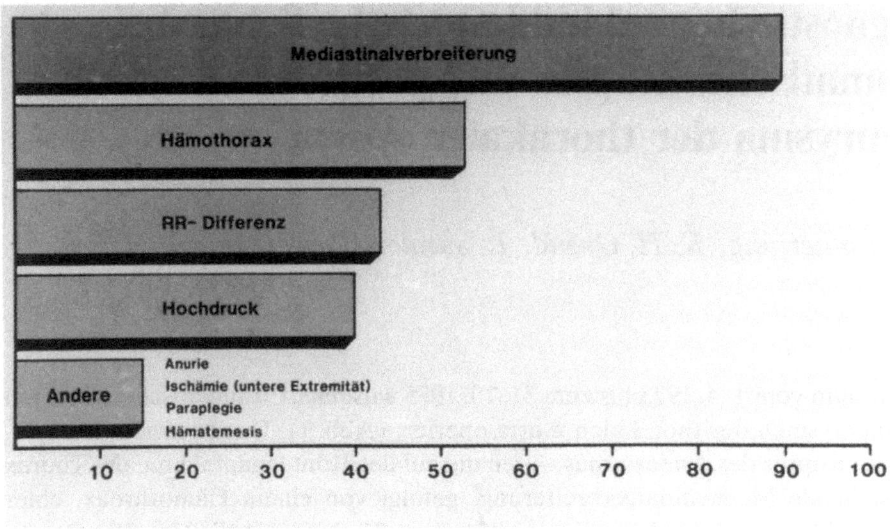


Abb. 2 Leitsymptome der thorakalen Aortenruptur.

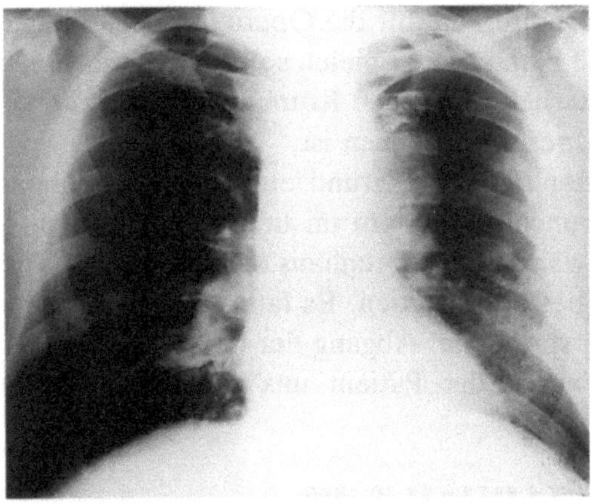

Abb. 3a Thoraxaufnahme bei Röntgenreihenuntersuchung, die zur Verdachtsdiagnose „Bronchialkarzinom im linken Oberlappen" führte.

bestätigte sich durch die dann durchgeführte thorakale Computertomographie (Abb. 3b), die digitale Subtraktionsangiographie (Abb. 3c) und Aortenbogenangiographie (Abb. 3d). Als Ursache des thorakalen Aneurysmas mußte eine thorakale Aortenruptur angesehen werden. Vor 10 Jahren hatte der Patient aufgrund eines Verkehrsunfalles ein schweres Thoraxtrauma mit Zwerchfellruptur erlitten. Die Zwerchfellruptur war damals von abdominal aus operativ versorgt worden. Auf den Thoraxaufnahmen zu dieser Zeit hätte sowohl prä- als auch postoperativ die Mediastinalverbreitung und Trachealverschiebung nach rechts als Hinweis auf

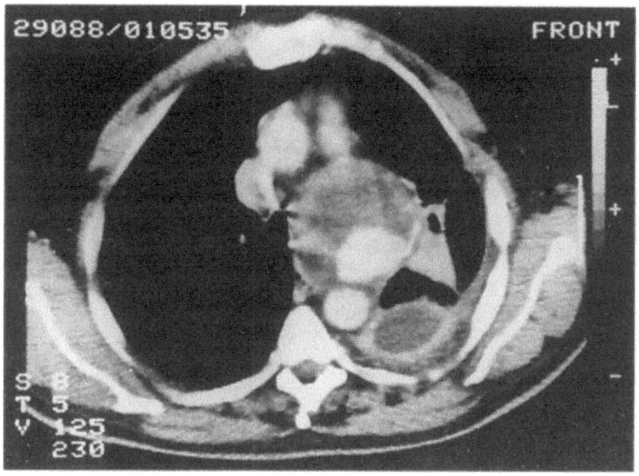


Abb. 3b Die thorakale Computertomographie mit Kontrastmittel zeigt das thorakale Aortenaneurysma.

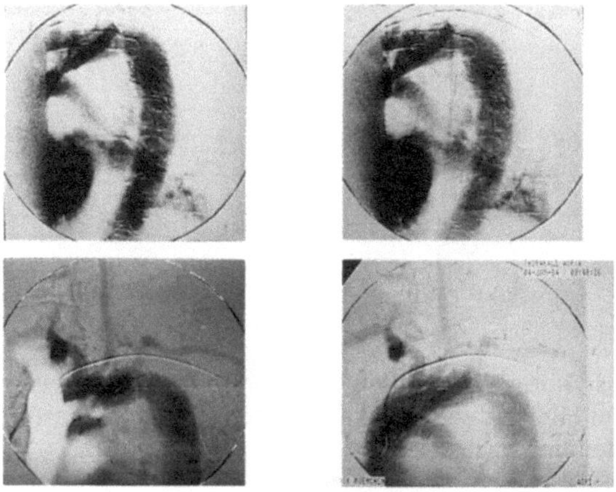

Abb. 3c Digitale Subtraktionsangiographie der thorakalen Aorta mit Darstellung des thorakalen Aneurysmas an typischer Stelle.

die traumatische Aortenruptur auffallen müssen (Abb. 3e). Auch die in der Folgezeit durchgeführten Röntgenreihenuntersuchungen des Thorax zeigten die persistierende Mediastinalverbreiterung mit Trachealverschiebung nach rechts (Abb. 3f).

Bei einem 71jährigen Bergarbeiter bestand eine seit längerer Zeit bekannte Silikose (Abb. 4a, b). Wegen lebensbedrohlicher Hämopthysen und dem Verdacht auf eine Oberlappen-Tbc erfolgte ohne weitere Diagnostik die Thorakotomie. Intraoperativ zeigte sich als Blutungsursache eine aorto-bronchiale Fistel aufgrund eines traumatischen Aneurysmas. Anamnestisch konnte ein schweres Thoraxtrauma 15 Jahre vor Auftreten der Blutungen nachgewiesen werden.

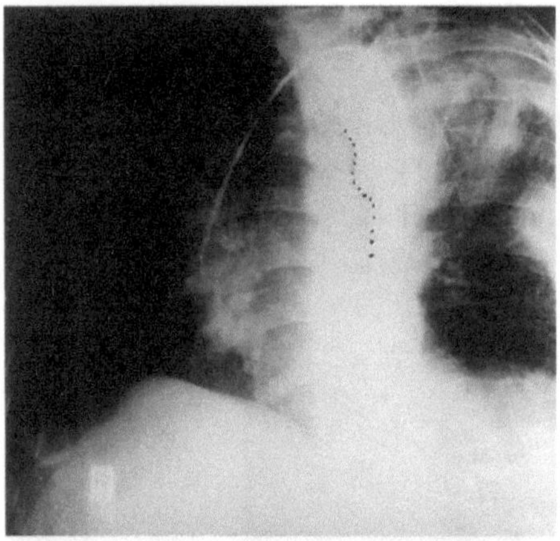

Abb. 3d Die Aortenbogenangiographie ergibt die gleiche Aussage wie die DSA.

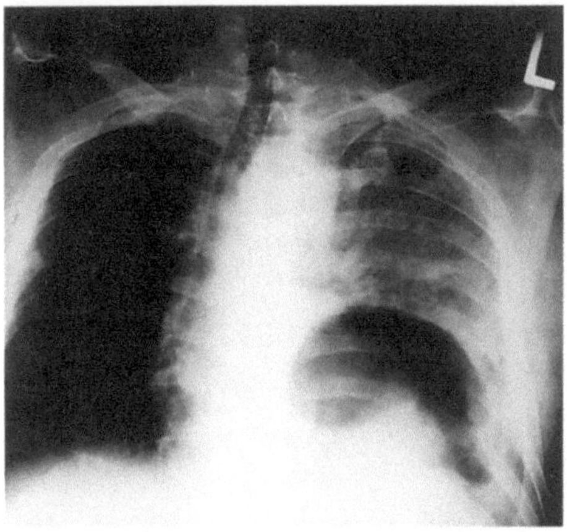

Abb. 3e Röntgenaufnahmen des Thorax nach erlittenem Thoraxtrauma mit Zwerchfellruptur und nicht erkanntem Hinweis auf thorakale Aortenruptur (Mediastinalverbreiterung, Trachealverschiebung nach rechts).

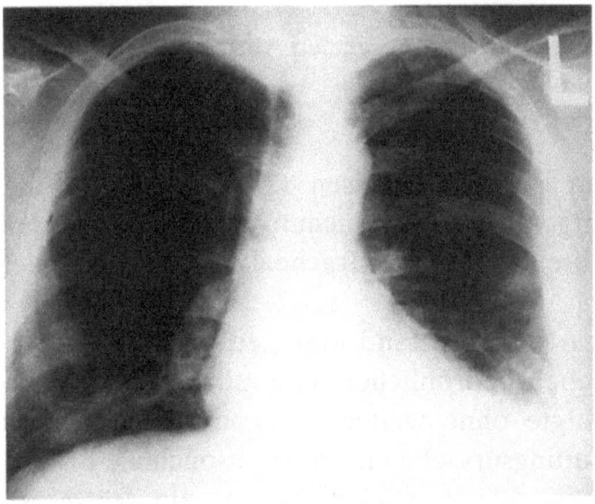

Abb. 3f Röntgenreihenuntersuchung 6 Jahre nach Unfall mit persistierender und nicht interpretierter Trachealverschiebung nach rechts.

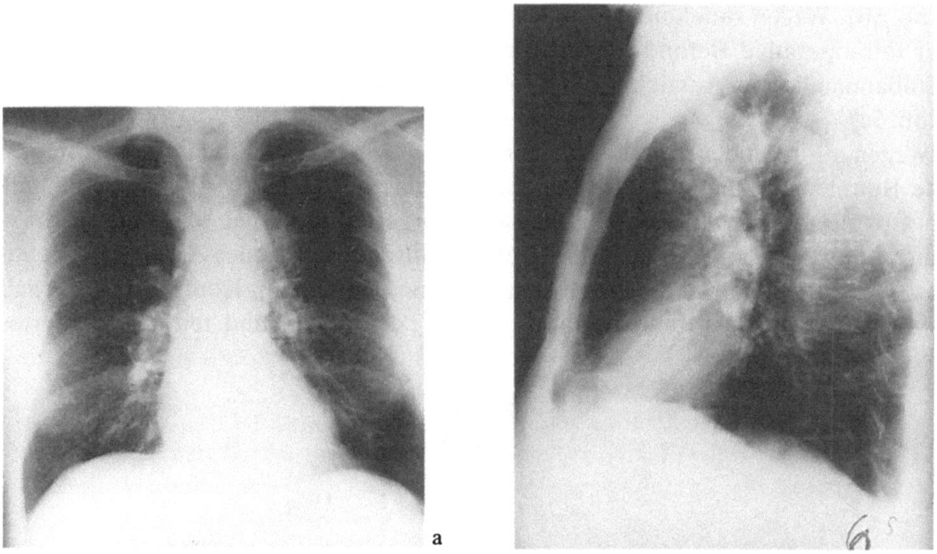

Abb. 4a, b Röntgenaufnahme des Thorax bei bekannter Silikose und nicht erkanntem posttraumatischen thorakalem Aneurysma.

Ein 42 Jahre alter Patient zog sich bei einem Sturz von einem 5 Meter hohen Gerüst eine Schädelfraktur und eine Thoraxkontusion zu. Die Röntgenaufnahme des Thorax zeigte eine Mediastinalverbreiterung (Abb. 5a). Wegen Verdacht auf Aortenruptur wurde eine Aortenbogenangiographie durchgeführt, die eine aneurysmatische Aussackung der thorakalen Aorta an „typischer Stelle“ zeigte

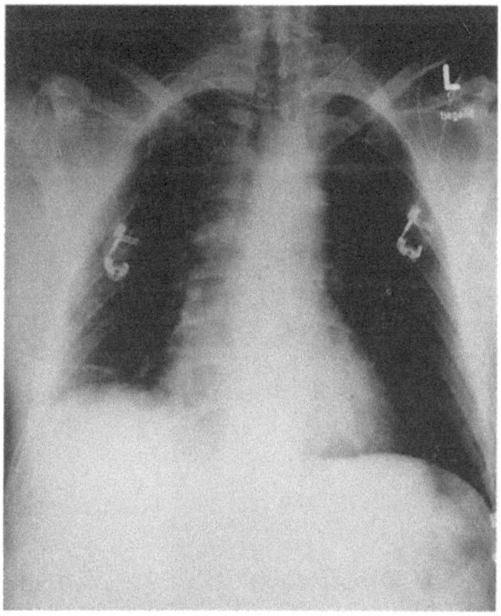

Abb. 5a Röntgenaufnahme des Thorax nach schwerer Thoraxkontusion mit Mediastinalverbreiterung.

(Abb. 5b). Wegen zunehmender thorakaler Schmerzen erfolgte die Thorakotomie. Der intraoperative Befund ergab keinen Anhalt für Aortenruptur, sondern eine Gefäßanomalie mit Ausziehung der thorakalen Aorta im Bereich des Lig. Botalli (Abb. 5c).

Wegen auftretender thorakaler Schmerzen wurde bei einer 28jährigen Patientin eine Röntgenaufnahme des Thorax durchgeführt. (Abb. 6a, b) Wegen einer Verschattung im linken Lungenhilus und der Vorgeschichte einer schweren Thoraxkontusion wurde der Verdacht auf ein traumatisches thorakales Aneurysma geäußert. Das durchgeführte thorakale Computertomogramm mit Kontrastmittel ergab als Diagnose ein posttraumatisches gedeckt perforiertes und teilthrombosiertes

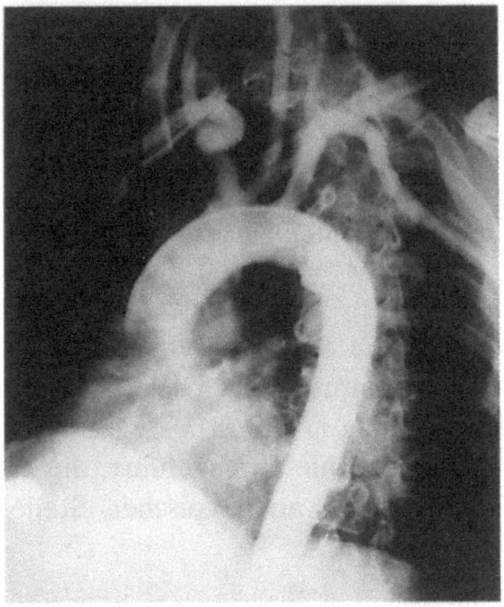

Abb. 5b Aortenbogenangiographie mit Zeichen der „thorakalen Aortenruptur an typischer Stelle".

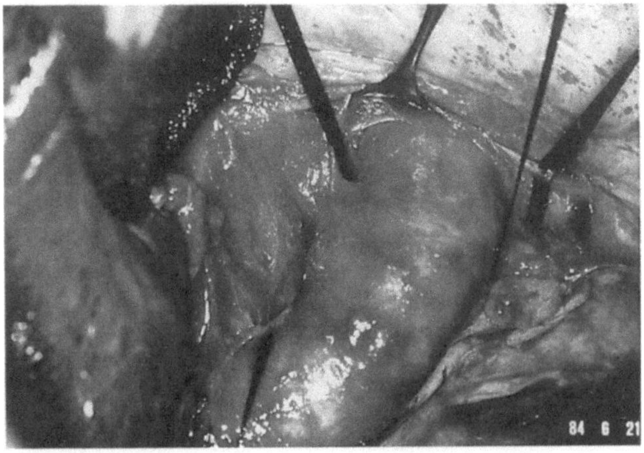


Abb. 5c Intraoperativer Befund zeigt eine Ausziehung der thorakalen Aorta am Lig. Botalli. Kein Hinweis für Aortenruptur.

thorakales Aneurysma (Abb. 6c). Wegen zunehmender thorakaler Schmerzen wurde auf eine Aortenbogenangiographie verzichtet und die Thorakotomie durchgeführt. Intraoperativ zeigte sich bei einer normalen Aorta ein Tumor zentral im linken Oberlappenbronchus. Die histologische Untersuchung ergab ein Karzinoid, welches in einer zweiten Operation durch Pneumonektomie entfernt wurde.

Aufgrund dieser, unserer Erfahrungen halten wir trotz vermeintlicher Sicherheit der Diagnose durch eine thorakale Computertomographie mit Kontrastmittel die Durchführung einer Aortenbogenangiographie oder digitalen Subtraktionsangiographie zur Diagnosesicherung für notwendig.

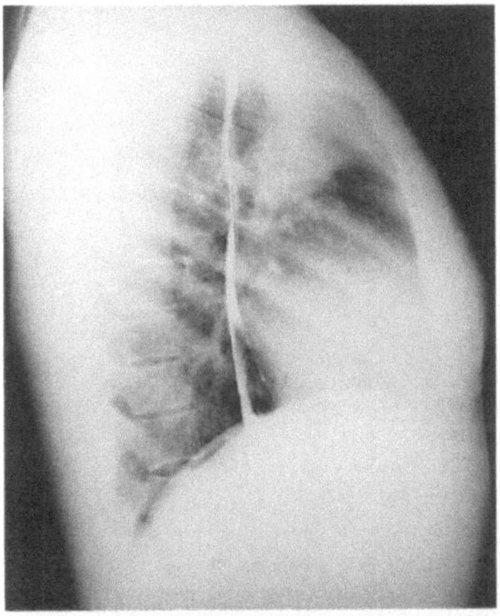
a

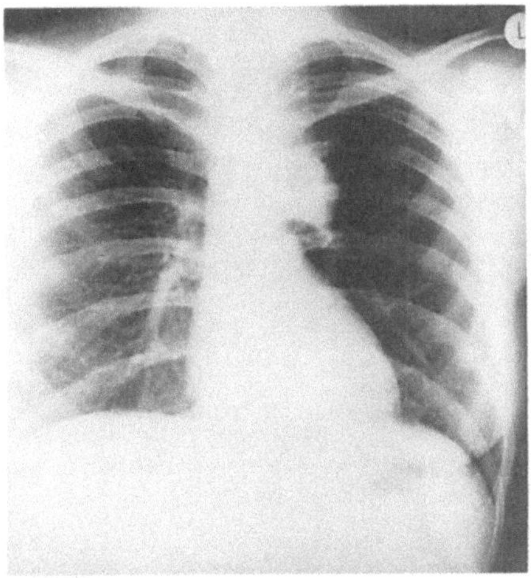
b

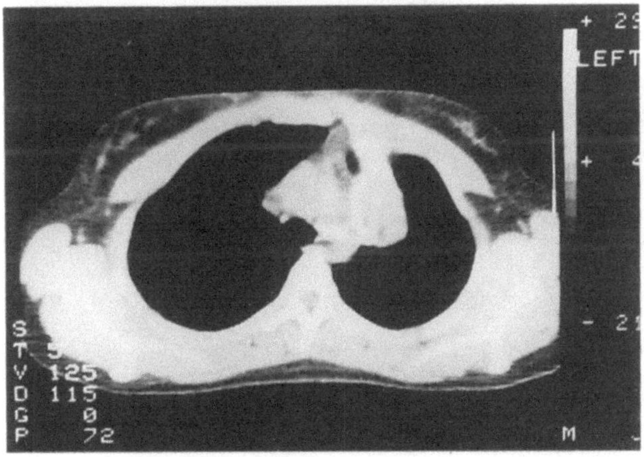

c

Abb. 6a, b Röntgenaufnahme des Thorax bei Verdacht auf ein traumatisches thorakales Aortenaneurysma.

Abb. 6c Thorakales Computertomogramm mit Kontrastmittel bei Verdacht auf ein traumatisches thorakales Aneurysma. Die intraoperative Diagnose ergab ein Karzinom des linken Oberlappenbronchus.

# Die Ischämie des Enddarms, bedingt durch operationstechnische Fehler bei Operationen infrarenaler Aortenaneurysmen

*O. Abri, K. Bürger, H. Wolff*

Die kolorektale Ischämie ist eine seltene postoperative Komplikation nach Rekonstruktion im aortoiliakalen Gefäßabschnitt. In retrospektiven Studien wird die Inzidens dieser Komplikationen mit 1,5–10% der Fälle [1, 2, 3, 6] und in prospektiven Studien bis zu 40% nach aortoiliakalen Gefäßplastiken beschrieben [6, 9]. Da in rund 85% der Fälle die Kolonischämie nach Resektion infrarenaler Aortenaneurysmen auftritt [4], ist die Kenntnis der Anatomie der arteriellen Dickdarmversorgung als auch der Splanchnikushämodynamik besonders notwendig. Die Prävention kolorektaler Ischämien schließt die Kenntnis der normalen Arteriendarmversorgung, ihrer Varianten sowie des Kollateralnetzes des Splanchnikusgebietes ein.

In einer retrospektiven 10-Jahresstudie konnten wir bei 112 Patienten nach Rekonstruktion von infrarenalen Aortenaneurysmen zwei derartige postoperative Verläufe registrieren (Tab. 1).

Tabelle 1 Chirurgisches Krankengut nach Operationen im Bereich der infrarenalen Aorta abdominalis (1974–1984)

| | Patienten | Letalität | % |
|---|---|---|---|
| Gesamt | 112 | 2 | 1,7 |
| Enddarm-Gangrän | 2 | 2 | 100,0 |
| transitorische Durchfälle mit Blutbeimengungen | 15 | – | 13,0 |

## Anatomie der arteriellen Dickdarmversorgung

Die das Kolon versorgenden Hauptstammarterien, die A. mesenterica superior, die A. mesenterica inferior und A. iliaca interna kommunizieren über ein weitverzweigtes Kollateralnetz miteinander. Die A. mesenterica superior versorgt über die linke Kolonarterie die Flexura coli sinistra, die A. mesenterica den Bereich bis zum Rektosigmoid und die aus den Arteriae iliacae internae entspringenden Aa. rectalis med. et. inf. das Rektum [10].

Die wichtigsten Kollateralverbindungen sind:
- die Pankreatico-Duodenalarkade,
- die Riolansche Arkade,
- die ileo-mesenteriale Arkade.

Diese sind in der Lage, sich bei zunehmender Belastung, z. B. in Abhängigkeit einer Abgangs- oder Truncusstenose eines Hauptgefäßes im Kaliber zu vergrößern. Dabei weisen die Randarkaden des Kolonrahmens verschiedene Schwachstellen, insbesondere an den Versorgungsgrenzen, der genannten Gefäßsysteme auf (Abb. 1). Sie liegen am Übergang des Versorgungsgebietes der A. mesenterica superior in das der A. mesenterica inferior an der linken Kolonflexur (Griffiths' point), am Übergang der A. mesenterica inferior in das Versorgungsgebiet der A. iliacae internae (Sudeck's point) und im Bereich der Ileozökalregion. Hier werden bis zu 45% Atresien und Hyperplasien der Arkaden beobachtet [12].

Bei Vorliegen einer allgemeinen Arteriosklerose sind in fast allen Fällen die Viszeralarterien ebenfalls arteriosklerotisch verändert. Als Kompensationsvorgang ist die erhebliche Kapazitätszunahme der präformierten Kollateralen bei diesem chronischen Krankheitsbild zu werten. Dieses System dekompensiert meist dann, wenn es zu einem plötzlichen Verschluß einer einspeisenden Arterie kommt oder zur Verminderung des Stromzeitvolumens, bedingt durch einen systemischen Blutdruckabfall.

Relativ häufig finden sich bei Aneurysmen im infrarenalen Abschnitt nur geringe obstruktive Veränderungen der Viszeralarterien [12]. Das somit gering

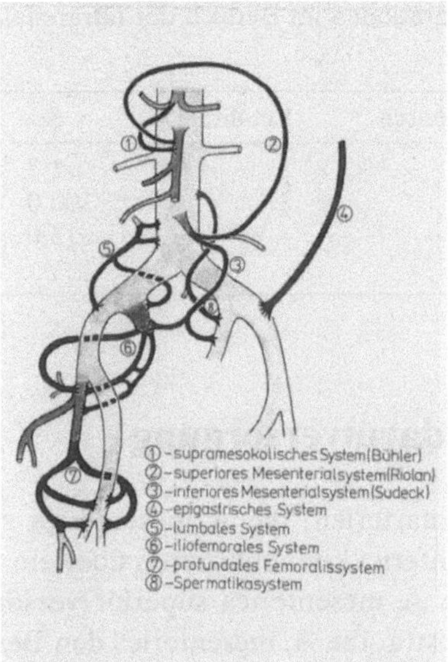


Abb. 1 Darstellung der arteriellen Kollateralverbindung des Kolon und Rektum.

entwickelte Kollateralnetz ist hier bei fehlerhafter Ligatur einer Darmarterie besonders für eine Darmischämie prädestiniert.

Durch Gefäßanomalien wie das Fehlen der A. colica media oder der A. colica sinistra kann ebenfalls eine insuffiziente Kollateralentwicklung entstehen [5, 10]. Gleichzeitig ist neben diesen rein morphologischen Kriterien die gestörte Splanchnikushämodynamik zu beachten, die bei einem Low-flow-Syndrom mit reflektorischer Vasokonstriktion der peripheren Arterien zur akuten Thrombose vorgeschädigter Gefäßabschnitte führen kann [12]. *Dauer, Lokalisation und Ausdehnung* der Durchblutungsstörungen bedingen Ausmaß und Schweregrad des kolorektalen ischämischen Schädigungsmusters.

## Pathologisches Bild

Nach Marston und Mitarbeitern [11] werden drei Intensitätsgrade unterschieden:

1. *Die transitorische ischämische Kolitis (begrenzt auf die Tunica mucosa).* Diese sehr häufigen und wahrscheinlich oft verkannten Schleimhautschäden sind bedingt durch die große Empfindlichkeit der Schleimhaut gegenüber einer Ischämie aufgrund ihrer großen Stoffwechselaktivität und dem begleitenden turnover. [3]. Das pathologisch-anatomische Bild zeigt ein Ödem mit partiellen Nekrosen der Mucosa, folgenden Schleimhautulzera und submukösen Hämorrhagien.
2. *Nekrosen der Muskularis* führen zu tieferen Ulzerationen bei gleichzeitiger Schleimhautatrophie. Es folgen narbige Kolonstrikturen als Ausdruck einer Defektheilung.
3. *Die ischämische-nekrotisch-gangränöse Kolitis* ist die Folge einer transmuralen Nekrose im Sinne eines hämorrhagischen Darminfarktes, die nach einer Ischämietoleranz von 2–3 Stunden auftritt [10].

## Klinische Symptomatik

Der Beginn einer kolorektalen Ischämie ist in fast allen Fällen mit einer schleimig blutigen Diarrhoe vergesellschaftet. Eine beginnende Peritonitis weist auf eine tiefergreifende Darmwandschädigung hin. Verbunden mit einer krampfartigen Abdominalsymptomatik stellen sich Symptome der allgemeinen Sepsis wie Tachykardie, Hypervolämie, Hypertension, metabolischen Azidose, Atem- und Niereninsuffizienz ein [7].

## Diagnostik

Im wesentlichen wird die Diagnose kolorektale Ischämie klinisch gestellt, insbesondere bei Zeichen einer beginnenden Peritonitis. Gerade in diesem Stadium verbieten sich alle diagnostischen invasiven Methoden, da in einem hohen Prozentsatz die Gefahr der Kolonperforation besteht.

Bei Verdacht auf eine isolierte Mucosaschädigung sollte eine retrograde Dickdarm-Röntgenkontrastdarstellung mit Bariumsulfatbrei durchgeführt werden. In den meisten Fällen zeigt sich ein pseudopolypöses kopfsteinpflasterartiges Mucosarelief mit ulzerösen Defekten. Eine Unterscheidung zu chronisch entzündlichen Darmerkrankungen (Morbus Crohn, Colitis ulcerosa) kann man nur endoskopisch stellen. Die Histologie des Biopsiematerials ist für einen ischämischen Schaden beweisend, wenn sich thrombosierte submucöse Gefäße und hämosiderinbeladene Makrophagen nachweisen lassen [11].

## Kasuistik

In unserem Gesamtkrankengut von 112 Patienten kam es zweimal zu einer Enddarmgangrän, das entspricht einer Letalität von 1,7%. Transitorische Durchfälle mit Blutbeimengungen fanden wir in 15 Fällen (s. Tab. 1).

1. Pat. C. L., 65 J., wurde wegen eines infrarenalen doppelfaustgroßen Aneurysmas operiert (Abb. 2).

   Nach Resektion des veränderten Aortenabschnittes wurde die Strombahn durch eine aorto-iliakale Dacronprothese wiederhergestellt. Die distalen Anastomosen erfolgten termino-lateral beiderseits vor dem Abgang der A. iliaca interna. Nach

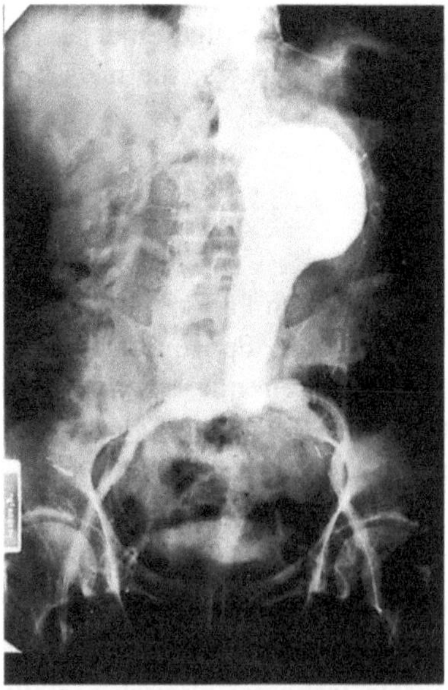

Abb. 2 Pat. C. L., 65 J., präoperativer Angiographiebefund eines infrarenalen Aortenaneurysma.

mehreren intra- und postoperativen hypotensiven Phasen entwickelte der Patient ein akutes Abdomen, das am 2. postoperativen Tag nach dem Eingriff zur Laparotomie zwang. Es fand sich eine Gangrän des Colon descendens et sigmoideus. Nach segmentaler Darmresektion und trotz Vorlagerung des durchbluteten proximalen und distalen Dickdarmendes verstarb der Patient am folgenden Tag an einem Myokardinfarkt. Die Histologie des Darmresektionspräparates erbrachte eine gangränöse, phlegmonöse Kolitis und Sigmoiditis bei fibrinös-eitriger Peritonitis (Abb. 3).

2. Bei dem Pat. E. L., 71 J., wurde ein infrarenales faustgroßes Aneurysma diagnostiziert (Abb. 4). Bei schwerer allgemeiner Arteriosklerose war 4 Jahre zuvor eine linksseitige lumbale Sympatektomie zur Verbesserung der peripheren Durchblutung der unteren Extremitäten vorgenommen worden. Nach Resektion des Aneurysmas wurden beide Beckenarterien ligiert und beiderseits ein aortofemoraler Prothesenbypass angelegt. Postoperativ traten Arrhythmien des Herzens und subakute Unterbauchbeschwerden auf, die sich jedoch nach zwei Tagen verloren. Erneute Verschlechterung des Allgemeinzustandes mit motorischer Unruhe, Schweißausbruch, Oligurie und Hypertonie führten am 7. postoperativen Tag zum Exitus letalis im septischen Schock. Die Histologie des Dickdarms ergab eine diffuse, fibrinös-eitrige Peritonitis bei umschriebenen nekrotisierenden Entzündungen der linken Kolonflexur und des rektosigmoidalen Übergangs.

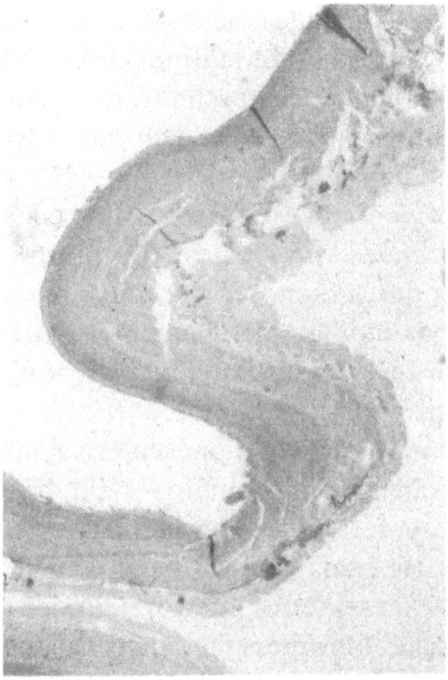

Abb. 3 Histologischer Befund eines Dickdarmresektionspräparates nach irreversibler Konischämie.

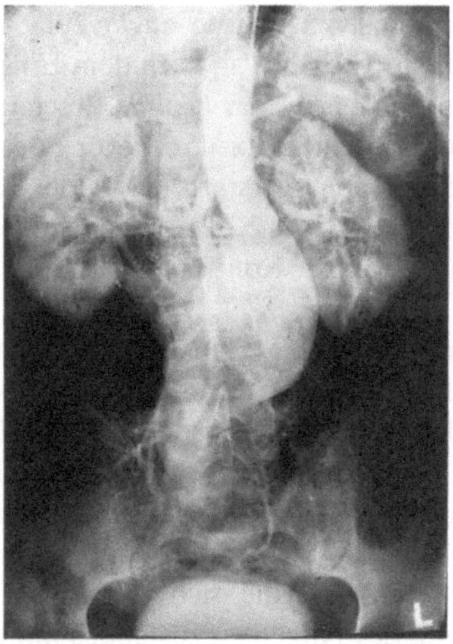

Abb. 4 Pat. E. L., 71 J., präoperativer Angiographiebefund eines infrarenalen Aortenaneurysmas.

## Diskussion und Prävention

Ausgehend von unseren Erfahrungen sind wir der Meinung, daß nur eine exakte angiographische Diagnostik sowie die Kenntnis der anatomisch und physiologischen Besonderheiten des mesenterialen Gefäßbaumes die Festlegung operationstaktischer Richtlinien zuläßt. Aus den erwähnten erhöhten präventiven Anforderungen für rekonstruktive Eingriffe im aorto-iliakalen Abschnitt, insbesondere bei Resektion von infrarenalen Bauchaortenaneurysmen ergibt sich folgende Taktik.

1. Nicht akute infrarenale Bauchaortenaneurysmen werden nur nach erfolgter Auswertung einer aussagekräftigen *Angiographie* operiert. Läßt sich in der Angiographie ein voll ausgebildetes viszerales kollaterales Netz nachweisen, so kann man davon ausgehen, daß bedingt durch Stenosen der unpaaren Viszeralarterien, ein Kompensationsmechanismus in Gang gekommen ist. Die Ligatur einer unpaaren Viszeralarterie kann die Dekompensation einer schon in Gang gekommenen Kollateralversorgung induzieren.
2. Aus diesem Grunde *implantieren* wir eine offene A. mesenterica inferior in jedem Falle in die Prothese. Eine zusätzliche Information stellt für uns die Stumpfdruckmessung der A. mesenterica inferior dar. Der hier gemessene backpressure muß immer größer als 40 mm Hg sein. Obwohl nach Angaben vieler Autoren die Stumpfdruckmessung der A. mesenterica inferior oder der A. colica sinistra sowie die dopplersonographische Flowmessung nicht aussagekräftig genug sind [1, 10], hat sich die Methode bei uns als zusätzliche Information bewährt.

3. Bei Veränderungen im Sinne eines sogenannten Reithosen-Aneurysmas oder bei aneurysmatischen Veränderungen der gesamten linken Beckenachse mit der Notwendigkeit eines aorto-femoralen Bypasses darf man die Bedeutung des Kollateral-Kreislaufs über die A. iliaca interna – A. rectalis medialis et inferioris – A. rectalis superior – Sigmoidalarkaden nicht unterschätzen. In diesen Fällen erfolgt der Anschluß der A. iliaca interna sinistra an die Prothese, wobei wir im Regelfall der aorto-iliakalen End-zu-Seit-Anastomose den Vorrang geben. Sollte sich aus technischen Gründen die Anastomose der A. iliaca interna sin. schwierig oder technisch nicht möglich sein, so erfolgt die postaneurysmatische Ligatur der A. iliaca communis und damit die Ausschaltung des Aneurysmas aus dem Kreislauf. Die aorto-femorale Prothesenimplantation mit End-zu-Seit-Anastomose zwischen Prothese und A. femoralis comm. beläßt die Möglichkeit eines reflow in die A. iliaca externa – A. iliaca int. und damit in das angeschlossene Kollateralsystem.
4. Die probatorische Abklemmung der A. mesenterica inferior während der Operation, die sich bei anderen Autoren bewährt hat, führen wir nicht durch, da die Möglichkeit der dabei eintretenden Thrombosierung kleiner Gefäßarkaden eingeplant werden muß. Eine intraoperativ begonnene allgemeine Heparinisierung sollte zur Vermeidung akuter Thrombosierung einer im Rahmen generalisierten Arteriosklerose vorgeschädigten Viszeralarterien durchgeführt werden.
5. Neben der beschriebenen operativen Minderung der Kollateraldurchblutung spielt für die Ausbildung und den Schweregrad einer Sigma-Rektumnekrose das intra- und postoperative Blutdruckverhalten eine Rolle. Schon ein geringfügiger temporärer Blutdruckabfall kann in einem ohnehin kritisch versorgten Darm eine thrombosebedingte Ischämie mit Nekrosefolge verursachen. Zeitlich können diese Nekrosen sofort nach der Operation oder verzögert erst nach Tagen auftreten. Dazu gehört auch der vorsichtige Einsatz von Herzglykosiden und Katecholaminen sowie eine geübte Narkoseführung, die myokarddepressive und hypervolämische Zustände verhindert.

Bei der Operationsplanung infrarenaler Bauchaortenaneurysmen sollte man sich aus taktischen Gründen von dem Grundsatz leiten lassen, alle vorhandenen Kollateralgefäßbahnen als Kompensationsmechanismus anzusehen und diese unbedingt erhalten.

## Literatur


[1] Bernatz, P. E.: Necrosis of the colon following resection for abdominal aortic aneurysm. Arch. Surg. **81** (1960) 373–379.

[3] Bertelsen, S., K. Egeblad: Necrosis of the colon and the rectum complicating abdominal aortic resection. Acta Chir. Scand. **134** (1968) 151.

[3] Bicks, R. O., G. F. Bale, H. Howard et al.: Acute and delayed colon ischemia after aortic aneurysm surgery Arch. Intern. Med. **122** (1968) 249–253.

[4] Conn, J.: Colon ischemia following abdominal aortic surgery. In: Surgery of the aorta and its body branches (Eds. J. J. Bergan, J. S. T. Yao), S. 231–240. Grune and Stratton, New York – London – Toronto – Sydney – San Francisco 1979.
[5] Crawford, E. S.: Thoracoabdominal and abdominal aortic aneurysm involving renal, superior mesenteric, and celiac arteries. Ann. Surg. **179** (1979) 763–768.
[6] Ernst, C., P. Hagihara, M. Daugherty et al.: Ischemic colitis incidence following abdominal aortic reconstruction. A. prospective study. Surgery **80** (1976) 417–423.
[7] Goldschmidt, Z. A., L. Durst, H. Romanoff: Necrosis of the colon following elective resection of abdominal aortic aneurysm. Vasc. Surg. **9–10** (1975–1976) 141–145.
[8] Griffiths, J. D.: Surgical anatomy of the blood supply of the distal colon. Ann. R. Coll. Surg. Engl. **19** (1956) 241–245.
[9] Hagihara, P., C. Ernst, W. Griffen: Incidence of ischemic colitis following abdominal aortic reconstruction. Surg. Gynecol. Obstet. **149** (1979) 571.
[10] Haug, M., H. Müller-Wiefel: Die transmurale Colongangrän als Komplikation rekonstruktiver Eingriffe im aorto-iliacalen Bereich. Akt. Chir. **16** (1981) 121–127.
[11] Marston, A., R. Marcuson, M. Chapman: Experimental study of devascularization of the colon. Gut **10** (1969) 121–133.
[12] Saegesser, F., U. Roenspies, J. W. L. Robinson et al.: Durchblutungsstörungen des Colons und Rektums und ihre Therapie. Chirug **50** (1979) 759–769.

# Fehlerhafte Protheseninterposition beim Aortenaneurysma: Aorto-intestinale Fistel

*D. Weber, R. Häring*

## Einleitung

Tritt nach prothetischem Ersatz der Aorta abdominalis eine gastrointestinale Blutung auf, so ist stets an eine pathologische Fistelverbindung zwischen Aorta und Intestinaltrakt zu denken. Bei der düsteren Prognose dieses Krankheitsbildes zwingt der alleinige Verdacht solange zu diagnostischem Vorgehen, bis eine aorto-intestinale Fistel sicher ausgeschlossen werden kann oder entsprechende therapeutische Maßnahmen bei positivem Nachweis ergriffen werden können. Die Erstbeschreibung dieser fatalen Komplikation erfolgte 1953 durch Brock, die erste erfolgreiche Langzeittherapie gelang fünf Jahre später Mc Kenzie [4]. Die Häufigkeit wird mit 0,1–4% angegeben.

## Pathogenese

Im Vordergrund der Pathogenese steht die Infektion, die durch lokale/hämatogene Kontamination oder transmurale Bakterienmigration verursacht sein kann (Abb. 1). Die frühe Infektion wird ohne Zweifel dadurch begünstigt, daß ein erheblicher Teil der Patienten mit einem infrarenalen Aortenaneurysma im Stadium der Ruptur in die Klinik eingeliefert wird. Die Eingriffe finden dann am nicht vorbereiteten Patienten, seinem Zustand gemäß unter Zeitdruck und meistens im Nachtdienst statt. Eine ältere, aber umfangreiche Statistik von Elliott [3] zeigt deutlich den Unterschied zwischen Elektiv- und Noteingriff (Tab. 1).

Durch Nahtdehiszenz, besonders, wenn eine ausgedehnte Thrombendarteriektomie der Aortenwand durchgeführt wird, kann sich ein falsches Aneurysma

Tabelle 1 Aorto-intestinale Fistel und Operationstyp (nach Elliott [3])

| | n | aorto-intest. Fistel | |
|---|---|---|---|
| | | n | % |
| TEA | 162 | 0 | 0 |
| aorto-fem. Bypass | 827 | 2 | 0,2 |
| Aneurysma, elektiv | 925 | 7 | 0,7 |
| Aneurysma, Notfall | 171 | 3 | 1,7 |

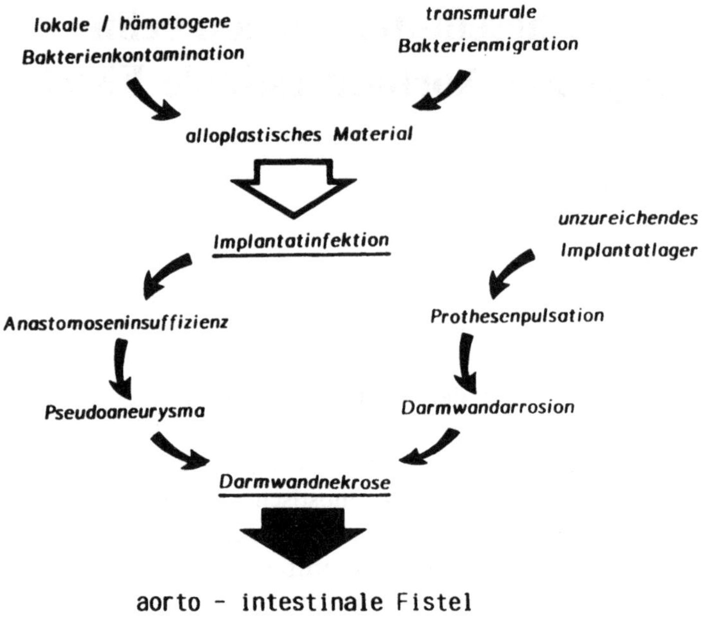


Abb. 1 Pathogenese der aorto-intestinalen Fistel.

entwickeln, das sekundär in die Darmwand einbricht und so durch direkte Kommunikation eine Massenblutung verursacht. Dies entspricht dem Typ I (Abb. 2a).

Begünstigt durch traumatisierende Mobilisation der Hinterwand des Duodenums, durch starke Pulsationen einer zu lang gewählten Prothese und durch ein schlechtes Transplantatlager kann sich auch eine periprothetisch-enterale Fistel bilden. Hier resultiert die Blutung aus Gefäßen der arrodierten Darmwand und als Sickerblutung aus der enzymatisch geschädigten Gefäßprothese. Dies entspricht dem Typ II (Abb. 2b).

## Symptomatik

Alle Patienten haben eine intestinale Blutung. 60% klagen über Rücken- und Bauchschmerzen. Bei 30% finden sich Fieber und Sepsiszeichen [4].

## Diagnostik

Obwohl bei gastrointestinaler Blutung nach Gefäßersatz immer an das Vorliegen einer aorto-intestinalen Fistel gedacht werden sollte, gelingt dennoch der präoperative Nachweis nur in der Hälfte der Fälle [7]. Das wichtigste diagnostische Hilfsmittel ist die obligat durchzuführende Endoskopie [5]. Blutkulturen, Angio-

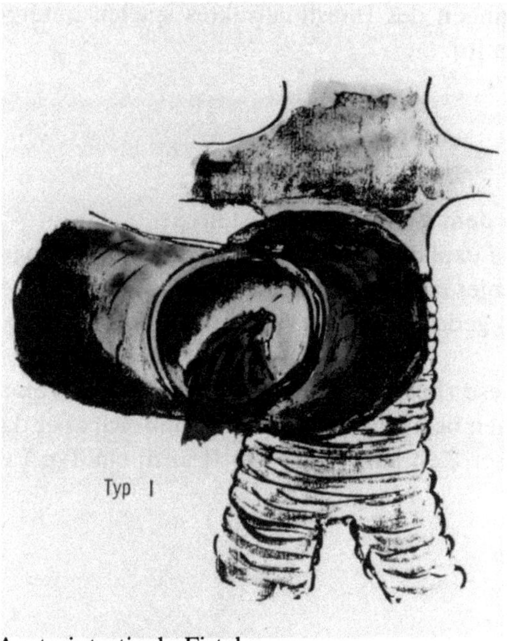


Abb. 2a Aorto-intestinale Fistel.

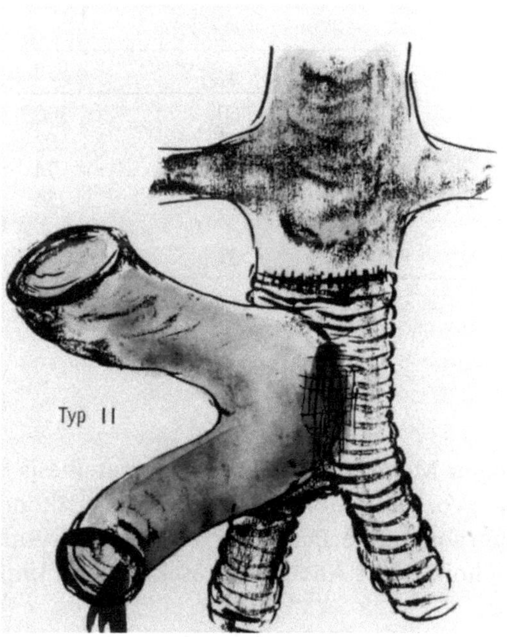


Abb. 2b Periprothetisch-intestinale Fistel.

graphie oder Kontrastdarstellungen des Intestinaltraktes spielen untergeordnete Rollen, zumal in akuten Fällen [6].

## Therapie

Die Therapie richtet sich nach dem vorliegenden Fisteltyp.

- Beim Typ I muß die Prothese explantiert werden. Der Darmdefekt wird saniert und das aortale Infektionsgebiet nach sorgfältigem Nahtverschluß der Aorta mit einer Omentumtransposition gedeckt. Die Revaskularisation muß danach extra-anatomisch erfolgen.
- Beim Typ II kann die Prothese (besonders bei Verwendung von Velourprothesen) unter lokalen Maßnahmen belassen werden. Man muß sich aber darüber im klaren sein, daß nach gewisser Zeit aus einem Typ II auch ein Typ I entstehen kann [7].

## Prognose

Hinsichtlich der Prognose schneidet die Methode der Prothesenexplantation mit extra-anatomischem Bypass mit einer Letalität von 38% noch am besten ab [1]. Sie ist daher die Methode der Wahl (Tab. 2).

Tabelle 2 Prognose

| | n | gest. | % Let. |
|---|---|---|---|
| nur Laparotomie, keine Therapie | 60 | 60 | 100 |
| lokale Therapie | 62 | 55 | 88 |
| Prothesenexplantation | 23 | 17 | 74 |
| Prothesenexplantation, in situ Revask. | 66 | 37 | 56 |
| Prothesenexplantation, extraanatom. Bypass* | 80 | 31 | 38 |

* Sammelstatistik T. J. Bunt [1]

## Kasuistik

Klinikeinweisung eines 52jährigen Mannes mit hellroter Hämatemesis. Seit Wochen subfebrile Temperaturen. Vor drei Monaten externe Laparotomie wegen abdomineller Beschwerden. Intraoperative Diagnose: Aortenaneurysma. Sofortige Verlegung in eine andere Klinik. Dort Aneurysmaresektion und Implantation einer aorto-biiliacalen Prothese.

*Angiographie:* Kugeliges Aneurysma an der aortalen Anstomose, extrem elongierter rechter Prothesenschenkel (Abb. 3a, b).

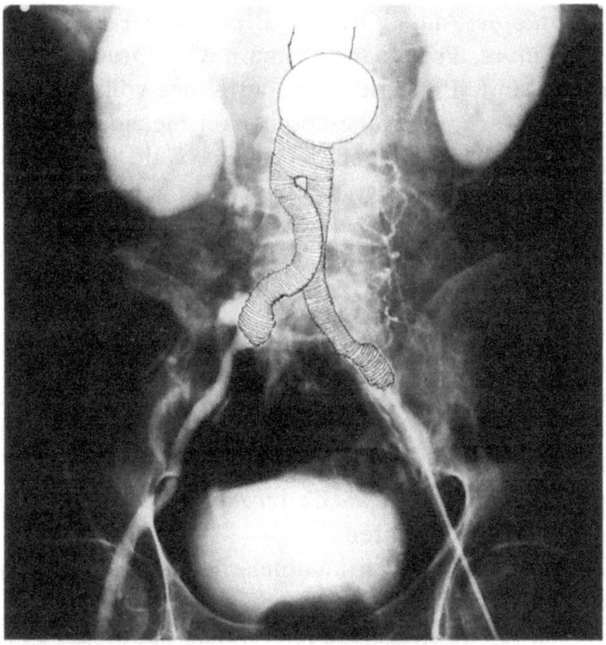

Abb. 3a Angiographie a.–p.

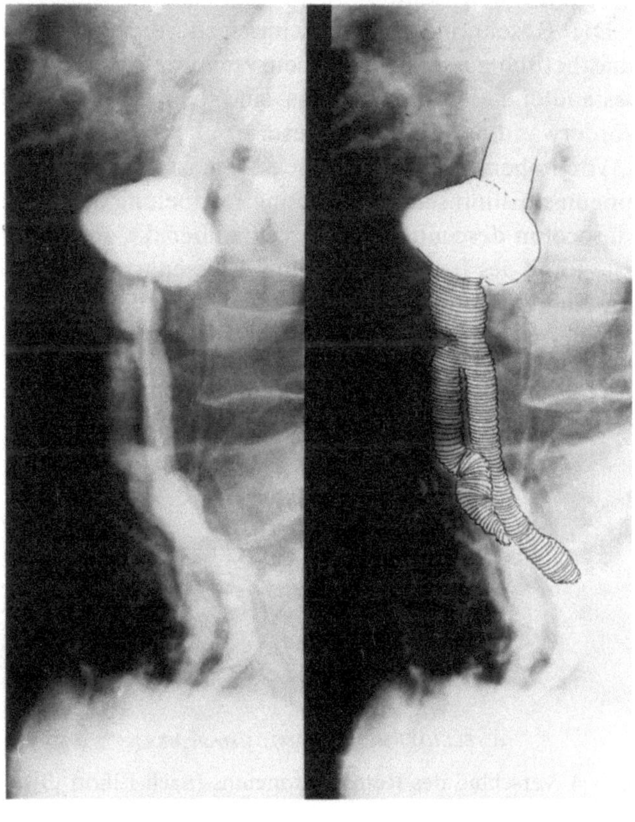

Abb. 3b Angiographie seitlich.

*Endoskopie:* Massiv frisches Blut in der Pars III des Duodenums.

*OP-Befund:* Pseudoaneurysma mit Einbruch in den duodeno-jejunalen Übergang. Gesamte Prothese auf voller Länge völlig freiliegend, oberer Teil schwimmt im Eiter. Rechter Prothesenschenkel meanderförmig geschlängelt. Prothesenexplantation, Nahtverschluß der Aorta, Naht des Duodenums, Omentumdeckung. Axillo-femoraler Bypass. Entlassung in geheiltem Zustand.

## Fehlermöglichkeiten

Vermeidbare operative Fehler beginnen bei der Wahl des Prothesenmaterials. Primär dichte Prothesen liegen meistens wie ein Fremdkörper im Retroperitonealgewebe. Vorteilhafter sind Velourprothesen mit guter Einheilungstendenz. Die Thrombendarteriektomie der Aortenwand darf nicht zu großzügig durchgeführt werden. Eine Wandschwäche der Aorta kann durch Ausreißen der Nähte zu einem Pseudoaneurysma führen.

Die Prothese muß in anatomisch regelrechter Position und straff implantiert werden. Zu lang belassene Prothesenanteile führen – wie im geschilderten Fall – durch starke Pulsationen zu Arrosionen des umgebenden Gewebes, im besonderen Falle der Darmwand.

Die Resektion der überschüssigen, durch atheromatöse Auflagerungen oft unästhetisch aussehenden Aneurysmawand ist ein taktischer Fehler. Diese Wandbestandteile des Aneurysmas sind das bevorzugte Material zur Deckung der Vorderwand der Gefäßprothese.

Von hohem prophylaktischen Wert ist ein sorgfältiger Verschluß des Retroperitoneums. Elliott schlägt dazu eine Doppelung der Gewebeschichten vor, indem das Mesocolon descendens nach rechts über die Aorta verlagert wird und der duodenale Rand des Retroperitoneums kulissenartig nach links herübergezogen und dort mit Nähten fixiert wird (Abb. 4).

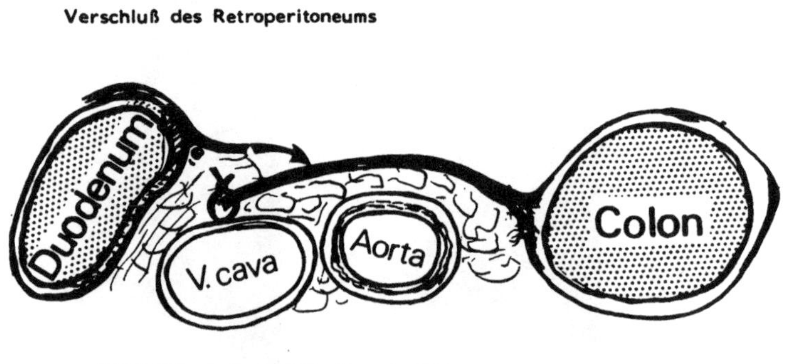


Abb. 4 Verschluß des Retroperitoneums (nach Elliott [3]).

Als letzter Punkt bleibt zu erwähnen, daß trotz des Notfallcharakters der Operation eines rupturierenden Aortenaneurysmas die Regeln des aseptischen Vorgehens befolgt werden, da ein infiziertes Kunststoffimplantat nun einmal keine Chancen zur Selbstheilung hat.

## Literatur

[1] Bunt, T. J.: Synthetic vascular graft infections. II. Graft-enteric erosions and graft-enteric fistulas. Surgery **94** (1983) 1.
[2] Champion, M. C., S. N. Sullivan, J. C. Coles et al.: Aortoenteric fistula. Incidence, Presentation Recognition, and Management. Ann. Surg. **195** (1982) 314.
[3] Elliot, J. P., R. F. Smith, D. E. Szilagyi: Aortoenteric and paraprosthetic-enteric fistulas. Arch. Surg. **108** (1974) 479.
[4] O'Mara, C. S., G. M. Williams, C. B. Ernst: Secondary aortoenteric fistula. A 20 year experience. Am. J. Surg. **142** (1981) 203.
[5] Puppala, A. R., M. Munaswamy, A. M. Doshi et al.: Endoscopic diagnosis of aortoduodenal fistula. Am. J. Gastroenterol. **73** (1980) 414.
[6] Rosenthal, D., R. A. Deterling, T. F. O'Donnell et al.: Positive blood culture as an aid in the diagnosis of secondary aortoenteric fistula. Arch. Surg. **114** (1979) 1041.
[7] Vollmar, J.: Komplikationen bei wiederherstellenden Eingriffen am Arteriensystem. In: Rekonstruktive Chirurgie der Arterien (Hrsg. J. Vollmar), S. 560. G. Thieme, Stuttgart – New York 1982.

# Zusammenfassende Diskussion: Aortenaneurysma

*G. Rücker*

Da die beiden Übersichtsreferate von Stelter (München) zum thorakalen Aneurysma und von Trede (Mannheim) zum abdominalen Aneurysma sich durch sehr klare Darstellung der klinischen Befunde, der differentialdiagnostischen Überlegungen, der Darstellung von Dringlichkeit und optimaler operativer Technik auszeichneten, beschränkte sich die Diskussion auf wenige Fragen.

1. Als günstigster Zugang zur Behandlung des thorakalen Aortenaneurysma im Abschnitt III ergibt sich die linksseitige Thorakotomie. In einzelnen Fällen erleichtert eine Rippenresektion Zugang und Übersicht.
2. Beim elektiv operierten infrarenalen Aortenaneurysma ist eine generelle Antibiotikaprophylaxe nicht erforderlich.
3. Ergibt sich nach der Laparotomie neben einem operationsbedürftigen infrarenalen Aortenaneurysma ein weiterer krankhafter Befund (etwa ein Kolonkarzinom), so ist stets der das Leben des Patienten stärker bedrohende Befund zu korrigieren. Bei drohendem oder bestehenden Ileus würde dies die Resektion des Darmtumors, bei drohender Ruptur des Aneurysma die Korrektur des Gefäßleidens sein. In ausgewählten Fällen können Simultaneingriffe durchgeführt werden.
4. Stockmann (Berlin) berichtete über die Möglichkeit, in seltenen Fällen bei Patienten mit sehr hohem Risiko ein Aortenaneurysma durch die Kombination von extraanatomischem Bypass (axillo-femoral), Ligatur der Iliakalarterien und artefizieller Thrombosierung des Aneurysmasacks zu behandeln.
   Nach Trede ist nach dieser Behandlung die Möglichkeit einer Aneurysma-Ruptur jedoch nicht sicher ausgeschaltet. Darüber hinaus droht bei einem axillofemoralen Bypass stets der thrombotische Verschluß.
5. Obgleich Sonographie und CT exakte Angaben über Lokalisation und Größe des infrarenalen Aneurysma ermöglichen, ist nach Trede nach Möglichkeit eine präoperative Angiographie bei den elektiv operierten Fällen erstrebenswert, um die Ein- und Ausflußbahn beurteilen zu können.

# Chronische und akute Verschlüsse der unteren Extremität – Beckenverschluß

*H. Imig*

Die Gefäßrekonstruktion der Beckenstrombahn gilt im allgemeinen als der dankbarste Eingriff in der Gefäßchirurgie mit optimalem Früh- und Spätergebnis. Die großlumigen Gefäße mit hoher Durchströmung erwecken den Eindruck, gerade hier besonders erfolgreich Gefäßchirurgie betreiben zu können. Das Paradebeispiel – der Bifurkationsbypass – weist nach 10 Jahren immerhin eine 80%ige Durchgängigkeitsrate auf.

In 25 Jahren haben wir es gelernt, spezifische Fehler, die mit dieser Operation in Zusammenhang stehen, zu vermeiden: Wir wissen, daß der hohe Aortenverschluß beim Risikopatienten besser mit einem extraanatomischen Bypass behandelt wird. Wir implantieren den Aortenteil einer Bifurkationsprothese möglichst hoch unter die Nierenarterienabgänge mit kurzem Zentralanschluß. Wir wissen um die Fehler beim Durchzug der Prothesenschenkel zur Leiste – über Verletzungen des Ureters bis hin zur Perforation des Kolons –. Wir bevorzugen nach wie vor bei isolierten Bifurkationsverschlüssen und Stenosen die direkte Desobliteration mit Patschplastik anstelle des Bypasses.

Wir wissen, daß bei Verschluß der A. Mesenterica superior die Unterbindung der A. Mesenterica inferior problematisch werden kann. Die Diskussion, ob trans- oder retroperitonealer Zugang, ob End-zu-End- oder End-zu-Seit-Anastomosierung, wird zwar gerne und oft geführt, ist aber von untergeordneter Bedeutung.

Neben diesen vermeidbaren operativen Fehler sind die meist unvermeidbaren Komplikationen viel bedeutungsvoller und überraschend hoch. R. van Dongen* zeichnete auf dem letzten Altmannsdorfer Gespräch 1984 eine erschreckende Bilanz auf. Die Frühletalität beträgt demnach zwischen 2 und 13%. Bis zu 18% treten allgemeine Probleme wie Herzinfarkt, respiratorische Insuffizienz und Niereninsuffizienz auf. Eine ischämische Kolitis tritt je nach Autor zwischen 1 und 4% auf, ein paralytischer Ileus bis zu 6%, Wundinfektionen in 9% und postoperative Blutungen in 2–8%. Potenzstörungen in 20–60% und die gefürchtete Protheseninfektion in 1–5% (im eigenen Krankengut unter 298 Aortenprothesen in 3 Jahren 4 Protheseninfektionen (1,3%). Sie sind nur eine Auswahl der Frühkomplikationen. Rechnen wir Spätkomplikationen wie Nahtaneurysmen, Aortoduode-

---

* Dongen, van R. J. A. M.: Lebensqualität nach aortoilikaler Rekonstruktion mit Hilfe einer Bifurkationsprothese, S. 91–98. TM Verlag, 1984.

nale Fisteln, Ureterstrikturen – um nur einige zu nennen – hinzu, müssen wir uns bewußt sein, daß fast jeder 2. Patient, den wir einer Aorta-Beckenarterien-Rekonstruktion unterziehen, eine derartige Komplikation erleiden kann.

Fehler in der Indikation sind vor diesem Hintergrund unverzeihlich, zumal es in der Beckenarterienrekonstruktion in der Mehrzahl nicht um den Erhalt der Extremität geht, sondern – von Ausnahmen abgesehen (z. B. hoher Aortenverschluß) – um eine Verbesserung der Laufqualität, die einer sogenannten verbesserten Lebensqualität gleichgesetzt wird. Und Fehler heißt meist die zu weite Indikation und die zu voreilige Implantation einer Bifurkationsprothese.

Wir dürfen bei der Indikation zur Operation nicht vergessen, daß nur ein kleiner umschriebener Teil des gesamten befallenen Gefäßsystems rekonstruiert wird. Die Grunderkrankung ist nicht heilbar.

Ein dritter und letzter Punkt erscheint mir in dieser kurzen Übersicht wichtig: Die bereits erwähnten idealen Spätergebnisse im Vergleich zu anderen Gefäßregionen in puncto Durchgängigkeitsrate führen dazu, die Rekonstruktion der Beckenetage als Routineoperation anzusehen. Wiederum war es van Dongen, der kritisch darauf hinwies, daß gerade der sogenannte Allgemeinchirurg hier sein gefäßchirurgisches Einsatzgebiet sieht.

Es erhebt sich also die Frage, ob eine allgemeinchirurgische Klinik, die neben der Abdominalchirurgie und der Traumatologie auch die Gefäßchirurgie abdeckt, dem Spektrum dieses Spezialgebietes gerecht werden kann, welches ein hochspezifisches Wissen verlangt, eigene wissenschaftliche Wege geht und erfolgreich nur in der Hand eines Chirurgen ist, der neben der perfekten Technik auch die eben genannte differenzierte Indikation zur Operation beherrscht.

Bedingung für eine Integration der Gefäßchirurgie ist – neben der Qualität der Rekonstruktion (wegen seiner Komplexität besonders schwierig zu beurteilen), der Dokumentation und der Einrichtung einer Gefäßambulanz – vor allem die jährliche Anzahl von Gefäßoperationen, die durchgeführt werden. Sie ist ein entscheidendes Kriterium für die Berechtigung, Gefäßoperationen durchzuführen.

Betrachten wir den Ergebnisbericht der Deutschen Gesellschaft für Thorax-, Herz- und Gefäßchirurgie von 1984, sehen wir, daß unter 42 an dieser Studie beteiligten Kliniken 19 weniger als 200 arterielle Rekonstruktionen pro Jahr durchführen. Eine Zahl, die uns nachdenklich stimmen muß.

Zusammenfassend ist zu bemerken, daß die Rekonstruktion der Beckenetage zwar eine dankbare und erfolgreiche Aufgabe sein kann, daß jedoch wegen der zahlreichen Komplikationsmöglichkeiten nicht die operativen Fehler im Vordergrund stehen, sondern die der Indikation. Ein Gelegenheitseingriff ist es sicher nicht.

Der akute Verschluß der Aorten-Beckenstrombahn ist bewußt nicht erwähnt, denn der einzige Fehler, der hier gemacht werden kann, ist der, nichts zu machen.

# Indikatorische und operative Fehler bei Eingriffen an der infrarenalen Aorta und den Beckenarterien

*L. Braun*

## Einleitung

Die Darstellung dieses Themas ist überaus schwierig, da es sich im wesentlichen um die Auflistung individueller Fehler in der Indikation zu einem Eingriff bzw. in seiner technischen Durchführung handelt. So resultiert eine Konfrontation mit den eigenen Mißerfolgen. Diese Fehler können auf falsche Einschätzung des Operationsrisikos, der Leistungsreserven des Patienten auf der einen sowie in der Überschätzung der eigenen Fähigkeiten und der Leistungsfähigkeit des gesamten Teams – bestehend aus Chirurg, Anästhesist und Pflegepersonal – auf der anderen Seite beruhen. Jeder Chirurg kennt unbefriedigende Operations- und Krankheitsverläufe, bei denen eine falsche Einschätzung der Situation oder manuelle Fehler Blutungen, Infektionen und andere Komplikationen hervorgerufen haben, die das Therapieresultat entscheidend bestimmen können.

Nach dieser subjektiven Einleitung soll versucht werden, im eigenen Krankengut objektive Daten zu ermitteln, welche unter Umständen vor indikatorischen und operativen Fehlern bewahren können.

## Eigenes Krankengut

An der Chirurgischen Klinik Detmold wurden seit 1974 531 Eingriffe an der Aorta und den Beckenarterien durchgeführt (Tab. 1).

In 15 Fällen führte eine Embolie im Bereich der Aortenbifurkation zu einem Leriche-Syndrom. Bei 113 Patienten erfolgte eine offene Thrombendarteriektomie

Tabelle 1 Eingriffe an Aorta und Beckenarterien

| | |
|---|---|
| Embolien | 15 |
| TEA und iliacofem. Prothesen | 113 |
| Aortenaneurysmen | 120 |
| Y-Prothesen | 298 |
| insgesamt | 531 |

bzw. die einseitige Implantation einer iliaco-femoralen Kunststoffprothese. 120 Patienten wurden wegen eines infrarenalen Aortenaneurysma operiert. Bei 298 Patienten schließlich erfolgte die Implantation einer aorto-biiliacalen, aorto-iliaco-femoralen bzw. aorto-bifemoralen Dacronprothese. Im folgenden wird die Gruppe dieser 298 Patienten mit einer sogenannten Y-Prothese analysiert.

Die postoperative Sterblichkeit innerhalb von 30 Tagen nach der Operation betrug 8,1%. Gleichzeitig mit der Implantation der Kunststoffprothese erfolgte in 1,7% die Amputation eines Vorfußes bzw. mehrerer Zehen. Während des stationären Aufenthaltes wurde in 2,7% die Amputation eines Unter- bzw. Oberschenkels erforderlich. Im Verlaufe der bis zu 11jährigen Nachbeobachtung wurde bei 9,4% der Patienten eine Spätamputation eines Unter- oder Oberschenkels notwendig. Das Schicksal sämtlicher Patienten wurde ausnahmslos verfolgt. Regelmäßige Nachuntersuchungen ergaben in Verbindung mit den Angaben der Patienten ein gutes Spätresultat in 74,4% sowie ein schlechtes Dauerergebnis in 5,2% (Tab. 2).

Um den Einfluß einiger wahrscheinlicher Risikofaktoren zu ermitteln, wurden die Durchschnittswerte bei den 24 postoperativ verstorbenen Patienten denen der überlebenden gegenübergestellt (Tab. 3).

Tabelle 2 Operationsergebnisse

| Y-Prothesen | | n | % |
|---|---|---|---|
| Op-Letalität | | 24 | 8,1 |
| Amputationen | – synchron | 5 | 1,7 |
| | – Frühamputationen | 8 | 2,7 |
| | – Spätamputationen | 28 | 9,4 |
| Spätresultat | – gut | 171 | 74,4 |
| | – mäßig | 47 | 20,4 |
| | – schlecht | 12 | 5,2 |

Tabelle 3 Bedeutung von Risikofaktoren

| | | Todesfälle | Überlebende |
|---|---|---|---|
| Op-Dauer | (min) | 138 | 130 |
| Hypertonie | (%) | 37,5 | 38,7 |
| Diabetes | (%) | 20,8 | 18,1 |
| Cholesterin | (mg%) | 233 | 242 |
| Lebensalter | (Jahre) | 67,5 | 62,4 |
| Gangrän | (%) | 20,8 | 15,3 |
| intraop. Komplikationen | (%) | 8,3 | 2,2 |
| postop. Komplikationen | (%) | 83,3 | 23,4 |
| Frühamputation | (%) | 16,7 | 1,5 |
| Myokardinfarkt | (%) | 61,9 | 26,7 |

Aus dieser Tabelle geht hervor, daß die Operationsdauer, die Häufigkeit der präoperativ ermittelten arteriellen Hypertonie oder eines Diabetes mellitus sowie der Cholesterinspiegel im Plasma offensichtlich ohne Einfluß auf das operative Risiko sind. Dagegen ist dem Lebensalter sowie der präoperativen Gangrän ein wahrscheinlicher Einfluß auf die Operationsletalität zuzumessen. Eine deutlich ungünstigere Prognose haben Patienten, bei denen intra- oder postoperativ Komplikationen auftreten, bei denen eine Frühamputation erforderlich wird oder sie in ihrer Anamnese einen Myokardinfarkt aufweisen.

In Tabelle 4 wird der Einfluß des Lebensalters auf Operationssterblichkeit, intra- und postoperative Komplikationen sowie auf die Gesamtamputationsrate dargestellt. Erwartungsgemäß steigt die perioperative Letalität mit zunehmendem Alter ebenso wie die Häufigkeit postoperativer Komplikationen an. Dagegen scheinen intraoperative Komplikationen und Notwendigkeit einer Amputation im Verlauf der Nachbeobachtungszeit altersunabhängig zu sein. Die Häufigkeit eines präoperativen Myokardinfarktes, einer arteriellen Hypertonie, eines Diabetes mellitus oder eines präoperativ erlittenen Apoplex sind in den untersuchten Altersgruppen annähernd gleich. Bei den über 80jährigen wurden Patienten mit diesen Komplikationen – außer einer Hypertonie – nicht operiert.

In 36 Fällen wurde eine aorto-biiliacale, in 224 Fällen eine aorto-bifemorale und in 38 Fällen eine aorto-iliaco-femorale Prothese implantiert (Tab. 5). Postoperative

Tabelle 4 Abhängigkeit zwischen Lebensalter, Risikofaktoren und Operationsergebnisse

| Lebensalter | n | Letalität (%) | postop. Komplikationen | Gesamtamputationen (%) | intraop. Komplikationen (%) | Myokardinfarkt (%) | Hypertonie (%) | Diabetes mellitus (%) | Apoplex (%) |
|---|---|---|---|---|---|---|---|---|---|
| 37–50 | 33 | – | 12,1 | 15,2 | 3,0 | 20,0 | 43,8 | 18,8 | 6,7 |
| 51–60 | 77 | 5,2 | 23,4 | 10,4 | 2,6 | 28,6 | 26,0 | 18,7 | 1,4 |
| 61–70 | 122 | 8,2 | 27,0 | 9,0 | 3,3 | 34,4 | 36,9 | 16,5 | 8,3 |
| 71–80 | 62 | 14,5 | 38,7 | 16,1 | 1,6 | 31,3 | 43,5 | 22,6 | 8,3 |
| 81–90 | 4 | 25,0 | 75,0 | 50,0 | – | – | 50,0 | – | – |
| insgesamt | 298 | 8,1 | 27,5 | 12,1 | 2,7 | 30,2 | 38,8 | 18,4 | 6,3 |

Tabelle 5 Prothesenform

| | aortoiliacal | aortofemoral |
|---|---|---|
| Op-Letalität (%) | – | 9,8 |
| Amputationsrate (%) | 9,3 | 13,4 |
| intraop. Komplikationen (%) | – | 3,6 |
| postop. Komplikationen (%) | 2,8 | 30,4 |
| Fluß im re. Prothesenschenkel (ml/min) | 569 | 565 |
| BA-Index | 0,81 | 0,86 |
| n | 36 | 224 |

Sterblichkeit, Amputationsrate und Häufigkeit intra- und postoperativer Komplikationen sind bei der aorto-biiliacalen Prothese deutlich geringer als bei der aortobifemoralen, während der nach Implantation der Prothese im rechten Prothesenschenkel gemessene Durchfluß sowie der 1–11 Jahre nach der Operation ermittelte BA-Index annähernd vergleichbar sind.

Bei 50 Patienten wurde sowohl an der Aorta als auch im Bereich der Iliacalbzw. Femoralgefäße eine End-zu-End-Anastomose, bei 193 Fällen an der Aorta eine End-zu-End- und an den peripheren Gefäßen eine End-zu-Seit-Anastomose und bei 32 Fällen schließlich sowohl an der Aorta als auch an den peripheren Gefäßen eine End-zu-Seit-Anastomose durchgeführt. Die günstigsten Resultate hinsichtlich Operationsletalität und der Häufigkeit post- und intraoperativer Komplikationen findet sich in der ersten Gruppe. In der Gruppe mit End-zu-End-Anastomosen an der Aorta und End-zu-Seit-Anastomosen an den peripheren Gefäßen wurden die größte Flußmenge und der höchste postoperative BA-Index ermittelt. Die ungünstigsten Ergebnisse werden schließlich in der dritten Gruppe festgestellt (Tab. 6).

Ergab die Bestimmung der Durchflußmenge durch den rechten Prothesenschenkel am Ende der Operation einen Wert unter 300 ml/min., so waren perioperative Letalität, Früh- und Gesamtamputationsrate, postoperative Komplikationen und schlechte Langzeitergebnisse wesentlich erhöht (Tab. 7), verglichen mit der Patien-

Tabelle 6 Anastomosenform

| | End-End-End | End-Seit-Seit | Seit-Seit-Seit |
|---|---|---|---|
| Op-Letalität (%) | 4,0 | 7,8 | 12,5 |
| Amputationsrate (%) | 16,0 | 11,9 | 12,5 |
| intraop. Komplikationen (%) | – | 3,1 | 3,1 |
| postop. Komplikationen (%) | 14,0 | 30,1 | 28,1 |
| Fluß im rechten Prothesenschenkel (ml/min) | 502 | 567 | 385 |
| BA-Index | 0,79 | 0,85 | 0,80 |
| n | 50 | 193 | 32 |

Tabelle 7 Fluß im rechten Prothesenschenkel

| | unter 300 ml/min | über 1000 ml/min |
|---|---|---|
| Op-Letalität (%) | 9,4 | – |
| Frühamputationsrate (%) | 6,3 | – |
| Gesamtamputationsrate (%) | 18,8 | – |
| postop. Komplikationen (%) | 34,4 | 18,8 |
| gutes Spätresultat (%) | 52,2 | 85,7 |
| BA-Index | 0,82 | 1,02 |

tengruppe, bei denen die Durchflußmenge 1000 ml/min. überstieg. Aus dieser Tabelle wird die Bedeutung guter Abstromverhältnisse für das frühe und späte Operationsergebnis deutlich.

Postoperativ traten als häufigste Komplikationen der Frühverschluß in einem Prothesenschenkel, eine Nahtinsuffizienz sowie Blutungen, Myokardinfarkt oder Pneumonie auf. Die Letalität dieser Komplikationen ist beim Frühverschluß, beim Myokardinfarkt und der Pneumonie hoch, die Amputationsrate deutlich gesteigert, das Langzeitoperationsergebnis schlechter (Tab. 8).

Im Verlauf von 11 Jahren stiegen die Frequenz der Operationen und das mittlere Lebensalter leicht an. In den ersten beiden Jahren konnten mittlere Operationsdauer, Häufigkeit postoperativer Komplikationen und die Operationssterblichkeit gesenkt werden. Während der letzten 8 Jahre war jedoch eine weitere Verbesserung der Behandlungsergebnisse nicht feststellbar (Abb. 1). Die Operationen wurden von 12 verschiedenen Operateuren durchgeführt.

## Schlußfolgerung

Die Analyse der Resultate bei 298 Patienten mit Implantation einer aortobiiliacalen bzw. aorto-bifemoralen Prothese zeigt, daß eine zurückhaltende Indikationsstellung zu diesem Eingriff insbesondere bei sehr alten Patienten, bei Patienten mit erheblichen Risikofaktoren – insbesondere einem Myokardinfarkt – und bei Patienten mit ungünstigen Abflußverhältnissen angezeigt ist. Die Nichtbeachtung dieser Erkenntnis ist der wesentliche Grund für erhöhte Operationsletalität, gehäufte postoperative Komplikationen sowie unbefriedigende Langzeitresultate. Seit-zu-End-Anastomosen im Bereich der Aorta gehen im eigenen Krankengut mit gehäuften postoperativen Komplikationen, einer höheren Amputationsrate und schlechteren Dauerresultaten einher.

Da es sich in dem untersuchten Krankengut mit Stenosen und Verschlüssen der Aorta infrarenalis und der Beckenarterien um gutartige Grunderkrankungen

Tabelle 8 Postoperative Komplikationen

| Postoperative Komplikationen | n | Letalität (%) | Gesamt-amputat. (%) | gutes Resultat (%) | BA-Index (%) |
|---|---|---|---|---|---|
| Frühverschluß | 13 | 38,5 | 30,8 | 67,7 | 0,80 |
| Platzbauch | 13 | 0 | 15,4 | 72,7 | 0,90 |
| Blutung | 10 | 10,0 | 30,0 | 55,6 | 0,83 |
| Myokardinfarkt | 5 | 80,0 | 0 | – | – |
| Pneumonie | 5 | 80,0 | 0 | – | – |
| Apoplex | 2 | 50,0 | 50,0 | 0 | – |
| insgesamt | 289 | 8,1 | 12,1 | 74,4 | 0,84 |

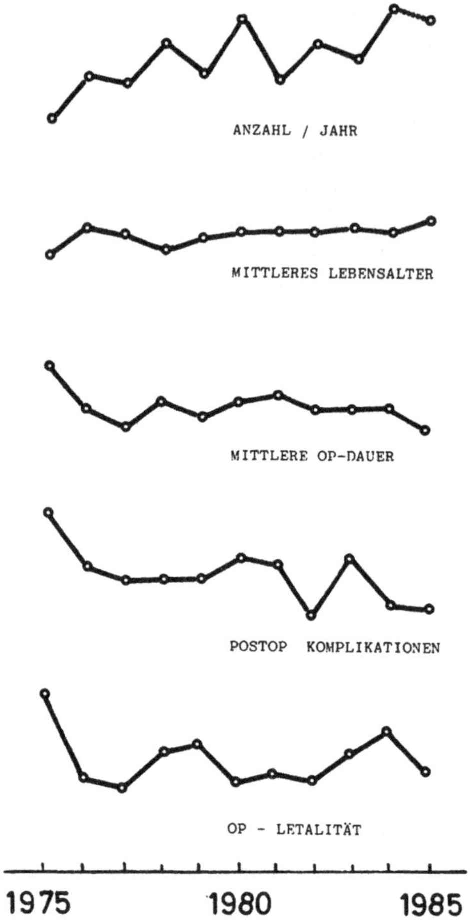


Abb. 1 Eingriffe an der infrarenalen Aorta und den Beckenarterien zwischen 1975 und 1985.

handelt, die nur selten akut lebensbedrohend sind, müssen in Anbetracht des Operationsrisikos und der Möglichkeit ernster postoperativer Komplikationen Risiko und Nutzen der Operation in jedem einzelnen Fall sorgfältig gegeneinander abgewogen werden. Von großem Einfluß auf die Behandlungsergebnisse sind sorgfältige Indikation und Vorbereitung auf den Eingriff, das komplikationslose Zusammenspiel von Chirurgen, Anästhesisten und Pflegepersonal sowie die aktive Mitarbeit der Patienten. Da es sich in vielen Fällen um alte Menschen mit zusätzlichen zerebralen Durchblutungsstörungen handelt, treten postoperativ gehäuft Verwirrtheitszustände auf, welche den postoperativen Verlauf ungünstig beeinflussen können. Dies gilt insbesondere dann, wenn sich die Patienten immer wieder Infusionsschläuche, Magensonden oder Verbände und Drains entfernen und eine Sedierung erforderlich wird, welche Vorschub für die Ausbildung respiratorischer Komplikationen bietet.

# Die ischämische Nekrose der Glutealregion nach Eingriffen am aortoiliakalen Stromgebiet

*M. Zitzelsberger, G. O. Hofmann, D. Inthorn, H. M. Becker*

## Einleitung

Im Anschluß an gefäßrekonstruktive Eingriffe am aortoiliakalen Stromgebiet wird gelegentlich eine akut auftretende Minderperfusion der Beckenstrombahn beobachtet, die zur „ischämischen Glutealnekrose" und in der Folge über einen septischen Krankheitsverlauf mit Multiorganversagen zum letalen Ausgang führt (Abb. 1). Dieses schon von Hepp und Vollmar* als »ischämischer Dekubitus« beschriebene Krankheitsbild tritt bei optimaler Perfusion der Beine immer unmittelbar postoperativ auf, wenn beidseits die internen Iliakaarterien und in der Regel auch die A. mesenterica inferior durch Ligatur oder Embolus akut verschlossen wurden. Die Ursachen dieser zwar seltenen, aber immer tödlich verlaufenden Komplikation sollen im folgenden erörtert werden.

## Patientengut

Zwischen Oktober 1977 und Dezember 1984 wurden an der Chirurgischen Klinik und Poliklinik der Ludwig-Maximilians-Universität München (Klinikum Großhadern) 1386 Eingriffe an der Bauchaorta und am aortoiliakalen Stromgebiet durchgeführt. Dabei kam es bei 12 Patienten nachweislich zum Auftreten der letalen Komplikation der Glutealnekrose (Gruppe A). Tabelle 1 schlüsselt diese 12 Fälle

Tabelle 1 Postoperative Glutealnekrose bei folgenden Diagnosen

| Diagnose | n |
|---|---|
| Aortenverschluß | 3 |
| Perforiertes BAA | 2 |
| Perforiertes Nahtaneurysma | 1 |
| Infizierte Bifurkationsprothese | 2 |
| Bilaterale Iliaca-interna-Thrombose | 3 |
| Bilaterales Iliaca-interna-Aneurysma | 1 |
| Glutealnekrosen | 12 |

* Hepp, W., J. K. Vollmar: Der ischämische Dekubitus. Akt. Chir. **17** (1982) 162–169.

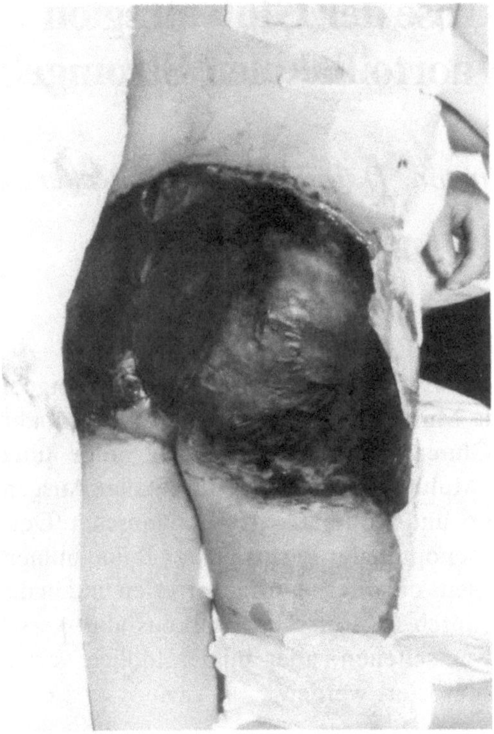

Abb. 1 Patient S. J., männlich, 47 Jahre, Z. n. Implantation einer aorto-bifemoralen Prothese (Notfalloperation). Auftreten der Glutealnekrose am 4. postop. Tag, Exitus am 38. postop. Tag.

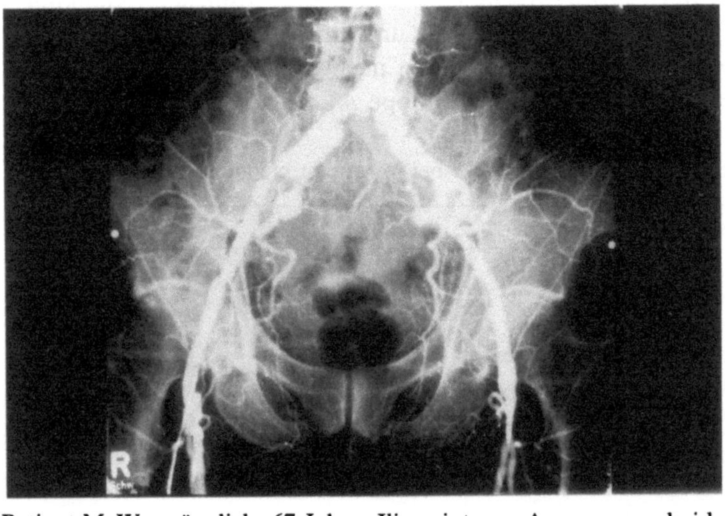

Abb. 2 Patient M. W., männlich, 67 Jahre, Iliaca-interna-Aneurysmen beidseits, präoperative Angiographie.

nach der jeweiligen präoperativen Diagnose auf (Abb. 2). Diese Patienten wurden hinsichtlich prä-, intra- und postoperativer klinischer und laborchemischer Daten analysiert.

Bei einem Vergleichskollektiv von 28 Patienten (Gruppe B) war es trotz des akuten Verschlusses beider Aa. iliacae internae nicht zur Glutealnekrose gekommen. Diese Gruppe mit der klinisch scheinbar gleichen Ausgangslage (beide Aa. iliacae internae zu!) soll den Patienten mit eingetretener Glutealnekrose und fataler Prognose quoad vitam vergleichsweise gegenübergestellt werden.

## Ergebnisse

In allen 12 Fällen von letaler Glutealnekrose lag eine akute Unterbrechung des Blutflusses in beiden Aa. iliacae internae vor (Abb. 3). Die 28 Patienten der Vergleichsgruppe zeigten in 8 Fällen ebenfalls eine akute, in 20 Fällen eine chronische Unterbrechung der Blutversorgung der Glutealregion und der Organe des kleinen Beckens. Zusätzlich fand sich bei Gruppe A vielfach ein Verschluß der A. mesenterica inferior. Eine spontane Möglichkeit zur kollateralen Versorgung der Glutealregion war somit in keinem der 12 Fälle möglich.

Bei den Patienten der Gruppe B dagegen fanden sich schon länger – wohl aufgrund langsam progredienter arteriosklerotischer Veränderungen im Iliakabereich – bestehende Kollateralen von weiter kranial liegenden arteriellen Versorgungsetagen nach kaudal auf die arterielle Strombahn des kleinen Beckens. Für diese Kollateralenbildung gibt es grundsätzlich drei Möglichkeiten, nämlich die

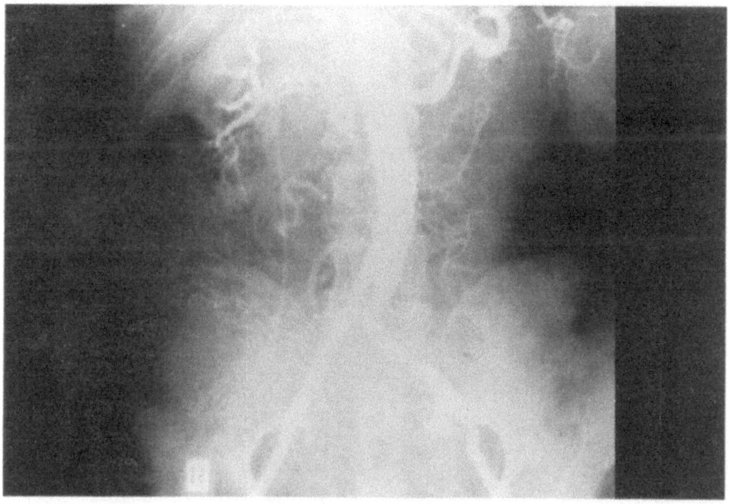

Abb. 3 Patient M. W., männlich, 67 Jahre, postoperative Angiographie nach Implantation einer Y-Prothese (elektive Operation). Rechts Iliaca interna ligiert, links Prothese, End-zu-End auf Iliakagabel implantiert.

- Aa. lumbales, die
- A. mesenterica inferior und die
- A. mesenterica superior via A. mesenterica inferior (sog. Riolansche Anastomose) (Abb. 4).

Diese Kollateralenbildung kann sogar so ausgeprägt sein, daß es durch Stromumkehr in der A. iliaca interna bei vollständigem Verschluß der iliaca communis zur Versorgung der peripheren Strombahn der unteren Extremitäten kommen kann.

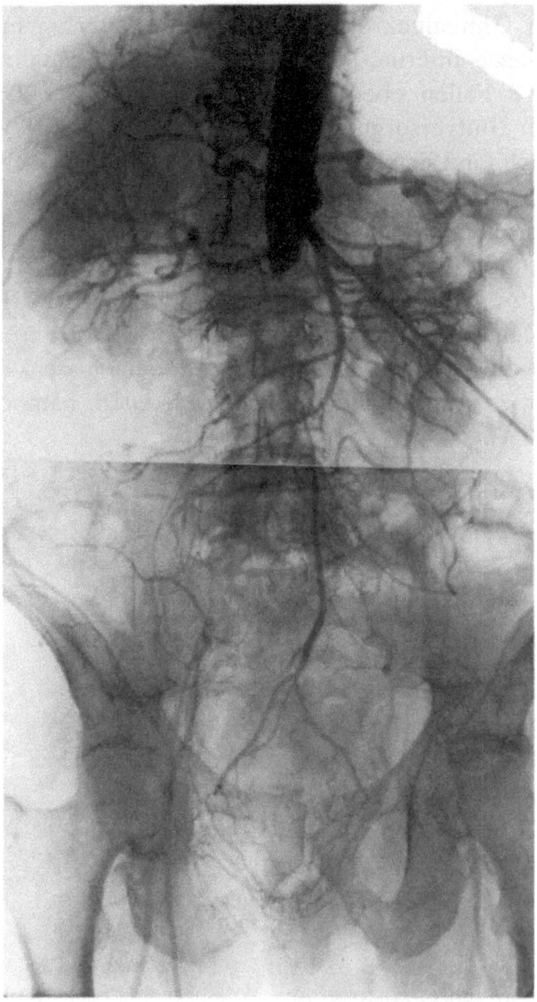

Abb. 4 Beispiel einer kollateralen Versorgung der Iliaca-interna-Strombahn über A. mesenterica superior, Riolansche Anastomose und A. mesenterica inferior.

## Diskussion

Die ischämische Glutealnekrose ist eine mit unausweichlicher Konsequenz tödlich verlaufende Komplikation nach gefäßrekonstruktiven Eingriffen an der aortoiliakalen Strombahn, die verhindert werden kann und auch verhindert werden muß. Die eminente Bedeutung der Kollateralenbildung im aortoiliakalen Stromgebiet soll hervorgehoben werden. Deshalb sollte in diesem Bereich kein elektiver Eingriff ohne vorausgegangene angiographische Abklärung des Gefäßsystems unter besonderer Beachtung der Versorgung der Iliaca-interna-Arterien erfolgen. Die Prophylaxe dieser letalen Komplikation sollte auch – wenn immer möglich – bei Noteingriffen durch eine intraoperative Angiographie durchgeführt werden. Möglicherweise hat das Ergebnis der Angiographie eine Erweiterung der Operation zur Folge, z. B. direkte Freilegung und offene Desobliteration oder Revaskularisation mittels eines direkten Gefäßbypasses auf die A. iliaca interna. Als ein möglicher Kollateralenspender für die Iliaca interna sollte die A. mesenterica inferior möglichst immer erhalten oder gegebenenfalls auf die Prothese reimplantiert werden.

# Technische Fehlermöglichkeiten an der zentralen Anastomose beim aorto-femoralen Bifurkations-Bypass

*W. Hepp, K. de Jonge, M. Langer*

## Einleitung

Die Langzeitfunktion aorto-femoraler Bifurkationstransplantate wird im wesentlichen bestimmt durch die Progression der Grundkrankheit im Abflußgebiet [1, 5–8]. Über dieser Standardaussage wird manchmal vergessen, daß auch implantationsabhängige Folgeerscheinungen im zentralen Abschnitt Ursache eines Transplantatverschlusses oder auch unzureichender Bypass-Funktion sein können [2–4]. Dies hängt ganz entscheidend von der Implantationstechnik ab [7].

## Patienten-Behandlungsverfahren

Vom 1. 1. 1971–30. 6. 1985 kamen 40 Patienten mit Verschluß eines aorto-femoralen Bifurkations-Bypass zur Aufnahme, das entspricht bei 29 im eigenen Haus voroperierten Patienten einer Verschlußrate von 7,65%. Nach End-zu-Seit-Anastomosen war dies 9,24% und nach End-zu-End-Anastomosen 1,32%. Die Auswertungsquote betrug mit 38 Patienten 95%. 47 Prothesenschenkel mit 66 Verschlüssen waren betroffen, wobei jeder vierte Prothesenschenkel zwei bis fünf Verschlüsse aufwies (Tab. 1). Der Spätverschluß dominierte mit 71,21% (Tab. 2).

Das mittlere Zeitintervall zwischen Erstoperation und Transplantatverschluß betrug dreieinviertel Jahre, beim Spätverschluß knapp über fünf Jahre (längstens bis zu 12 Jahren).

Bei den Verschlußursachen dominierte mit 38,30% die zentrale Ursache (Tab. 3). In allen Fällen bestand eine End-zu-Seit-Anastomose. Einmal lag eine infrarenale Aortenstenose bei sehr tiefer zentraler Anastomose zugrunde bei vier

Tabelle 1 Transplantatverschluß nach aorto-femoralem Bifurkations-Bypass

| | n | % |
|---|---|---|
| Rechter Prothesenschenkel | 21 | 44,68 |
| Linker Prothesenschenkel | 26 | 55,32 |
| – davon Bifurkationsprothesenverschluß | 3 | |
| – davon beidseitiger Prothesenverschluß im Intervall | 6 | |

Tabelle 2 Transplantatverschluß nach aorto-femoralem Bifurkations-Bypass

| Verschluß | n | % |
|---|---|---|
| Sofortverschluß | 6 | 9,09 |
| Frühverschluß | 13 | 19,70 |
| Spätverschluß | 47 | 71,21 |
| Gesamt | 66 | 100,00 |

Tabelle 3 Ursachen des Transplantatverschlusses nach aorto-femoralem Bifurkations-Bypass

| Verschlußursache | n | % |
|---|---|---|
| Ungenügender peripherer Abfluß bei Progression der Grundkrankheit | 17 | 36,17 |
| Zentrale Ursache | 17 | 36,17 |
| Technische Fehler | 3 | 6,38 |
| Infekt | 1 | 2,13 |
| Arterio-arterielle Embolie | 3 | 6,38 |
| Ungeklärt | 6 | 12,77 |
| Gesamt | 47 | 100,00 |

Jahre zurückliegender Primäroperation. Bei allen anderen Verschlüssen war die Ursache in einer Bypass-Knickstenose zu sehen, die genau am Übergang von Prothesenhauptstamm zu den Prothesenschenkeln auftrat. Ursächlich dafür anzuschuldigen sind tiefer zentraler Anschluß, zu langer Prothesenhauptstamm oder auch eine zu geringe Prothesenstraffung (letzteres im vorliegenden Patientenkollektiv nur einmal) (Abb. 1 u. 2).

## Diskussion

Implantationsabhängige Folgeerscheinungen im zentralen Abschnitt übertreffen im eigenen Krankengut an Häufigkeit sogar die Progression der AVK mit Verschlechterung der peripheren Ausstrombahn beim Transplantatverschluß nach aorto-femoralem Bifurkations-Bypass [4]. Nicht selten wurde eine derartige zentrale Ursache erst nach einem Mehrfachverschluß durch angiographische Nachkontrolle erkannt, bedingt durch das häufige notfallmäßige Vorgehen. Die Möglichkeiten der intravenösen digitalen Substraktionsangiographie haben hier gegenüber der transaxillären Katheter-Angiographie eine größere Bereitschaft zur Nachangiographie erbracht. Die Beseitigung der Verschlußursache in zweiter Sitzung ist geboten [4].

Diese zentralen Verschlußursachen werden im Schrifttum nur am Rande erwähnt und nur ausnahmsweise zahlenmäßig angegeben [4, 6, 7]. Seit Einführung der intravenösen digitalen Subtraktionsangiographie wurde gezielt nach zentralen

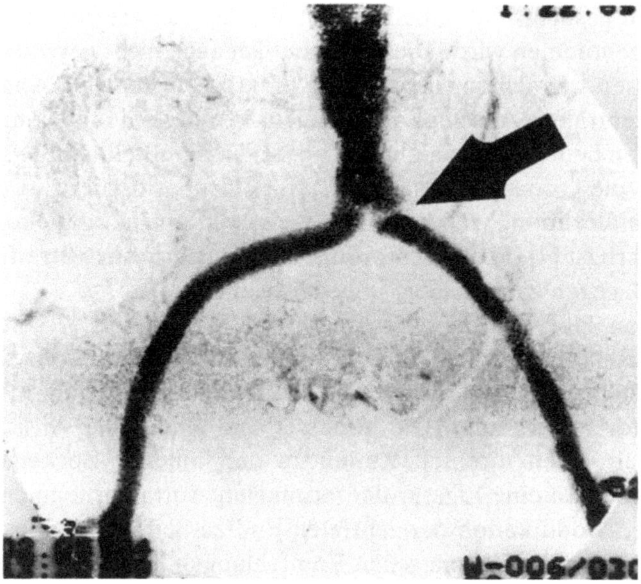

Abb. 1 F. P., geb. 2. 1. 1903, Primäroperation 1974: Tiefer zentraler Anschluß mit langem Prothesenhauptstamm, dadurch stumpfwinkliger Prothesenschenkelabgang mit hochgradiger linksseitiger Knickstenose.

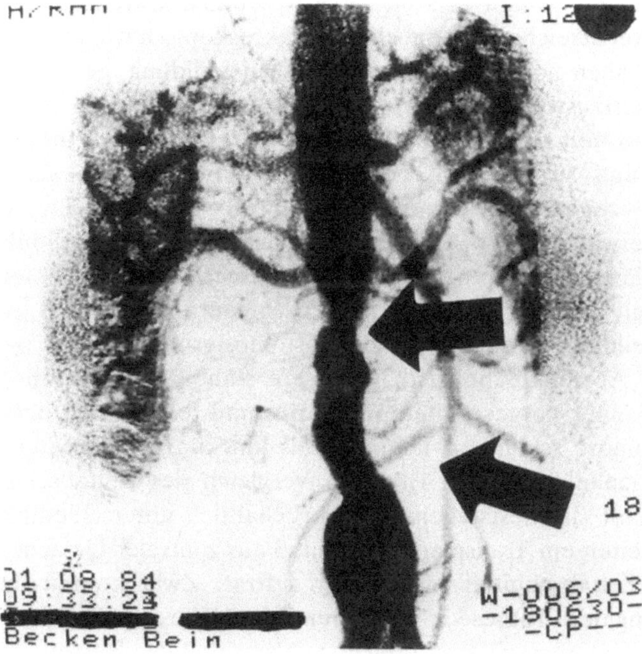


Abb. 2 D. S., geb. 18. 6. 1930, Primäroperation 1977: Zunehmende Abnahme der schmerzfreien Gehstrecke. Infrarenale Aortenstenosen, die der tief angeschlossenen aortobifemoralen Prothese vorgeschaltet sind.

Bypass-Knickstenosen gesucht und dabei festgestellt, daß sie wesentlich häufiger sind als allgemein angenommen wird. Dies ist eigentlich auch nicht verwunderlich, da die auch heute unseres Erachtens noch häufig praktizierte zentrale Anastomosenform mit tiefem zentralem Anschluß und langem Prothesenhauptstamm diese begünstigt. Nicht selten beobachtet man, vor allem als Kongreßteilnehmer, Angiogramme, bei denen die Transplantatgabel sogar tiefer positioniert ist als die autochthone Aortenbifurkation, wobei dann nur ein stumpfwinkliger Prothesenschenkelabgang möglich ist [4]. Prothesentorquierung und zu geringe Straffung des Transplantates sind dagegen zahlenmäßig unbedeutend.

Diese Komplikation läßt sich bei der End-zu-End-Anastomose, sofern ein kurzer Prothesenhauptstamm gewählt wird, weitgehendst vermeiden. Da sie auch hämodynamisch günstiger erscheint, wird sie in den vergangenen Jahren zunehmend von vielen Autoren bevorzugt. Die Verfasser sind jedoch der Ansicht, daß man nach Möglichkeit einen direkten Zufluß zu den inneren Beckenarterien erhalten und nicht ohne Not eine Ligatur der terminalen Aorta vornehmen sollte. Daher wurde zu einer Modifikation der zentralen End-zu-Seit-Anastomose übergegangen in Anlehnung an die Vollmarschen Empfehlungen [7]. Da die Knickstenosen genau im Übergangsbereich von Prothesenhauptstamm zu den Prothesenschenkeln auftreten infolge einer veränderten Wandspannung, wurde ab Anfang 1982 die Technik geändert. Der Prothesenhauptstamm wurde so zurechtgeschnitten, daß distal des unteren Anastomosenpoles maximal noch ein etwa 1 cm langes Rohrsegment übrig blieb. Damit ließ sich eine wesentlich korrektere Plazierung der Prothesenschenkel erreichen. Dennoch war makroskopisch wie auch angiographisch in manchen Fällen noch eine geringfügige Knickbildung, gerade im schrägen Strahlengang, festzustellen. Daher wurde ab Mitte Mai 1983 der zentrale Prothesenabschnitt so weit reduziert, daß der Zuschnitt bis in den Prothesenzwikkel vorgenommen und so praktisch beide Prothesenschenkel in die zentrale Anastomose miteinbezogen wurden (Abb. 3). Die Prothesenschenkel waren damit auf der Aortenvorderwand fixiert [4]. Dies entspricht in etwa der Technik, wie es auch Allenberg seit längerem praktiziert [3]. Ganz wesentlich ist hierbei jedoch die Anastomosierung mit dem infrarenalen Aortensegment. Dies bringt zwei ausschlaggebende Vorteile mit sich, einmal die Anastomosierung im meist nicht oder weniger erkrankten Aortenabschnitt, d. h. bessere Nähbarkeit und im weiteren Verlauf Ausbleiben einer vorgeschalteten Stenose, und letztendlich bei höherer Position der Anastomose schlanker, kaum jemals knickungsgefährdeter Abgang beider Prothesenschenkel [7] (Abb. 4). Beim Vergleich des Zeitabschnittes bis 1981 und ab 1982 läßt sich feststellen, daß vorbehaltlich unterschiedlich langer Nachbeobachtungszeiten ein Transplantatverschluß aus zentraler Ursache im Kollektiv des zweiten Zeitabschnittes nicht mehr auftrat. Zwar kommt durch die infrarenale Plazierung der Prothese diese in räumliche Nähe zum Duodenum. Der vor der Prothese vorgenommene zwei-schichtige Verschluß des Retroperitoneums (präaortale Faszie mit Einzelknopfnaht und fortlaufender Verschluß des Retroperitoneums) erscheint als ausreichender Schutz vor der gefürchteten Penetration der

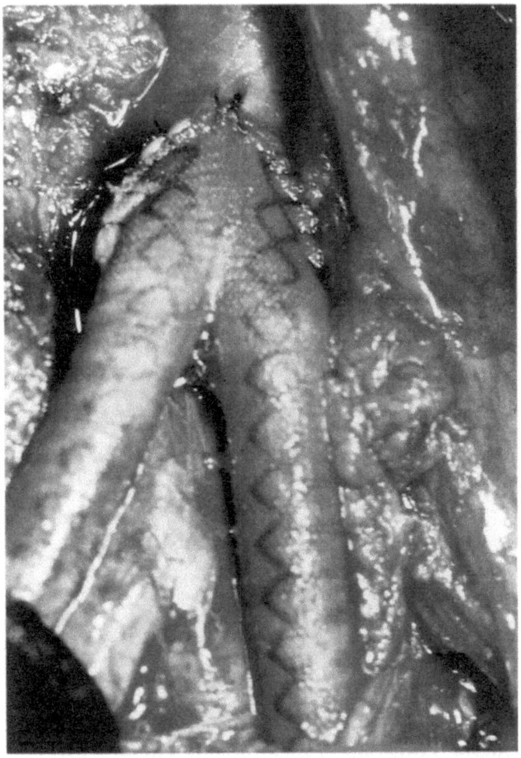

Abb. 3 W. H., geb. 31. 8. 1928, Operation 18. 5. 1984: Durch entsprechenden Zuschnitt wurden beide Prothesenschenkel in die Anastomose miteinbezogen, woraus ein knickungsfreier Abgang derselben resultierte.

Prothese durch die Duodenalwand. Ist dieses Gewebspolster zwischen Prothese und Duodenum zu dünn oder das Gewebe nicht tauglich, wird ein gestielter Netzzipfel interponiert. Eine aorto-duodenale Fistel bei hoher infrarenaler Anastomosierung wurde bisher nicht beobachtet.

Als Richtlinien für das operationstaktische Vorgehen gilt für den eigenen Bereich heute hohe zentrale, d. h. infrarenale Anastomose, und Zuschnitt des Prothesenhauptstammes bis in den Abgangsbereich beider Prothesenschenkel, so daß diese in die Anastomose miteinbezogen werden. Die Autoren sind aufgrund ihrer Ergebnisse der Ansicht, daß die End-zu-End-Anastomose nur indiziert ist beim Aortenaneurysma, beim hohen Aortenverschluß, beim Verschluß beider Beckenarterien und beim Transplantataustausch.

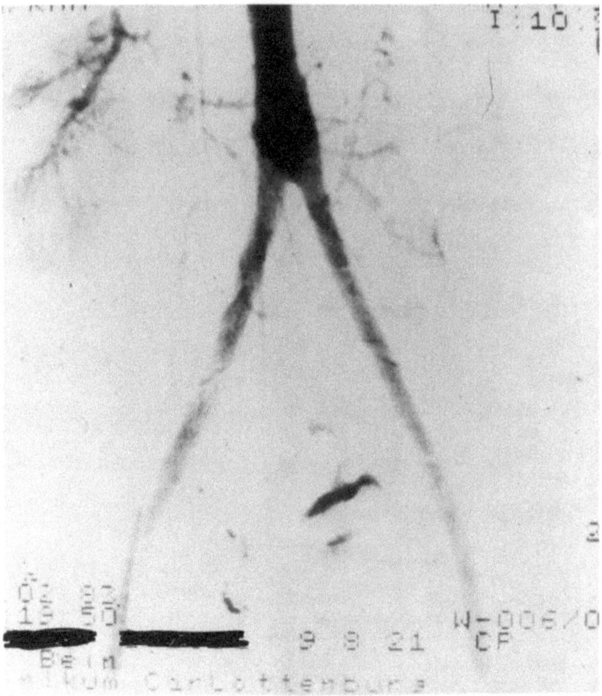


Abb. 4 G. W., geb. 9. 8. 1921, Primäroperation 1983: Die intravenöse DSA (4 Wochen post operationem) zeigte bei hohem zentralen Anschluß mit kurzem Prothesenhauptstamm einen schlanken Abgang beider Prothesenschenkel.

## Zusammenfassung

Von 1971 bis 1985 traten bei 40 Patienten ein- oder beidseitige Verschlüsse nach aorto-femoralem Bifurkations-Bypass auf (End-zu-Seit-Anastomose: 9,24%, End-zu-End-Anastomose: 1,32%), wobei der Spätverschluß dominierte (70,21%).

Implantationsabhängige Folgeerscheinungen im zentralen Bypass-Abschnitt waren mit 40,13% als Verschlußursache führend. Als solche sind anzusehen tiefer zentraler Anschluß, zu langer Prothesenhauptstamm und zu geringe Prothesenstraffung.

Mit geänderter Anastomosentechnik (hoher infrarenaler Anschluß und tiefer Zuschnitt des Prothesenhauptstammes mit dadurch bedingter Einbeziehung der Prothesenschenkel in die Anastomose) trat seit 1982 kein Bypass-Verschluß aus zentraler Ursache mehr auf.

## Literatur

[1] Benhamou, A. C., E. Kieffer, J. F. Tricot et al.: "Redo" surgery for late aorto-femoral graft occlussive failures. J. Cardiovas. Surg. **25** (1984) 118.

[2] Fleischmann, W.: Technische Fehler als Ursache für das Versagen aorto-femoraler Gefäßrekonstruktionen. In: Probleme der Vor- und Nachsorge und der Narkoseführung bei invasiver angiologischer Diagnostik und Therapie, Begutachtung arterieller und venöser Gefäßschäden (Hrsg. F. Nobbe, G. Rudolfsky), S. 474. Pflaum, München 1983.
[3] Heger, W., J. R. Allenberg: End-zu-End oder End-zu-Seit: Indikation zur Verfahrenswahl und technische Aspekte zur proximalen Bifurkationsanastomose. angio archiv **8** (1985) 171.
[4] Hepp, W., K. de Jonge, M. Langer: Transplantatverschluß nach aorto-femoralem Bifurkationsbypass: Ursachen, therapeutische Maßnahmen und Ergebnisse. Langenbecks Arch. Chir. **363** (1984) 83.
[5] Sandmann, W., J. Lerut, A. Nier: Die Behandlung von Spätverschlüssen und Stenosen nach aorto-femoraler Bypass-Operation. Chirurg. **50** (1979) 707.
[6] Szilagjy, D. E., J. P. Elliott, R. F. Smith et al.: Secondary arterial repair. Arch. Surg. **110** (1975) 485.
[7] Vollmar, J.: Rekonstruktive Chirurgie der Arterien. Thieme, Stuttgart 1982.
[8] Voss. E. U., J. Vollmar, B. Heyden et al.: Chirurgische Therapie der chronischen aorto-iliakalen Arterienverschlüsse. Akt. Chir. **15** (1980) 77.

# Koxarthrose und Ulcus cruris als Fehldiagnose bei arteriellen Durchblutungsstörungen

*M. Arndt, D. Rühland, R. D. Keferstein*

Sowohl im Bereich der Gefäßchirurgie als auch im Bereich der Chirurgie der Gelenke war in den letzten zwanzig Jahren eine konstante Zunahme der Operationszahlen zu verzeichnen. Die Tatsache, daß in den einschlägigen Stellenangeboten für Chirurgen die Zusatzbezeichnung „Gefäßchirurgie" bzw. die Erfahrung in Endoprothetik zunehmend an Bedeutung gewinnt, bestätigt die Tatsache, daß auf diesen Gebieten ein steigender Bedarf an Operationen erwartet wird.

Beide Disziplinen sind längst über das Stadium des Erfahrungssammelns durch großzügige Indikationen hinaus, ihre Standardtechniken und ihre Indikationen sind bereits fester Bestandteil der einschlägigen Lehrbücher für Studenten und Ärzte [3].

Obwohl gerade auf dem Gebiet des Hüftgelenksersatzes ein breiter Erfahrungsschatz vorliegt und die Techniken so vereinfacht wurden, daß diese Eingriffe bereits an Krankenhäusern der Grundversorgung zu den Routineoperationen gehören, gibt es, unseren eigenen Erfahrungen nach, immer wieder Probleme gerade in der Indikationsstellung, die bei den Betroffenen zu schwerwiegenden Komplikationen führen können.

## Koxarthrose

Erkrankungen der großen Gefäße sowie degenerative Veränderungen der Gelenke haben offensichtlich einige wichtige Berührungspunkte. Zum einen handelt es sich bei den Betroffenen um Patienten der gleichen Altersgruppe zwischen 50 und 70 Jahre [2, 4]. Auch in der Ätiologie gibt es einige ganz wesentliche Gemeinsamkeiten, die die Zuordnung von Symptomen und organischen Veränderungen erschweren (Abb. 1).

Betrachtet man jedoch den Komplex der Symptome, mit denen Durchblutungsstörungen der Beckengefäße sowie arthrotische Veränderungen im Hüftgelenk verbunden sind, so ergeben sich hier auffällige Parallelen (Tab. 1). Zur Indikationsstellung im Hinblick auf eine Operation sind demzufolge weitere abklärende diagnostische Maßnahmen erforderlich.

Da die röntgenologisch nachweisbaren Veränderungen am Hüftgelenk nicht unbedingt ein direktes Korrelat zu den Beschwerden sind [1], ist die Abgrenzung zu arteriellen Durchblutungsstörungen unumgänglich. Klinisch läßt sich dieses

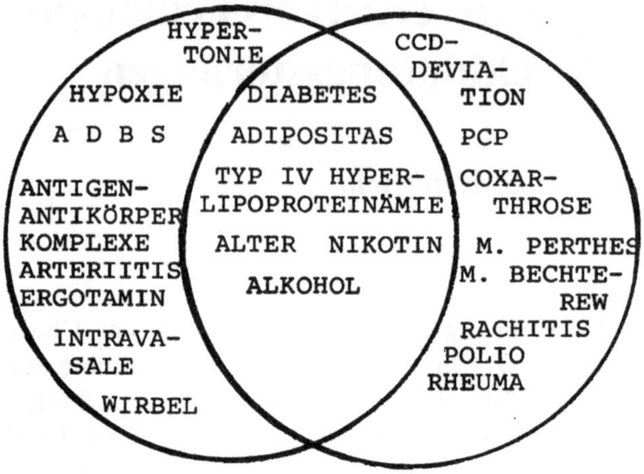


Abb. 1 Ätiologisch ergeben sich bei der Koxarthrose und ADBS auffällige Parallelen.

leicht durch Erhebung des arteriellen Pulsstatus bewerkstelligen. Im Zweifelsfalle, besonders bei anamnestisch vorliegenden Risikofaktoren (s. Abb. 1), kann eine Angiographie notwendig sein. Es ist unumstritten, daß bei Vorliegen arterieller Durchblutungsstörungen, die die Symptome erklärlich machen, eine Sanierung der Gefäßverhältnisse Vorrang vor allen anderen Maßnahmen hat [1].

Unserer Erfahrung nach werden diese oben genannten diagnostischen bzw. indikatorischen Grundlagen nicht immer berücksichtigt.

## Eigene Erfahrungen

Von 1980 bis heute wurden 14 Patienten in unserer Klinik behandelt, bei denen arterielle Durchblutungsstörungen mit Verschlüssen im Beckenbereich vorlagen und bei denen zuvor die Indikation zum prothetischen Ersatz des Hüftgelenks gestellt worden war.

Acht Patienten hatten nach Implantation einer Endoprothese wegen persistierender Beschwerden weitere ärztliche Hilfe in Anspruch nehmen müssen. Im Rahmen abklärender Untersuchungen konnten dann arterielle Durchblutungsstörungen im Beckenbereich diagnostiziert werden (Abb. 2). Bei zwei Patienten war

Tabelle 1 Koxarthrose und ADBS ähneln sich in der Symptomatik

| ADBS | | Koxarthrose |
|---|---|---|
| Lendenschmerz | | Lendenschmerz |
| Glutealschmerz | | Glutealschmerz |
| Belastungsschmerz | | Belastungsschmerz |
| Phänomen des Einlaufens | < | Phänomen des Einlaufens |
| Wärme = Linderung | | Wärme = Linderung |

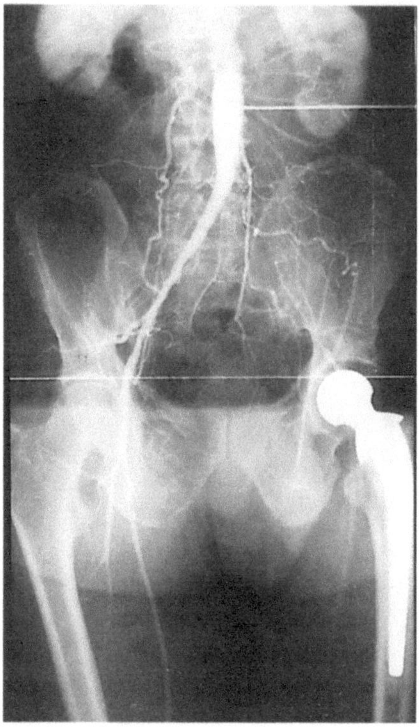

Abb. 2 Angiographiebild eines Patienten, bei dem wegen einer vermeintlichen Koxarthrose eine TEP implatiert worden war.

es nach Implanation einer TEP zu trophischen Störungen an der operierten Extremität gekommen, ein Patient hatte zudem eine Infektion des Prothesenlagers erlitten.

Drei Patienten konnten zufällig nach einer gefäßchirurgischen Konsiliaruntersuchung vor einer geplanten Hüftgelenksoperation bewahrt werden, der jüngste war 45 Jahre alt (Abb. 3).

Bezogen auf unser gefäßchirurgisches Patientengut bedeutet dies, daß 0,8% unserer Patienten mit Erkrankungen der Beckengefäße zuvor unter einer falschen Diagnose operiert wurden bzw. operiert werden sollten.

## Ulcus cruris

Im Gegensatz zur Koxarthrose ergeben sich zwischen dem Formenkreis der venösen Durchblutungsstörungen und den arteriellen Durchblutungsstörungen wenig Gemeinsamkeiten. Wenn auch bei Erkrankungen beider Systeme stets eine pathophysiologische Analogie festzustellen ist, die immer ein propulsiver Faktor in der Gefäßchirurgie war, so sind diese Erkrankungen doch bei aller Ähnlichkeit

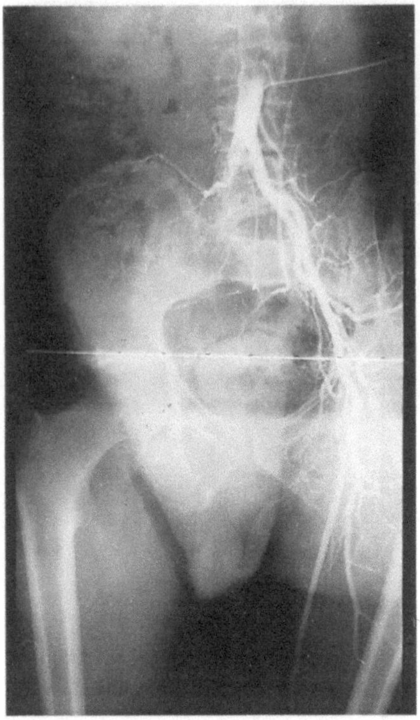

Abb. 3 Angiographie einer Patientin, bei der die Implantation einer TEP vorgesehen war.

nosologisch unterscheidbar und verlangen in der Therapie eine spezielle Versorgung. Dieses gilt insbesondere für die Ulcera cruria arterieller oder venöser Genese.

Beide unterscheiden sich in der Ätiologie und oft ganz wesentlich im klinischen Bild (Tab. 2). Da es jedoch nicht selten Mischformen gibt, ist die exakte Diagnose im Hinblick auf eine Operation notwendig.

Auch hier ist die Erhebung des Pulsstatus eine unumgängliche Maßnahme zur Abgrenzung, im Zweifelsfalle, besonders bei bestehenden Risikofaktoren (s. Abb. 1), muß auch hier die Angiographie gefordert werden.

Tabelle 2 Bereits klinisch ergeben sich zwischen beiden Ulkusformen wesentliche Unterscheidungsmerkmale

| Art. Ulkus | | Ulcus cruris |
|---|---|---|
| Ruheschmerz | > | Ruheschmerz |
| Varikosis | < | Varikosis |
| Sekret | < | Sekret |
| tief | | flach |
| Spannseite | | Innenseite |

Es gilt der Grundsatz, daß bei bestehenden arteriellen Durchblutungsstörungen zunächst die arterielle Gefäßversorgung gesichert sein muß, bevor weitere, das Venensystem betreffende Maßnahmen ergriffen werden sollen. Unserer Erfahrung nach kommt es auch hier gelegentlich zu indikatorischen Fehlern, weil basale diagnostische Maßnahmen unterlassen werden.

## Eigene Erfahrungen

Von 1980 bis heute wurden drei Patienten in unserer Klinik behandelt, bei denen zuvor wegen eines vermeintlichen Ulcus cruris ein Varizenstripping durchgeführt worden war. Im weiteren Verlauf war es zu einer Zunahme der Ulzerationen gekommen, bei weiteren diagnostischen Maßnahmen fanden sich dann periphere arterielle Durchblutungsstörungen als Ursache für die gestörte Trophik.

Bei weiteren drei Patienten waren mehrere konservative Behandlungsversuche bei vermeintlichen venösen Ulzera fehlgeschlagen, bei einer Vorstellung in unserer gefäßchirurgischen Ambulanz konnten dann arterielle Durchblutungsstörungen als Ursache diagnostiziert werden.

Alle Patienten konnten gefäßchirurgisch erfolgreich behandelt werden (Abb. 4a, b, c).

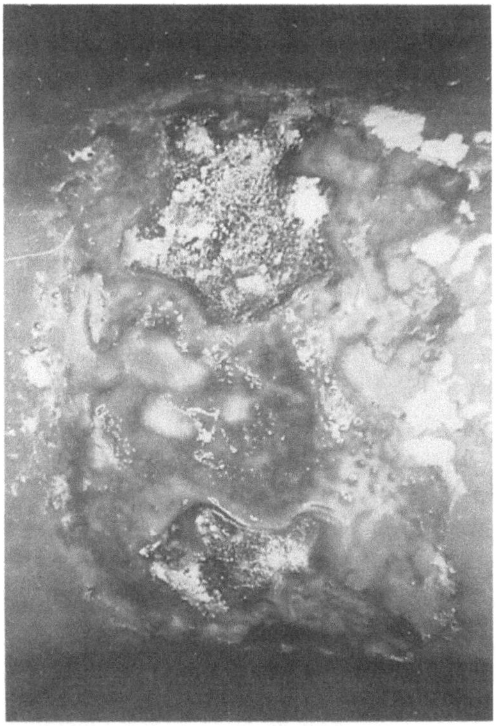

Abb. 4a Vermeintliches venöses Ulkus im Bereich des Unterschenkels.

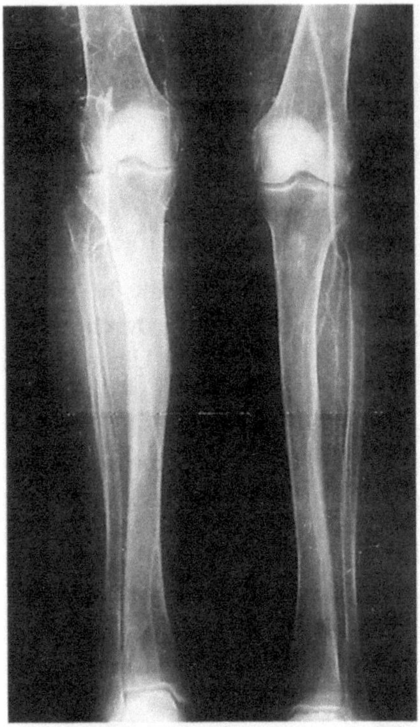

Abb. 4b Angiographiebefund desselben Patienten.

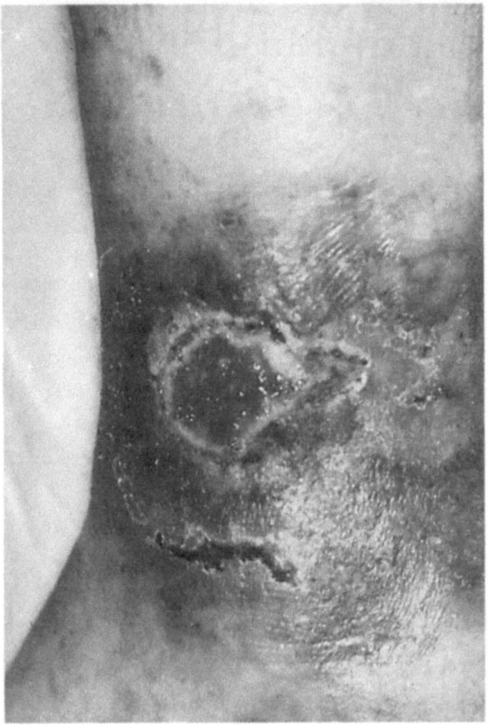

Abb. 4c Nach Bypass-Operation heilt das Ulkus ab.

## Zusammenfassung

Zwischen arteriellen Durchblutungsstörungen und Koxarthrose bestehen ätiologisch und von den Symptomen her enge Beziehungen.

Eine exakte diagnostische Abklärung vor Einleiten einer operativen Therapie ist unumgänglich. Allein die Erhebung des arteriellen Pulsstatus ermöglicht in den meisten Fällen eine Abgrenzung und hilft, indikatorische Fehler zu vermeiden.

Arterielle und venöse Ulzera der unteren Extremität unterscheiden sich in der Ätiologie und verlangen eine spezielle Versorgung. Auch hier ermöglicht in den meisten Fällen die Erhebung des arteriellen Pulsstatus die Abgrenzung und hilft, indikatorische Fehler zu vermeiden.

## Literatur

[1] Lange, M., E. Hipp: Lehrbuch der Orthopädie und Traumatologie, Bd. II, Teil 2. Enke Verlag, Stuttgart 1967.
[2] Leger, W.: Erfahrungen mit der Schalenplastik des Hüftgelenkes. Z. Orthop. **117** (1979) 740–745.
[3] Reifferscheid, M., S. Weller: Chirurgie, kurzgefaßtes Lehrbuch. Georg Thieme Verlag, Stuttgart 1983.
[4] Robbs, I. V., I. E. Wyhi: Factors Contributing To Recurrent Lower Limb Ischemia Following Bypass Surgery For Aortoiliac Occlusive Disease And Their Management. Ann. Surg. **193** (1981) 346–352.

# Indikatorische und operative Fehler in der Chirurgie der chronischen und akuten Arterienverschlüsse der Ober- und Unterschenkeletage

*H. Müller-Wiefel*

Rekonstruktive Maßnahmen an den Arterien des Ober- und Unterschenkels sind heute in der Hand des Gefäßchirurgen wohlakzeptierte Standardeingriffe, die sich jedoch aufgrund der hier anzutreffenden Gefäßkaliber ihre eigene Problematik bewahrt haben. Sie sind nicht nur für das zur Anwendung kommende Verfahren ein Prüfstein, sondern auch für Können und Geschick des Operateurs [4]. Ihre Durchführung setzt ein hohes Maß an gefäßchirurgischer Erfahrung voraus, gegebenenfalls auch unter Einsatz von Mikrotechniken.

Mit Recht stellt daher Vollmar [6] fest: „Nachdrücklich ist der Auffassung entgegenzutreten, daß diese Gefäßzone das geeignete Trainingsfeld für angehende Gefäßchirurgen darstellt. Hierfür eignen sich weit mehr Eingriffe an großkalibrigen Arterien, wie der terminalen Aorta und den Beckenarterien".

Im folgenden seien zunächst die *chronischen* Verschlüsse des femoro-popliteo-cruralen Abschnitts unter dem Aspekt des Generalthemas besprochen und danach noch auf Besonderheiten beim *akuten* Gefäßverschluß eingegangen.

## Chronischer Verschluß

Die Erörterung *indikatorischer Fehler* hat bei der Frage nach der Notwendigkeit des Eingriffs überhaupt zu beginnen. Im Falle der Stadien III und IV nach Fontaine mit Ruheschmerz oder Nekrosenbildung ist die Berechtigung zu einer Strombahnwiederherstellung prinzipiell gegeben.

Im Claudicatio-Stadium sollte man nicht dem Fehler einer zu großzügigen weiten Indikationsstellung erliegen und die Möglichkeit vor allem nicht-invasiver Behandlungsformen sorgfältig prüfen. Das Bestreben, durch medikamentösen Einsatz einen chirurgischen Eingriff gegebenenfalls entbehrlich zu machen, ist dabei keineswegs ein Gedanke unserer Tage. Letztlich wird man sich bei seiner indikatorischen Entscheidung weniger an eine starre Metergrenze hängen, als vielmehr das kollaterale Kompensationsvermögen und damit die Gehleistung mit der individuellen Patientensituation abstimmen.

Je weniger dringlich der Gefäßeingriff im Einzelfall war, desto schwerer wiegt beim Stadium II ein operativer Mißerfolg mit Durchblutungsverschlechterung und eventuell sogar nachfolgender Amputation. Ein solchermaßen unguter Ausgang wird immer das Gewissen des Verantwortung empfindenden Operateurs belasten.

Die Zumutbarkeit des Eingriffs unter dem Aspekt der Operationsbelastung spielt bei einer auf die Extremität beschränkten Maßnahme für indikatorische Überlegungen eine weitaus geringere Rolle als für die Beckenetage. Natürlich werden Allgemeinzustand, Begleiterkrankungen, Narkoseart und zu erwartende Dauer des Eingriffs mit einkalkuliert [1, 5, 6].

Einen ganz zentralen Platz für die fehlerfreie Indikationsstellung und die auf ihr basierende folgerichtige Taktik nimmt die Beurteilung der Verschlußmorphologie ein. Benötigt wird dazu eine technisch gute Angiographieserie von der Bauchaorta bis zum distalen Unterschenkel – beim cruralen Bypass einschließlich der Fußgefäße. Nur so lassen sich das Vorhandensein eines guten Zustromes zum Operationsgebiet und eines ausreichenden Abflusses in die Peripherie erkennen.

Im Grunde genommen sollte zu diesem Punkt kein Kompromiß eingegangen werden. Jeder von uns kennt Einzelfälle, bei denen man, um dem Patienten die Belastung einer nochmaligen Untersuchung zu ersparen, nur bedingt aussagefähige Bildserien akzeptierte, dann aber beim Eingriff von Befunden überrascht wurde, die einen zur Änderung des taktischen Konzeptes oder einer primär ungewollten Ausweitung der Operation zwangen.

Aber auch bei guten Angiographien ergibt sich eine Möglichkeit der Fehleinschätzung dadurch, daß bei üblicher Projektion im anterior-posterioren Strahlengang stärkere, jedoch auf die Gefäßhinterwand beschränkte lumeneinengende Wandveränderungen – vorwiegend im Becken und an der Femoralisgabel – nicht immer klar erkennbar aufscheinen, obgleich sie hämodynamisch signifikant sind. Ihre Nichtbeachtung würde zum taktisch schlechteren Konzept der femoro-poplitealen Rekonstruktion an Stelle der in dieser Situation dann besseren Strombahnsanierung des vorgeschalteten Abschnitts führen. Angiographie in Schräglage des Patienten oder Papaverintest seien in diesem Zusammenhang als Stichworte für Kontrollkriterien genannt.

Eine andere Fehlerquelle stellt die nicht erfolgte Abbildung interessierender Gefäßabschnitte dar, was durchaus rein technische Gründe haben kann und nicht von vornherein einen ausgedehnten Gefäßverschluß mit fehlender Rekonstruktionsmöglichkeit und damit Amputationsnotwendigkeit bedeuten muß [3]. Arterielle DSA oder intraoperative Abflußangiographie können in einem solchen Falle zur Klärung und damit richtigen Indikationsstellung beitragen.

Neben einer fehlerhaften Indikationsstellung können uns aber auch *Fehler in taktischer Hinsicht* oder auf *rein technischem Gebiet* unterlaufen. Einiges sei davon kurz skizziert.

Die Beseitigung von kurzen segmentären oder auch langen Verschlüssen der Arteria femoralis superficialis bei vorhandenem Anschluß profundaler Kollateralbahnen an die Arteria Poplitea stellt heute in der Regel einen überholten Weg im taktischen Konzept zur Beinrevaskularisation dar. An ihrer Stelle sind vielmehr Maßnahmen an der Artreia profunda femoris getreten. Es ist immer wieder erstaunlich zu sehen, wie kräftig sich das der Kollaterialisation eines Superfizialisverschlusses dienende Netz profundaler Seitenbahnen im Einzelfall entwickeln kann.

Bei der Durchführung einer sogenannten Profundaplastik werden jedoch auch heute immer noch Fehler gemacht. Zur adäquaten Rekonstruktion dieses für die Blutversorgung des Beines so wichtigen Verteilersegmentes genügt es nicht, das Abgangsostium von der Arteria femoralis communis aus mit der Spitze einer Overholt-Klemme etwas zu weiten. Es ist vielmehr eine längere Rekonstruktion des Gefäßstammes unter Einschluß einer Patchplastik erforderlich, um eine strömungsmäßig sinnvolle Aufnahme des in Höhe Leistenband angebotenen Blutes zu gewährleisten.

Weitere Fehlermöglichkeiten betreffen gefäßchirurgische Basistechniken und verdienen täglich unsere Aufmerksamkeit, wie das Übersehen abgelöster Intimaränder bei der Naht, das iatrogene Ablösen der alterierten Intima durch die Nadelspitze bei Stichführung von außen nach innen, Fragmentierung verkalkter Intima durch ungünstige Klemmenanlage oder die tabaksbeutelartige Einschnürung bei Anastomosennähten. Anastomosenengen entstehen aber auch durch eine zu reichlich Material fassende Stichführung und begünstigen die Entstehung eines thrombotischen Frühverschlusses.

Die allermeisten dieser technischen Unzulänglichkeiten lassen sich durch intraoperative Abschlußkontrollen aufdecken und damit auch rechtzeitig korrigieren. Die Angiographie ist in dieser Hinsicht durchweg ergiebiger als Druck- und Flußmessungen.

Ein besonderes Augenmerk ist auch der Lage der distalen Bypassanastomose zu widmen. Wählt man beispielsweise das mittlere Popliteadrittel, so liegt die Anastomose unmittelbar im Bewegungssegment der Kniekehlenschlagader und ist dadurch einer unnötigen mechanischen Belastung ausgesetzt. Als typischer Anschluß kommt für eine femoro-popliteale Umleitung nach wie vor das terminale Popliteadrittel in Frage, das von einem medialen Zugang am proximalen Unterschenkel erreicht wird.

Gelegentlich scheint die Leistenregion für den einen oder anderen Operateur nicht nur für die Profundaplastik eine Problemzone, um nicht zu sagen eine „terra incognita", zu sein, sondern auch für den distalen Anschluß eines aorto-femoralen Bypass. Seine Anastomosenform und -lage hat verschiedene Faktoren zu beachten, wie retrograde Perfusion der Becken- und Iliaca-interna-Gefäße, Abflußmöglichkeit über die Femoralis superficialis für noch lange Zeit, Ausschöpfung der vollen Kollateralkapazität des Profundasystems etc. Der Anasomosenanschluß an die Femoralis superficialis distal der Femoralisgabelung ist jedenfalls unkorrekt, bei mangelnder Vertrautheit des Gelegenheits-Gefäßchirurgen mit den anatomischen Strukturen aber naheliegend. Ähnliches gilt für Eingriffe, bei denen man zwar die Profunda revaskularisieren möchte, das Gefäß dann aber nicht genügend weit freilegt oder es gar nicht „findet".

## Akuter Verschluß

Akute arterielle Durchblutungsstörungen der unteren Extremitäten infolge arterieller Embolie gelten als chirurgisch meist gut beherrschbar. Die Embolektomie wird durchweg als ein Eingriff gewertet, der von jedem Allgemeinchirurgen ausgeführt werden solle. An dieser Stelle sei nur an eine Komplikation erinnert – die Überdehnungsruptur des Gefäßes infolge einer zu starken Ballonfüllung bzw. Wahl eines zu großen Katheters. Neben der Arterienwand-Ruptur kommen auch der Abriß von Seitenästen oder die Mobilisierung von arteriosklerotischen Intimaplaques als andere Varianten des iatrogenen mechanischen Traumas in Betracht.

Betrifft die arterielle Embolie einen Arteriosklerotiker mit Verschluß der A. femoralis superficialis – und dies ist wegen der sich wandelnden Embolieursachen immer häufiger der Fall –, dann kann bei Embolussitz in der Leiste das Akuthindernis zwar leicht beseitigt werden. Nicht selten aber kommt es in einer solchen Situation auch noch zum Verschluß der A. poplitea infolge Stagnationsthrombose durch Unterbrechung des kollateralen Blutzustroms. Dann aber muß bei alleiniger Embolektomie in der Leiste der Erfolg ausbleiben. Die Ischämie von Unterschenkel und Fuß hält an, und nicht selten werden solche Patienten dann von allgemeinchirurgischen Abteilungen in spezielle gefäßchirurgische Abteilungen mit dem dabei unvermeidlichen Zeitverlust weitergeleitet.

Die intraoperative Abflußangiographie würde dagegen sofort geklärt haben, ob die inguinale Gerinnselentfernung ausreichend war, oder ob eine weitere Desobliteration über einen poplitealen Zugang notwendig ist. Der Verzicht auf routinemäßige Angiographie nach Embolektomie begünstigt inkomplette Ausräumungen. Rasche Durchblutungsverschlechterung nach Embolektomie sind weitaus mehr durch zurückgebliebene Throben beim Ersteingriff als durch Embolie-Rezidive bedingt.

Trotz der im Einzelfall leichten Durchführbarkeit einer arteriellen Embolektomie gehört im Grunde jeder Patient mit einem akuten Arterienverschluß in die Hand desjenigen, der über das gesamte Repertoire der rekonstruktiven Gefäßchirurgie und die entsprechende Erfahrung verfügt, wobei daran zu erinnern ist, daß auch die Differentialdiagnose zwischen arterieller Embolie, arterieller Thrombose und Kombinationsverschluß nicht immer klar zu stellen ist.

Bei Gefäßverletzungen ist die Wiederherstellung der Strombahn besonders dringlich. Ihre Verzögerung – sei es durch Übersehen der arteriellen Begleitläsion, sei es infolge der Verkennung der Dringlichkeit – ist ein Fehler mit irreparablen Konsequenzen. Jedes gefäßchirurgische Zentrum kennt aus seinen Zuweisungen bedrückende Einzelfälle.

## Schlußbetrachtung

Wie jede operative Disziplin, so ist auch die Gefäßchirurgie nicht frei von Risiken, und auch hier gilt die Regel: Je problematischer der Eingriff, desto höher die Wahrscheinlichkeit einer Komplikation. Die Zahl der Komplikationen geht auch einher mit der OP-Frequenz. Andererseits sind Einrichtungen mit geringer Frequenz an Eingriffen häufiger durch Verfahren vor den Gutachterkommissionen der Ärztekammern belastet.

Auch der erfahrene und gewissenhafte Gefäßchirurg ist vor Fehlern und Komplikationen nicht sicher. Hat er sich aber um eine saubere Indikationsstellung bemüht und bei der technischen Durchführung seines taktischen Konzeptes akkurat gearbeitet, so wird er guten Gewissens bleiben dürfen, und er wird gegebenenfalls aus den eigenen Fehlschlägen sowie den Fehlern anderer in Bescheidenheit lernen zum Wohle seiner zukünftigen Patienten.

Neben unvermeidlichen Fehlschlägen gibt es aber auch vermeidbare Fehler, die auf mangelhaftes Wissen, ungenügende Ausbildung, fehlende Erfahrung oder inadäquate Technik zurückzuführen sind. Nachhaltig sei daher an dieser Stelle die Mahnung von Carstensen [2] unterstrichen: „Jeder... möge sich selbst die Frage vorlegen, ob er mit seinem Wissen und Können der Durchführung einer Gefäßoperation gewachsen ist.“

Mit der Einführung des Teilgebietes „Gefäßchirurgie“ und den dazu entwickelten Vorschriften zur Weiterbildung sowie zum Erwerb und zum Führen der Teilgebietsbezeichnung ist spätestens klar geworden, daß die rekonstruktive Gefäßchirurgie nicht mehr automatisch zum Arbeitsgebiet eines jeden Allgemeinchirurgen zählen darf.

## Literatur


[1] Ahnefeld, F. W., H. Heinrich: Die Analyse und Bedeutung von Risikofaktoren sowie Möglichkeiten einer Vorbehandlung bei angiologischen Patienten aus der Sicht der Anästhesie. In: Probleme der Vor- und Nachsorge und der Narkoseführung bei invasiver angiologischer Diagnostik und Therapie (Hrsg. F. Nobbe, G. Rudofsky), S. 21. Pfaum, München 1983.

[2] Carstensen, G.: Das Risiko in der Gefäßchirurgie. Angio **5** (1983) 149.

[3] Müller-Wiefel, H.: Die Entscheidung zur Amputation bei arterieller Beindurchblutungsstörung aus gefäßchirurgischer Sicht. Akt. Chir. **15** (1980) 369.

[4] Müller-Wiefel, H.: Femoropopliteal Bypass. In: Operative Techniques in Vascular Surgery (Hrsg. J. J. Bergan, J. S. T. Yao), S. 131. Grune and Stratton, New York – London – Toronto 1980.

[5] Nobbe, F.: Der angiologische Risikopatient aus internistischer Sicht. In: Probleme der Vor- und Nachsorge und der Narkoseführung bei invasiver angiologischer Diagnostik und Therapie (Hrsg. F. Nobbe, G. Rudofsky), S. 11. Pflaum, München 1983.

[6] Vollmar, J.: Rekonstruktive Chirurgie der Arterien. 3. Aufl., S. 336. Thieme Verlag, Stuttgart – New York 1982.

# Operative Fehler bei der Implantation von autologen Venen-Bypasses unter besonderer Berücksichtigung der physikalischen und chemischen Noxen auf die Vene

*W. Hannes, M. Dorka, H. Thiemann*

Da bei jedem Arbeitsschritt, der zur Implantation eines autologen Venen-Bypasses erforderlich ist, operative Fehler begangen werden können, werden wir uns auch hier auf Fehler konzentrieren, die

- bei der Präparation der Vene,
- bei der Vorbereitung der Vene als arterieller Gefäßersatz,
- bei der Einbettung der Vene und
- bei der Ausführung der Anastomose auftreten können.

Um bei der Entnahme die Vene nicht zu schädigen, sollte auf eine atraumatische Präparation geachtet werden. Inwieweit die Präparation zur Traumatisierung der Vene führt, war Gegenstand unseres besonderen Interesses. Die entnommenen Venen wurden einer histo-morphologischen und histo-morphometrischen Untersuchung bezüglich ihrer physiko-chemischen Belastbarkeit unterzogen. Wir verwendeten ein von Dorka und Drenhaus in den Jahren 1981–1985 entwickeltes Verfahren, das es erstmals erlaubte, qualitativ und quantitativ konstante und reproduzierbare histologische Äquivalenzbilder zu erhalten. Das Gewebe erfährt hierbei keine Größenveränderung [1–3].

Physikalisch wurden die entnommenen humanen Venen auf folgende Weise belastet:

1. durch mehrmaliges Anfassen mit der Gefäßpinzette,
2. durch Anschlingen,
3. durch verschieden lange Austrocknungsintervalle.

Erstaunlicherweise konnten wir Intimaläsionen, selbst nach mehrmaligem, massivem Fassen der Wand, ebensowenig nachweisen wie eine Schädigung nach dem sogenannten Anschlingtrauma (Abb. 1 u. 2).

Um nun den Einfluß thermischer Belastungen auf humane Venen nachzuvollziehen, haben wir diese in Intervallen, beginnend bei 5 bis einschließlich 25 Minuten der normalen Raumtemperatur ausgesetzt. Bereits nach 5 Minuten zeigt die Venenintima autolytische Veränderungen (Abb. 3). Nach 10 Minuten stellt sich die fortgeschrittene Autolyse durch Medianekrose und Karyorhexis des Endothels dar (Abb. 4).

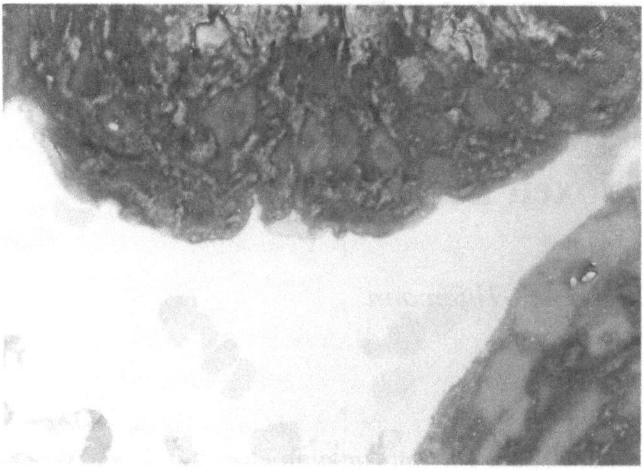

Abb. 1 Humane Vena saphena sofort fixiert (Färb.: Toluidin, Vergr.: 1500).

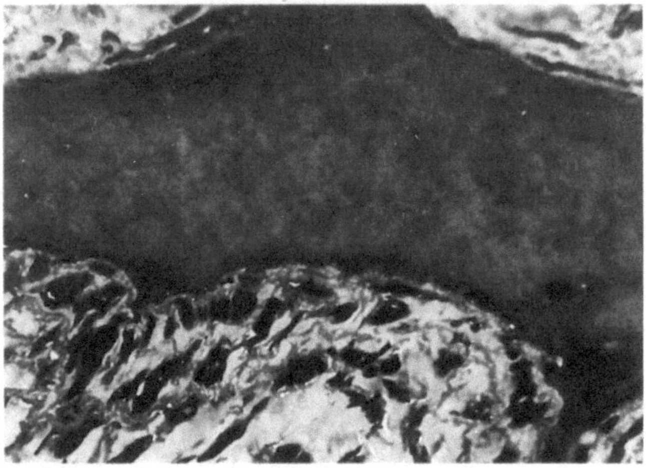

Abb. 2 Humane Vena saphena nach Anschlingen (Färb.: Toluidin, Vergr.: 1500).

Faßt man eine physikalisch derart geschädigte Vene mit der Gefäßpinzette an, so hat dies eine erhebliche Strukturauflockerung mit Autolyse sämtlicher Wandschichten zur Folge (Abb. 5).

Desweiteren muß bei der Präparation der gesamten Vene darauf geachtet werden, daß auf der einen Seite nicht zu viel periadventitielles Gewebe weggenommen wird und auf der anderen Seite nicht zu viel von diesem Gewebe belassen wird, um Verziehungen, Verdrehungen und Stenosen der Vene zu verhindern. Nur das zur Anastomose bestimmte proximale und distale Ende wird von periadventitiellem Gewebe weitgehend befreit. Damit wird verhindert, daß periadventitielles Gewebe durch den Stichkanal mit dem Faden in das Lumen gezogen wird, was Thrombenbildungen zur Folge haben kann.

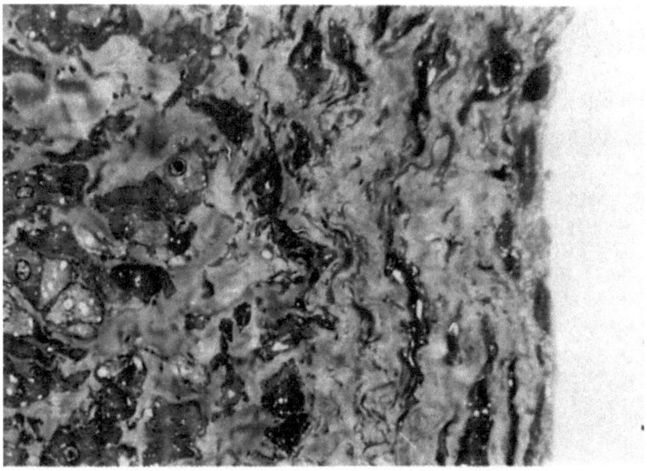

Abb. 3 Humane Vena saphena nach 5 Minuten Austrocknung (Färb.: Toluidin, Vergr.: 1500).

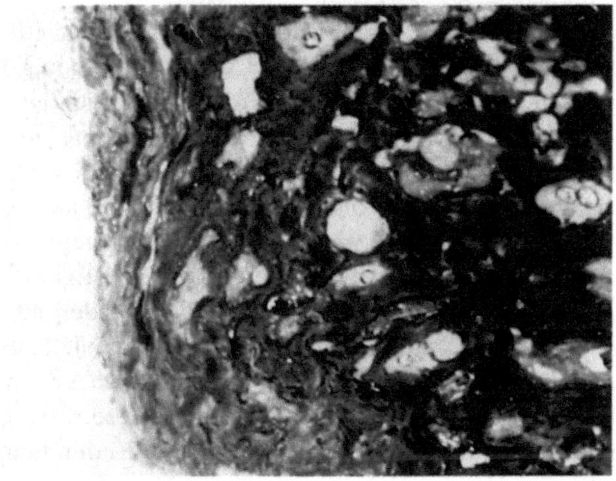

Abb. 4 Humane Vena saphena nach 10 Minuten Austrocknung (Färb.: Toluidin, Vergr.: 1500).

Erst am Schluß der Präparation soll die Ligatur am proximalen und distalen Ende der Vene erfolgen, um die Durchblutung der Vene nach deren Lösung aus dem periadventitiellen Gewebe zu gewährleisten. Dieses ist umso wichtiger, als es sonst aufgrund von Thrombenbildungen und der daraus resultierenden Anreicherung von Laktat und sauren Stoffwechselprodukten recht schnell zu einer Autolyse des Endothels kommen kann.

Zur Ligatur der Seitenäste verwenden wir dünnes, resorbierbares Nahtmaterial. Es genügt, die Seitenäste einfach zu ligieren, wobei der Hauptstamm selbst nicht eingeengt werden darf. Auf der anderen Seite darf der Gefäßstumpf nicht zu lang

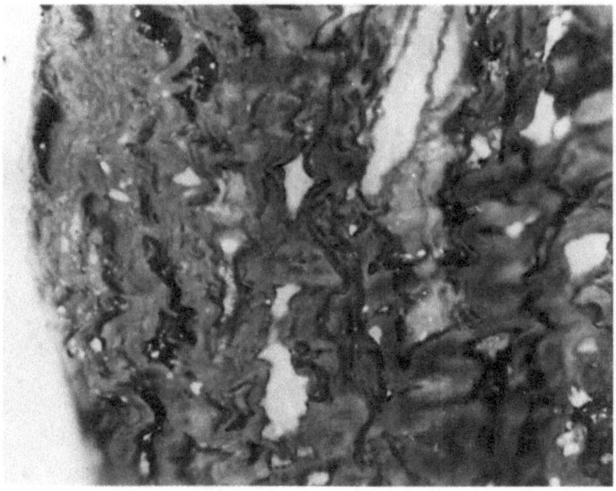

Abb. 5 Humane Vena saphena nach 5 Minuten Austrocknung und Anfassen mit der Gefäßpinzette (Färb.: Toluidin, Vergr.: 1500).

sein, um eine Thrombenbildung zu vermeiden. Die Ligatur mit Clipsen ist zu unterlassen, da diese beim späteren Durchzug der Vene abrutschen können.

Nach Entnahme der Vene aus ihrem Bett, wird sie auf Dichtigkeit geprüft, nachdem sie zuvor durchgespült worden ist, um die Verdrehung auszugleichen. Damit erfolgt gleichzeitig eine erste Dehnung der Venenwand und somit eine Anpassung an ihre spätere Aufgabe. Bei dieser Gelegenheit wird auch die Qualität der Vene, das heißt, ihre Wandstabilität und ihr Durchmesser geprüft. Einschnürungen und aneurysmatische Aufweitungen werden durch Beseitigung des Schnürringes bzw. durch Übernähen korrigiert. Undichte Stellen werden mit atraumatischem Nahtmaterial der Stärke 7 x 0 übernäht und zwar so, daß die Naht möglichst in der Wand bleibt und das Lumen nicht erreicht. Befinden sich Venenklappen an den für die Anastomose vorgesehenen Stellen, so müssen diese reseziert werden.

Zur Vorbereitung der Anastomose wird die Vene an den Enden längs inzidiert, die Kanten werden abgerundet, um Nekrosen zu vermeiden. Bis die zur Anastomose vorgesehenen arteriellen Gefäßabschnitte freigelegt sind, muß die Vene in einer Lösung verbleiben. Wir haben den Einfluß verschiedener Lösungen auf die präparierte Vene eingehend untersucht. Nach einer einstündigen Verweildauer in physiologischer Kochsalzlösung zeigt die Vene lichtmikroskopisch einen absolut intakten Wandaufbau (Abb. 6).

Dagegen konnten wir ein ausgedehntes Intimaödem mit autolytischen Veränderungen nachweisen, nachdem wir die Vene, ebenfalls für eine Stunde, in eine Laktatpufferlösung eingelegt hatten (Abb. 7).

Die Anastomose selbst muß langstreckig erfolgen und zungenförmig zulaufen. Das Nahtmaterial sollte im Oberschenkelbereich die Stärke 6 x 0 und im Unterschenkelbereich die Stärke 7 x 0 nicht überschreiten. Die periphere Anastomose wird zuerst angelegt.

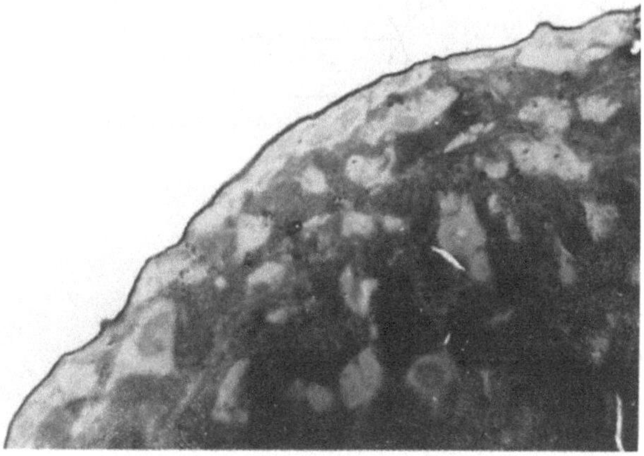

Abb. 6 Humane Vena saphena nach einstündiger Lagerung in phys. Kochsalzlösung (Färb.: Toluidin, Vergr.: 1500).

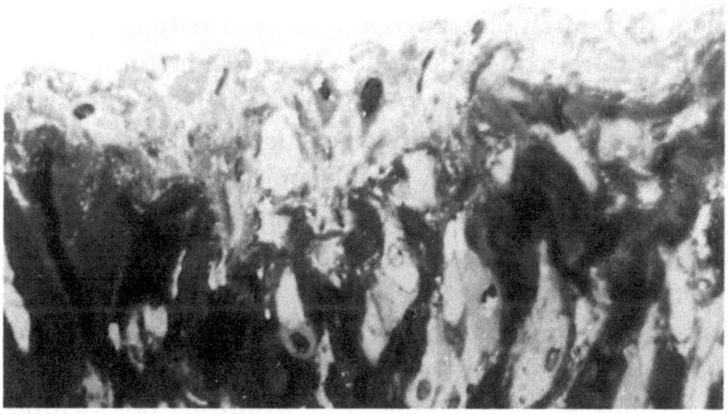

Abb. 7 Humane Vena saphena nach einstündiger Lagerung in Laktatpufferlösung (Färb.: Toluidin, Vergr.: 1500).

Bei der Anastomose werden zuerst die Ecknähte mit je einem doppelt armierten, atraumatischen Faden gelegt, anschließend erfolgt die Naht von beiden Seiten fortlaufend auf die Mitte zu, in der der Knoten erfolgt. Durch die vier Knotenpunkte wird eine größere Reißfestigkeit erreicht. Gleichzeitig wird der Spannungsgradient in vier entgegengesetzte Richtungen abgeleitet, wodurch bei exakter Ausführung keine Nettospannung in eine Richtung erzeugt wird, wie das Kräfteparallelogramm der vektoriellen Addition zeigt (Abb. 8).

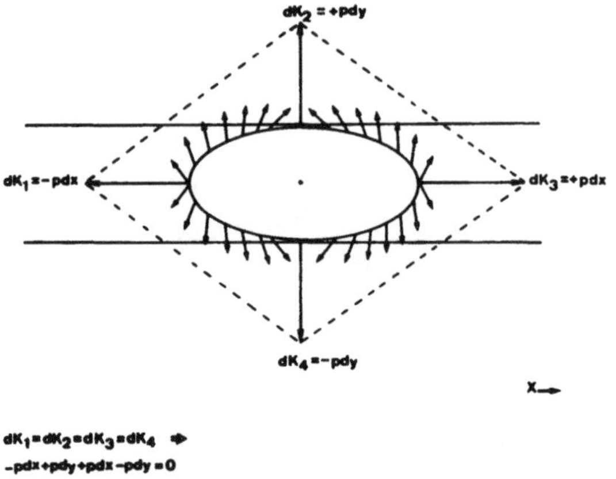


Abb. 8 Vektordiagramm.

Näht man die gesamte Anastomose mit nur einem Faden, führt die Addition der Einzelspannungen zu einer ständig anwachsenden Nettospannung in Nahtrichtung. Wird die Vene im Bereich der Anastomose derart ungleichmäßig belastet, kann hieraus eine Stenose oder ein Aneurysma resultieren. Desweiteren kann eine ischämische Reaktion an der Anastomose induziert und eine Nahtinsuffizienz mit oder ohne Aneurysma spurium verursacht werden. Eine Nahtinsuffizienz kann auch dadurch entstehen, daß durch eine zugbedingte Entrundung des Einstichkanales Blut in den Zwischenraum von Faden und Gewebe einströmt.

Undichte Stellen nach Durchführung der Anastomose müssen mit einem Faden der Stärke 7 x 0 verschlossen werden, wobei wir stets darauf achten, den Faden nur durch die Wand und nie durch das Lumen zu führen. Ist die untere Anastomose ausgeführt, muß die Vene mit einer sehr weichen Gefäßklemme nahe der Anastomose abgedichtet werden, um eine Thrombenbildung in der noch nicht funktionstüchtigen Vene zu vermeiden.

Die Vene wird entlang der großen Gefäße außerhalb des Adduktorenkanals nach oben zur A. femoralis geführt. Hier muß auf eine Verdrehung ebenso geachtet werden wie auf eine Knotenbildung. Zur Kontrolle der richtigen Lage genügt pulsierendes Einbringen physiologischer Kochsalzlösung in die Vene.

Zur Ausführung der Anastomose wird heute in der Regel nicht resorbierbares, gezwirntes oder monofiles Nahtmaterial verwendet. Nach Langzeitimplantation weisen beide Materialen folgende Veränderungen auf: Der gezwirnte Faden wird mit Fibrozyten und kollagenen Fasern durchsetzt und umschlossen, so daß sein Durchmesser bis auf das Dreifache ansteigen kann.

Zum umgebenden Gewebe besteht allerdings ein nicht artifizieller Demarkationsspalt, das heißt, das körperfremde Material wird auch noch nach Jahren nicht vollständig eingebaut, sondern bleibt demarkiert und somit statisch instabil (Abb. 9).

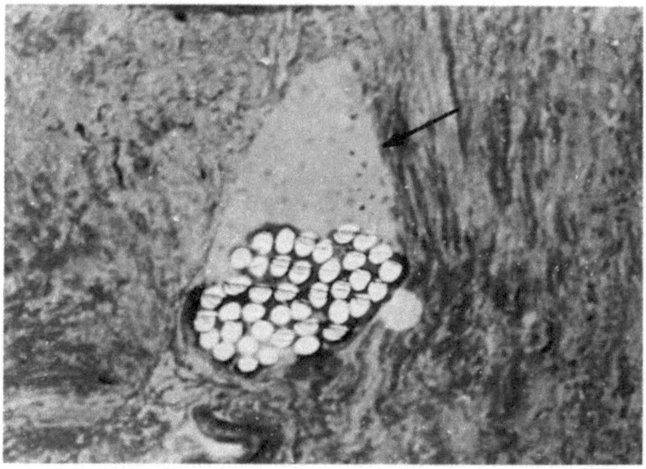

Abb. 9 Gefäßanastomose mit nicht resorbierbarem, gezwirntem Faden (Färb.: Toluidin, Vergr.: 375).

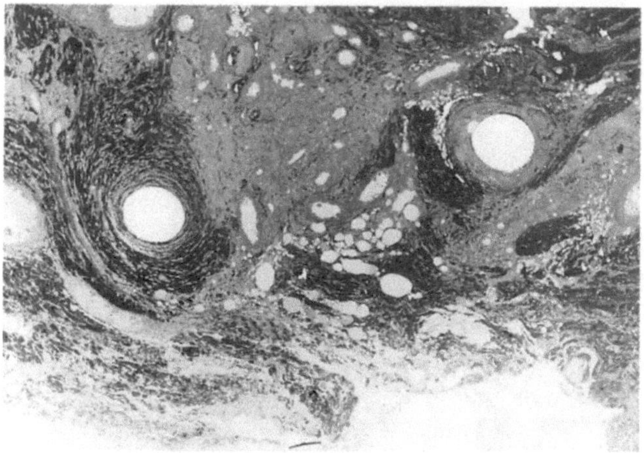

Abb. 10 Gefäßanastomose mit nicht resorbierbarem, monofilem Faden, 6 Wochen implantiert (Färb.: Toluidin, Vergr.: 375).

Auch nach 10 Jahren zeigt sich an einer solchen Anastomose eine starke, riesenzellige Fremdkörperreaktion. Der monofile Faden wird nicht dicker, aber auch mit einem radiär verlaufenden Fibrozytenring umgeben, der ebenfalls einen Demarkationsspalt zum umgebenden Gewebe aufweist (Abb. 10).

Auch noch nach Jahren findet sich hier eine riesenzellige Fremdkörperreaktion. Durch die Demarkation zum körpereigenen Gewebe erhält der Faden eine Mikrobeweglichkeit, die eine Noxe für eine Thrombosierung unter weiterer Vernarbung darstellt (Abb. 11).

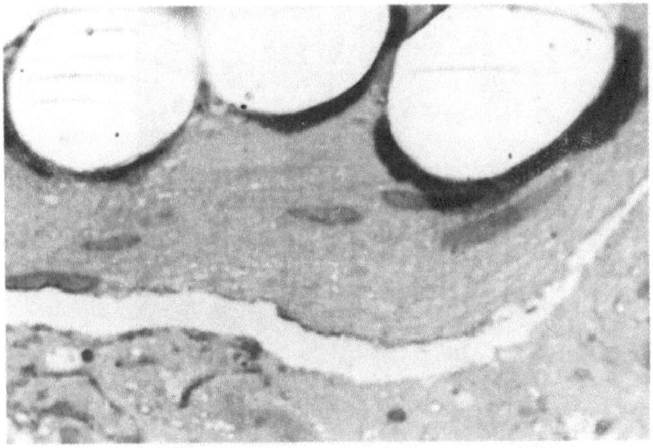

Abb. 11 Demarkationsspalt an nicht resorbierbarem Nahtmaterial (Färb.: Toluidin, Vergr.: 1500).

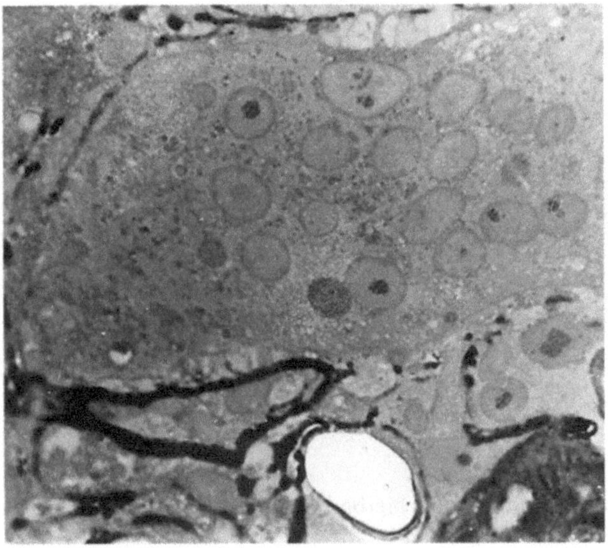

Abb. 12 Riesenzellige Fremdkörperreaktion an nicht resorbierbarem Nahtmaterial (Färb.: Toluidin, Vergr.: 1500).

Auch die ubiquitär vorkommenden Fremdkörperriesenzellen stellen eine ständige immunologische Bedrohung der Anastomose dar (Abb. 12). Werden die Fremdkörperriesenzellen durch äußere oder innere Noxen aktiviert, kann es zu einer Abstoßungsreaktion kommen.

Diese Probleme kann man umgehen, indem man resorbierbares Nahtmaterial zur Anastomosierung von Venen-Bypasses verwendet (4–6). Wir sind dazu übergegangen, hier resorbierbares Nahtmaterial zu verwenden und werden an geeigneter Stelle ausführlich über unsere Erfahrungen berichten.

Zusammenfassend kann gesagt werden:

1. Es ist auf eine atraumatische Präparation der Vene strikt zu achten.
2. Die Vene weist im Gegensatz zu allen bisherigen Untersuchungen eine recht gute mechanische Belastbarkeit auf.
3. Die freipräparierte Vene muß ständig mit feuchten Tupfern abgedeckt werden, um eine Austrocknung zu verhindern.
4. Die Lagerung der entnommenen Vene sollte in physiologischer Kochsalzlösung und nicht in Pufferlösung erfolgen.
5. Die Anastomose soll mit zwei doppelt armierten Fäden ausgeführt werden.
6. Die Anastomose zwischen Arterie und Vene kann mit resorbierbarem Nahtmaterial durchgeführt werden.

Auch wenn der autologe Venen-Bypass heute eine Routineoperation darstellt, so soll man sich doch immer der vielen Probleme bewußt sein, die eine solche Operation immer wieder mit sich bringt.

## Literatur

[1] Dorka, M., U. Drenhaus: Entwässerung ohne Schrumpfung. Verh. Anat. Ges. **79** (1985) 205.

[2] Drenhaus, U., M. Dorka: Ursachen der Gewebsschwellung bei Osmierung nach Glutaraldehyd Perfusionsfixierung. Z. Mikrosk. Anat. Forschung. **99** (1985) 146–160.

[3] Drenhaus, U., G. Schingnitz, M. Dorka: A method for a quantitativ determination of changes in tissue volume as a result of perfusion fixation. Anat. Anz. (1985) im Druck.

[4] Ippisch, A., J. Wriedt-Lübbe, W. Duspiva et al.: Mikrochirurgische Nerven- und Gefäßnähte mit resorbierbarem Nahtmaterial. Z. Plast. Chir. **4** (1980) 1–14.

[5] Schmitz-Rixen, Th., S. Horsch, B. Klein et al.: Experimentelle Untersuchungen zur Gefäßwandregeneration bei Verwendung eines neuen monofilen, resorbierbaren Nahtmaterials für arterielle Anastomosen. Langenbecks Arch. Chir. **362** (1984) 53–60.

[6] Tuchmann, A., K. Dinstl: Erste Erfahrungen mit einem monofilen resorbierbaren Nahtmaterial in der Gefäßchirurgie. Angio **6** (1983) 281–286.

# Die Zehn-Stunden-Frist: Eine indikatorische Richtschnur zur Embolektomie beim akuten arteriellen Verschluß?

*D. Schröder, Th. Böttger, E. Ungeheuer*

Der akute arterielle Extremitätenverschluß ist das typische Beispiel einer notfallmäßigen, sich jederzeit und überall ergebenden OP-Indikation, die jeder leitend tätige Chirurg, ob Chef- oder Oberarzt, erstens erkennen und zweitens behandeln können muß. Als Bestandteil der Palette der Notfallchirurgie sind wir hier mit einem Krankheitsbild konfrontiert, das ebenso dramatisch in seinem Auftreten ist, wie es mit einfachsten und zielgerichteten Mitteln zu beheben ist.

Bei unseren Betrachtungen beschränken wir uns auf die Fälle unseres Krankengutes im Zeitraum von 1979 bis 1984, bei denen die Ursache des akuten arteriellen Verschlusses in einer Embolie oder einer akuten Thrombose zu sehen ist. Denkbare weitere Ursachen eines akuten arteriellen Verschlusses, wie ein traumatisches Ereignis, iatrogene Läsion oder gar medikamentöse Ursachen, bleiben bewußt unberücksichtigt.

Die in klassischer Weise von Pratt beschriebene Symptomatik der sechs P's (Tab. 1) fand sich bei allen unseren 142 Patienten, die ein Durchschnittsalter von 74 Jahren aufwiesen (Tab. 2). Dabei gilt dem plötzlich auftretenden initialen

Tabelle 1 Symptomatik des akuten peripheren arteriellen Gefäßverschlusses (nach Pratt, 1954)

| | |
|---|---|
| Pain | – Schmerz |
| Paleness | – Blässe |
| Pulslessness | – Pulsverlust |
| Paresthesia | – Sensibilitätsstörung |
| Paralysis | – Lähmung |
| Prostration | – Schock |

Tabelle 2 Akute arterielle Embolien und Thrombosen im Zeitraum von 1979–1984 im Krankengut der Chir. Klinik des Krankenhauses Nordwest, Frankfurt/M.

| | | |
|---|---|---|
| | n = 142 | |
| | 47 ♂ | 95 ♀ |
| x̄ : 74,08 ± 9,2 | | Gesamtletalität: 29,5% |

Schmerz die Funktion des Leitsymptoms. Diese stets führende Symptomatik wird ergänzt durch den mit klinischen Mitteln der Palpation nachzuweisenden Pulsverlust sowie eine gleichfalls charakteristische Blässe der betroffenen Extremität. Erst in fortgeschrittenen Stadien entwickelte sich eine Sensibilitätsstörung mit nachfolgender Paralyse. Es entspricht einer immer wieder bestätigten Erfahrung [3, 4], daß die so verlaufende Symptomatik in der überwiegenden Mehrzahl der Fälle ihre Ursache in einer arteriellen Embolie hat, die sich zunächst von der arteriellen Thrombose durch eine Prävalenz für das weibliche Geschlecht, das Fehlen einer in der Anamnese zu erhebenden Claudicatio intermittens sowie das Vorliegen einer absoluten Arrhythmie als Grundkrankheit auszeichnet. Der Häufigkeitsgipfel in unserem Krankengut liegt dabei zwischen dem 7. und 9. Lebensdezenium (Abb. 1). Die in der überwiegenden Mehrzahl erkrankten Patientinnen zeigten neben den bereits erwähnten Arrhythmien seltener eine Thrombusbildung über einer Infarktnarbe oder eine Plaquebildung mit konsekutiver Embolisation (Abb. 2).

Die über 70jährige alte Dame mit meistens bekannter Herzrhythmusstörung und Schmerzen in der oberen, häufig aber unteren Extremität (Tab. 3) muß an die Möglichkeit eines akuten arteriellen, in 85% embolischen Verschlusses denken. Die weitaus seltenere arterielle Thrombose auf dem Boden einer fortgeschrittenen Arteriosklerose, die wir etwa bei jedem 7. Patienten unseres Krankengutes fanden, kann auch den Erfahrenen vor differentialdiagnostische Schwierigkeiten stellen. Anamnestisch findet sich ja meist der Hinweis auf die bereits erwähnte Claudicatio intermittens. Häufig lassen sich auch auf der Gegenseite der betroffenen Extremität schlecht tastbare oder fehlende Pulse nachweisen. Hier kann eine dopplerso-

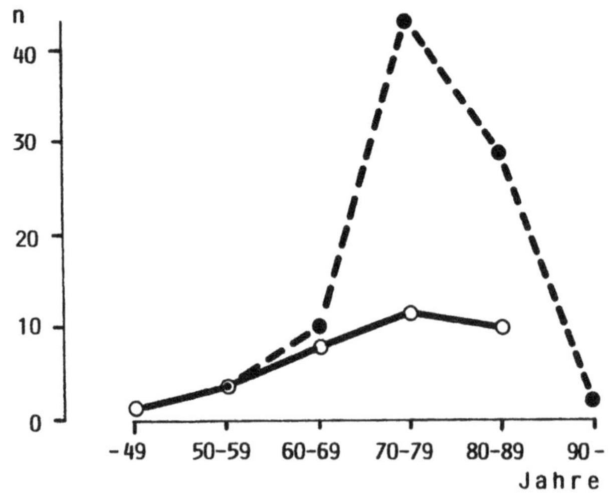


Abb. 1 Alters- und Geschlechtsverteilung von 121 arteriellen Embolien (– – – – = Frauen, — 0 — = Männer).

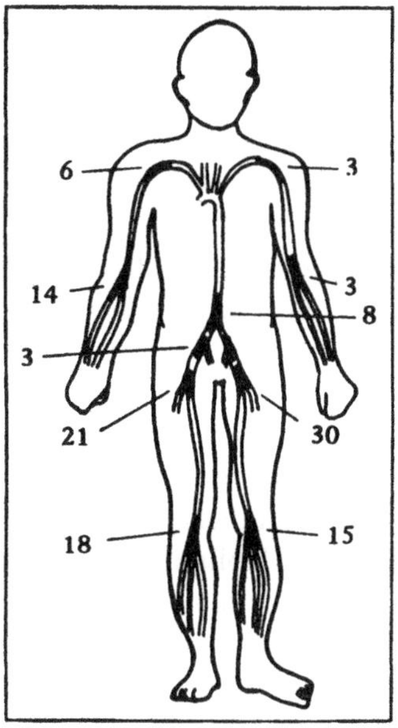


Abb. 2 Lokalisationsort von 121 arteriellen Embolien im Zeitraum von 1979–1984 an der Chir. Klinik des Krankenhauses Nordwest.

nografische Untersuchung oder eine Arteriografie hilfreich sein, wobei letzteres heute, wenn immer möglich, im Sinne der wenig belastenden und mäßig invasiven digitalen Substraktionsangiografie anzustreben ist.

Dabei kann sich die Indikation zu einem gefäßrekonstruktiven Eingriff bzw. zu einer konservativen Lysetherapie ergeben. Im Zweifelsfall sollte der entscheidende Chirurg sich jedoch zu der relativ wenig belastenden, in Lokalanästhesie durchführbaren indirekten Embolektomie mittels eines Fogarty-Katheters entschließen. Wir gehen hierbei in der Regel von einer queren Arteriotomie im Bereich der Arteria femoralis oder Arteria brachialis aus und führen das Manöver in üblicher Weise zunächst nach peripher und dann nach zentral durch. Den

Tabelle 3 Grundkrankheiten bei 121 arteriellen Embolien im Zeitraum von 1979–1984

| | |
|---|---|
| Arrhythmien | 83 |
| Vitium cordis | 2 |
| Endokarditis | 1 |
| Foramen ovale mit paradoxer Embolie | 2 |
| Herzinfarkt | 9 |
| Herzinfarkt mit Arrhythmie | 11 |
| Atherosklerotische Plaques | 8 |
| Aneurysma | 2 |
| Polyglobulie | 1 |
| unbekannt | 2 |

Verschluß der Arteriotomie nehmen wir meist unter Verzicht auf die Verwendung eines Venen-Patchs durch Einzelknopfnähte durch.

Dabei konnten wir die immer wieder angegebene Beobachtung bestätigen [1, 2, 5], daß nur ein geringer Teil der so behandelten Patienten, nämlich 34% innerhalb der ersten fünf Stunden zur Versorgung kommt (Abb. 3). Nahezu 40% (38,7%) kamen nach einer Frist von über 10 Stunden, im Extremfall bis zu sieben Tagen zur Therapie. Dabei werden Ausdehnung und gerade eingetretene Ischämien nicht nur durch die Zeitdauer, sondern auch durch rheologische und lokale Faktoren wie Ausmaß und Ausdehnung des Verschlusses, das vorhandene Kollateralsystem und den systemischen Blutdruck bestimmt.

Eine starke Ausprägung eines Kollateralsystems findet sich dabei nahezu immer bei der mit einer ausgeprägten Arteriosklerose einhergehenden arteriellen Thrombose. Diese läßt ihrerseits eine Bevorzugung des männlichen Geschlechts (14 Männer und 7 Frauen) erkennen. Das vorbestehende Kollateralsystem mindert dabei die Ausprägung einer extremen Ischämie. Nicht selten sind es diese Fälle, die zu einer verspäteten Behandlung gelangen und dann trotzdem durch eine zunehmende Intoxikation mitverantwortlich für die gesamte Letalitätsquote von insgesamt 29,5% sind. Bereits dann, wenn die Verschlußsymptomatik über 24 Stunden andauerte, stieg die Letalität auf das Doppelte an (Abb. 4). Desgleichen fanden wir eine Abhängigkeit der Sterblichkeit vom Ort der Embolisation (Abb. 5), je zentraler der Sitz desto höher die Letalität. Die Gruppe der über 80jährigen zeigte per se eine Letalität von 38,4%. Kam zu der ursächlichen, zum Verschluß führenden arteriellen Embolie noch eine stenosierende Arteriosklerose, erfolgte ebenfalls eine dramatische Erhöhung der Letalität. Die 93 unserer 142 Patienten ohne nennenswerte intraoperativ nachzuweisende Arteriosklerose zeigte eine Letalität von 17,3% (n = 16). In neun Fällen mußten wir trotz des Fogarty-Manövers nach erfolgtem Eingriff die betroffene Extremität amputieren. Die Amputationsfrequenz jedoch zeigte keine Abhängigkeit von der Dauer der Sym-

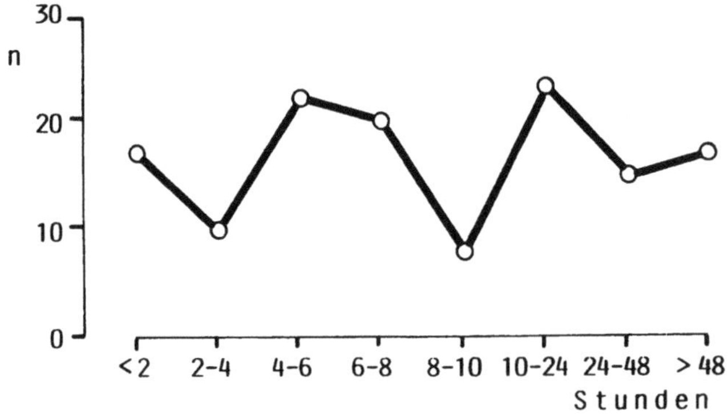


Abb. 3 Dauer der Symptomatik bis zur Krankenhauseinweisung von 142 arteriellen Embolien und Thrombosen im Zeitraum von 1979–1984.

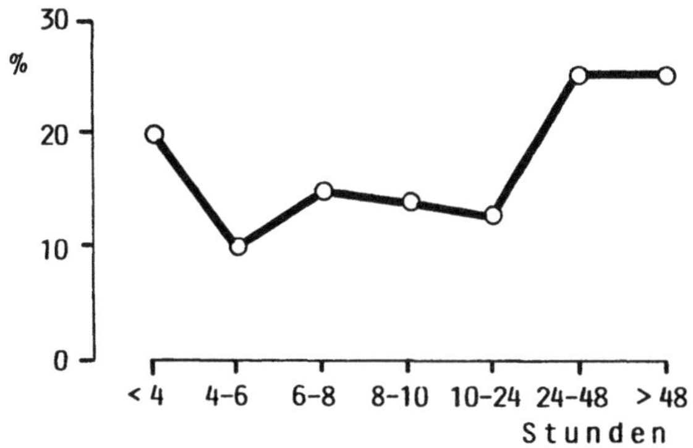


Abb. 4 Letalität in Anhängigkeit von der Symptomdauer bei 142 arteriellen Embolien und Thrombosen. Die Letalität ist angegeben in Prozent auf der Ordinate.

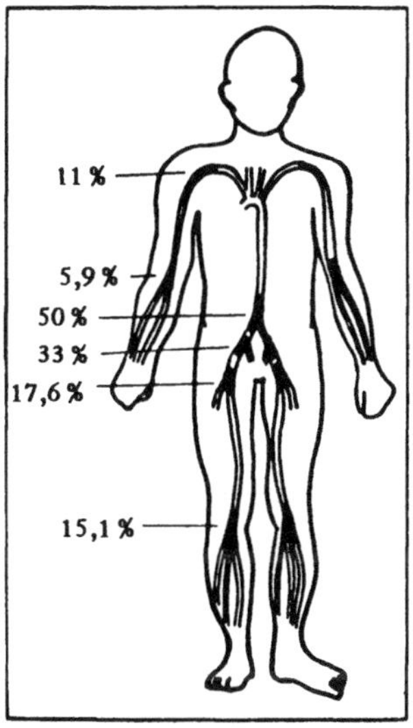


Abb. 5 Letalität in Anhängigkeit vom Verschlußort bei 142 arteriellen Embolien und Thrombosen.

ptomatik. Elfmal, das sind 10%, konnte eine Reembolektomie erfolgreich durchgeführt werden. Postoperative Komplikationen im engeren Sinne zeigten sich bei 16 Patienten, neunmal im Sinne einer Blutung, viermal in Form eines Wundinfekts, zweimal kam es zu einer Lähmung der betroffenen Extremität, einmal entwickelte sich eine Beinvenenthrombose (Tab. 4).

Trotz der unstrittigen Tatsache, daß die Dauer der Symptomatik, die primären Gefäßverhältnisse und das Alter die Indikation zum Embolektomieversuch beeinflussen, sind wir der Meinung, daß wir jeden Patienten – falls nur irgendwie vertretbar – die Chance geben müssen zur Wiederherstellung der Gefäßstrom-

Tabelle 4 Postoperative Komplikationen nach 142 Embolektomien im Zeitraum von 1979–1984

| | |
|---|---|
| Blutung | 9 |
| Infekt | 4 |
| Lähmung | 2 |
| Beinvenenthrombose | 1 |

bahn. Dies gilt umsomehr, als wir bei den Fällen, die über die 10-Stunden-Frist hinaus einer operativen Behandlung unterzogen wurden, keinen Anstieg der Reverschlußrate oder Amputationsfrequenz fanden, sie betrug jeweils 10 bzw. 7,5%. Die entscheidenden determinierenden Faktoren sind Dauer der Verschlußsymptomatik, Lokalisation des Verschlusses, vorbestehende arteriosklerotische Gefäßschäden sowie das Alter. Nach Überschreiten der 10-Stunden-Frist ist die Embolektomie zwar mit einem drastischen Anstieg der Letalität belastet, stellt aber letztlich für den davon betroffenen, in der Regel alten Menschen nahezu die einzige Chance des Überlebens dar.

## Literatur

[1] Berkhoff, W., E. März: Der akute embolische Verschluß der Extremitätenarterien. Fortschr. Med. **1** (1980) 12.

[2] Dalichau, H.: Der akute arterielle Gefäßverschluß. Niedersächs. Ärztebl. **42** (1969) 442.

[3] Jost, J. O., D. Rühland, M. Clemens et al.: Erfahrungen mit der chirurgischen Behandlung akuter peripherer Arterienverschlüsse. Chirurg **53** (1982) 306.

[4] Nobbe, F.: Notfallsituation: Der akute Gefäßverschluß. Notfallmedizin **7** (1981) 525.

[5] Vollmar, J., K. Laubach, J. D. Gross: Die chirurgische Behandlung des akuten Arterienverschlusses. Dtsch. Med. Wschr. **94** (1969) 2315.

# Fehlerquellen in der Chirurgie der primären Varikose

*W. Hach*

Die primäre Varikose hat das Image einer Bagatellkrankheit bis heute nicht verloren. Die prinzipiellen Behandlungsfehler in unserer Zeit sind die Fehler von gestern und vorgestern. Sie dürfen letztendlich darauf zurückgeführt werden, daß die Erkenntnisse der modernen Phlebologie noch keine genügende Beachtung gefunden haben.

Die Fehler in der Chirurgie der primären Varikose beruhen auf verschiedenen *Ursachen* (Tab. 1). Am häufigsten werden die Grundsätze der Indikationsstellung außer acht gelassen. Mißerfolge sind regelmäßig bei unzureichender Diagnostik und dementsprechend auch bei falscher Planung des operativen Eingriffs zu erwarten. Die ästhetischen Ansprüche des Patienten und eine sorgfältige Nachbehandlung finden nicht überall die gebürliche Anerkennung.

Die *Indikation* zur operativen Therapie der primären Varikose (Tab. 2) besteht nur beim Nachweis von insuffizienten transfaszialen Kommunikationen. Diese Situation ist bei der Stammvarikose und der Perforansvarikose sowie bei den transfaszialen Formen der Seitenastvarikose gegeben.

Tabelle 1 Fehlerquellen in der Chirurgie der primären Varikose

| |
|---|
| Abweichung von aktuellen therapeutischen Prinzipien |
| Unvollständige präoperative Diagnostik |
| Anwendung inadäquater Operationsmethoden |
| Unzureichende Berücksichtigung ästhetischer Ansprüche |
| Nebenverletzungen |
| Mangelhafte Nachbehandlung |

Tabelle 2 Krankheitsbilder der primären Varikose

| |
|---|
| Stammvarikose |
| Komplette Formen |
| Inkomplette Formen |
| Seitenastvarikose |
| Transfasziale Formen |
| Extrafasziale Formen |
| Perforansvarikose |
| Retikuläre Varikose |

Wir wissen heute, daß die *Stammvarikose* in einem jahrzehntelangen Krankheitsverlauf zu ernsthaften und unheilbaren *Komplikationen* führen kann. An erster Stelle ist hier das arthrogene Stauungssyndrom [5] mit seinen persistierenden Ulzerationen zu nennen (Abb. 1). Die sekundäre Popliteal- und Femoralveneninsuffizienz führt infolge der ständigen Rezirkulation des Blutes zu schweren Abflußstörungen im tiefen Venensystem [6]. Zuletzt wird auf die Gefahr von rezidivierenden Lungenembolien aus venösen Aneurysmen und von transfaszial wachsenden Thromben hingewiesen [4]. Aus der Kenntnis dieser schweren Folgekrankheiten ist die Forderung nach der Frühoperation erwachsen. Eine Abwendung von diesem Konzept muß allein schon aus den Gründen der Komplikationsträchtigkeit einer Stammvarikose verworfen werden, aber auch aus einem anderen Gesichtspunkt heraus.

Die Stammvarikose ist durch ihren proximalen und ihren distalen *Insuffizienzpunkt* zu definieren. Bei unzureichender Diagnostik dieser Kriterien wird eine Reihe von Fehlern möglich (Tab. 3). Die variköse Degeneration der V. saphena

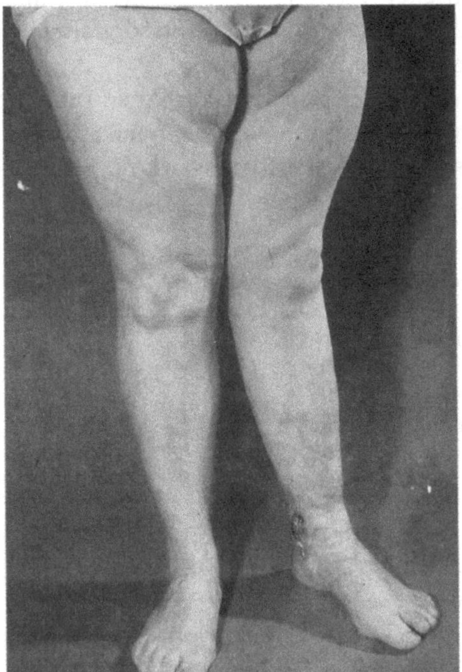

Abb. 1 Arthrogenes Stauungssyndrom bei einer 40jährigen Frau mit Stammvarikose der V. saphena magna und rezidivierenden Ulcera cruris seit 13 Jahren. Versteifung des oberen Sprunggelenkes in Spitzfußstellung. Rekurvation im Kniegelenk, therapieresistente chronisch-venöse Kongestion. Heilung nach Babcockscher Operation und selektiver Perforansdissektion.

Tabelle 3 Fehler infolge unvollständiger Diagnostik bei Stammvarikose

| |
|---|
| Nicht-Beachtung des Stadiums |
| Exhairese gesunder Venenabschnitte |
| Nachteile der Babcockschen Methode |
| Nicht-Beachtung der inkompletten Formen |
| Schwere intraoperative Blutung |
| Sogenannte Rezidivvarikose |
| Exhairese gesunder Venen |

magna beginnt mit einer Schlußunfähigkeit der Mündungsklappe. Sie schreitet dann mit den Jahren bis zu ihrem distalen Insuffizienzpunkt in peripherer Richtung fort und erlaubt auf diese Weise eine Einteilung in Stadien. In den Stadien 2 und 3 gilt heute die *partielle Saphenaresektion* als Methode der Wahl. Durch systematische Nachuntersuchungen konnte bewiesen werden [2], daß die belassenen Venensegmente auch im späteren Lebensalter suffizient bleiben und in der kardiovaskulären Chirurgie als Transplantat zur Verfügung stehen. Damit gewinnt die *Frühoperation* für die Erhaltung der extrafaszialen Stammvenen einen hohen Stellenwert. Die Babcocksche Operation hat nur noch im Stadium 4 ihre Berechtigung.

Der proximale Insuffizienzpunkt bezeichnet die Einmündungsstelle der Stammvene in das tiefe Venensystem. Er liegt bei der V. saphena magna üblicherweise in der Leiste und charakterisiert damit die komplette Form.

Von wesentlicher Bedeutung für die operative Konzeption ist die Kenntnis der *inkompletten Formen* [2]. Hier wird der proximale Insuffizienzpunkt durch ein atypisches transfasziales Kommunikationsgefäß gebildet und liegt an einer anderen Stelle außerhalb der Leistengegend. Nach den röntgenmorphologischen Kriterien lassen sich ein Perforanstyp, ein Seitenasttyp und ein dorsaler Typ unterscheiden. Den Perforanstyp zeigt die Abbildung 2. Beispielsweise kann hier der Abriß einer großen Doddschen V. perforans beim konventionellen Stripping eine lebensbedrohliche *Blutung* verursachen (Abb. 3). Es wird sich auch die Frage nach der *Berechtigung* von operativen Maßnahmen an wichtigen Venen und in Körperregionen erheben, wo überhaupt kein pathologischer Befund vorliegt. Der Eingriff muß sich vielmehr an einer optimalen Versorgung der Doddschen Kommunikationsvene orientieren (Abb. 4).

Die zeitgemäße Operation einer Stammvarikose besteht in der korrekten Krossektomie und in der stadiumsgerechten partiellen Gefäßresektion. Jede Abweichung von diesem Prinzip muß den Behandlungserfolg in Frage stellen. Die häufigste Ursache der *Rezidivvarikose* nach einem unorthodoxen Eingriff besteht in der Belassung eines Saphenastumpfes. Der kurze Stumpf (Abb. 5) wird durch die *präfemorale Saphenatrichter-Ligatur* angegangen. Die Operation beginnt mit einer Freilegung der V. femoralis direkt unter dem Leistenband. Dann erfolgt die Präparation nach distal bis zur Darstellung der saphena-femoralen Konjunktion, die umfahren und ligiert wird. Ein direkter Zugang zum Saphenatrichter ist infolge

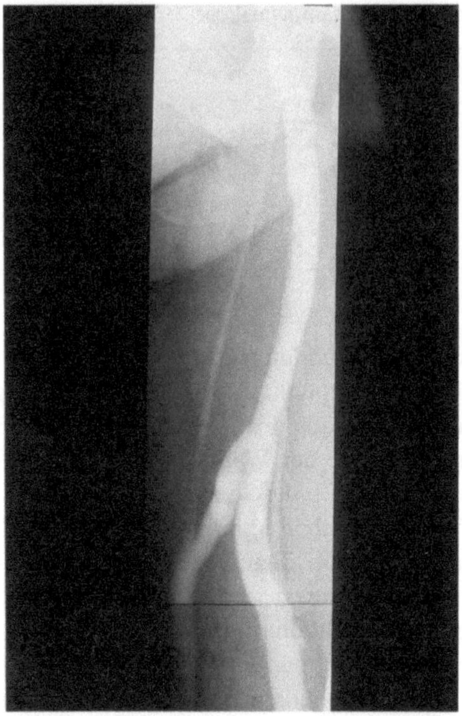

Abb. 2 Phlebogramm einer inkompletten Stammvarikose der V. saphena magna vom Perforanstyp. Darstellung eines suffizienten proximalen Segments der Stammvene. Variköse Degeneration der Doddschen V. perforans als transfasziales Kommunikationsgefäß und Ausbildung des oberen Insuffizienzpunktes.

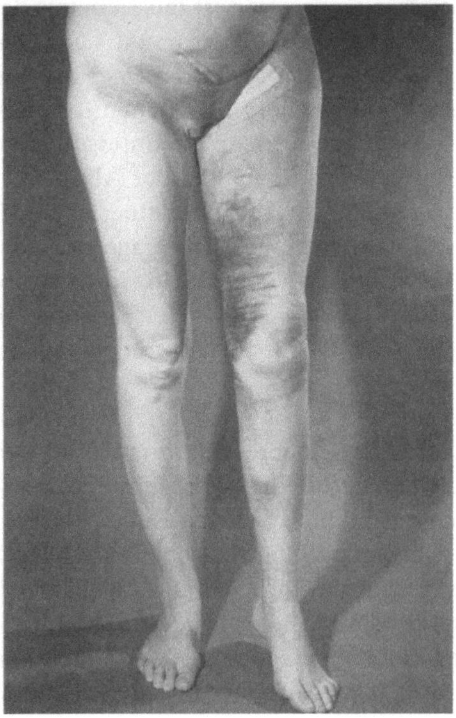

Abb. 3 Schwere intraoperative Blutung bei einer 46jährigen Frau nach konventionellem Strippingmanöver bei Nichtbeachtung einer insuffizienten Doddschen V. perforans (falsche Operationstaktik). Abfall des Hämoglobin von 15 auf 6 g%.

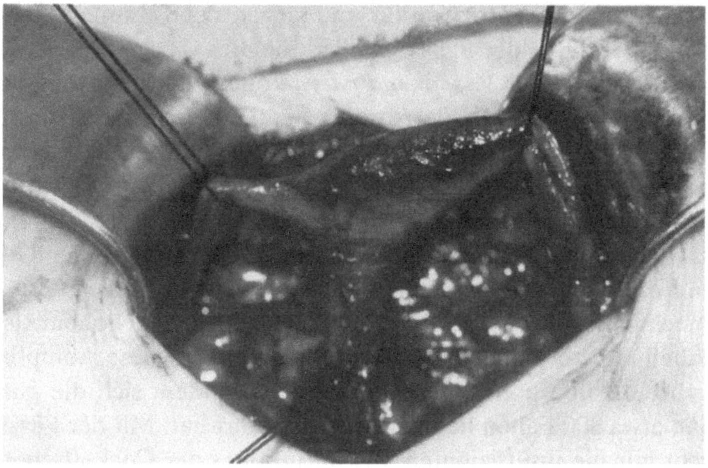

Abb. 4 Operationssitus im Bereich des mittleren Oberschenkels bei einer inkompletten Stammvarikose der V. saphena magna vom Perforanstyp. Links der suffiziente Anteil, rechts der variköse Abschnitt des Saphenastamms, unten die Doddsche Vene.

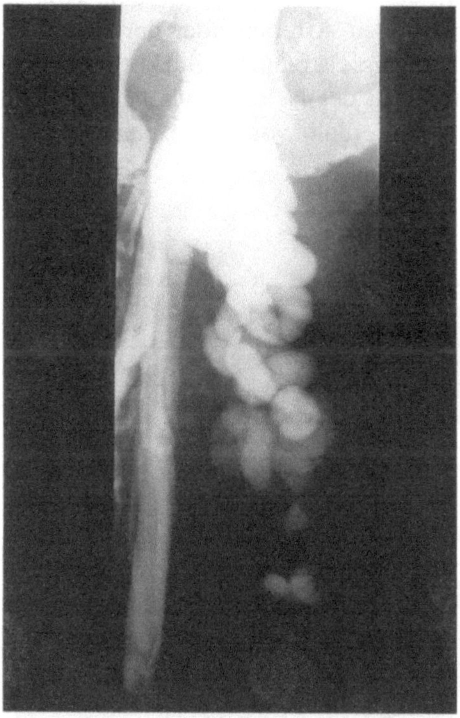

Abb. 5 Schwere Rezidivvarikose nach belassenem kurzen Saphenastumpf. Darstellung durch die aszendierende Preßphlebographie. Zweitoperation ist durch präfemorale Saphenatrichterligatur möglich.

der Vernarbungen durch die Voroperation und wegen der Blutungsgefahr durch die großen Krampfaderkonvolute meistens nicht möglich.

Bei einer Stammvarikose der *V. saphena parva* kommt der belassene Saphenastumpf als Ursache eines Krampfaderrezidivs häufiger vor, wenn der primäre Eingriff nicht in Bauchlage vorgenommen wird. Die Gefahr dieser Venenstümpfe wird nicht nur durch das schnelle Rezidiv, sondern vor allem auch durch die Ausbildung von Thromben begründet.

Für die chirurgische Therapie des ausgeprägten *chronisch-venösen* und *arthrogenen Stauungssyndroms* stehen verschiedene Methoden zur Verfügung. Die Operationsverfahren nach Nussbaum [8] sowie Linton [7] sind mit dem hohen Risiko von schweren Wundheilungsstörungen belastet. Heute müssen diese komplikationsträchtigen Eingriffe als überholt angesehen werden, seitdem sich die *paratibiale Fasziotomie* [4] in etwa 300 Fällen hervorragend bewährt hat. Mit der Faszienspaltung werden nicht nur die insuffizienten Vv. perforantes der Cockettschen Gruppen beseitigt, sondern auch die arteriellen und lymphatischen Zirkulationsbedingungen verbessert (Abb. 6).

Die Chirurgie der primären Varikose hat vielfach auch *ästhetischen Ansprüchen* zu genügen. Die Hautschnitte sollen deshalb parallel zu den Langeschen Linien oder in den Beugefalten der Gelenkregionen angebracht werden.

Die Liste der *Nebenverletzungen* in der Venenchirurgie ist lang. Hier soll nicht auf das versehentliche Stripping der großen Arterien oder der tiefen Leitvenen eingegangen werden, denn diese Ereignisse kommen glücklicherweise äußerst selten vor. Häufig entstehen Verletzungen des N. saphenus beim Durchzug der Nabatoffsonde. Der Nerv findet erst unterhalb vom Knie einen unmittelbaren

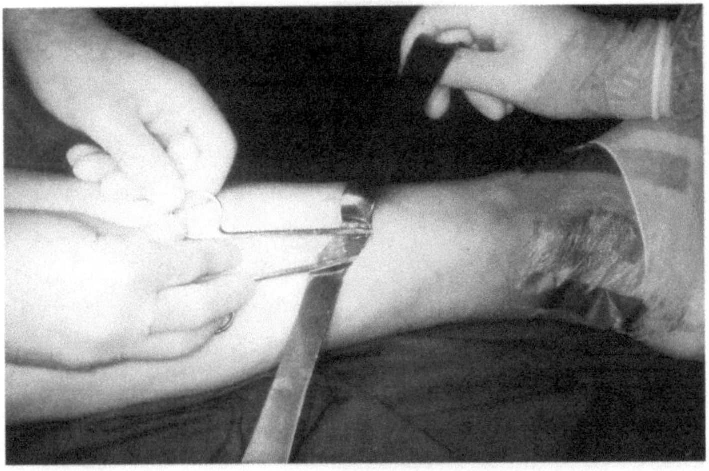

Abb. 6 Operationssitus bei der paratibialen Fasziotomie. Subkutane Spaltung der Unterschenkelfaszie und Dissektion der Cockettschen Perforansvenen mit der 35 cm-Metzenbaum-Schere.

Kontakt mit der V. saphena magna und kann deshalb nur bei der Babcockschen Operation, nicht aber bei der partiellen Saphenaresektion beschädigt werden. Jedes unorthodoxe Strippingmanöver am Unterschenkel, beispielsweise mit der Venenextraktion an einer Perforansinzision, führt leicht zur *Nervenverletzung*. Als Folge treten quälende Sensibilitätsstörungen auf. Auch bei der paratibialen Fasziotomie wird die Komplikation hin und wieder gesehen. Sie ist aber hier infolge der schweren subkutanen Vernarbungen nicht immer vermeidbar.

Als typische Verletzung bei der Operation einer Stammvarikose der V. saphena parva muß die Traumatisation des N. tibialis betrachtet werden. Oftmals kreuzt der Nerv die V. saphena parva an ihrer Einmündung in die V. poplitea. Niemals darf deshalb bei einer Blutung in der Tiefe die blinde Abklemmung oder Umstechung vorgenommen werden.

Bei den Nebenverletzungen der Perforansdissektion wird zunächst die Traumatisierung des subkutanen Fettgewebes durch die präparatorische Arbeit erwähnt. Sie kann zu langwierigen *Wundheilungsstörungen* führen. Für die Operationstechnik gilt deshalb der Grundsatz, die Gewebsschichten bis zur Faszie scharf zu durchtrennen und die Perforansdissektionen erst unmittelbar auf der Faszie vorzunehmen.

Die unachtsame Präparation von Vv. perforantes und von Krampfadern an der Innenseite des Unterschenkels führt gelegentlich zur Verletzung der präfaszialen Lymphgefäße. Im ungünstigen Fall kann sich hieraus eine *Pseudolymphzyste* entwickeln, die dann einer operativen Behandlung bedarf (Abb. 7).

In der Nachbehandlungsperiode ergeben sich Komplikationsmöglichkeiten durch den *Kompressionsverband*. Ein häufiger Fehler besteht darin, das Hämatom

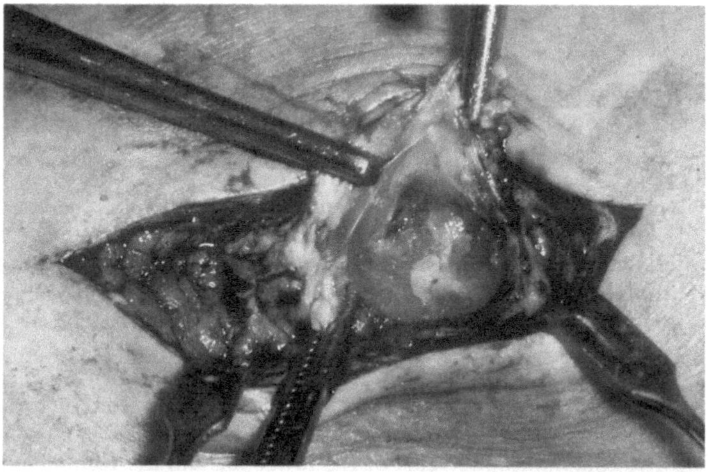

Abb. 7 Operationssitus einer Pseudolymphzyste an der Innenseite des Unterschenkels nach Verletzung der präfaszialen Lymphgefäße bei der lokalen Entfernung der Krampfadern. Anfärbung durch interdigitale Injektion von Patentblau.

aus dem Strippingkanal in die Leistenregion zu pressen. Ein rutschender und ineffektiver Verband darf nur im ganzen und nie stückweise erneuert werden. Die Anlegung einzelner zirkulärer elastischer Bindentouren kann zur peripheren venösen Stauung führen, die den Anlaß zu Venenentzündungen und Wundheilungsstörungen geben können. In einem Fall wurde sogar die Unterbrechung der arteriellen Blutzufuhr mit nachfolgendem Tourniquet-Syndrom beobachtet.

## Zusammenfassung

Die Indikation zur chirurgischen Therapie der primären Varikose hat sich mit Einführung der modernen diagnostischen Methoden gewandelt. Bei der Stammvarikose ist in jedem Fall die Frühoperation anzuraten, um zum einen ernsthafte Spätkomplikationen sicher zu verhüten und zum zweiten die noch suffizienten peripheren Segmente der Stammvenen vor der varikösen Degeneration zu bewahren; im Zeitalter der Herz- und Gefäßchirurgie gilt die V. saphena magna als das wichtigste Transplantat.

Die inkompletten Formen einer Stammvarikose bedürfen der sorgfältigen präoperativen Abklärung ihrer hämodynamischen Situation.

Für die Behandlung des chronisch-venösen sowie arthrogenen Stauungssyndroms steht heute mit der paratibialen Fasziotomie ein risikoarmes Operationsverfahren zur Verfügung, das die bisherigen komplikationsträchtigen Methoden ablöst. In der Liste von Nebenverletzungen nehmen eine Schädigung des N. saphenus und eine Traumatisierung der subkutanen Gewebe die erste Stelle ein. Sie sind bei Beachtung der Regeln einer modernen Venenchirurgie weitgehend zu vermeiden.

## Literatur

[1] Hach, W.: Die Erhaltung eines transplantationswürdigen Venensegments bei der partiellen Saphenaresektion als Operationsmethode der Stammvarikose. Phlebol. Proktol. **10** (1981) 171.
[2] Hach, W.: Spezielle Diagnostik der primären Varikose. Demeter, Gräfelfing 1981.
[3] Hach, W.: Phleobgraphie der Bein- und Beckenvenen. Schnetztor, Konstanz 1985.
[4] Hach, W.: Operationstechnik der paratibialen Fasziotomie zur Behandlung des chronisch-venösen Stauungssyndroms bei schwerer primärer Varikose und beim postthrombotischen Syndrom. Med. Welt **36** (1985).
[5] Hach, W., C. Langer, U. Schirmers: Das arthrogene Stauungssyndrom. Vasa **12** (1983) 109.
[6] Hach, W., U. Schirmers, L. Becker: Veränderungen der tiefen Leitvenen bei einer Stammvarikose der V. saphena magna. In: Mikrozirkulation, Blutrheologie (Hrsg. M. Müller-Wiefel). Witzstrock, Baden-Baden – Köln – New York 1980.
[7] Linton, R. R.: The communicating veins of the lower leg and the technique for there ligation. Ann. Surg. **107** (1938) 582.
[8] Nußbaum, v. J. N.: Ärztliches Intelligenzblatt 1856 und 1873. Zitiert nach T. Halse: Das postthrombotische Syndrom. Steinkopff, Darmstadt 1954.

# Nervenläsionen – eine vermeidbare Komplikation beim Varizenstripping?

*W. Düben, H. Heymann, D. Jung, M. Hahn*

## Einleitung

Nervenläsionen fanden lange Zeit eine untergeordnete Beachtung als mögliche Komplikation beim Varizenstripping. Zwar wiesen COX und Mitarbeiter [4] bereits 1974 auf die hohe Quote von Läsionen des Nervus saphenus bei der Varikektomie hin und empfahlen, die Vena saphena magna nach peripher zu extrahieren. Im deutschsprachigen Schrifttum wurde erst zu Beginn der 80er Jahre zunehmend auf diese Komplikation aufmerksam gemacht [1, 2, 5, 7, 8]. Insbesondere die Lage des Nervus saphenus und ihre Bedeutung für Eingriffe an der Vena saphena magna wurde näher untersucht [1, 5]. Entscheidend für die sensiblen Störungen sind die Übertrittsstellen vom subfaszialen zum epifaszialen Verlauf, weil erst distal dieser Stellen der Nervus saphenus bei der Varizenchirurgie gefährdet wird [5]. Nach Untersuchungen von Hellerer und Mitarbeitern [5] durchbohrt die Mehrzahl der Saphenusnerven die Faszie an der Hinterseite der Tibiakondyle, bei einem Viertel der Patienten geschieht dieses 6–8 cm weiter distal und in einem Zehntel der Fälle erst etwa in halber Höhe der Tibia (Abb. 1).

Ziel unserer Untersuchungen war es, die Häufigkeit, Intensität und Ausdehnung von Nervenläsionen nach Variektomie sowie ihre Rückbildungsfähigkeit anhand eines großen Kollektivs festzustellen und durch operative Maßnahmen diese Komplikationsmöglichkeiten zu verringern.

## Patienten und Methode

### Nachuntersuchungen

Bei den Patienten der Gruppe I wurden 185 untere Extremitäten (133 weiblich, 55 männlich) nach Operation mit Stripping der Vena saphena magna von distal nach proximal kontrolliert.

Bei Patienten der Gruppe II wurden 52 Extremitäten (25 weiblich, 17 männlich) nachuntersucht, nachdem das Operationsverfahren dahingehend modifiziert worden war, daß entweder die distale Vena saphena magna nicht extrahiert wurde, soweit sie nicht von varikösen Veränderungen betroffen war. Anderenfalls war eine sorgfältige präparatorische Trennung des Nervus saphenus und der varikös

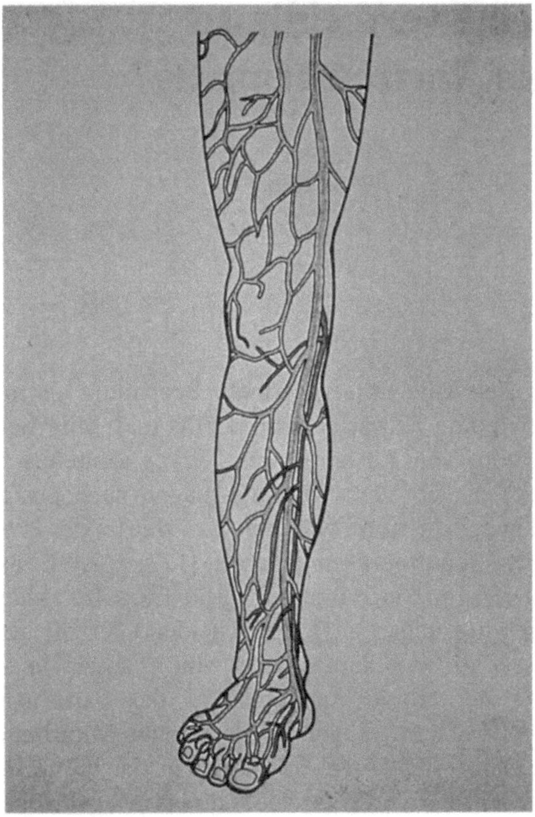

Abb. 1 Schematische Darstellung des Verlaufs von V. saphena magna und N. saphenus.

erweiterten Vena saphena magna im unteren Unterschenkeldrittel vor der Extraktion durchgeführt worden.

### Anatomische Untersuchungen

Zur anatomischen Lage des Nervus saphenus in Beziehung zur Vena saphena magna wurden 10 Extremitäten präpariert.

## Ergebnisse

Bei den Patienten der Gruppe I fanden sich in 38,4% bei der Nachuntersuchung Sensibilitätsstörungen (Tab. 1). 65 mal (d. h. bei 91,5% der Nervenläsionen) war der Nervus saphenus, 2 mal der Nervus suralis und 4 mal die Rami cutanei anteriores nervi femoralis betroffen.

Tabelle 1 Nervenläsionen nach Varikektomie

| Gruppe I (N = 185) | | Gruppe II (n = 52) |
|---|---|---|
| N. saphenus | 65 = 35,1% | 10 = 19,2% |
| Rr. cutanei art. | 4 = 2,2% | 1 = 1,9% |
| N. femoralis | | |
| N. suralis | 2 = 1,1% | – |
| insgesamt | 71 = 38,4% | 11 = 21,1% |

| | gutes Ergebnis | noch befriedigendes Ergebnis | schlechtes Ergebnis |
|---|---|---|---|
| Thrombektomie mit Anlage einer temporären a. v.-Fistel | 53% | 44% | 3% |
| Thrombektomie ohne Anlage einer temporären a. v.-Fistel | 90% | 7% | 3% |
| Bypass-Operationen | 75% | 25% | – |
| Anlage einer temporären a. v.-Fistel ohne Thrombektomie | 47% | 53% | – |

Die Läsion der letztgenannten Nerven wurde zwar als besonders unangenehm empfunden, zeigte aber eine gute Rückbildungstendenz. Dagegen konnte bei einer Läsion des Nervus saphenus nur in 5,6% der Fälle eine restitutio ad integrum verzeichnet werden, bei 20% war eine teilweise Besserung eingetreten und bei 73,2% keine Rückbildungstendenz erkennbar. Die Größe des geschädigten Hautareals betrug im Ausbreitungsgebiet des Nervus saphenus durchschnittlich 160 $cm^2$ (25 $cm^2$–350 $cm^2$).

Bei 70% der betroffenen Extremitäten standen Hypästhesie und Hypalgesie, teilweise verbunden mit mehr oder weniger ausgeprägter Parästhesie im Vordergrund (Abb. 2 u. 3). 30% der betroffenen Extremitäten zeigten schwerwiegende Anästhesien und Analgesien (Abb. 4). In 5,6% fand sich eine störende Hyperpathie. Trophische Störungen durch die Nervenläsionen ließen sich nicht nachweisen.

Bei den Patienten der Gruppe II waren der Nervus saphenus in 19,2% und die Rami cutanei anteriores nervi femoralis in 1,9% betroffen (s. Tab. 1). Die Größe des geschädigten Hautareals lag durchschnittlich bei 60 $cm^2$.

Bei den anatomischen Präparationen fand sich bei 4 der 10 präparierten Extremitäten eine gemeinsame Bindegewebsscheide zwischen Vena saphena magna und Nervus saphenus (Abb. 5 u. 6). Bei 2 Extremitäten ließ sich die gemeinsame Bindegewebsscheide vom Kniegelenk bis zum Fuß, einmal ab Mitte des Unterschenkels und einmal vom distalen Unterschenkel bis zum Fuß nachweisen. Bei allen Präparationen fanden sich ein oder zwei größere Nervenäste, die die Vene über- oder unterkreuzen und so nach distal geöffnete Gabelungen bildeten. Eine Korrelation zwischen der Annäherung des Nerven zur Vene und der Dicke des Beines konnte nicht hergestellt werden.

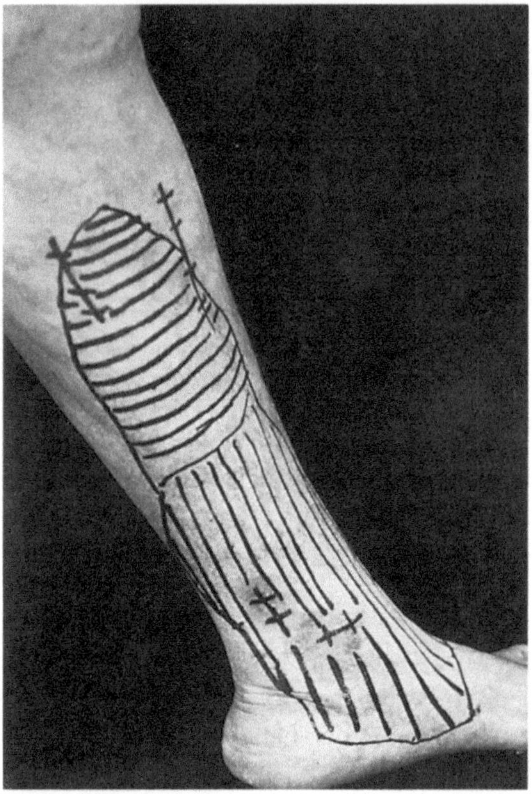

Abb. 2 Ausgedehnte Hypästhesie und Parästhesie im Ausbreitungsgebiet des N. saphenus (Parästhesien im proximalen, durch Querstriche markierten Bereich), keine Rückbildungstendenz.

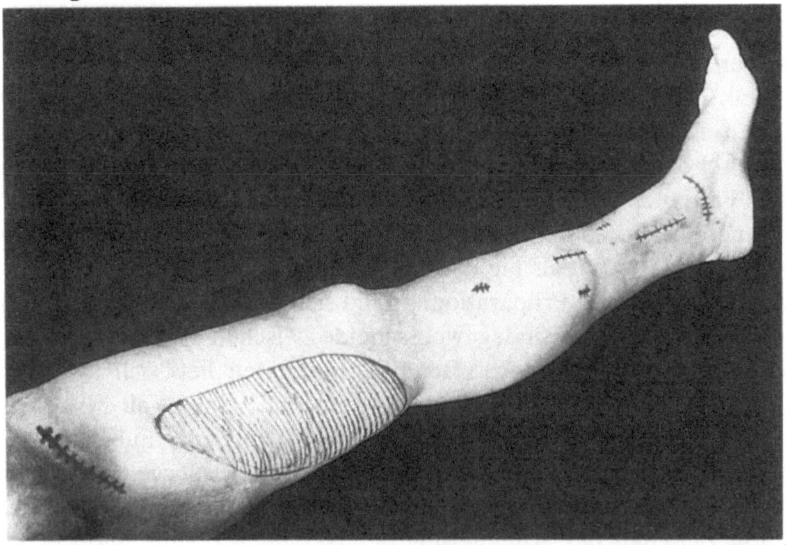

Abb. 3 Hypästhesie im Ausbreitungsgebiet der Rami cutanei anteriores, geringe Rückbildungstendenz.

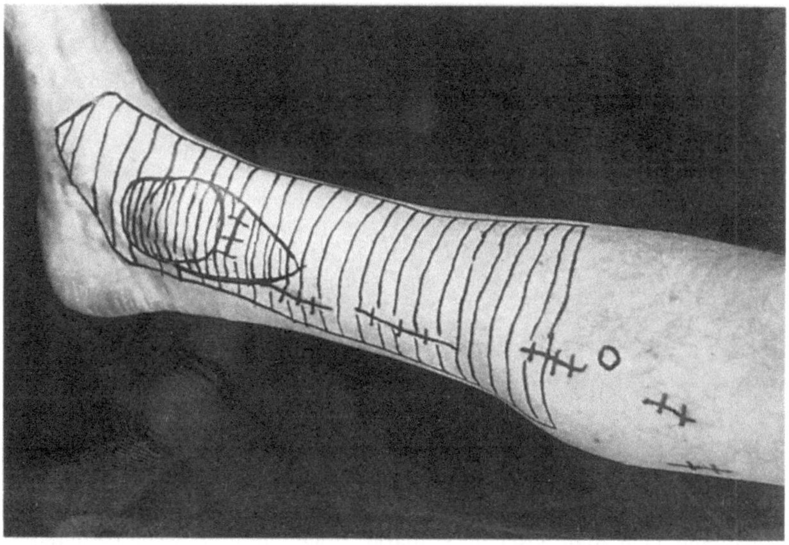

Abb. 4 Hypästhesie und Parästhesie im Ausbreitungsgebiet des N. saphenus; Anästhesie im quer markierten Bereich, darin ein Bereich mit kompletter Analgesie. Schmerzen lassen sich vom Ort der Läsion (kleiner Kreis oberhalb des betroffenen Areals) aus provozieren. Keine Rückbildung.

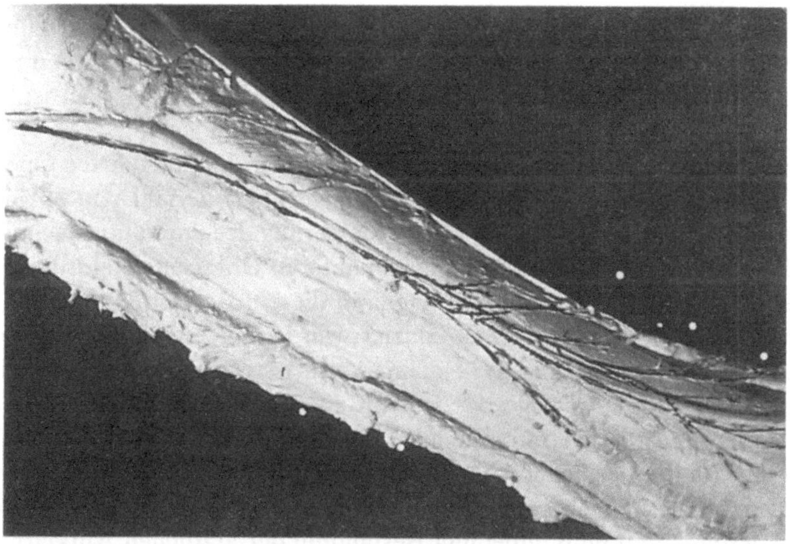

Abb. 5 Anatomisches Präparat: Enge topographische Beziehung zwischen V. saphena magna und N. saphenus in der Mitte des Unterschenkels mit zahlreichen Gabelungen des Nerven, gemeinsame Bindegewebsscheide.

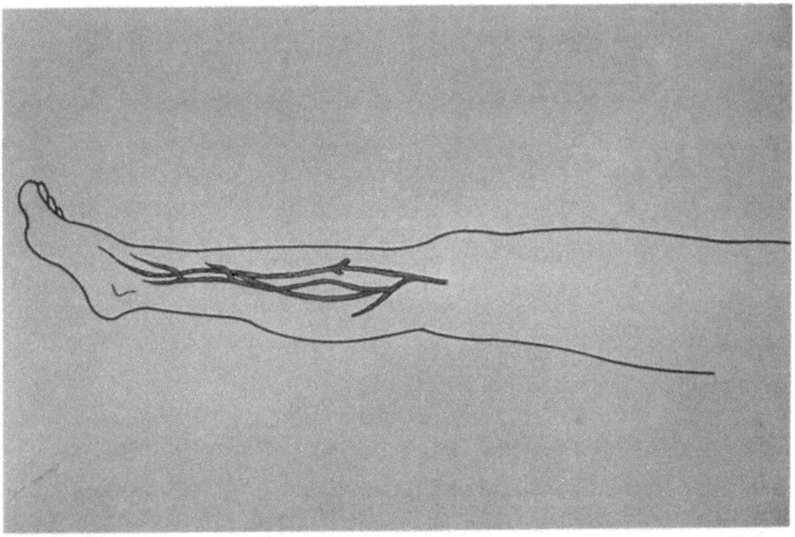

Abb. 6 Zeichnung nach anatomischem Präparat: Enge topographische Beziehung zwischen V. saphena magna und N. saphenus. In Unterschenkelmitte erkennt man 2 typische Gabelungen des Nerven mit Überkreuzung der Vene.

## Diskussion

Die Läsion des Nervus saphenus wird heute als wesentlichstes Risiko des Strippens bei der Varikektomie angesehen [7]. Zur Häufigkeit dieser Komplikation liegen nur wenige Angaben vor. Eine Anzahl von Autoren empfiehlt eine kraniokaudale Richtung beim Strippen der Vena saphena magna, da hier das Verletzungsrisiko des Nervus saphenus deutlich geringer ist [2, 4–6]. Da die Sondierung der varikösen Vena saphena magna von proximal nach distal jedoch schwieriger ist [3], wird bei uns weiterhin routinemäßig von distal nach proximal getrippt. Die Häufigkeit der Läsionen des Nervus saphenus liegt bei der früher durchgeführten Operationstechnik etwas unterhalb der von COX [4] angegebenen Zahl von 50% für das Strippen von distal nach proximal. Mit Verbesserung der Operationstechnik durch exakte Darstellung des Nervus saphenus im unteren Unterschenkeldrittel bzw. bei partiellem Erhalt der Vena saphena magna in diesem Bereich konnte die Anzahl der Nervenläsionen auf eine Quote reduziert werden, die etwas unterhalb der von COX angegebenen Zahl mit 23% beim Abwärtsstrippen angegeben wird. Da besonders die Aufteilungsstelle des Nerven etwa 4–6 cm oberhalb des Knöchels durch die hier regelmäßig vorkommende Gabelung gefährdet ist [7], kann dadurch bereits ein Großteil der Schädigungen vermieden werden.

Trotzdem bleibt die Nervenläsion die wichtigste und häufigste Komplikation bei der Varikektomie und muß unbedingt Bestandteil der ärztlichen Aufklärung sein.

Auf den heute gültigen Grundsatz, daß unter dem Gesichtspunkt des Stammvenenerhaltes für arterielle Gefäßrekonstruktionen das prophylaktische Strippen einer nicht insuffizienten Vena saphena magna abzulehnen ist, soll noch einmal hingewiesen werden. Aus den gleichen Gründen sollte bei allen inkompletten Varikosen der Vena saphena magna der Erhalt der nicht pathologisch veränderten Abschnitte in Erwägung gezogen werden.

## Literatur

[1] Aigner, R.: Die Lage des N. saphenus und ihre Bedeutung für Eingriffe an der V. saphena magna. Angio **3** (1981) 59.
[2] Balzer, K.: Venen. In: Intra- und postoperative Komplikationen (Hrsg. G. Carstensen), S. 107. Springer Verlag, Berlin – Heidelberg – New York 1983.
[3] Becker, H. M.: Die Behandlung der Varicosis. Chirurg **47** (1976) 105.
[4] Cox, S. J., J. M. Wellwood, A. Martin: Saphenous Nerve Injury Caused by Stripping of the Long Saphenous Vein. Br. Med. J. **1** (1974) 415.
[5] Hellerer, O., W. L. Brückner, R. Aigner et al.: Klinik und morphologisches Korrelat der sensiblen Störungen nach Exhairese der Vena saphena magna. Ergebn. Angiol. **25** (1982) 219.
[6] Keith, L. M., W. L. Smead: Saphenous Vein Stripping and Its Complications. Surg. Clin. North Am. **63** (1983) 1303.
[7] Schwilden, E.-D.: Neue Aspekte der Varizenchirurgie. Chirurg **65** (1985) 81.
[8] Sperling, M., A. Lacativa: Die Invaginationsextraktion – Eine Modifizierung der Babcockschen Varizenoperation. Chirurg **56** (1985) 90.

# Bein- und Beckenvenenthrombose in chirurgischer Sicht

*U. Brunner*

Als operative Grundpfeiler sind indirekte Thrombektomie mit den Ballonkathetern und temporäre arteriovenöse Fistelung zur unmittelbaren Rezidivprophylaxe seit Jahren technisch etabliert. Dennoch liegen die Frühresultate klinisch-phlebographischer Vergleiche in globaler Aufschlüsselung im Bereiche von Dritteln, d. h. ein Drittel Vollerfolge, ein Drittel Teilerfolge und ein Drittel Mißerfolge. Die Ursache dafür liegt in 2 venentypischen Gegebenheiten.

1. Die *Ursache* einer tiefen Thrombose wird nur zu 50% kaum je erkennbar. Trauma, Bettlägerigkeit, Tumor, „Effort", Postpartal, Ovulationshemmer bis mutmaßliche Kausaletiketten. Darüber hinaus kann bis heute kein einziger Laborparameter kausale Hinweise liefern [11]. Die Therapie der tiefen Thrombose vermag deshalb meistens keine Wurzeln auszurotten und bleibt symptomatisch. Rezidivverschlüsse sind in kausaler Sicht geradezu zwangsläufig vorprogrammiert. An dieser Tatsache kommt die Analyse von Spätresultaten nicht vorbei.
2. Die veränderten Strömungsverhältnisse in einer postthrombotischen Flußlandschaft disponieren den Spontanverlauf aus rein hydraulischen Gründen zu Rezidivschüben. Diese erstrecken sich auf apositionelle Pfropfthromben im Längsschnitt (Beispiel „flottierender" Schwanzthrombus) wie auch im Querschnitt (Beispiel „murale" Thrombose). Klinisch sprechen wir dann von der chronischen Thrombose mit akutem Schub [4]. Auch in rheologischer Sicht sind demnach Rezidivverschlüsse vorprogrammiert und auch diese Sicht ist in die Beurteilung sogenannter Langzeitresultate zu integrieren.

Als *Schlußfolgerung* von chirurgischer Bedeutung ergibt sich die Einsicht, daß auch mit einer Thrombektomie oft nur die Spitze eines Eisbergs beseitigt wird. Vor diesem Hintergrund erheischen Zweiteingriffe nach Sofort- oder Frühverschlüssen eine besonders subtile Indikation. In neueren Ergebnissen der Basler-Equipe um Widmer belaufen sich die thromboembolischen Redzidive unter 278 konsekutiven Patienten auf 14% [17]. Wir müssen uns deshalb fragen, ob die im Standardwerk von Halse [9] angegebene Inzidenz postthrombotischer Syndrome tatsächlich auf eine nur einmal durchgemachte Achsenverlegung zurückzuführen ist oder ob gerade bei den erst nach 10 Jahren in Erscheinung tretenden Spätkomplikationen eben der evolutive und schubweise Charakter wegweisend mit im Spiel ist. Solche Schübe verlaufen aber heimtückischerweise bei einem hohen Prozentsatz initialer Thrombosen klinisch mit kaum oder überhaupt nicht erkennbaren Symptomen.

Solche blanden Thrombosen ergeben die Ursachen für Lungenembolien „aus heiterem Himmel".

So rächen sich *indikatorische Fehler* à titre Täuschung mitunter bis in den operativen Akt hinein und unterlaufen dann, wenn die Konsequenzen aus den genannten Grundgegebenheiten im Vorausdenken nicht gezogen werden. Die häufigsten Täuschungsmöglichkeiten seien deshalb konkret und stichwortartig aufgeführt:

- *Täuschung im klinischen Bild:* Subakute, aber auch akute Beinschwellungen beruhen nicht ausschließlich auf tiefen Venenthrombosen. Selbst lokalisierte Stenosen kommen dafür in Frage. Das klassische Beispiel ist der sogenannte Beckensporn von May/Cockett; aber auch schon im ganz jungen Lebensalter der Frau ist eine rasch einsetzende Schwellung gelegentlich das 1. klinische Zeichen eines Malignoms im kleinen Becken. Der wegweisende Wert unverzüglicher Phlebogramme ist evident, weil daraus kausal oder lokalisatorisch Hinweise hervorgehen, bevor die ganze Beckenachse durch eine Stagnationsthrombose maskiert ist.
- *Täuschung in der Ursache:* Inaperzepte Tumoren stehen an erster Stelle. Unter 278 Patienten mit akutem Verschluß fanden sich in den Ergebnissen der Basler-Equipe um Widmer in 6% ein Malignom während der Erstuntersuchung und dann im Verlauf von 4½ Jahren zusätzlich nochmals in 12%, insgesamt also in *18%*. Dies ist eine Inzidenz, die uns vor allem hinsichtlich Operationsindikation bei Phlegmasia alba des älteren Menschen zu denken geben muß [7]. Die 5-Jahresmortalität nach tiefer Venenthrombose ist jedenfalls 5x höher als bei der gesunden, arbeitenden Bevölkerung in der Basler-Studie [17]. Die Aussagekraft von Computertomogramm und NMR-Bildern in der präoperativen Diagnostik steht zur Zeit in Überprüfung.
- *Täuschung im zeitlichen Ablauf:* Zur Vermeidung dienen gezielte Erhebungen über den Sitz und den Zeitpunkt erster Schwellungszeichen. Die Anamnese wird diesbezüglich immer wichtiger, eventuell unter Hinzuziehung von Angehörigen. Dazu kommt die bewußte Analyse des präoperativen Phlebogrammes. Folgende Begriffe sind für die Beurteilung wichtig:
  - Chronische Thrombose mit akutem, *aszendierendem* Schub. Präferenzstellen erster Abscheidungen sind die Klappentaschen der Beinachse [2, 3, 12].
  - Chronische Thrombose mit akutem *deszendierendem* Schub. Die Symptomatik beginnt gelegentlich mit Unterbauchbeschwerden.
  - Chronische murale Thrombose mit akutem *zentralem* Schub. Diese Verlaufsvariante ist im präoperativen Phlebogramm schwer zu erkennen und bringt die meisten intraoperativen Überraschungen. Wenn überhaupt eine Thrombektomie gelingt, sprechen die extrahierten Thrombusmassen über die pathogenetische Situation des akuten Schubes eine deutliche Sprache: Im Gegensatz zu den frischen, saftigen Gerinnseln lassen uns die Arsenale verschiedenaltriger Bröckel jämmerlich im Ungewissen, ob wir mit ihrer Förderung überhaupt etwas Sinnvolles getan haben [5].

– *Täuschung im Spontanverlauf:* Retrospektive Erkenntnisse über den natürlichen Verlauf durchgemachter Thrombosen liefern einen aufschlußreichen Hintergrund für unser Handeln.
  - Phlegmasia coerulea bedeutet Gefahr für Gliedmaße und Leben zugleich. Sie entsteht durch den akuten thrombotischen Verschluß einer bisher funktionstüchtigen Vereinigungsstelle. Innerhalb einer chronischen Thrombose erhält der Begriff des *Konfluens-Syndroms* seine eigene chirurgische Bedeutung [6].
  - Die Korrelation zwischen Stufe respektive Ausdehnung der Primärthrombose und Schweregrad des postthrombotischen Syndroms wird in neueren, ja eigenständigen Untersuchungen kontrovers beurteilt. Becker [1], Feuerstein [8], Netzer [13], Partsch [14], Salzmann [15], Zimmermann [18] stellen heraus, daß alleinige Beckenvenenthrombosen bedeutend leichtere Spätfolgen hinterlassen als Thrombosen der Beinachse. Die Kollateralpotenz auf Stufe Becken ist phlebographisch nachgewiesenermaßen groß [10]. Alle diese Autoren messen auch der Stufe Unterschenkel sogar ulzerogene Bedeutung bei. Im Gegensatz dazu kam die Basler-Equipe um Widmer aufgrund von 37 klinisch-phlebographisch analysierten Fällen zur Ansicht, eine isolierte Thrombose von Unterschenkelvenen führen zu keinen Zeichen von postthrombotischem Syndrom. Die chirurgische Stellungnahme zu dieser therapeutisch ausschlaggebenden Kontroverse liegt einstweilen in der Feststellung, daß unsere Technik im thrombektomierbaren Zeitabschnitt allen Stufen des Beines gewachsen ist, insbesondere auch den Unterschenkelstammvenen. Die Sicherstellung eines suffizienten Flusses aus der Peripherie ist dabei neben der reinen Säuberung die zweitwichtigste Aufgabe.
  - Hinsichtlich zurückgelassener muraler „Polster“ geht die Natur ihre eigenen Wege. Statistische Angaben über Spontanlysen und sogenannten „Glättungen“ liegen noch keine vor, wohl aber kasuistische Belege über alle Übergänge von vollkommener Rekanalisation bis zum progressiven Längs- oder Querverschluß.

## Zusammenfassung

Auf der Basis klinischer Verläufe und intraoperativer Befunde werden wir zur Annahme gezwungen, daß eigentlich jede, oder mindestens viele stattgefundene und dann mehr oder weniger rekanalisierte tiefe Venenthrombosen irgendwann einmal zu appositionellen Rezidivschüben neigen. Die diagnostischen Kriterien, welche zu indikatorischen Fehlern führen, werden aus erlebten Vergleichen intraoperativer Befunde mit postoperativer Gerinnselanalyse und phlebographisch dokumentierten Entwicklungen abgeleitet.

## Literatur

[1] Becker, F., J. M. Mollard: Etude clinique et paraclinique des séquelles de phlébite. A propos d'une serie personelle de 245 cas. Phlebologie (à paraître).
[2] Brunner, U.: Die Bedeutung des Ductus thoracicus als Metastasierungsweg abdominaler Geschwülste Schweiz. Med. Wochenschr. **90** (1960) 554.
[3] Brunner, U.: Die Entstehung lymphogener Metastasen im Ductus thoracicus. Virchows Arch. Path. Anat. **333** (1960) 241.
[4] Brunner, U.: Die femoroiliakale Thrombose als evolutive Venenobstruktion: Probleme in chirurgischer Sicht. Vasa **3** (1974) 22.
[5] Brunner, U.: Gerinnsel. Angio **6** (1984) 217.
[6] Brunner, U.: Diagnose des akuten Schubs einer chronischen tiefen Venenthrombose. Swiss Med. **10** (1986).
[7] Denck, H., R. May, J. Vollmar et al.: Die Behandlung der Bein-Beckenvenenthrombose. Angio **6** (1984) 219.
[8] Feuerstein, W.: Zur Pathogenese des Postthrombotischen Syndroms. Phlebol. Proktol. **13** (1984) 21.
[9] Halse, Th.: Das postthrombotische Syndrom, S. 5. Verlag Dr. Dietrich Steinkopf, Darmstadt 1954.
[10] Höfliger, C., W. Wirth: Kollateralwege bei einseitiger Beckenvenenthrombose. Vasa **5** (1976) 185.
[11] Marbet, G., F. Duckert, L. Biland et al.: Hämatologische und Gerinnungsparameter bei tiefer Venenthrombose. Swiss Med. **10** (1986).
[12] McLachlin, J. J., J. C. Paterson: Some basic observations on venous thrombosis and plumonary embolism. Surg. Gynec. Obstet. **93** (1951) 1.
[13] Netzer, C. O., A. Rudowski, A. Hinz et al.: Zur Prognose des spät- und postthrombotischen Zustandes. Phlebol. Proktol. **14** (1985) 28.
[14] Partsch, H.: The clinical relevance of pelvic vein obstruction. In: Pelvic and abdominal veins (Hrsg. R. May, J. Weber), S. 166. Excerpta Medica, Amsterdam – Oxford – Princeton 1981.
[15] Salzmann, P.: Gibt es eine Korrelation zwischen dem postthrombotischen Syndrom und dem Ausmaß der Veränderungen des tiefen Venensystems. Phlebol. Proktol. **14** (1985) 34.
[16] Widmer, L. K., G. Madar, H. E. Schmitt et al.: Heparin oder Thrombolyse in der Behandlung der tiefen Beinvenenthrombose. Vasa **3** (1974) 422.
[17] Widmer, L. K., E. Zemp, M. Th. Widmer et al.: Late results in deep vein thrombosis of the lower extremity. Vasa **14** (1985) 264.
[18] Zimmermann, B.: Thromboselokalisation und klinisches Bild des postthrombotischen Syndroms. Phlebol. Proktol. **14** (1985) 38.

# Fehler bei der Indikationsstellung zur operativen Therapie der Bein- und Beckenvenenthrombose

*K. Bürger, O. Abri, H. Wolff*

## Einleitung

Obwohl die Diagnostik und Therapie der Bein- und Beckenvenenthrombosen seit Jahren gleich geblieben ist [1, 3, 5], hat sich jedoch in den letzten Jahren aufgrund neuer Erkenntnisse die Indikationsstellung zur operativen Behandlung kritisch geändert. Dies insbesondere aufgrund der nicht sehr günstigen Spätergebnisse nach Thrombektomie. Wegen der oben genannten Tatsachen hat sich die Wahl zwischen den 3 möglichen Therapieformen – Antikoagulantientherapie – Operation – Lyse – zur letzteren verschoben.

## Patientengut

Vom 1. 1. 1975–30. 12. 1984 haben wir 79 Patienten mit einer tiefen Bein-Beckenvenenthrombose bzw. deren Folgezustände operativ versorgt; 56 dieser Patienten konnten wir nachuntersuchen. Dieses Patientengut läßt sich in 4 Therapiegruppen einteilen:

1. Thrombektomie mit Anlage einer temporären a. v.-Fistel (n = 31);
2. Thrombektomie oder Anlage einer temporären a. v.-Fistel (n = 28);
3. Bypass-Operationen (n = 12);
4. Anlage einer temporären a. v.-Fistel ohne Thrombektomie (n = 8).

## Methode

Das Nachuntersuchungsprogramm enthielt insgesamt 4 differente Untersuchungsabschnitte:

1. Erfassung des subjektiven Wohlbefindens und der Leistungsfähigkeit der Patienten sowie Erfassung der subjektiv empfundenen Beschwerden;
2. klinischer Status;
3. periphere Phlebodynamometrie;
4. Kontrollphlebographie.

# Ergebnisse

Entsprechend der festgelegten Einteilung zur Ermittlung der postoperativen Spätergebnisse ergab sich folgende Gesamteinschätzung:

Die gefäßchirurgischen Eingriffe waren bei unserem Patientengut mit einer Komplikationsrate von 19,3% und einer Operationsletalität von 6,2% behaftet.

## Indikation zur venösen Thrombektomie

Bei der Beurteilung unserer eigenen Ergebnisse zur venösen Thrombektomie einschließlich der palliativen rekonstruktiven Methoden bei bereits bestehenden postthrombotischen Folgezuständen muß
1. das Thrombosealter,
2. das Ausmaß der Thrombose,
3. die Lokalisation der Thrombose und
4. eine eventuell stattgehabte Lungenembolie

die Auswahl der Therapiemethode zur Thrombektomie individuell beeinflussen. Bei jeglicher Indikationsstellung gehen wir von dem Grundsatz aus, daß ohne Phlebographie keine Thrombektomie bei der Bein-Beckenvenen-Thrombose durchgeführt werden kann.

### 1. Alter der Thrombose

Bekannterweise sinkt der Operationserfolg proportional mit dem Alter der Thrombose. Mit zunehmender Organisation des Thrombus erhöht sich die Gefahr, wandständige Residuen zu belassen. Das wesentliche Problem für die Indikationsstellung und der häufigste Fehler ist die Altersabschätzung des Thrombus. Da die Thrombose in der Regel stumm beginnt, kommt es erst bei Verlegung des Lumenquerschnitts von über 50% oder bei Entzündungszeichen der Umgebung zu Beschwerden und somit zur Diagnosestellung.

Für unsere Klinik haben wir folgendes Therapieschema erarbeitet:

- *Thrombus 1 Woche alt:* In dieser Zeit kann man annehmen, daß der Thrombus eine geringe Wandbeziehung entwickelt hat und sich somit gut thrombektomieren läßt. In diesem Stadium empfehlen wir und andere Autoren [2] die alleinige Thrombektomie.
- *2.–6. Woche:* In diesem Zeitraum entwickelt sich in der Mehrzahl der Fälle eine Adhärenz zwischen Thrombus und Venenwand, so daß eine Thrombektomie immer nur partiell erfolgreich sein kann. Ist man dennoch in der Lage, mit einem Ringstripper die Thrombose vollständig auszuräumen, so bleiben Wanddefekte, die erneut Ausgangspunkt für eine neue Thrombose werden können. In diesem Zeitraum hat sich für uns die Thrombektomie und zusätzlich temporäre arteriovenöse Fistel bewährt. Die Fistel wird nach 3 Monaten ligiert (Abb. 1a–c). Im

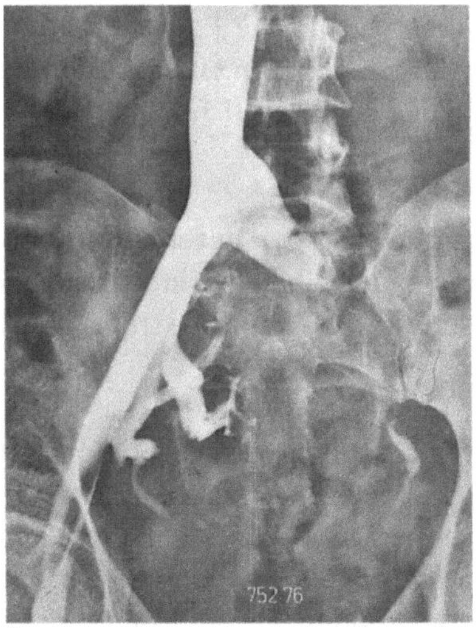


a

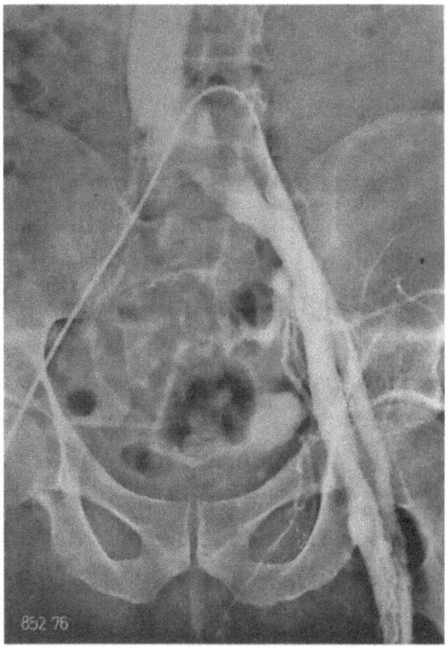


b

Abb. 1a–c Patient mit frischer Thrombose der linken Beckenvene, die am 11. Tag ausgeräumt wurde (a). Gleichzeitig erfolgte die Anlage einer a. v.-Fistel in der Beckenetage (b). Die Darstellung erfolgte über einen arteriellen Katheter (c).

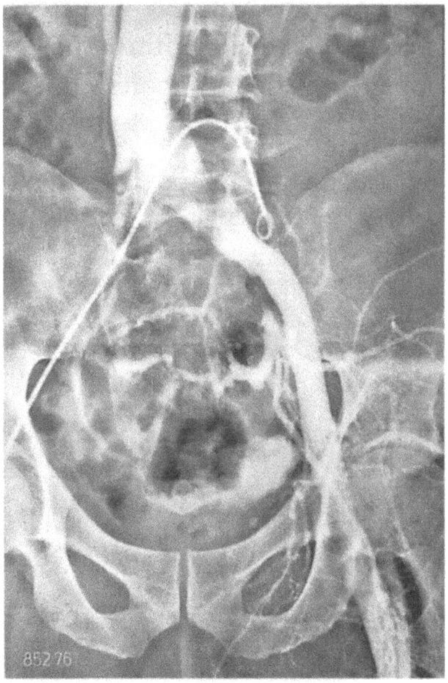


c

Gegensatz zu anderen Autoren [4] stellen wir die Indikation aufgrund der Herzbelastung und notwenigen Rückverlagerung relativ eng.

– *Postthrombotisches Syndrom:* Bei Patienten mit einem postthrombotischen Syndrom hat sich bei uns die Anlage einer alleinigen arterio-venösen Fistel bewährt. Damit kommt es zur Verbesserung der Kollateralisierung bei gleichzeitiger Erhöhung der Vis a tergo.

Eine Indikation für diesen Eingriff sehen wir nur bei Patienten mit einem postthrombotischen Syndrom 2. Grades bzw. 3. Grades. Bei einer vorhandenen ausreichenden Kollateralisierung halten wir jeglichen Eingriff für überflüssig (Abb. 2).

**2. Ausmaß der Thrombose**

Eine absolute Operationsindikation ergibt sich bei der akuten Verlegung der gesamten venösen Strombahn im Sinne einer Phlegmasia coerulea dolens mit Gefahr der peripheren venösen Nekrose und folgendem Extremitätenverlust.

**3. Lokalisation der Thrombose**

Wir unterscheiden bei der Lokalisation von Thrombosen der tiefen Extremitätenvenen 2 Etagen. Einmal die Etage unterhalb des Konfluenz (Zusammenfluß von Vena profunda femoris, Vena femoralis superf. und Vena saphena magna) und der venösen Beckenachse bis zur Vena cava inferior. Ausgehend davon unterscheiden wir eine deszendierende von einer aszendierenden Thrombose.

Die in der Regel von den Beckenvenen ausgehende deszendierende Form der tiefen Venenthrombose haben nach Auswertung unseres Krankengutes wie auch bei anderen Autoren günstigere Spätergebnisse. Die aszendierende Form der beiden Beckenvenenthrombosen, meist ausgehend von den Unterschenkelvenen, haben mit einer ⅓ höheren Rezidivquote eindeutig schlechtere Spätergebnisse.

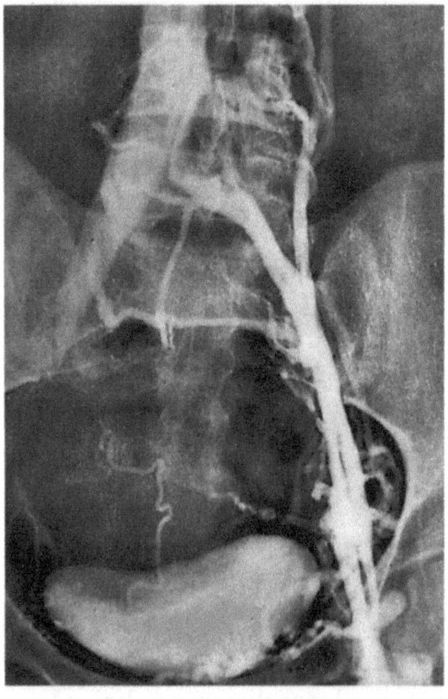

Abb. 2 Patient mit einer 5 Wochen alten Beckenvenenthrombose. Deutlich ist die Kollateralisierung im Bereich der Beckenvene zu erkennen.

Wir sind der Meinung, daß im Unterschenkelbereich durch eine irreversible Thrombose der Seitenäste, die typischen Operationsverfahren tiefer Beinvenenthrombosen wenig Erfolg auf eine vollständige Thrombusentfernung bringen.

**4. Lungenembolie**
Nach rezidivierenden Lungenembolien halten wir die Indikation zur Sperroperation – Filter oder Ligatur – in jedem Fall für sinnvoll. Der Meinung, daß nach Beseitigung der peripheren Ursache eine Lungenembolie sich nicht mehr ereignen kann, können wir nicht zustimmen. Nach Beseitigung von peripheren Embolieursachen kann es zu einer Abstreuung von Thromben aus der Vena iliaca interna, Vena ovarica oder den Venae lumbalis kommen. (Abb. 3).

## Kontraindikationen

Eine *relative Kontraindikation* sehen wir bei vollständig ausgebildeter Kollateralzirkulation und postthrombotischem Syndrom ersten Grades. Weiterhin in der unmittelbaren postoperativen Phase nach chirurgischen, gynäkologischen und orthopädischen Operationen im kleinen Becken oder im Lumbal- bzw. Sakralbereich. Hier wird oft die Venenwand direkt geschädigt. Dieser Venenwandschaden ist nach Beseitigung des Thrombus die Ursache für ein Rezidiv (Abb. 4).

Eine *absolute Kontraindikation* sehen wir bei Vorhandensein eines progressiven Tumorleidens und einer isolierten Unterschenkelvenenthrombose.

Bei *akut auftretenden Beckenvenenthrombosen* muß immer ein entzündlicher oder tumoröser Prozeß im kleinen Becken ausgeschlossen werden (Sonographie, CT).

In jedem Fall ist es wichtig, alle 4 genannten Kriterien zur Indikation einer Thrombektomie heranzuziehen. Bei Betrachtung nur eines Kriteriums kann sich mit hoher Wahrscheinlichkeit eine fehlerhafte Indikation zur Operation ergeben.

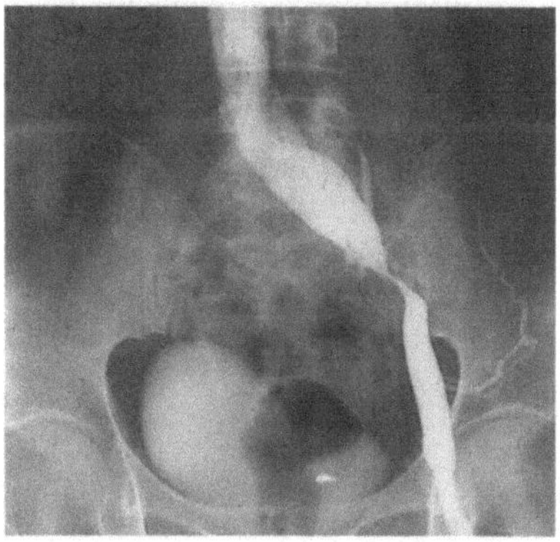

Abb. 3 Patient mit einem wandständigen Thrombus in der Vena cava inferior bei Zustand nach rezidivierender Lungenembolie. Es erfolgte die Einlage eines Cava-Filters.

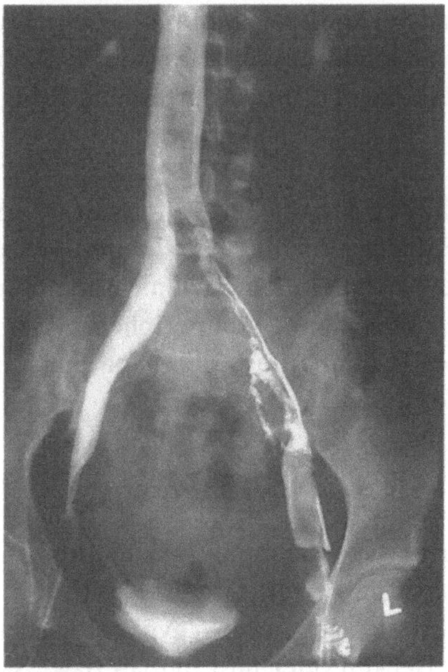


Abb. 4 Phlebographie eines Patienten bei Zustand nach Rektopexie nach Sudeck. Intraoperativ zeigte sich, daß die Vene mit einem tiefen Durchstich mitgefaßt wurde. Es erfolgte die Entfernung des Fadens und Beseitigung der Stenose durch einen Venenpatch.

## Literatur

[1] Baumann, G.: Operative Technik bei der akuten Bein-Beckenvenenthrombose unter Berücksichtigung von Venenverletzungen. Vasa **3** (1974) 34.

[2] Dörrler, J., P. C. Maurer: Chirurgische Behandlung der tiefen Bein- und Beckenvenenthrombose. Chir. Praxis **34** (1985) 65–70.

[3] Hach, W., G. Salzmann: Die Chirurgie der Venen. Schattauer, Stuttgart – New York 1982.

[4] Horsch, S., A. Zehle, H. J. Eisenhardt et al.: Chirurgische Behandlung der akuten Bein- und Beckenvenenthrombose. Med. Klin. **74** (1979) 101.

[5] Raithel, D., B. Söhnlein: Die venöse Thrombektomie – Technik und Ergebnisse. Vasa **10** (1981) 119.

[6] Widmer, L. K.: Late sequelae of deep venous thrombosis Inter. Angio. **1** (1982) 31–37.

# Thrombo-Embolie-Prophylaxe in Kombination mit Dihydroergotamin, ein indikatorischer Fehler?

*H. Fischer, P. Effenhauser*

Die Thromboembolie post operationem stellt eine häufige, lebensbedrohende Komplikation dar. Durch die perioperative Thromboseprophylaxe konnte das Risiko deutlich gesenkt werden [9] (Tab. 1).

Als besonders wirksam und praktikabel hat sich das Prinzip der „low-dose-Heparin-Prophylaxe" erwiesen. Mit der zusätzlichen Gabe von Dihydroergotamin sollte ein zweiter Faktor der Virchowschen Trias günstig beeinflußt werden: die venöse Stase. Breddin, Häring und Koppenhagen [1] haben in einer randomisierten, kontrollierten Doppelblindstudie die Ergebnisse der Untersuchungen von Kakkar und Gruber bestätigen können. In ihrer Studie betrug die Thrombosehäufigkeit – nachgewiesen durch den Radio-Fibrinogen-Test – bei den Patienten mit 8stündiger Injektion von 2500 E Heparin plus 0,5 mg Dihydroergotamin 13,2% und lag damit noch niedriger als in der Heparin-5000-Gruppe mit 15,4%; dieser Unterschied ist statistisch nicht zu sichern. Bezogen auf das Blutungsrisiko allerdings unterscheiden sich diese beiden Gruppen mit 3,1% gegenüber 18,5% hochsignifikant.

Nun ist nicht nur der Heparin-Teil der Kombination Heparin-Dihydergot mit unerwünschten Wirkungen behaftet und damit für Komplikationen verantwortlich.

Die zitierte Arbeit schließen Breddin, Häring und Koppenhagen mit dem Hinweis, daß zu Beginn der Studie das Vorkommen peripherer Vasospasmen unter Heparin-Dihydergot so gut wie unbekannt gewesen sei. Inzwischen hat sich diese Situation gewandelt. Creutzig und Alexander [4] weisen auf die Möglichkeit des Auftretens schwerer, peripherer Vasospasmen hin, von denen alle Gefäßprovinzen betroffen sein können.

Tabelle 1 Häufigkeit der postoperativen Thrombosen [9]

| Operierte in Prozent | ohne Antikoagulantien | mit AK-Prophylaxe |
|---|---|---|
| manifeste Thrombosen | 10–20% | 2,0–10,0% |
| mit Jod-Fibrinogentest | 20–60% | 4,0–20,0% |
| Embolien | 5–10% | 0,5– 1,0% |
| tödliche Embolien | 1– 2% | 0,1– 1,0% |
| postthrombotisches Syndrom | 10–20% | 1,0– 5,0% |

Die Nutzen-Risiko-Situation für die Kombination Heparin-Dihydroergotamin wird heute kontrovers beurteilt. 1983 erwähnt Rasche [8] bereits 24 angiographisch dokumentierte Fälle schwerer peripherer Vasospasmen, vermutet aber eine wesentlich höhere Dunkelziffer.

Eine eigene Beobachtung möchten wir hier vorstellen. Allerdings trat der Ergotismus bei unserer 36jährigen Patientin nicht als Folge der Dihydroergotamin-Gabe im Rahmen einer Thrombose-Prophylaxe auf, vielmehr erhielt die Patientin während eines gefäßchirurgischen Eingriffs in Periduralanästhesie zur Stabilisierung des Blutdrucks vom Anästhesisten 1 mg Dihydroergotamin i. v. Dieses Vorgehen ist beschrieben und wird von verschiedenen Seiten empfohlen.

Bei dieser Patientin bildete sich ein deutlicher, auf dem Angiogramm sichtbarer Ergotismus aus. Als „Gefäßkranke" gehörte die Patientin allerdings durchaus zu einer Risiko-Gruppe. Der Gefäßspasmus betraf nicht die operierte linke Seite, sondern die rechte (Abb. 1).

In der Chirurgie ist der Kreis der potentiell gefährdeten Patienten jedoch viel größer, es sind nicht nur Gefäßkranke oder -traumatisierte betroffen.

Dihydroergotamin ist eine Substanz, deren Wirkung auf die arterielle Strombahn von verschiedenen Parametern abhängt. Die Mutterkornalkaloide zeigen an glattmuskulären Organen drei Hauptwirkungen [5]:

1. Direkte konstriktorische Wirkungen, vor allem auf die erschlaffte Gefäßmuskulatur.
2. alpha-Rezeptoren-blockierende Wirkungen, die durch Verhinderung von alpha-sympathomimetischen Wirkungen, also indirekt, zur Erschlaffung der kontrahierten Gefäßmuskulatur führen können.
3. Kontrahierende Wirkungen auf die Uterusmuskulatur.

   Daneben:
4. Erregung von Dopamin-Rezeptoren im Zentralnervensystem.
5. Antagonistische Wirkungen gegenüber Serotonin.

Die verschiedenen Mutterkornalkaloide zeigen diese Wirkungen im unterschiedlichen Ausmaß und die dihydrierten Abkömmlinge führen zu weiteren Variationen. Die grundsätzlichen Verhältnisse zeigt die Tabelle 2.

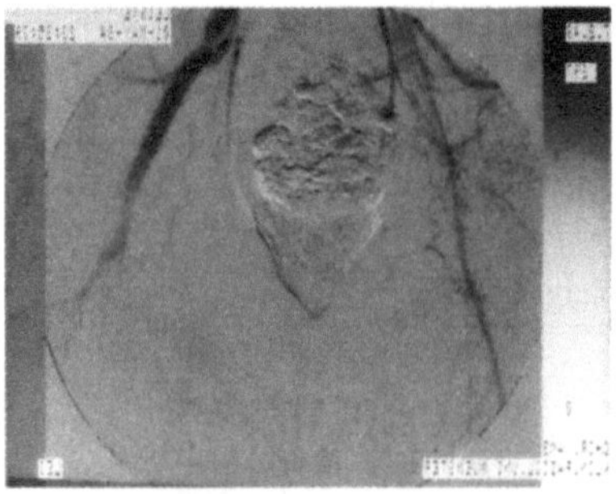

Abb. 1 Digitale Subtraktionsangiographie bei einer 36jährigen Patientin nach Gabe von 1 mg DHE in gleichzeitiger Periduralanästhesie.

Tabelle 2 Wirkung der Secale-Alkaloide [5]

| | Alpha-Sympatholyse = Vasodilatation | Vaso-konstriktion | Uterus-Kontraktion |
|---|---|---|---|
| Dihydroergotamin | +++ | + | (+) |
| (-cristin) | | | |
| (-cornin) | | | |
| (-cryptin) | | | |
| Ergotamin | + | +++ | + |
| (-crystin) | | | |
| (-cornin) | | | |
| (-cryptin) | | | |
| Ergometrin (Amino-Alkaliode) | – | + | +++ |

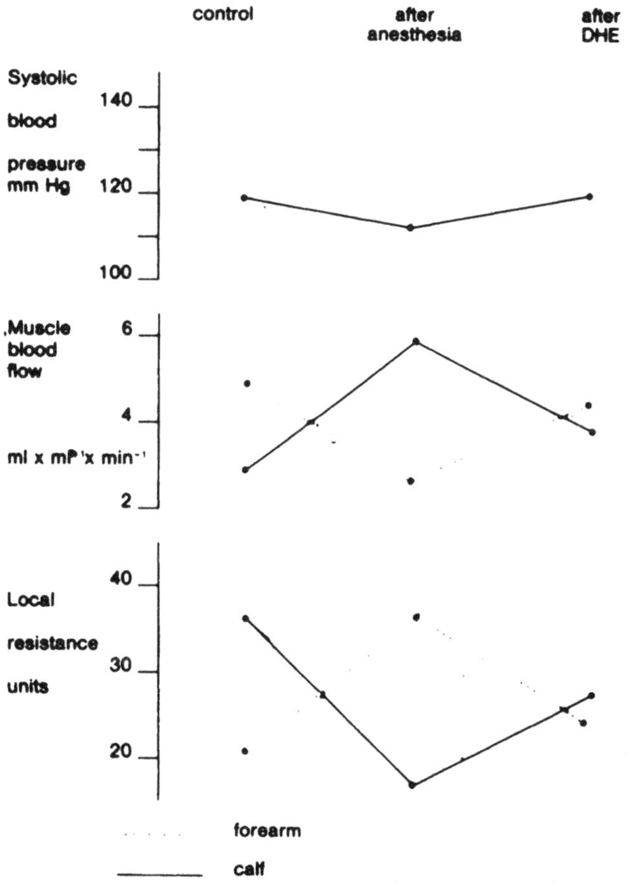


(Carstenfors, J.; L.E. Lindblad u. A. Mortawasi 1975)

Abb. 2 Der Einfluß der Periduralanästhesie und DHE auf systolischen Blutdruck, blood flow und peripheren Widerstand, Durchschnittswerte von 11 Patienten [2].

Die nativen wie dihydrierten Alkaloide weisen auf die Gefäßmuskulatur also kontrahierende und erschlaffende Wirkungen auf, sie sind zugleich Antagonisten und Agonisten. Dihydroergotamin besitzt eine relativ langanhaltende alpha-Rezeptoren-blockierende Wirkung, aber zur gleichen Zeit auch eine stimulierende, also agonistische Wirkung. Was wir sehen und messen können ist der Netto-Effekt. Über das Ausmaß der antagonistischen, aber auch der agonistischen Wirkung entscheidet im Bereich der arteriellen Strombahn die innervatorische Ausgangslage [6].

An denervierten Gefäßen führt Dihydroergotamin zu einer Konstriktion als Ausdruck einer direkten stimulierenden Wirkung [3, 7].

Carstenfors, Lindblad und Mortawasi [2] beschreiben den Effekt des Dihydroergotamin auf die periphere Zirkulation während einer Periduralanästhesie. In einer Serie von 11 Patienten, die wegen nichtgefäßchirurgischer Eingriffe an der unteren Extremität eine Periduralanästhesie erhielten, bestimmten die Autoren Blutfluß und Widerstand in der durch die Anästhesie beeinflußten unteren Extremität und in der nichtbeeinflußten oberen Extremität nach Gabe von 0,8 bis 1 mg DHE.

Am Arm fanden sie einen herabgesetzten Widerstand, am Bein hingegen eine deutliche Widerstanderhöhung und einen herabgesetzten Flow. Diese Ergebnisse zeigen deutlich die Bedeutung der direkt myogenen, kontrahierenden Wirkung von DHE bei Ausschaltung der Innervation (Abb. 2).

Unter diesen Gesichtspunkten erscheint uns das Risiko einer Heparin-DHE-Thromboseprophylaxe bei Patienten, die in einer Periduralanästhesie operiert werden, als besonders hoch und wir halten die Thromboembolieprophylaxe mit Einsatz von DHE für nicht indiziert. Dies gilt ebenso für andere Zustände, in denen die sympathische Innervation peripher oder zentral gestört ist.

Für chirurgisches Patientengut gilt noch eine weitere, deutliche Einschränkung. Bei zusätzlicher Gabe von Katecholaminen, wie z. B. Noradrenalin und Dopamin, kann es zu einer unerwünschten arteriellen Vasokonstriktion kommen. Bei der gleichzeitigen Anwesenheit von Mutterkornalkaloiden und Katecholaminen am alpha-Rezeptor wird die alpha-Stimulation verstärkt, d. h., es kommt zu einer Kontraktion. Hierbei ist die agonistische Wirkung von Alkaloide sowohl direkt myoton wie auch über den Rezeptor gesteuert.

Die Thromboseprophylaxe muß präoperativ beginnen. Zu diesem Zeitpunkt läßt sich jedoch nicht übersehen, ob und wann intraoperativ oder vor allem in der postoperativen Phase Katecholamine eingesetzt werden müssen. Die Indikation zur Gabe von DHE perioperativ muß also kritisch gestellt werden.

Die Anwendung von 5000 E Heparin zur Thromboseprophylaxe, die nach eingangs zitierten Untersuchungen die Thromboserate auf etwa das gleiche Niveau senkt wie die Kombination von 2500 E Heparin plus 0,5 mg DHE, erscheint uns als empfehlenswert trotz des erhöhten Blutungsrisikos. Auf jeden Fall muß gerade bei akut-chirurgischen Patienten bei der Abwägung der Nutzen-Risiko-Relation der Kombination von Heparin mit DHE den Mutterkornalkaloid-bedingten, unerwünschten Wirkungen ein hohes Augenmerk geschenkt werden.

Bei den hier zur Diskussion stehenden Patienten kommt noch hinzu, daß die Behandlung der peripheren Gefäßspasmen den Einsatz von Medikamenten erfordern würde, die in Situationen, in denen Katecholamine notwendig sind, ihrerseits sehr problematisch sind.

## Literatur

[1] Breddin, K., R. Häring, K. Koppenhagen: Prevention postoperativer thrombotischer Komplikationen mit Heparin und Dihydergot. Dtsch. Med. Wochenschr. **108** (1983) 98.
[2] Carstenfors, J., L. E. Lindblad, A. Mortawasi: Effect of dihydroergotamine on peripheral circulation during epidural anaesthesia in man. Acta Anaesth. Scand. **19** (1975) 79.
[3] Chu, D., E. Stürmer: Studies on the mechanism of action of dihydroergotamine on the vascular bed of cat skeletal muscle. Brit. J. Pharmacol. **48** (1973) 331.
[4] Creutzig, A., K. Alexander: Ergotismus. Dtsch. Med. Wochenschr. **110** (1985) 1420.
[5] Grobecker, H. et al.: Sympatholytika. In: Pharmakologie und Toxikologie. Hrsg. W. Forth, D. Henschler, W. Rummel, S. 115. Wissenschaftsverlag, Mannheim – Wien – Zürich 1977.
[6] Martindale: The Extra Pharmacopoeia (Hrsg. E. James, F. Reynolds), S. 662. The Pharmaceutical Press, London 1982.
[7] Owen, D. A. A., E. Stürmer: Effect of dihydroergotamine on the capacitance, resistance and precapillary sphincter vessels of denervated cat skeletal muscle. Brit. J. Pharmacol. **42** (1971) 655.
[8] Rasche, H.: Nutzen-Risiko-Dimension von Heparin-Dihydergot Dtsch. Med. Wochenschr. **108** (1983) 1040.
[9] Stamm, H.: Anwendung von Antithrombotica in der Thromboseprophylaxe. In: Klinische Pharmakologie (Hrsg. H. P. Kümmerle, G. Hitzenberger, K. H. Spitzy). ECO-Med Verlagsgesellschaft, Landsberg – München 1985.

# Autorenverzeichnis

Abri, Priv.-Doz. Dr. med. O., Krankenhaus Moabit, I. Chirurgische Klinik, Turmstr. 21, D-1000 Berlin 21

Arlt, Dr. med. R., Chirurgische Klinik und Poliklinik der Universität Tübingen, Calwer Str. 7, D-7400 Tübingen

Arndt, Dr. med. M., Chirurgische Klinik und Poliklinik der Westfälischen Wilhelms-Universität, Jungeblodtplatz 1, D-4400 Münster

Axnick, Dr. med. E., Henrietten-Stiftung, Chirurgische Klinik, Marienstr. 80, D-3000 Hannover 1

Becker, Prof. Dr. med. H. D., Chirurgische Klinik der Städt. Kliniken Dortmund, Beurhausstr. 40, D-4600 Dortmund 1

Beger, Prof. Dr. med. H. G., Abteilung für Allg. Chirurgie, Universitätsklinik, Steinhövelstr. 9, D-7900 Ulm a. d. Donau

Braun, Prof. Dr. med. L., Kreiskrankenhaus Detmold, Chirurgische Klinik, Röntgenstr. 18, D-4930 Detmold

Brunner, Prof. Dr. med. U., Kantonsspital, Chirurgische Universitätsklinik III, Abt. für Periphere-Vaskuläre Chirurgie, Rämistr. 100, CH-8006 Zürich

Bürger, Dr. sc. med. K., Chirurgische Klinik und Poliklinik, Bereich Medizin (Charité) der Humboldt-Universität, Schumannstr. 20–21, DDR-1040 Berlin

Denck, Prof. Dr. med. H., Krankenhaus der Stadt Wien-Lainz, I. Chirurgische Abteilung, Wolkersbergenstr. 1, A-1130 Wien

Düben, Dr. med. W., Dominikus-Krankenhaus, Chirurgische Abteilung, Kurhausstr. 30–34, D-1000 Berlin 28

Ennker, Dr. med. J., Deutsches Herzzentrum Berlin, Augustenburger Platz 1, D-1000 Berlin 65

Fischer, Dr. med. H., Krankenhaus Bethesda, Chirurgische Abteilung, Hainstr. 35 D-5600 Wuppertal 1

Fraedrich, Dr. med. G., Klinik für Herz- und Gefäßchirurgie der Justus-Liebig-Universität, Klinikstr. 29, D-6300 Gießen

Grund, Prof. Dr. med. K. E., Klinikum der Johannes-Gutenberg-Universität, Chirurgische Klinik, Langenbeckstr. 1, D-6500 Mainz

Grundmann, Prof. Dr. med. R., chirurgische Universitätsklinik Köln-Lindenthal, Joseph-Stelzmann-Str. 9

Günther, Prof. Dr. med. B., Klinikum Großhadern Chirurgische Klinik und Poliklinik, Marchioninistr. 15, D-8000 München 70

Hach, Prof. Dr. med. W., William Harvey Klinik, Abt. für Gefäßkrankheiten, Am Kaiserberg 6, D-6350 Bad Nauheim

Häring, Prof. Dr. med. R., Klinikum Steglitz der Freien Universität Berlin, Abt. für Allgemein-, Gefäß- und Thoraxchirurgie, Hindenburgdamm 30, D-1000 Berlin 45

Hannes, Dr. med. W., St.-Josefs-Hospital Bochum-Linden, Abteilung für Allgemein- u. Gefäßchirurgie, Axtstr. 35, 4630 Bochum 5

Hempel, Dr. med. K., Allgemeines Krankenhaus Wandsbek, I. Chirurgische Abteilung, Alphornstr. 40, D-2000 Hamburg 70

Hepp, Priv.-Doz. Dr. med. W., Klinikum Charlottenburg der Freien Universität Berlin, Chirurgische Klinik und Poliklinik, Spandauer Damm 130, D-1000 Berlin 19

Hirner, Prof. Dr. med. A., Klinikum Steglitz der Freien Universität Berlin, Chirurgische Klinik und Poliklinik, Abt. für Allgemein-, Gefäß- und Thoraxchirurgie, Hindenburgdamm 30, D-1000 Berlin 45

Hopt, Dr. med. U., Chirurgische Klinik und Poliklinik der Universität Tübingen, Calwer Str. 7, D-7400 Tübingen

Husemann, Prof. Dr. med. B., Chirurgische Klinik mit Poliklinik der Universität Erlangen, Krankenhausstr. 12, D-8520 Erlangen

Imdahl, Prof. Dr. med. H., Chirurgische Klinik am St.-Johannes-Hospital, Johannesstr. 9–13, D-4600 Dortmund 1

Imig, Prof. Dr. med. H., Allgem. Krankenhaus Harburg, II. Chirurgische Abteilung, Eißendorfer Pferdeweg 52, D-2000 Hamburg 90

Jung, Dr. med. D., Krankenhaus Oststadt, Chirurgische Klinik der Med. Hochschule Hannover, Podbielskistr. 380, D-3000 Hannover 51

Kahle, Dr. med. M. Klinikum der Universität Gießen, Klinik für Allgemeinchirurgie, Klinikstr. 29, D-6300 Gießen

Karavias, Priv.-Doz. Dr. med. Th., Klinikum Steglitz der Freien Universität Berlin, Chirurgische Klinik und Poliklinik, Abt. für Allgemein-, Gefäß- und Thoraxchirurgie, Hindenburgdamm 30, D-1000 Berlin 45

Kern, Prof. Dr. med. E., Chirurgische Universitätsklinik Würzburg, Josef-Schneider-Str. 23, D-8700 Würzburg

Kessler, Dr. med. B., Chirurgische Klinik und Poliklinik der Westfälischen Wilhelms-Universität, Jungeblodtplatz 1, D-4400 Münster

Köhler, Dr. med. H., Chirurgische Universitätsklinik Göttingen, Robert-Koch-Str. 40, 4300 Göttingen

Kremer, Priv.-Doz. Dr. med. B., Universitäts-Krankenhaus Eppendorf, Chirurgische Klinik, Martinistr. 52, D-2000 Hamburg 20

Kümmerle, Prof. Dr. med. F., Klinikum der Johannes-Gutenberg-Universität, Chirurgische Klinik, Langenbeckstr. 1, D-6500 Mainz

Kujath, Dr. med. P., Chirurgische Universitätsklinik und Poliklinik Würzburg, Josef-Schneider-Str. 2, D-8700 Würzburg

Lauterjung, Dr. med. K. L., Universitäts-Klinikum Großhadern, Chirurgische Klinik und Poliklinik, Marchioninistr. 15, D-8000 München 70

Lepsien, Dr. med. G., Klinik und Poliklinik für Allgemeinchirurgie der Universität Göttingen, Robert-Koch-Str. 40, D-3400 Göttingen

Lingemann, Prof. Dr. med. B., Chirurgische Universitätsklinik Münster, Jungeblodtplatz 1, D-4400 Münster

Mackrodt, Dr. med. H. G., Marienhospital, Chirurgische Klinik, Rochusstr. 2, D-4000 Düsseldorf 30

Maroske, Prof. Dr. med. D., Allgemeinchirurgische Klinik der Phillips-Universität Marburg, Zentrum für Operative Medizin I, Robert-Koch-Str. 8, D-3550 Marburg/Lahn

Meiser, Dr. med. G., Chirurgische Abteilung a. ö. Krankenhaus, A-5580 Tamsweg/Österreich

Mendel, Dr. med. V., Krankenhaus Oststadt, Klinik und Poliklinik für Allgemeinchirurgie der Med. Hochschule Hannover, Podbielskistr. 380, D-3000 Hannover 51

El Mouaaouy, Dr. med. A., Chirurgische Klinik und Poliklinik der Universität Tübingen, Calwer Str. 7, D-7400 Tübingen

Müller-Wiefel, Prof. Dr. med. H., St.-Johannes-Hospital, Gefäßchirurgische Klinik, An der Abtei 7–11, D-4100 Duisburg 11

Petermann, Dr. med. Ch., Klinikum Mannheim der Universität Heidelberg, Chirurgische Klinik, Theodor-Kutzer-Ufer, Postfach 23, D-6800 Mannheim

Pichlmaier, Prof. Dr. med., Dr. med. dent. H., I. Chirurgische Universitätsklinik, Joseph-Stelzmann-Str. 9, D-5000 Köln 41

Pichlmayr, Prof. Dr. med. R., Klinik für Abdominal- und Transplantationschirurgie am Dept. für Chirurgie der Med. Hochschule Hannover, Konstanty-Gutschow-Straße, D-3000 Hannover 61

Pimpl, Dr. med. W., I. Chirurgische Abteilung und Ludwig-Boltzmann-Institut für experimentelle und gastroenterologische Chirurgie, Salzburg-Hallein/Österreich
Potthoff, R., Dipl.-Psych., Institut für Psychologie der Technischen Universität Berlin, Dovestr. 1–5, D-1000 Berlin 10
Pratschke, Dr. med. E., Universitäts-Klinikum Großhadern, Chirurgische Klinik und Poliklinik, Marchioninistr. 15, D-8000 München 70
Raithel, Prof. Dr. med. D., Klinikum Nürnberg, Gefäßchirurgische Klinik, Flurstr. 17, D-8500 Nürnberg
Rothmund, Prof. Dr. med. M., Klinikum der Johannes-Gutenberg-Universität, Chirurgische Klinik, Langenbeckstr. 1, D-6500 Mainz
Rücker, Prof. Dr. med. G., Chirurgische Abteilung am Martin-Luther-Krankenhaus, Caspar-Theyß-Str. 27–31, 1000 Berlin 33
Rückert, Prof. Dr. med. K., Klinikum der Johannes-Gutenberg-Universität, Chirurgische Klinik, Langenbeckstr. 1, D-6500 Mainz
Schlemminger, Dr. med. R., Chirurgische Universitätsklinik Göttingen, Robert-Koch-Str. 40, D-3400 Göttingen
Schröder, Dr. med. D., Krankenhaus Nordwest, Chirurgische Klinik, Steinbacher Hohl 2–26, D-6000 Frankfurt/Main 90
Schwemmle, Prof. Dr. med. K., Abt. Allg. Chirurgie, Zentrum für Chirurgie der Univ., Klinikstr. 29, D-6300 Gießen
Semsch, Dr. med. B., Klinikum Steglitz der Freien Universität Berlin, Chirurgische Klinik und Poliklinik, Abt. für Allgemein-, Gefäß- und Thoraxchirurgie, Hindenburgdamm 30, D-1000 Berlin 45
Siewert, Prof. Dr. med. J. R., Klinikum rechts der Isar der Technischen Universität München, Chirurgische Klinik, Ismaninger Str. 22, D-8000 München 80
Söhnlein, Dr. med. W., Chirurgische Klinik der Universität Tübingen, Calwer Str. 7, D-7400 Tübingen
Stelter, Prof. Dr. med. W. J., Städt. Krankenhaus Frankfurt-Höchst, Allgemeinchirurgische Klinik, Gotenstr. 6–8, D-6230 Frankfurt 80
Thiede, Prof. Dr. med. A., Universitätsklinikum Kiel, Abt. für Allgemeinchirurgie, Hospitalstr. 40, D-2300 Kiel
Trede, Prof. Dr. med. M., Klinikum Mannheim der Universität Heidelberg, Chirurgische Klinik, Theodor-Kutzer-Ufer, D-6800 Mannheim
Verreet, Dr. med. P. R., Chirurgische Klinik A der Universität Düsseldorf, Moorenstr. 5, D-4000 Düsseldorf
Weber, Dr. med. D., Klinikum Steglitz der Freien Universität Berlin, Chirurgische Klinik und Poliklinik, Abt. für Allgemein-, Gefäß- und Thoraxchirurgie, Hindenburgdamm 30, D-1000 Berlin 45
Winkler, Prof. Dr. med. R., Martin-Luther-Krankenhaus, Lutherstr. 22, D-2380 Schleswig
Zitzelsberger, Dr. med. M., Universitäts-Klinikum Großhadern, Chirurgische Klinik und Poliklinik, Marchioninistr. 15, D-8000 München 70
Zöckler, Prof. Dr. med. C. E., Zweckverband Krankenhaus Bad Oeynhausen, Chirurgische Klinik, Wielandstr. 28, D-4970 Bad Oeynhausen 1

# Sachregister

Bei Fragen zur Produktsicherheit wenden Sie sich bitte an:
If you have any questions regarding product safety,
please contact:

Walter de Gruyter GmbH
Genthiner Straße 13
10785 Berlin
productsafety@degruyterbrill.com